康复医学系列丛书

老年康复

主　审　徐建光

主　编　郑洁皎　俞卓伟

副主编　王玉龙　黄　钢

编　者（以姓氏笔画为序）

王　凯　上海市第四康复医院

王　颖　上海交通大学医学院附属仁济医院

王玉龙　深圳大学第一附属医院

牛　锋　复旦大学附属金山医院

白姣姣　复旦大学附属华东医院

李红玲　河北医科大学第二医院

杨　坚　复旦大学附属中山医院徐汇医院

余　茜　四川省人民医院

张鸣生　广东省人民医院　广东省医学科学院

郑洁皎　复旦大学附属华东医院

俞卓伟　复旦大学附属华东医院

党英杰　无锡市康复医院

黄　钢　上海健康医学院

商晓英　黑龙江省医院

葛荣明　同济大学附属同济医院

蔡　军　上海市精神卫生中心

人民卫生出版社

图书在版编目（CIP）数据

老年康复/郑洁皎，俞卓伟主编．—北京：人民卫生出版社，2018
（康复医学系列丛书）
ISBN 978-7-117-27474-6

Ⅰ. ①老… Ⅱ. ①郑… ②俞… Ⅲ. ①老年病 – 康复医学 Ⅳ. ①R592.09

中国版本图书馆 CIP 数据核字（2018）第 294371 号

人卫智网	www.ipmph.com	医学教育、学术、考试、健康，购书智慧智能综合服务平台
人卫官网	www.pmph.com	人卫官方资讯发布平台

康复医学系列丛书——老年康复

主　　编：郑洁皎　俞卓伟
出版发行：人民卫生出版社（中继线 010-59780011）
地　　址：北京市朝阳区潘家园南里 19 号
邮　　编：100021
E - mail：pmph @ pmph.com
购书热线：010-59787592　010-59787584　010-65264830
印　　刷：三河市宏达印刷有限公司（胜利）
经　　销：新华书店
开　　本：787 × 1092　1/16　　**印张：**29
字　　数：724 千字
版　　次：2019 年 4 月第 1 版　2019 年 4 月第 1 版第 1 次印刷
标准书号：ISBN 978-7-117-27474-6
定　　价：192.00 元
打击盗版举报电话：010-59787491　E-mail：WQ @ pmph.com
（凡属印装质量问题请与本社市场营销中心联系退换）

主审简介

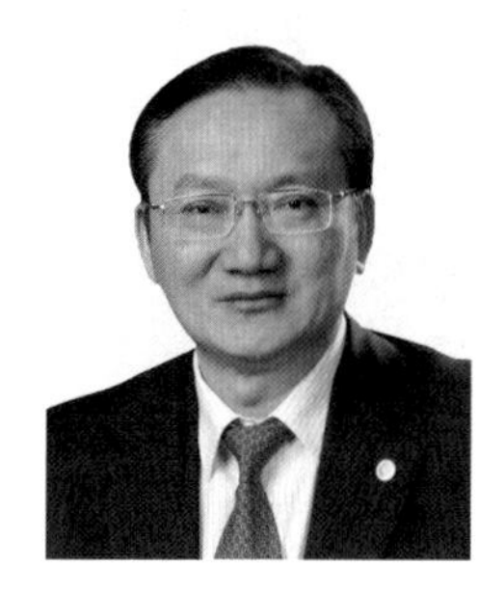

徐建光，医学博士、骨科学（手外科、显微外科学）教授、主任医师、博士生导师。现任上海中医药大学党委副书记、校长；上海市中医药研究院院长；国家中医药改革和发展专家决策咨询委员会委员；中华医学会副会长、中华中医药学会改革与发展研究分会会长、中国医师协会常务理事、中国医师协会手外科医师分会会长；上海市医学会会长、上海市医师协会会长。曾任复旦大学附属华山医院院长，上海市卫生局局长，上海市卫生与计划生育委员会主任（2007—2014），上海市食品药品监督管理局局长（2010—2013），中华医学会手外科学分会主任委员（2004—2010），中华医学会显微外科学分会副主任委员（2009—2012）。

主编简介

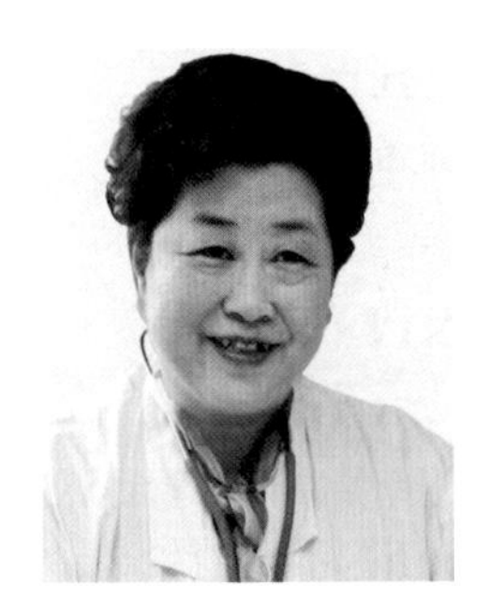

郑洁皎，主任医师、教授、博士生导师。现任复旦大学附属华东医院康复医学科主任，上海市康复治疗质控中心主任，上海市康复医疗服务体系建设专家委员会专家组长，上海市卫生系统康复重要薄弱学科建设学科带头人，上海市静安区康复医联体专家委员会副主任，国家科学技术进步奖评审专家，中国康复医学会常务理事，中国康复医学会老年康复专业委员会主任委员，中国康复医学会重症康复专业委员会副主任委员，中国卒中学会脑卒中康复分会副主任委员，中国医师协会康复医师分会常务理事，国家卫生计生委能力建设和继续教育康复医学专家委员会老年康复学组组长，上海市康复医学会副会长兼秘书长，上海市标准化协会常务理事，上海市康复住院医师规范化培养出站考试主考官，上海市康复专科医师规范化培训华东基地主任，上海市康复治疗师规范化培训基地主任。先后主持/参与国家级课题、省部级及其他来源课题研究 40 余项，其中包括“十二五”国家科技支撑计划、国家自然科学基金等项目；注册世界卫生组织临床试验 3 项；注册国家专利 12 项；以第一或通信作者名义发表专业研究论文 130 余篇，其中 SCI 收录 13 篇，总影响因子 68 分。担任 8 本核心期刊的编委。主编/副主编原卫生部、教育部等康复教材 9 部和光盘 3 部。

作为第一负责人获得中国康复医学会科学技术奖一等奖 1 项，获上海康复医学科技奖一等奖 3 项，多次荣获国务院、上海市残工委表彰助残先进个人；带领的康复团队荣获“上海市助残先进团队”称号。2017 年荣获上海市住院医师规范化培养优秀带教老师表彰，2017 年被表彰为上海临床康复优秀学科带头人，2016 年被表彰为复旦大学优秀带教老师等。2016 年获“上海康复医学建设发展功臣奖”。

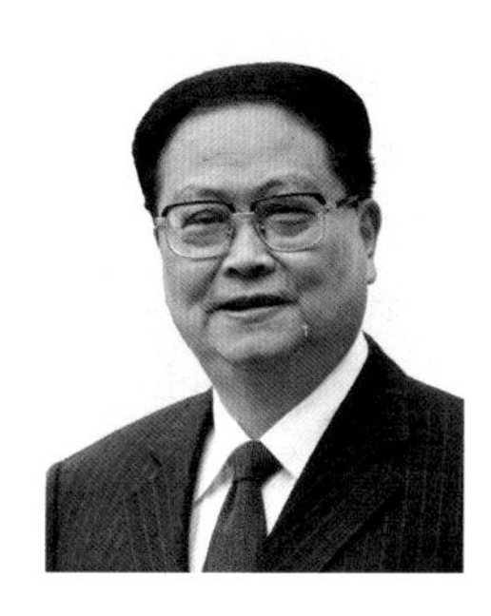

俞卓伟，主任医师、教授。曾任复旦大学附属华东医院院长，享受国务院特殊津贴，现任上海市康复医学会会长、上海市老年医学研究所所长、复旦大学老年医学研究中心主任、上海市康复医学会老年康复专业委员会主任委员、上海市医院协会副会长、中国老年保健医学研究会副会长、上海复旦大学校友会常务副会长、复旦生物医药医务界同学会会长。

俞卓伟教授长期从事疑难病、危重病诊治和研究，临床经验丰富。兼具丰富的医院管理经验，2003年获中欧国际工商管理学院工商管理硕士（MBA）医院管理文凭。集多年经验和积累，先后主编了《临床诊疗手册》《衰老、痴呆与预防医学新进展》《现代衰老学》《现代痴呆学》《康复医学岗位培训教程》等十多部医学专著，发表了数十篇医学论文。目前作为负责人承担复旦大学“985”课题“衰老及老年病的基础和临床研究”以及上海市科学技术委员会“脑卒中致残机理及防治的基础研究”课题。是国家临床重点专科、上海市“重中之重”临床重点专科——老年医学科学科带头人，承担的“社区脑卒中康复PNF技术的应用与推广”项目荣获2010年度上海康复医学科技奖一等奖。俞卓伟同志是党的十六大、十七大代表，曾先后荣获全国劳动模范、全国“五一劳动奖章”、全国先进工作者、全国优秀医务工作者、中国医院优秀院长、上海市劳动模范、上海市优秀共产党员、上海市静安杰出人才奖等光荣称号。

副主编简介

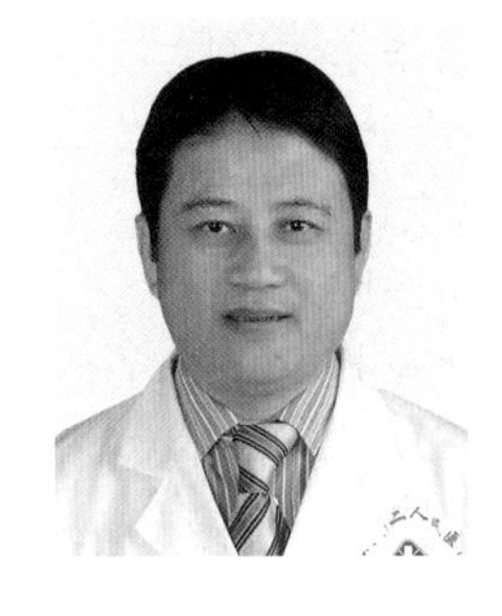

王玉龙，主任医师、教授、硕士生导师。现任深圳市第二人民医院（深圳大学第一附属医院）康复中心主任，深圳市康复医疗质量控制中心主任，深圳市残疾人康复培训基地主任。

曾作为访问学者留学日本，1995 年 7 月—2002 年 6 月担任“十年千人”合作项目中方主管（原卫生部、民政部、中残联与世界卫生组织康复协作中心合作项目），现担任中国医师协会康复医师分会老年康复专业委员会主任委员，中国康复医学会老年康复专业委员会候任主任委员，中国非公立医疗机构协会康复医学专业委员会副主任委员，广东省康复医学会副会长，广东省康复医学会康复治疗分会会长，广东省残疾人康复协会肢体康复分会副主任委员，深圳市康复医学会会长，深圳市医师协会康复医学科医师分会会长，深圳市医学会康复医学分会执行主任委员。担任原卫生部（现国家卫生健康委员会）“十一五”“十二五”“十三五”规划教材、全国高等学校康复治疗专业本科教材《康复功能评定学》主编，康复医学培训教材《神经康复学评定方法》主编，原卫生部规划教材、高职高专教材《康复评定技术》主编，至今共出版专著（含参编）37 部，以第一或通信作者名义发表专业论文 100 余篇。承担国家级科研项目 3 项，省部级科研项目 3 项，市级科研项目 11 项，是国家标准“功能障碍者生活自理能力评定方法”的主要发明和制作人，获得省级科技成果奖 2 项，拥有发明专利 18 项。

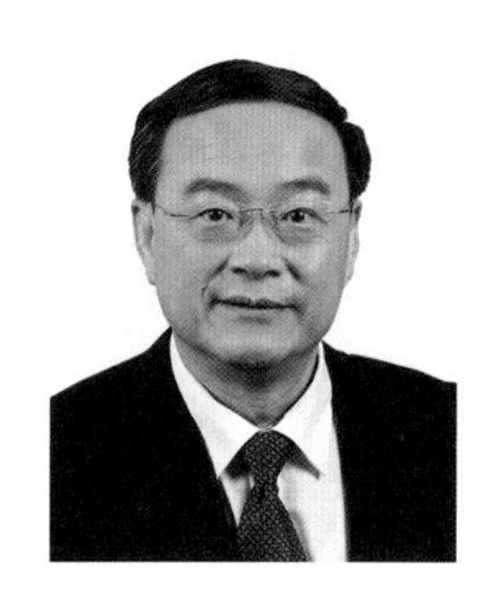

黄钢，医学博士、二级教授、博士生导师。现任上海健康医学院党委副书记、院长。兼任上海交通大学临床核医学研究所所长，亚洲核医学学院院长，上海市医学会医学教育专科分会主任委员，*Clinical Medical Education* 主编，《中华核医学与分子影像学杂志》主编，《中华生物医学工程杂志》《上海医学教育》《高校医学教育》、*Nucl Sci & Tech*（SCI 收录杂志）等杂志副主编，*PLoS One*、*Am J Nucl Med & Mol Images* 等 20 余本专业杂志学术编委。

影像医学国家临床重点专科、上海市重点学科及上海市一流学科等学科带头人，分别获“卫生部有突出贡献中青年专家”“宝钢优秀教师奖”、上海市领军人才、上海市医学领军人才、上海市优秀学科带头人等称号，首批入选上海市“百人计划”。承担国家自然科学基金和重点项目、国家“重大新药创制”科技重大专项和“973”项目等 30 余项课题，至今在国内外杂志上发表论文 200 余篇，其中 SCI 或 EI 收录论文 80 余篇；获授权专利 10 余项；主编医学院校规划教材及专著 10 余本，其中《影像核医学》获上海市高校优秀教材一等奖，领衔“核医学”获上海市精品课程；先后获国家科学技术进步二等奖和华夏医学科技一等奖等十余项奖励。

出版说明

2016年10月发布的《“健康中国2030”规划纲要》将“强化早诊断、早治疗、早康复”作为实现全面健康的路径，提出了加强康复医疗机构建设、健全治疗－康复－长期护理服务链等一系列举措。康复需在全面健康中发挥更加重要的作用，但从整体上来说，康复专业人员少、队伍年轻、缺少经验成为了该领域发展的瓶颈。通过出版的途径，有效发挥现有专家资源的优势，加强经验总结、促进学术推广，无疑是进一步提升从业人员的业务水平、解决当前瓶颈问题的重要举措。

正是瞄准于上述目标，同时也是基于目前国内康复医学领域学术著作积淀少，已有的图书在系统性、权威性、实用性等方面需要进一步加强的现实，人民卫生出版社在充分调研的基础上，策划了本套康复医学系列丛书。该套书由国际物理医学与康复医学学会前任主席、中华医学会物理医学与康复学分会前任主任委员励建安教授担任总主编，由国内相关领域的权威专家担任分册主编。全套书包括16个分册，内容涉及颅脑损伤康复、重症康复、糖尿病康复、呼吸康复、心脏康复、脊柱康复、骨与关节康复、脑卒中康复、儿童康复、老年康复、烧伤康复、工伤康复、周围神经疾病康复、脊髓损伤康复、疼痛康复、妇产康复。各分册间注重协调与互补，在科学性、前沿性的前提下，每个分册均突出内容的实用性，在内容的取舍方面强调基础理论的系统与简洁，诊疗实践方面的可操作性。

本套丛书不仅有助于满足康复医师、康复治疗师的需求，对相关专业人员也有重要的指导意义。

康复医学系列丛书编委会

康复医学系列丛书目录

序

随着社会进步、经济发展和医疗诊疗技术水平的提升,我国国民平均寿命普遍延长,人口深度老龄化将成为一种常态。国家民政部发布的《2016年社会服务发展统计公报》显示,截至2016年年底,中国60岁以上的老人达到了2.31亿,占总人口的16.7%。到2020年,60岁以上老年人预计占总人口的17.8%左右。中国老龄化进程快,老龄人口绝对数大,并呈高龄老化发展趋势。在中国"未富先老""未备先老"的情况下,失能、失智和患病老年人的医疗、康复和护理照料问题仍十分严峻。因增龄衰老失能,导致各类疾病发生率和致残率上升。目前,全国有超过4000万名失能和部分失能老人亟待康复医疗服务。显然老年人口已成为医疗保健服务需求量最大的人群,解决老年人的功能康复问题是摆在全球人类命运共同体面前的重大议题。

据2000年统计,全球总人口约60亿,而老年人口已达6亿,约占人口总数的10%,宣告全球进入老龄化社会,并预测在2025年全球所有国家或地区将进入老龄化社会。预计到21世纪中叶,全球平均老龄化程度将达到25%,欧洲将上升到35%,日本将超过40%。而在发展中国家,到2040年,巴西和墨西哥的老龄化程度将与美国持平,中国老年人口比重将超过30%,老年人口总量将迫近4亿关口,老龄化、高龄化进程达到顶峰。尤其是深度老龄化的国家或地区的形势将更加严峻,绝大多数发达国家将不仅面临只有老年人,还要面对全面老龄化带来的经济滞胀和衰退。老龄化社会带来的效应还有劳动力的锐减、养老金以及医疗保险费用的指数增长、储蓄投资比的下降导致世界经济增长乏力,甚至带来全球政治力量的改变等。

"没有全民健康,就没有全面小康",拥有健康的人民意味着拥有更强大的综合国力和可持续发展能力。《"健康中国2030"规划纲要》彰显了人类健康是立身之本,也是立国之基;是人类社会发展福祉的永续追求。中国政府已经把人民健康放在优先发展的重要地位,从民生健康着手,是利当前、惠长远的战略国策。同时,应该树立大卫生、大健康的观念。

当今应对老龄化,面临的重要挑战是老年康复人才匮乏,发展健康老龄化,急需提高对老年疾病康复诊疗服务能力,将老年康复医疗从机构内延续到社区、居家,以及开展康复医养多元化医疗服务,使患者得到全方位、个性化的康复治疗,为实现分级诊疗、急慢分治创造条件,为"空巢老人"慢性病患者找到"出口"。基层医疗卫生机构积极开展老年人医疗、康复、护理,与家庭成员共同承担责任,让老年人病有所医、老有所养,尽可能拥有更多的活力和功能,积极参与社会活动,改善患者的生存质量,提高老年人生命质量。

为此，人民卫生出版社牵头、组稿、出版《康复医学系列丛书——老年康复》一书，旨在加强老年康复亚专科建设，培养老年康复各级人才。本书将会是我们开展老年康复的好老师、好参谋。建设"健康中国"已上升为国家战略，健康是社会文明进步的基础。让我们共同为实现成功老龄化、健康老龄化，将康复融入生命健康全周期而努力。

宁光

2019年2月

前言

当前，我国正处于人口老龄化快速发展阶段。人口深度老龄化将成为一种常态。随着增龄老化及身体功能衰退，导致老年人多系统、多脏器性疾病发生；老年人多病共存，多重功能障碍，严重影响了老年人的躯体功能、心理功能和生命质量，给家庭和社会带来沉重负担。

在实施“健康中国”战略的今天，康复已融入生命全周期。老年康复是康复医学的重要组成部分，并得到了全社会的高度重视。公众越来越关注康复综合手段的干预，以减轻老化伤病以及躯体或精神功能障碍造成的不利因素，提高老年人日常生活活动能力，提升老年人的生命质量，使老年人能够得到最好的功能恢复和心理平衡，重返社会。

面对日益上升的老年康复医疗服务需求，急需积极开展老年康复研究和教育，提升医疗卫生人员职业素养和康复医疗服务能力。据此，人民卫生出版社整体策划与实施出版了“康复医学系列丛书”。全套丛书共 16 个分册，其中《康复医学系列丛书——老年康复》分册分为十章，包括老年康复总论、老年骨骼肌肉系统疾病的康复、老年神经系统疾病的康复、老年脏器疾病的康复、老年精神心理康复、老年特有问题的康复、老年病的其他康复疗法、老年康复护理与照护、老年健康管理、老年康复的机构设置与管理。

《康复医学系列丛书——老年康复》注重从衰老特征的临床康复思维考虑老年人患病的特点；从增龄功能衰退导致的各种功能障碍的特点来分析处理康复的干预；注重康复诊疗流程的规范；注重康复评定、康复临床的原则；注重作者临床实践中的经验；注重医康养护相结合；突出了科学性、实用性和可操作性。

全体编写人员本着精益求精、求实创新的原则，竭诚努力，期盼通过参阅本书后，能使广大读者、康复医师与临床医师，以及从事老年工作的各类人员，对老年康复医学有一个全面的了解和掌握。但是，鉴于近年康复医学与时俱进，呈跨越式发展，加之时间较紧、水平有限，在完稿之际仍感诸多不足和遗漏，希望并欢迎广大读者提出宝贵意见，以便再版时能予以完善。

本分册编写得到了中国康复医学会老年康复专业委员会、上海市康复医学会专家团队的大力支持，谨致谢忱。

郑洁皎　俞卓伟

2019年1月

目录

附录

第一章 老年康复总论

第一节 老年康复需求与内涵

一、老年康复需求

随着经济的发展、社会的进步、生活水平的改善以及医学诊疗技术水平的提升,人类的平均寿命普遍延长,老年人在人口总数中所占的比例越来越大。20 世纪末,世界卫生组织(WHO)对老年人年龄划分标准为:44 岁以下为青年人;45~59 岁为中年人;60~74 岁为年轻老年人;75 岁以上为老年人;90 岁以上为长寿老人。而 2018 年 WHO 最新提出的老年人的年龄标准为:18~65 岁为青年人;66~79 岁为中年人;80 岁以上为老年人;100 岁以上为长寿老人。我国现阶段老年人的年龄划分标准为:45~59 岁为老年前期;60~89 岁为老年期;90 岁以上为长寿期。据统计,截至 2018 年 7 月,全球总人口超过 75 亿,其中 60 岁及以上人口约 9.62 亿,占全球人口总数的 12.8%,预估到 2050 年全球人口数量将达 98 亿,其中 60 岁及以上人口约为 31 亿。

人口老龄化是指人口生育率降低和人均寿命延长,导致总人口中因年轻人口数量减少、年长人口数量增加,使老年人口比例相应增长的动态变化。包含两个层面:第一,指老年人口相对增多,在总人口中所占比例不断上升的过程;第二,指社会人口结构呈现老年状态。WHO 定义:当一个国家或地区 60 岁以上老年人口占人口总数的 10%,或 65 岁以上老年人口占人口总数的 7%,即定义这个国家或地区的人口处于老龄化社会。截至 2016 年底,我国 60 岁及以上老年人占总人口的 16.7%。我国人口老龄化的基本现状是:人口预期寿命显著提高,人口生育水平不断下降,中国人口已呈现典型的“老年型”特征。

人口老龄化的到来,在经济、文化、人体素质等方面给人类社会带来了一定的影响。国民平均寿命不断延长的同时,衰老和疾病导致功能减退、功能障碍的老年人口也迅速增长。并且,老年人群具有慢性病程、多重用药、多种疾病共存、症状不典型及易变化等高度异质性。因此,老年学和老年医学越来越受到世界各国政府及医学界人士的高度重视,老年学和老年医学的相关学科便应运而生。中华医学会在 1981 年成立了老年医学学会,近 20 年来,我国老年医学发展迅速。据 2006 年全国残疾人第二次抽样调查数据推算,60 岁及以上的老年残疾人口约为 4416 万人,占残疾人口总数的 52.80%,到 2050 年老年残疾人口规模预计将达到 1.03 亿人。在中国“未富先老”“未备先老”的情况下,失能、失智和患病老年人的医疗、康复和护理照料问题十分严峻。

显然老年人口已成为医疗保健服务需求量最大的人群,解决老年人的康复医疗问题是当今老年康复医学面临的重要挑战。如何应对老龄化,发展健康老龄化,是摆在全球人类命运共同体面前的重大议题。

二、老年康复内涵

(一)老年学

老年学(gerontology)主要研究人口老龄化的形成。按照国家教育部学科门类划分,老年学是一门独立的综合性社会科学学科。老年学归属于社会学一级学科,是在老年医学、老年生物学、老年心理学和老年社会学等边缘性学科产生和发展的基础上形成的一门综合性学科。老年学家包括许多领域的研究者、学者、从业者,包括生物学、医学、护理学、牙医学、康复学(康复医学、物理治疗学、作业治疗学、言语治疗学、康复工程学、教育康复学)、心理学、精神病学、社会学、经济学、政治学、法学、地理学、建筑学、人类学、药理学、公共卫生学、房地产学和社会工作。人口老龄化本身对人类社会、文化、精神、认知和生物等领域有直接影响。

(二)老年康复医学

老年康复医学(geriatric rehabilitation medicine)是老年医学与康复医学的交汇领域。老年康复医学针对因增龄衰老、机体功能衰退,导致的多系统多器官功能障碍,通过积极开展功能评定,早期临床康复干预。老年康复医学的目的是减缓、减少因功能衰退导致的失能或再损伤,减轻残疾加重,重在恢复和提高老年患者的日常生活自理能力,减少他人照护量或减少卧床废用综合征或因少动引起的并发症;延续社区与居家康复治疗;不在于伤病能否治愈,而是尽可能减少对他人的依赖,力争重返社会,减轻老年人的家庭和社会负担。

老年人在衰老的基础上常具有多病共存、多种慢性病、老年综合征、老年失能、多重用药、症状不典型等高度异质性改变,还存在复杂的心理、社会问题。因此,老年康复的主要内容包括:①研究老年人致残原因,并制定疾病预防措施;②老年人的康复功能水平评定;③制订老年常见病的康复治疗方案;④老年人康复疗养与护理;⑤老年人家庭、社区一体化的康复医疗;⑥研发老年人康复用品及医疗设备。应用医学科技和康复工程等手段,配合社会康复和职业康复,改善因伤、病致残老年人的生理和心理的整体功能,达到全面康复,为老年人重返社会创造条件。如何减缓功能衰退,如何增强功能生命质量,围绕功能修复重建的康复医学越来越受到世界各国政府及医学界人士的高度重视。

(三)老年康复学

老年康复学(geriatric rehabilitation)是多学科融合,围绕老年患者功能康复应用医学、社会、教育、职业等及工程等手段,与社会康复、职业康复等相互配合,改善老年人因伤因病致残者的生理和心理的整体功能,为重返社会创造条件,进行功能康复、功能增强、功能补偿、功能替代等各种康复手段,使老年病残的躯体、心理以及环境等方面的问题得以改善,从而达到回归社会的目标。

老年康复学的重要组成及基础元素是老年康复医学。多学科融合从单纯防病、治病转移到对健康或亚健康的关注上来;由治疗为本向预防为重点转变;由治疗疾病为主向呵护生命、提高生活质量为主转变;由医院模式向综合性三级医疗网络监控服务模式转变;老年护理模式由个别护理向持续护理转变。随着人口老龄化以及人们对疾病认知的深入,老年康复学正在形成一个系统的社会服务体系。

(四)老年医学

老年医学(geriatrics)是研究老年人健康与疾病的医学分支学科。老年医学的宗旨是通过对老年人疾病与残疾的预防和治疗,促进健康老龄化。老年医学聚焦预防与治疗,而老年学关注的是衰老本身,二者有很大区别。老年医学是老年学的一个分支,更是医学科学的一个组成部分。老年医学主要为老年患者提供全面、合理的治疗与预防保健服务,最大限度地维持和恢复患者功能状态和生活质量。老年医学涉及范围广,主要可分为老年临床医学、老年基础医学、老年流行病学、老年社会医学、老年预防医学及老年保健等。

(1) 老年临床医学:主要研究老年病尤其是常见病和多发病的病因、病理和临床特点,寻找有效的诊疗和防治方法。主要分为老年内科学、老年外科学和其他老年康复学亚专科3大类。

(2) 老年基础医学:主要研究老年人体各器官系统的组织形态、生化免疫和生理功能等的增龄变化,探索衰老的原因、机制、特征、过程及延缓衰老(抗衰老、延年益寿)的方法。

(3) 老年流行病学:通过调查分析老年人的健康状况、常见病和多发病的分布情况以及老年人死因,研究遗传、环境、卫生、生活和心理等各种因素对老年疾病和衰老的影响,为老年人的防病治病和卫生保健提供科学依据。

(4) 老年社会医学:近年来才发展起来的新兴学科,是从社会学的角度来探讨老年医学,根据统计学、管理学、流行病学和社会学等学科的方法和成果来研究环境对老年人健康的影响,同时也涉及对老年人的各种保健和社会福利事业。

(5) 老年预防医学及老年保健:主要研究老年病的预防和老年人的保健工作,保持老年人身体各器官的正常功能,维护老年人身心健康。老年预防医学与老年保健密切相关,重点研究抗衰老措施,普及卫生知识,对已患的疾病,即使不能治愈也要尽量减少病残。

(郑洁皎)

第二节 衰老机制及衰老机体的特征变化

当今社会老年人口迅速增多,与年龄相关的器官与功能衰退日渐成为影响大众健康的主要问题之一。对于这类问题的正确理解,将成为针对老龄化问题开展合理的干预措施至关重要的第一步。

与年龄相关的器官功能生理变化并不是由疾病引起的,老龄化并非疾病,其大多与老年人长期的不良生活方式(吸烟、营养不良、不适当的运动、暴露在有毒场所如化学污染或紫外线辐射等)密切相关。由于老年人整体功能呈衰退趋势,因此并非“整洁、健康的生活方式”就能够防止所有增龄相关功能衰退的发生。

老年人常见生理功能及身体活动能力的下降,并不能描述为老龄化。老年人由于平衡功能较差、耐力下降、整体虚弱或者反复性跌倒,使其在日常生活中的活动受到限制。目前来看,这些衰退性改变是由增龄本身还是由于缺乏活动导致尚未可知。而许多由于增龄引起的生理衰退,可能因缺乏活动而加剧其衰退的进程;但也可能通过增加运动而好转,甚至恢复。

一、衰老机制

关于衰老的机制已从基因水平、细胞水平、器官水平、机体水平进行了广泛的研究:

（一）信息分子堆积的损害学说

信息分子堆积的损害学说认为由于细胞修复功能无法跟上，衰老是细胞错误修饰连续积累的结果。错误修饰的积累致使细胞衰老的遗传基础及重要功能蛋白的表达受阻或无法进行。

在功能细胞中，内置机制可以修复轻微的脱氧核糖核酸（deoxyribonucleic acid，DNA）损伤，可以保持蛋白质的合成和细胞平衡。DNA 损伤反映在细胞膜及细胞产生的酶的变化上，表现为细胞膜运输离子及营养物质的能力受到影响。随着 DNA 的损伤，细胞中的多种物质发生氧化，损害生物膜，细胞中线粒体和溶酶体含量也相应地减少。此外，细胞膜的改变以及反映相关的酶活性的改变会使细胞器的功能减弱。机体受异常的内、外环境刺激导致的随机事件，如氧自由基损伤、体细胞基因突变或大分子(特别是蛋白质)之间的交联发生改变。DNA 的正常功能即能够将 DNA 转录至核糖核酸（ribonucleic acid，RNA）进而合成蛋白质。而异常蛋白质或者主要功能性蛋白质的异常合成主要导致细胞异常，进而影响组织和器官的稳态。机体内个别细胞的丢失不会引起组织或器官严重的损害。而当大量细胞改变，组织或器官就会发生衰竭。

（二）交联学说

机体中蛋白质、核酸等大分子可以通过共价交叉结合，形成巨大分子。这些巨大分子难以酶解，堆积在细胞内，干扰细胞的正常功能。这种交联反应可发生于细胞核 DNA 上，也可以发生在细胞外的蛋白胶原纤维中。组织胶原蛋白的交联随年龄而增加，在结缔组织中架桥数目增加，胶原蛋白的不溶性也随之增加，聚集过多后会使结缔组织致密化，营养物质不能到达细胞，导致细胞和组织功能下降，渐呈退行性改变，细胞代谢物不能顺利扩散出去，堆积在细胞内加速衰老。

功能上，胶原蛋白与年龄相关的变化表现在皮肤松弛、牙齿松动、晶状体浑浊、肺损伤、肌力减弱、关节灵活性减弱以及对循环系统的影响。

（三）自由基理论

自由基是具有一个或多个不成对电子的高度活性分子。受控的自由基对人体是有益的，既可以帮助传递维持生命活力的能量，也可以用于杀灭细菌和寄生虫，同时还能参与毒素的排除。但当人体中的自由基超过一定的量，便会失去控制，给机体带来伤害。

老化过程的自由基理论表明，高度反应的氧化代谢产物能够与细胞内蛋白质、DNA 和脂质等关键成分反应，产生存在时间较长的功能失调分子，干扰细胞的正常功能。而最容易受到破坏的生物结构是质膜，质膜对维护内环境的稳定有至关重要的作用。另外，线粒体 DNA 的损伤使机体无法产生足够的能量支持增加的活动水平，可能对骨骼肌强度和耐力有显著影响。体内自由基含量超标也会对肌腱及韧带中富含的蛋白质产生损害，导致它们过度结合在一起，限制活动范围。此外，自由基损害可引发炎症，导致血液凝结，促发疾病，如动脉粥样硬化。简而言之，自由基损害可影响重要的器官功能。

维生素 E 以及维生素 A 和 C 被认为是自由基清除剂。一般来说，老年人血液中维生素 A、C 以及维生素 E 的水平较低。因此，老年人保持良好的生活习惯，多食用抗氧化的食物，保持运动能够减缓其衰老的进程。

（四）免疫学说

衰老的免疫学说可以分为两种观点：第一，免疫功能的衰老是造成机体衰老的原因；第二，自身免疫学说认为与抗体相关的自身免疫在导致衰老的过程中起着决定性的作用。衰老并非细胞死亡和脱落的被动过程,而是最为积极的自身破坏过程。衰老与机体免疫功能衰退和有关。胸腺退化、胸腺素减少、T 细胞和 B 细胞减少、白介素减少等均可导致免疫功能下降进而导致衰老。

(五)基因调控

特定基因的调控机制认为老化过程通过细胞遗传机制激活程序。衰老的发生是由于内在定时机制和信号的原因。该学说认为衰老和生长、发育一样,由遗传程序决定,按一定程序进行且不可逆转。控制这种程序的动因来自于与衰老有关的基因,在生命到一定的时刻就发挥作用,使机体产生退行性变化,衰老是这些变化的积累。

(六)端粒

端粒学说由爱丁堡大学的 Muller 提出,他认为细胞在每次分裂过程中都会由于 DNA 聚合酶功能障碍而不能完全复制染色体,因此最后复制的 DNA 序列可能会丢失,最终造成细胞衰老死亡。

端粒是真核生物染色体末端由许多简单重复序列和相关蛋白组成的复合结构,具有维持染色体结构完整性和解决其末端复制难题的作用。端粒酶是一种逆转录酶,由 RNA 和蛋白质组成,是以自身 RNA 为模板,合成端粒重复序列,加到新合成 DNA 链末端。在人体内端粒酶出现在大多数的胚胎组织、生殖细胞、炎性细胞、更新组织的增生细胞及肿瘤细胞中。正因如此,细胞每进行有丝分裂一次,就有一段端粒序列丢失,当端粒长度缩短到一定程度,或是细胞停止分裂,将导致衰老与死亡。

(七)神经内分泌调节学说

该学说认为,机体生长、发育、衰老、死亡均受神经内分泌系统控制,大脑皮层和下丘脑是重要的调节中枢。随着年龄增长,大脑功能减退,特别是下丘脑功能的衰退,使垂体激素分泌减少,其他腺体分泌也相应减少,造成调节全身功能的能力发生退行性变化导致衰老。

大脑是全身衰老的控制中心,中枢神经系统的损害与个体衰老有明确的关系。在各种过分刺激的作用下,大脑皮层长期处于兴奋状态而导致脑细胞破坏,使支配全身各系统的能力下降而出现衰老。

(八)细胞体突变学说

该学说认为在生物体的一生中,诱发(物理因素如电离辐射、X 线、化学因素及生物学因素等)和自发的突变破坏了细胞的基因和染色体,这种突变累积到一定程度导致细胞功能下降,达到临界值后,细胞即发生死亡。支持该学说的证据有:X 线照射能够加快小鼠的老化,寿命短的小鼠染色体畸变率较寿命长的小鼠高,老年人染色体畸变率较高;有人研究了转基因动物在衰老过程中出现自发突变的频率和类型,也为该学说提供了一定的依据。

(九)衰老的影响因素

目前对于衰老的影响因素,主要分为以下几种:

1. 遗传因素 人的寿命与遗传有密切关系,决定人的寿命的主要物质是 DNA 片段。遗传因素表现为:双亲寿命短者,其子女的寿命也较短;同型双胎的两人寿命差异比异型双胎者要小;女性寿命长于男性;长寿老人的遗传物质结构和功能比较稳定,DNA 损伤程度较小,修复功能较强,不易受外界理化因素的影响。

2. 环境因素 环境因素对衰老和寿命有着重要的影响,长寿地区多集中在有良好的水土资源、气温适宜、空气新鲜、无污染等有着优越自然条件的地带。气温越高,机体的代谢率越高,导致寿命缩短;气温过低同样不利于长寿。辐射和环境中化学因素和会导致机体一些器官的过早衰退。空气新鲜、无工业污染、良好的水土资源可起到抗衰老的作用。

3. 饮食因素 在保证必需营养供给的情况下，控制老年人的热量摄入，可以起到延年益寿的作用。

4. 生活方式 长寿老人的生活往往具有生活规律、清心寡欲、起居有常、戒烟少酒、清洁卫生和适当运动的特点。

5. 心理因素 良好的情绪和心理状态是健康长寿的一个重要因素。躯体疾病可以导致心理障碍，心理因素也可产生或加重躯体症状。不良的精神刺激可使大脑皮层处于过度兴奋状态，引起大脑细胞萎缩，对全身调节和控制能力减弱，导致衰老。

6. 社会因素 社会的文明和发展对人类的健康有重要的影响。社会因素包括经济、家庭、社会制度、宗教信仰、意识形态、人际关系等。不良的社会因素会导致心理障碍，继而出现生理变化，加速衰老。

影响衰老与寿命的因素相当复杂，不是单一因素所能解释，往往是上述各个因素相互作用的结果。

二、衰老组织的形态结构和功能变化

衰老在整体水平上表现为脊柱弯曲、身高下降、头发变白稀少、皮肤松弛干燥和发皱、老年斑、牙齿松动脱落、角膜出现“老人环”、视力减弱、听力下降、肌力下降、反应迟钝、行动缓慢以及随着老化的发展机体各项生理功能减退等许多不同方面。但由于各种因素的影响，机体衰老的过程和衰老表现在不同地区和不同个体间有很大的差异。人体衰老过程是一个随年龄而逐渐演变的过程，到了老年，随着组织器官萎缩、功能衰退，必然出现一些明显的衰老特征。衰老特征是指在此过程中，生物形态到器官水平，甚至器官相互之间的调节控制都表现出衰老期特有的变化。

不同组织器官发生不同程度的老化改变。各系统组织器官的老化起始时间不一，进展速度也不一致。在器官的生理功能方面，下降幅度最明显的是标准肾血浆流量和最大呼吸量，下降幅度较小的是神经传导速度。

以下内容概述了组织器官水平各系统的衰老变化。

（一）神经系统

1. 脑 老年人比青年人脑重下降达 100~150g（约 10%），个体间差异很大。在大体结构上，老年人脑回萎缩，脑沟变宽，大脑半球内的脑室扩大，脑膜也有加厚。蛛网膜绒毛突起在老年增多，称为“蛛网粒”，可腐蚀颅骨内面造成“颗粒坑”。在显微结构上，老年人若干区域的神经细胞减少，但程度不一致。进入老年期，神经细胞首先失去树突棘，继而树突分支乃至树突主干都会减少，严重时细胞随之变性萎缩，可最终导致死亡。而至于轴突，其末梢神经（突触）也会消失。

在智力正常的老年人中，近 80% 都会在大脑颞前区，特别是海马部位看到神经细胞原纤维变性。少数老年人神经细胞轴突近端处可能膨胀变粗，演变为一团沉积物，中心有淀粉样蛋白，周围有缠绕的原纤维与轴突碎片，称为“老年斑”，在老年痴呆患者大脑皮层可观测到。由于神经细胞有衰老变化会使神经递质合成减少或增加，从而引起神经活动改变。

2. 脊髓 随着年龄的增加，脊髓神经元退化、数量减少。脊神经根有髓神经纤维的数目从 30 岁开始随年龄的增加明显减少，40 岁时约减少 12.7%；60~69 岁时约减少 24.7%；

70~79 岁时约减少 27%，无髓神经纤维也出现相应减少。50 岁以后脊神经节细胞数目显著减少，几乎达到 1/3。

脊髓前角运动神经元逐渐出现树突断裂等变化，α- 运动神经元的改变尤为明显，甚至整个细胞可以全部脱落。α- 运动神经元功能丧失，牵张感受器出现障碍，影响正常肌紧张的维持。脊髓前角运动神经元损伤甚至脱落，可能是导致老年人运动障碍的部分原因。神经脊髓纤维数减少，肌纤维失去弹力、变细、紧张度丧失。

3. 周围神经 周围神经系统老化的主要改变有：神经束内结缔组织增生、神经纤维进行性变性、神经内膜增生变性等。老年人的周围神经出现阶段性病变；周围神经纤维数减少；感觉器官的细胞数目减少，轴索周围髓鞘变薄及缩短，神经传导速度减慢，反射降低或消失。如坐骨神经随着老龄化程度，结缔组织明显增生、纤维粗细不等，滋养神经的小动脉也有不同程度的硬化。

4. 自主神经 衰老是自主神经系统功能改变的重要原因之一，不仅下丘脑受老龄化的影响，外周传出神经也会出现退化现象。其对器官活动调节的紧张性也随之降低。用阿托品阻断人的迷走神经进行观察研究，年轻人心率变化超过老年人一倍，这说明老年人的迷走神经紧张性比年轻人低。

（二）感觉器官

1. 眼 老龄时眼眶内脂肪减少，眼球内陷，眼皮下垂。眼球的体积和长轴也变小。老年人角膜干燥，并且在一定程度失去透明度。角膜曲度改变，导致散光性发生变化，泪液分泌减少。在距角膜周缘 1mm 处由于脂肪浸润而出现浑浊的弧线，逐渐扩展成一个圆圈，称“老年环”。眼球内的晶状体弹性减弱，且其核心硬化。晶状体前方的虹膜及睫状肌等衰老变化使老年人瞳孔变小，对黑暗的适应过程变慢。老年人眼球内的玻璃体局部液化混浊。视网膜的视敏度和对强光耐受性都逐渐下降。

2. 鼻 嗅觉感受器是倒挂在颅底筛状板上细长而类似毛发样的突起。青年期这些突起约 30 天更新一次，以维持敏锐嗅觉。老年人更新较慢，甚至停止，从而造成嗅觉减退或丧失。

3. 耳 听觉器官的衰老主要表现在内耳听觉细胞减少，耳蜗神经节与大脑颞叶神经细胞减少。中耳听小骨链退行性改变，相关肌纤维逐渐萎缩，导致老年聋。老年人大多音调灵敏性发生障碍、在喧闹声中感觉障碍、音响定位障碍以及脑皮质声音分辨障碍，半规管纤毛细胞退化导致体位控制反应障碍。

4. 舌 唾液量、味蕾数量和功能随老龄化进展而下降，故老年人常有味觉减退或异常。味蕾的生存期较短，青壮年 10 天左右更换 1 次，而老年人味蕾更新缓慢，故味蕾数量减少、萎缩、功能下降、味觉下降。舌的每一个乳头上的味蕾数目由儿童时期平均 248 个到 74~85 岁时减至 88 个。而且老人的味蕾有一半萎缩，功能单位的损失约为 80%。用蔗糖、食盐、奎宁、盐酸来测试甜、咸、苦、酸的味觉敏感性都减退，这与衰老有关。

（三）循环系统

随着年龄增加心肌逐渐被脂肪和结缔组织浸润，心肌细胞胞核两端的胞质内脂褐素堆积。心脏的传导细胞与传导纤维也可能随老龄减少。为心肌提供能量的酶活性在老年人有所下降。这些均可导致心功能衰退，排血量降低。另外，心脏瓣膜逐渐硬化，产生杂音。

在血管方面，老年人主动脉纤维化、钙化，管壁增厚，硬化，弹性降低。主动脉、肺动脉血管壁，特别是中层出现进行性增厚，腔径增大，管壁硬度增加，主动脉壁变厚，可扩张性明显降低。有功能的毛细血管数量减少。毛细血管的基底膜增厚,外膜的纤维胶原化,孔径缩小,因而毛细血管的通透性降低。中老年人的肌肉疲劳,在很大程度上可能与末梢循环功能障碍有关。

(四)呼吸系统

1. 鼻咽部 老年人鼻咽部腔周围组织萎缩,鼻及支气管黏膜萎缩,纤毛上皮细胞和纤毛运动减少,使排除异物功能减退。高龄老年人鼻咽腔内通气道形状成凸型,形成反向气流,易形成涡流而增加阻力。因此常需用口呼吸进行代偿。

2. 气管 随着老龄化,气管各部分发育逐渐成为不均等趋势。60~80 岁的男性其内径变窄,而女性在此时期反而稍扩大。高龄者的支气管黏膜及支气管壁的各层构造有萎缩,内径通常扩大,支气管腺泡随增龄变大,70 岁以后则萎缩。此外,支气管壁上可见圆形细胞浸润,这并非慢性炎症,而是老年性支气管的特有表现。

3. 肺 在外形上,老年人的肺比年轻人的小、软、轻。由于多年累积的粉尘沉着使肺呈黑蓝色,弹性减退,在肺的切面上可见不正常的肺泡囊。肺泡管和呼吸性细支气管在老年人肺中呈现特有的扩大。

4. 胸腔 老年人胸式呼吸减弱,腹式呼吸增加。由于脊柱后凸,胸廓变形,多呈桶状胸,胸廓顺应性下降。以及肌力的减弱,限制了胸廓的活动范围,导致通气功能下降。

(五)运动系统

老年人运动功能随年龄的增长而减退,这是因为骨骼、肌肉、关节等运动器官、心肺及中枢神经系统功能也呈增龄性改变所致。老年人骨骼中无机物的含量增高,故骨骼的脆性增加,弹性和韧性减弱,且因蛋白质的代谢障碍、骨质疏松,容易发生骨折。脊柱的骨质改变,常可导致背痛、腰痛、驼背。正因老年人骨骼变化和肌肉活动减少都可导致肌肉的萎缩,肌力进一步减退,使其体力减弱,老年人动作迟缓,运动功能减退。

1. 骨骼 老年人随着年龄增大,骨质开始萎缩,因性别及骨种类的不同,发生萎缩的时间也不同。多数人会出现骨质疏松症,这是骨内盐分和蛋白质支持基质丧失的缘故。骨质疏松或老化,骨的大小和外形均无变化,但内部构造会发生改变,骨皮质变薄,骨的密度减低,骨小梁减少、变细,这其中以锁骨变化最为急剧。骨质变薄容易发生骨折。其中最严重的是髋关节骨折,致使老年人失去活动的能力,从而增加死亡的概率。脊椎骨骨折下陷,可引起背部疼痛,可迁延数月甚至更久。

此外,由于椎间盘厚度减少,脊椎骨骨质疏松和塌陷、驼背、膝部弯曲等原因,人的身高随着年龄的增加而减少。因此,肌肉骨骼系统的退化对老年人的外观有重大影响。

2. 关节 软骨是所有结缔组织中老化现象较显著的组织,关节软骨退行性变随着增龄而日渐加重。退行性变使软骨软化、失去正常弹性并变黄,使关节面不光滑,甚至磨损骨关节面和韧带附着点。老年人软骨易发生钙化和骨刺生长,导致老年人常见的颈椎、腰椎以及四肢骨关节骨质增生性炎症。此外,随增龄发展关节囊出现纤维组织增生,韧带发生退行性变,使关节活动受限。如肩关节的后伸、外旋,肘关节伸展的活动范围随增龄而减小。此外,老年人的滑膜萎缩变薄,表面的皱襞和绒毛增多,滑膜细胞的细胞质减少,纤维增多,基质减少,滑膜的代谢功能减弱。滑膜下层的弹力纤维和胶原纤维均随年龄增长而增多,因此,滑膜表面和毛细血管的距离扩大,引起循环障碍。滑膜循环障碍可引起软骨损害。

3. 肌肉 老年人骨骼肌因肌纤维核和肌原纤维条纹消失,细胞变性而变得细小,肌细胞总数亦减少,因此肌肉总量减少。30 岁时男性肌肉占体重的 43%,60 岁以上时仅占 25%。

肌力也随着年龄增加而减退，60~70 岁时肌力约为 20~30 岁时的 80%。神经 - 肌肉的反应时间延长，固有感受器感觉降低，一般有动作迟钝笨拙的倾向。肌张力增高，是肌肉和肌腱挛缩的结果，使老年人活动受限。被动运动时，也会有肌张力增高的表现。肌肉细胞体积呈明显的直线性下降。肌肉的超微结构也发生了很大的改变，脂褐质沉着明显，每个运动单元毛细血管的密度降低。肌肉的酶系统有半数活性减弱。肌肉的收缩时间、潜伏期和舒张期延长约 13%。肌浆球蛋白、三磷酸腺苷酶活力下降。Ⅱ型肌纤维（快肌）减少，Ⅰ型肌纤维（慢肌）受到的影响不大。

（六）消化系统

老年人有不同程度的胃黏膜萎缩性改变，胃酸分泌减少。有数据显示，60 岁以上老年人无胃酸者可达 20%。另外老年人胆汁减少，胰脂肪酶活性降低。其小肠绒毛变宽而弯曲，结肠腺体与肌层有萎缩性改变，可能是老年人易便秘的原因之一。

1. 口腔 老年人一般都有部分或全部失牙，牙周萎缩的发病率也随增龄上升。95% 的老年人口腔黏膜有黑色素沉着。老年人味蕾多数发生萎缩，功能单位损失约 80%。老年人颞下颌韧带松弛度增加，咀嚼肌张力失常，故关节半脱位和脱位较常见。

2. 食管 老年人咽、食管运动功能减退，会厌软骨窝或梨状窝常有食物或唾液停留，食管在胸腔内蠕动或运动减退。老年人多伴有咽下运动障碍，约 20% 的老年人食管下括约肌吞咽后反应异常。吞咽后食管下括约肌可完全无收缩或收缩幅度较低。

3. 胃 随着年龄的增加，胃肠血流量减少，胃腺细胞分泌功能亦相应减弱，由于胃黏膜代谢率比胃壁其他各层为高，同时，胃受到血流量减少的影响较大。所以，老年人的胃功能低于青壮年，损伤后的黏膜修复能力也较差。

4. 肝脏和胆道 肝脏最本质的老年性改变是萎缩和重量的减轻。肝脏的重量在 60 岁以后呈直线下降，肝实质细胞减少，肝细胞脂质浸润和空泡形成，线粒体减少，再生功能减退，致使老年人肝脏的体积缩小，重量减轻。随着增龄，胆道系统弹力纤维和胶原纤维增生，胆囊壁和胆管壁增厚。肌层纤维断裂而减弱，黏膜萎缩，故老年人患胆道疾病时易发生胆管扩张、胆囊穿孔。胆囊亦可发生黏膜及肌层的弹力纤维增生，肌层由于增生的胶原纤维而断裂，胆囊黏膜因纤维增生而肥厚。

（七）皮肤

皮肤分为表皮和真皮两部分。老年人表皮细胞分裂能力下降，更新速度比年轻时下降 30%~50%，黑素细胞和朗格汉斯细胞可减少 50%。老年期全身细胞总数减少，而局部如颜面、手背、前臂等部位的皮肤，黑素细胞会聚集构成痣斑，即老年性色斑。真皮的纤维结缔组织形成很多深入表皮基底的突起，即“真皮乳头”。老年人乳头数目减少，高度降低，于是表皮与真皮的界限平滑，即两者嵌合度下降，这样既不利于表皮营养，又使表皮容易擦伤。皮下脂肪也大为减少，皮肤衬垫变薄。弹性纤维的弹性下降，皮肤松弛，皱纹增多。真皮的成纤维细胞在衰老时也有减少，导致胶原蛋白合成减少。此外，真皮内的血管网在衰老期也明显减少，使毛球、皮脂腺和汗腺等因供血不足而萎缩或纤维化，导致毛发变白脱落，皮肤干燥易裂，脱屑等。

（八）泌尿系统

1. 肾脏 衰老时肾脏重量减轻，体积缩小。由肾小球及肾小管构成的“肾单位”有不同程度的损失。肾小球微血管与肾囊足细胞间的基膜增厚。在肾血管方面小动脉弹力纤维增生和内膜增厚明显。肾小球后动脉硬化也属常见，这些结构的变化导致肾功能改变。60 岁以上老年人肾小管功能降低约30%,尿浓缩能力比年轻人低20%。

2. 输尿管道 老年人泌尿系黏膜及腺体发生生理性萎缩,膀胱排空能力减退,膀胱经常处于膨胀状态,致使膀胱缺血。男性55岁以上多有不同程度前列腺增生症,女性可因子宫脱垂而导致尿流障碍,加上泌尿道防御功能减退,可引起反复性尿路感染。

(九) 内分泌系统

老年人垂体促肾上腺皮质激素对肾上腺的作用没有变化。但靶细胞激素受体与激素的结合能力下降。在结构上甲状腺有一定的衰老变化,如组织趋向纤维化,细胞浸润,滤泡变性乃至减少,结节形成也有所增加。胰腺的β细胞减少,血中胰岛素水平降低。细胞上胰岛素受体减少,对胰岛素的敏感性降低,使老年人糖耐量降低,糖尿病发生率高。

(十) 免疫系统

老年人造血组织逐渐被脂肪组织所代替,这种现象最早在长骨出现。有报道,60岁以后造血骨髓细胞数仅为年轻人的一半。因此骨髓中的淋巴干细胞与β淋巴细胞会相应减少。胸腺中的T淋巴干细胞分化而来的细胞自然也相应减少。胸腺中的T淋巴细胞是由淋巴干细胞分化而来,因此也相应减少。T细胞在抗原刺激下转化为致敏淋巴细胞的能力明显下降,对外来抗原的反应减弱。β淋巴细胞对抗原刺激的应答随年龄增加而下降。

以上这些发生在各个机体结构中的衰退性变化增加了老年人罹患大部分慢性疾病的风险,包括动脉血管粥样硬化、血胆固醇过多症、胰岛素抵抗、高胰岛素血症、2型糖尿病、高血压以及与年龄相关的机体运动耐量(最大耗氧量)下降,从而使老年人体力活动的次数和频率下降。体力活动的下降也导致了肌肉含量下降和脂肪累积,这被认为是导致许多年龄相关的慢性疾病发生发展的基础,老年群体生活质量也随之日益下降。

三、老年期运动生物力学特点

运动生物力学是研究运动中人体的机械运动规律。对于康复专业,运动生物力学主要应用于探索运动损伤、预防与康复训练的力学机制。随着社会老龄时代的来临,人体平衡与控制,老年人跌倒预防等的生物力学研究已成为运动生物力学研究的重要内容之一。了解老年期的生物力学特点,探讨老年人运动伤害的力学机制与原理,有助于老年人伤病后功能性恢复的评价。

(一) 骨的生物力学老化改变

骨由骨膜、骨质、骨髓以及分布其中的神经组织构成。骨质的多细胞功能活动决定了骨的生长与适应的特性,而骨质不同的结构和排列方式则影响了其生物力学特性。从结构上来讲,骨质分为有机质和无机质,骨的刚度和强度随有机质与无机质构成比例的不同而发生相应的改变。一般来讲,有机质含有大量的胶原纤维,使骨具有一定的韧性。而无机质主要包括磷酸钙、碳酸钙、氯化钙等物质,使骨具有很大的硬度,决定了骨组织的刚性。老年人有机质量和无机质量均明显降低,而且有机质量降低更多,使无机质所占比例相对增多,表现出骨的脆性加大,当有外力作用时,容易造成骨折。

骨根据结构排列不同分为骨松质和骨密质。骨松质是大量骨小梁相互连接而成的多孔隙网架结构,因而能承受较大的能量。骨密质质地致密,分布于长骨的骨干、骨骺及其他类型骨的表面。骨小梁的排列方式分为两个方向——重力方向和肌肉拉力方向。骨密质的结构及骨小梁的排列方式决定其力学强度优于松质骨。随着年龄增加,骨密度(bone mineral density, BMD）会发生进行性降低，纵向骨小梁变细，横向骨小梁被吸收。导致骨皮质变薄，松质骨数量减少。老年骨的形态不变，但能量承受能力减小，骨脆性增加。

此外，全身骨、骨连接构成了人体的支架结构，在发挥杠杆作用以实现人体各种随意运动的同时，也承受了来自于身体内、外部的各种载荷，在组织内部产生应力和应变。对于骨承受载荷的形式，可归纳为：拉伸、压缩、弯曲、剪切、扭转和复合载荷。老年人骨应对载荷的能力也呈增龄性减弱，在应力增加时，易发生骨折损伤。有研究在对不同年龄组的股骨、肱骨进行拉伸载荷试验发现，应变极限随年龄的增长有着明显的减少。

1. 骨质疏松 骨质疏松是老年人退行性骨损伤的重要形式，是一种以 BMD 降低、骨组织结构破坏为特征，导致骨脆性增加、骨折发生率升高的疾病。骨质疏松与骨的生物力学变化主要体现在以下几个方面：

(1) 增龄性的骨小梁变细、被吸收，骨骼承受外界负荷的能力下降；骨丢失，骨脆性增高、韧性降低，骨骼对外力的耐受性降低。

(2) 人的体重与身体活动的机械作用产生的应力负荷是人体进一步促进骨生长和重建的重要因素。老年人由于活动量减少或长期卧床，会导致对骨的应力负荷减少，造成骨质流失。

2. 髋关节骨折 髋关节骨折对老年人公共健康产生着重大影响，老年人骨质疏松及易跌倒是引起髋关节骨折的最主要原因。大约 50% 的髋关节骨折发生在股骨的股骨颈。股骨颈连接股骨头与股骨体，形成颈干角和前倾角。由于颈干角和前倾角的存在，因而在股骨颈会承受不同类型的应力（压缩应力、张应力、剪切应力）。老年人由于骨质疏松导致股骨颈骨脆性增高、承受外界负荷的能力降低，当对股骨颈的应力过大超过承受范围时，即发生骨折。

（二）关节软骨与韧带的生物力学老化改变

关节为骨杠杆作用的实施提供了支点，是能够实现人体复杂运动的结构基础。关节结构的退行性变化，会改变关节载荷和力的传递方式，容易引起关节病变。而关节疾病使老年人逐渐丧失活动能力，严重影响着老年人的生活质量。

1. 关节软骨 关节软骨是关节内所有结缔组织中老化比较显著的组织。人无论在静止状态还是运动状态，关节软骨都承载了较高的应力，对关节的生物力学有着重要的影响。老年人关节软骨的弹性逐渐消失，组织处理机械应力的能力下降，导致机体活动或承受缓冲能量的能力也随之降低。此外，随着年龄增加，胶原纤维直径亦增加，可导致关节软骨硬度的改变。关节面粗糙、凹凸不平，可引起关节软骨内过度的应力集中，导致软骨衰退，造成组织损伤。

2. 关节韧带 韧带对关节有着连接、加固、限制运动幅度的作用。大部分韧带组织以胶原纤维为主要结构成分，具有抗拉强度；有些韧带以弹性纤维为主要结构成分。因此，韧带中的主要纤维、纤维比例影响其力学特性。有研究表明，胶原纤维在拉伸试验中，开始纤维有伸长，随着负荷的增加，其强度迅速增加直至达到屈服点，过了屈服点后开始产生非弹性变形直至破坏。而对弹性纤维韧带施加拉伸荷载时，伸长形变可以达到 50% 以上，但当弹性形变达到最大时，刚性迅速增加并使韧带突然破坏。老年人强度和刚度均表现出增龄性下降的特点，其对关节的固定作用降低，影响关节活动度。

3. 老化与骨关节炎 骨关节炎是一种发展缓慢的疾病，多见于老年人。老年人关节结构退变，导致关节内应力异常。而不正常的应力形态会产生关节疼痛，这种疼痛经过时间的累积或关节形态结构发生改变都可以产生骨关节炎。软骨病变是引起骨关节炎最常见的因素之一。随着年龄的增长,关节功能以及骨组织的改变增加了骨关节炎发生的概率,并且可能促进疾病进展。骨关节炎病以软骨和骨的变化为特点。纤维化和关节软骨退缺失伴随软骨下骨的肥大而存在,软骨下骨增厚变硬,对软骨产生附加的应力使其出现机械故障,导致软骨增生和关节边缘骨形成,关节内机械作用力异常,尤其将导致部分下肢关节,如髋、膝关节骨关节炎的发生和持续发展。

4. 老化与脊柱 脊柱以椎体为功能单位,各椎体之间通过复杂的关节、韧带系统相互连接在一起。脊柱具有支持部分体重、维持重心、减轻冲击、保护脊髓和脏器的功能。为直立和行走需要,脊柱形成四个生理弯曲。脊柱的生理弯曲以及椎间盘与一系列的韧带装置,使脊柱具有弹性,所以,可以把脊柱看作是能够减轻震荡的弹性装置,能够有效地保护脏器,还能承受较大的负荷。另外,生理弯曲调节了人体的重心,使之在人体的承载面内,是人体直立姿势的需要。

随着年龄的增长,椎间盘表现出老化与退变的特征,即表现出椎间盘成分、结构和功能特异性的改变。这种结构与功能性的改变,导致椎间盘的承载能力及其力的传递能力下降,继而产生脊柱的功能性退化与可能性的损伤(脊柱骨关节炎、椎管狭窄),导致老年人颈背腰疼痛。

(三) 肌肉肌腱的生物力学老化改变

骨骼肌牵拉杠杆转动是人体运动的最基本运动形式。老年人群中,骨骼肌数量和质量下降,肌力随年龄的增加而减退。肌萎缩并且常伴有肌挛缩。肌肉和肌腱挛缩导致老年人肌张力增高,使老年人活动受限,甚至产生残疾。此外,由于肌肉组织弹性降低,对骨的应力也发生改变,失去了对骨的保护与协调作用;导致维持关节稳定的功能下降、关节运动的动力减弱。

肌腱附着在肌肉和骨骼之间,能够将肌肉收缩的力量传递至骨骼。肌腱与韧带类似,其拉伸强度取决于胶原纤维,增龄改变了肌腱的拉伸强度。此外,衰老亦可影响肌腱的黏滞性,导致施加在骨骼上的应力松弛、蠕变。

(四) 衰老对人体姿势控制相关系统的影响

大多数老年人活动能力降低,而老年人害怕跌倒及跌倒造成的损伤是导致其活动障碍最重要的原因之一。衰老导致老年人姿势控制能力下降,易造成老年人跌倒。以下内容将介绍与跌倒相关的姿势控制相关系统衰老的生物力学变化。

1. 肌肉力量 衰老会导致骨骼肌质量及数量降低,最终导致肌肉力量的下降。有研究在对四肢肌肉进行等长肌力测试后证实,人体肌肉力量在 70 岁时,已处于衰减状态,并且其衰减的速度逐年加快。人体从 40 岁开始,四肢肌肉力量每年约下降 8%,肌肉力量的下降率并不是呈线性规律的,早期略慢,后期逐渐加速。老年人上肢与下肢肌肉力量衰减的比例也存在差异。有研究证据表明,30~80 岁人体下肢肌肉力量衰退的程度要大于上肢,前者下降了约 40%,后者下降了约 30%,且负重肌群比无负重肌群表现出更大的变化。

老年人肌无力可能是由于其激活现有肌肉发力的能力下降。中枢神经功能减退导致支配肌肉活动的能力减退。此外,皮质脊髓束的兴奋性阈值随年龄增长而增加,而在老年人显著增高。老年人身体虚弱也有可能是由于肌肉质量的流失,导致相互作用的肌动蛋白和肌球蛋白的产力横桥数也减少。

老化降低了可以由肌肉快速收缩产生的峰值力,导致峰值功率输出减少。肌肉耐力的下降也是老化的特征，导致功能丧失和残疾。老年人肌肉耐力下降可能与衰老导致的肌肉收缩和代谢改变有关。这些改变包括血液供应和毛细血管密度减少、葡萄糖转运障碍，线粒体密度降低，氧化酶的活性降低，磷酸肌酸饱和度降低等。

2. 本体感觉 本体感觉是通过感觉传入信息使姿势达到平衡和关节保持稳定，可通过位于关节和肌肉内的肌梭、高尔基腱器等本体感受器，感觉位置和运动，以及躯体各部位的相对位置和位移，对运动的控制和协调起着十分重要的作用。随着年龄的增长，人体的运动感觉能力逐渐衰弱，肌梭、肌腱和高尔基复合体等本体感受器开始衰退，这种衰退导致肢体的本体感觉能力明显降低。Skinner 团队的研究发现，膝关节本体感觉无论是在运动感觉阈值测试还是关节位置重现测试下，均随着年龄的增长逐渐恶化。You SH 发现老年人与青年人踝关节位置觉差异达到 47.5%，并认为这种衰退可能会增加老年人跌倒风险。在维持躯体平衡和姿势控制的过程中，分布在关节的本体感受器会向大脑皮层传递支撑面的位置变化，从而呈现出有关躯体各环节的空间位置和运动方向的信息。因此本体感觉对运动中的人体动作的准确调节控制具有十分重要的地位。

3. 关节活动度 有研究报告，45~70 岁人群髋关节活动度将下降 20%，手腕和肩关节下降 10%。老年人的下肢关节活动度与中青年人相比，明显下降 57%。约 20% 的 79 岁老年人有膝关节运动限制，2/3 的有髋关节活动限制。研究发现，关节活动度随着年龄的增高而降低。关节一些退行性改变以及周围肌肉组织的挛缩等都会影响老年人关节的活动度。其中，随着年龄的增长，脊柱的屈伸活动度衰退最明显。这可能是因为老年人日常生活中脊柱的活动类型多是向前屈曲，很少有向后伸展。而脊柱活动度的下降会导致躯干屈曲或驼背，影响姿势对线，身体重心向脚跟处位移。下肢关节活动度的降低，会使老年人姿势发生改变，对步态稳定性造成不良影响。

4. 神经肌肉系统 在老年人日常活动过程中，其身体重心需要不断地调整控制，并且具备对未知干扰的应急姿势控制能力，才能防止失衡。神经肌肉系统通过调整身体的空间姿势以进行姿势控制，因此，老年人有效的姿势控制能够预防跌倒。

观察肌电的活动是目前对神经肌肉反应或活动能力研究的常用手段，神经肌肉反应的快慢可以通过肌肉的肌电潜伏期时间来体现。肌电潜伏期时间是指从发出测试刺激开始至肌肉首次出现能够测出的肌电活动之间的时间延迟。肌电活动是指神经发出的电刺激所引起的肌肉收缩活动。老年人的肌电潜伏期比年轻人的长 10~20ms。有研究表明，老年人与青年人相比，其下肢的神经肌肉反应时间明显延长。肌肉反应的过度延迟会导致老年人在将要跌倒的过程中无法做出充分的姿势调整。此外，有研究通过观察肌肉被激活的时序发现，一些老年人近端肌肉比远端肌肉更早被激活，肌肉反应组织出现混乱。这导致老年人在受到外界干扰时，不能有效地进行姿势调控，易失衡跌倒。

老年人姿势反应特性的改变除了肌肉反应效率的衰退，还与反应的方式有关。正常人在身体重心受到干扰时，会采用踝策略、髋策略以及跨步策略来抗干扰并维持平衡。踝策略是指身体重心以踝关节为轴心进行前后摆动或转动，类似钟摆运动；髋策略是指通过髋关节的屈伸来调节身体重心的方式，使用髋策略时，身体摆动幅度更大，重心偏移程度增大；跨步策略是指外力干扰过大，重心超出稳定极限，髋策略不能调整平衡变化时，自动向用力方向快速跨出或跳跃一步，来重新建立身体重心支撑点，重新为身体确定稳定站立的支持面。与年轻人相比，老年人更倾向于使用髋策略而不是踝策略来恢复平衡。这与老年人踝关节肌肉力量减弱或本体感觉丧失有关。此外，稳定性差的老年人在恢复平衡的过程中还使用了肢体代偿的方式，如膝关节屈曲和手臂伸展。同时，老年人出现跨步反应的可能性更明显，而年轻人则更倾向于踝策略或髋策略。

（郑洁皎 俞卓伟）

第三节 衰老的代谢变化

自我们的生命诞生之时，我们的机体就无时无刻不在进行着物质代谢来维持我们的生命活动。然而随着年龄的增长、组织的衰老，我们机体内的代谢也在悄无声息地发生着变化。随着老龄化时代的来临，高血压、糖尿病等这些老年高发病的发病率也越来越高，而我们身体内的物质代谢恰恰是这些疾病发生发展的病理基础，这使得对于衰老组织代谢变化的研究变得越发重要。

一、糖代谢的变化

随着人们生活方式改变，我国糖尿病患者人数急剧增长，糖尿病前期，包括糖耐量减低（impaired glucose tolerance，IGT）及空腹血糖受损（impaired fasting glucose，IFG），该期患者数目更是惊人，2014 年美国医学会杂志（*The Journal of the American Medical Association*，*JAMA*）发表研究结果显示，我国糖尿病前期人群患者达到 50.1%。据中国流行病学调查研究显示，我国 60 岁以上人群糖尿病患病率约 20.4%，70 岁以上人群糖尿病患病率约 22%，按我国老龄化发展趋势，老龄人口增加的同时老年糖尿病患者数也将大幅度增加。可以说糖尿病已经成为老年人的多发病、常见病，是老年人面临的最主要的健康问题之一。

（一）老年糖代谢变化的机制

糖在生命活动中的主要作用是提供碳源和能源，人体所需要的能量 50%~70% 来源于糖，在机体代谢中，葡萄糖居主要地位。正常人血糖水平（空腹）维持在 3.89~6.11mmol/L，饭后 2h 血糖小于 11.1mmol/L。正常情况下，血糖浓度的相对恒定依赖于血糖来源与代谢的平衡。然而，对于老年人来说，其调节糖代谢稳态的能力已经下降，这其中涉及多种因素。

1. 老年人胰岛中的胰岛 β 细胞（又称胰岛 B 细胞）功能减退，胰岛素抵抗指数明显升高，胰岛素分泌减少，脂肪、肌肉和肝脏对胰岛素存在抵抗，周围组织利用血糖的能力下降。

2. 目前一般认为胰岛素结合部位随着年龄的增长而减少，老年人结合部位对胰岛素的亲和力以及对胰岛素的应答力都降低。

3. 人体细胞吸收（葡萄）糖的能力随着增龄而下降，老年人细胞的葡萄糖转移系统有着显著的缺陷，而这种缺陷主要是胰岛素受体的缺陷。

4. 老年人活动量减少，脂肪在体内堆积，造成肥胖，然而肥胖又会进一步增加对胰岛素的抵抗作用。

（二）老年糖代谢变化的表现

1. 空腹血糖上升 空腹血糖随着年龄增长呈上升趋势，每增加 10 岁，测定值上升 1~2mg/dl。

2. 餐后血糖上升 餐后 1~2h 的血糖水平随增龄而上升，平均每增加 10 岁，血糖值上升 4mg/dl。

3. 糖耐量下降 人体糖耐量随着增龄而下降，口服葡萄糖耐量试验证实，受试者年龄每增加 10 岁，其血糖清除率下降 0.17%。

（三）老年糖代谢变化的后果和预防

长期糖代谢紊乱会引起多种并发症，也是动脉粥样硬化的危险因素之一。研究表明，高血糖可以直接作用于血管细胞，如血管内皮细胞、血管平滑肌细胞及血管炎症细胞等；另外，高血糖可以导致相关化学基因发生化学修饰，上调基因的表达而促进单核巨噬细胞向泡沫细胞转化，作用于相应的基因靶点导致巨噬细胞活化及动脉粥样硬化（atherosclerosis，AS）的形成。AS 若发生在脑部可能导致脑卒中，若发在冠状动脉则可能导致冠心病，若发生在下肢，则可能进一步发展为坏疽。因此控制好空腹血糖、餐后血糖、糖化血红蛋白及血糖波动可降低 AS 及相关并发症的发生。

二、脂代谢的变化

脂类是生物体内一大类有机化合物的统称，脂类不仅参与了机体的物质和能量代谢，而且广泛地参与了机体代谢的调节。随着现代社会人们生活方式的改变，血脂异常发生率有逐渐升高的趋势。血脂异常与冠心病、脑卒中、肾损害及大动脉疾病的发生和发展密切相关。与医学有关的脂类主要分为脂肪和类脂两大类。脂肪又称为三酰甘油（triacylglycerol，TAG）或者甘油三酯（triglyceride，TG）；类脂主要包括磷脂（phospholipid，PL）、糖脂（glycolipid）、胆固醇（cholesterol）及胆固醇酯（cholesteryl ester）等。

（一）老年脂代谢变化的表现

1. 血清中总胆固醇（total cholesterol，TC）的变化 胆固醇存在于动物体内，不仅是动物生物膜必不可少的结构成分，也是机体维持健康和生命的重要化合物的前提。越来越多的研究发现，随着年龄的升高，各年龄段高胆固醇血症的患病率显著增高。

2. 三酰甘油的变化 TAG 是体内最丰富的脂类物质，不仅是机体内产能最多的营养物质，而且是机体内最为有效的储能形式。流行病学研究发现，31~50 岁的人群其高三酰甘油血症的患病率显著高于 20~30 岁和 51~88 岁年龄组，31~50 岁的人群中男性三酰甘油水平显著高于女性，而在两个年龄组三酰甘油水平的性别差异是没有显著性意义。

3. 高密度脂蛋白（high density lipoprotein，HDL）变化 高密度脂蛋白主要是在肝脏合成，在小肠也能少量合成。HDL 水平越高，反映机体逆向转运胆固醇的能力就越强，动脉血管壁等外周组织胆固醇蓄积的可能性越小。随着人体的衰老，HDL 的浓度并不发生显著的变化，而在老年期，一方面，致动脉粥样硬化性的 TC 和 LDL 升高，另一方面，HDL 的浓度并不发生显著地改变，因此这也是老年易患高脂血症的原因。

4. 低密度脂蛋白（low density lipoprotein，LDL）变化 低密度脂蛋白是机体转运肝胆固醇到全身组织的主要形式。随着增龄衰老，LDL 的浓度显著升高。通常认为，高水平的 LDL 会引起内皮损伤，从而增加 LDL 向动脉壁的内流，致使平滑肌细胞和巨噬细胞内的脂肪增多，造成 LDL 在动脉壁堆积，从而增加动脉粥样硬化、冠心病等疾病的发病风险。

5. 超氧化物歧化酶（superoxide dismutase，SOD）的变化 SOD 是人体防御内外环境中超氧离子对人体侵害的重要酶。如果 SOD 活性下降或者含量减少，会使得机体免疫力降低，诱发各种疾病，如癌症、动脉粥样硬化等。老年人体内的 SOD 活性降低，动物实验证实，老年老鼠肝细胞液的 SOD 活性只有年轻时的 40%。

（二）老年脂肪代谢变化的机制

1. 吸收 在老年人的小肠黏膜存在特有的食物脂肪，其在小肠内吸收必须先经过甘油-脂酰基转移酶的作用，使脂肪酸脂化后才能够被吸收。然而老年人肠道内的脂酰基转移酶活力非常低而且促进脂肪乳化及吸收的胆汁酸分泌减少，故老年人吸收脂肪的能力远比青年人低。

2. 代谢 参与脂肪分解的脂肪酶活性在老年人体内比较低，因此老年人的脂肪代谢是合成大于分解。由于大量脂肪逐渐堆积，许多细胞的细胞膜脂肪含量也在增加，沉积于内膜的含量也在增加。

3. 脂质过氧化 自由基可以使脂质发生过氧化作用而形成脂质过氧化，而脂质过氧化与动脉粥样硬化、冠心病、衰老有着密切的关系。实验证明，脂质过氧化的发生率随着增龄而增高，同时伴有酶与非酶系统防御机制的下降，导致体内的自由基浓度增高，因此脂质过氧化既是细胞膜老化的诱因也是细胞衰老的结果，由此可见脂质过氧化反应及其产生的自由基等一系列反应都与细胞的衰老和个体的衰老密切相关。

（三）老年脂代谢变化所带来的后果和预防

长期的脂类代谢紊乱会导致多种疾病。流行病学调查研究表明，高三酰甘油血症是动脉粥样硬化的独立危险因素。高血脂可使血液的黏滞性增高，血液流变学异常；血脂附着在血管壁上可引起动脉硬化、血管狭窄，引发高血压；血脂大量积聚在肝脏将诱发脂肪肝等。因此平时老年患者应该进行低糖、低脂肪饮食，多吃蔬菜和水果，提倡和推广健身运动。

三、核酸代谢的变化

核酸是由许多核苷酸聚合成的生物大分子化合物，是生命的最基本物质之一。核酸广泛存在于所有动植物细胞、微生物体内，生物体内的核酸常与蛋白质结合形成核蛋白。核酸不仅是生物遗传的物质基础，而且还是合成蛋白质、组成细胞的重要生理活性物质。

（一）老年核酸代谢变化的表现

生物体衰老是由预定的遗传基因控制的程序化过程，可能反映了某些控制机制，特别是代谢反应随着增龄而逐渐减弱的机制。基因是遗传物质也是调节代谢的重要物质。正常情况下，基因对衰老出现的时间、进程的快慢、寿命的长短起着决定性的作用。

（二）老年核酸代谢的机制

1. DNA的变化 机体衰老是细胞衰老的结果，细胞衰老是DNA维持、修复、控制过程失败的结果。DNA甲基化也是胚胎发育过程中的一种重要调节机制。同理，基因组DNA甲基化模式的改变一直与衰老联系在一起。衰老相关的去甲基化主要集中在异染色质区。在人的正常成纤维细胞中，染色体1、9、16的着丝粒周围聚集着大量的卫星DNA。随着年龄增加，这些序列中DNA甲基化水平明显降低，染色体断裂增加。DNA甲基化的程度随着细胞的衰老以恒定的速率下降，下降的速率越快，细胞衰老的就越快。

2. RNA的变化 长链非编码RNA（long non-coding RNA，lncRNA）是长度大于200个氨基酸的非编码RNA。研究已经发现大量的lncRNA参与了细胞周期、端粒长度、表观遗传学的调控，并影响关键的细胞周期过程，如细胞的衰老、增殖、分化、静止等。同时，lncRNA还参与衰老相关的重要信号通路的调控，如P53/P21、哺乳动物雷帕霉素靶蛋白、视网膜母细胞瘤蛋白、磷脂酰肌醇-3激酶/丝苏氨酸蛋白激酶信号通路，均与衰老相关的重大疾病有关。

3. 端粒的变化 端粒是指染色体末端由核酸重复序列与蛋白质(含特定酶类)组成的特殊结构,主要包括 Ku70、Ku80、依赖 DNA 的蛋白激酶和端粒重复序列结合因子 2 等。端粒可以防止两条染色体末端的 DNA 链相互作用,造成染色体畸变。研究证实,在细胞不断的增殖分裂过程中端粒的长度在不断地缩短,采用染色体末端限制片段(terminal restriction fragment)分析技术测定表明,正常细胞每分裂一次端粒 DNA 减少 50~200 个核苷酸,不同种类的细胞每次分裂丢失的端粒片段的长度略有不同。另据测定,人类体细胞端粒随增龄以平均每年 15~40pb 的长度递减。端粒长度随增龄缩短,当端粒长度缩短到某一临界水平,细胞分裂停止,细胞衰老死亡。

(三)老年核酸代谢变化的后果和预防

老年人长期的核酸代谢变化,会导致自身的进一步衰老。因此日常生活中,饮食中适当地补充核苷酸是必要的。食物核苷酸是一种条件型必需营养素,它的吸收和代谢对许多类型的细胞有着重要的意义。在某些情况下,摄入核酸对生长发育、免疫系统的形成和正常功能的维持等是有必要的,它能通过抗氧化、减少 DNA 损伤,促进细胞的新陈代谢,影响内分泌网络,减轻老化相关的脑形态病理变化及记忆的损伤等机制延缓衰老。

四、蛋白质代谢的变化

蛋白质是生命物质的基础。维持细胞、组织的生长、更新、修补以及催化、运输、代谢调节等均需要蛋白质参与。此外,蛋白质可以分解成基本组成单位氨基酸,氨基酸在体内也可以作为能源物质氧化分解释放能量,或转变成其他的重要物质。随着人体的衰老,蛋白质的代谢也在悄悄地发生着变化。

(一)老年蛋白质代谢改变的表现

在衰老过程中,蛋白质代谢发生着明显的改变。一般来说,体内总蛋白质的合成随着增龄而下降。在衰老过程中,老年人的氨基酸转化速率明显减慢,故合成代谢明显下降。研究表明,61~91 岁组人群总蛋白的合成速度比 20~60 岁组下降 27%,线粒体的蛋白质合成速率也明显下降。老年人蛋白质的结构、功能、性质也有所改变,例如胶原的半衰期和溶解度都随着增龄而下降,结缔组织胶原中多肽链交联度增大,由单链交联成二联体、三联体。老年人皮肤皱纹增多,即胶原链间的交联增多。机体在整个生命活动都会产生活性氧(radical oxygen spices,ROS),随着机体的衰老,体内的抗氧化系统能力降低,ROS 就开始氧化生物大分子蛋白质、核酸、脂质,进而导致机体功能降低以致产生一系列的疾病。

酶是催化代谢反应的媒介,一切代谢反应都是通过酶的催化来进行的,大部分酶的化学本质是蛋白质。一般来说,生物体进入老年期以后,体液或者组织细胞的酶,在量和活力方面均呈现异常。在消化酶方面,唾液淀粉酶、胃蛋白酶、肠黏膜甘油 - 脂酰基转移酶、胰脂酶等的活力都随增龄而下降。在代谢酶方面,糖代谢的醛缩酶、乳酸脱氢酶、琥珀酸脱氢酶、氧化还原酶、磷酸化酶及磷酸果糖激酶等的活性随着增龄而下降。在脂代谢中发挥分解脂肪作用的脂酶、超氧化物歧化酶的活力在老年机体呈现显著的下降。

(二)老年蛋白质代谢改变的机制

ROS 可使蛋白质发生许多变化。它可以使蛋白质的肽链断裂,其断裂方式主要有两种:一种是肽链水解,另一种则是从 α_2 碳原子处直接断裂。ROS 可使蛋白质发生交联,如半胱氨酸的巯基（—2SH）可被氧化生成二硫键（—S—S—），酪氨酸可被氧化成二酪氨酸，这样即可使蛋白质发生分子内或分子间的交联。同时，ROS 还可使蛋白质的二级、三级和四级结构破坏，折叠减少，无规则卷曲减少，蛋白质和自由基发生反应后，还会在氨基酸中激发自由基反应。蛋白质中有些氨基酸特别容易受到攻击，受攻击后可转变成其他成分。

五、其他代谢的变化

（一）水、电解质的代谢变化

老年人由于免疫功能逐渐减退和衰竭，体内各器官自然老化，常带来多器官功能低下，这种老化状态对体液的影响并不十分明显。但当体内外环境发生剧烈变化，尤其是发生急性病变时，常使老年人不能很好地适应和调整自身状态，从而加重多器官受累，包括水电解质的紊乱。老年人在这种情况下，处理起来远远要比成年人复杂。因此熟悉老年人的水盐代谢的变化是至关重要的。

1. 老年人水盐代谢变化的表现 正常老年人身体内的总水量占体重的 60% 左右，在 60 岁以上老年人的平均总水量降至 51% 左右，发生这种变化主要是由于含水少的脂肪组织在相应地增加，而含水多的肌肉在减少。若从体液分布来看，老年人细胞内液量随着增龄而呈下降趋势。由于老化常使器官体积减小，使得肾实质缩小，从而导致肾小球滤过率直线下降，肾排泄能力下降。人体内的 K^+、Na^+ 电解质平衡失调导致体液渗透压的改变以及某些疾病都能导致机体脱水或贮存水。细胞内液的减少，意味着调节渗透压和电解质平衡的能力降低，因此老年人易发生水肿。

（1）高钠血症：临床多与脱水密切相关，其病因多是老年人摄入液体不足导致的，包括由于老年人活动受限、取水不易，以及对口渴感知迟钝等导致的。

（2）低钠血症：是老年离子紊乱的常见病。老年人水负荷不敏感，平时的稀释性低钠血症可无症状，若补液过多过快会进一步加重低钠血症，因此在临床工作中应该格外小心。

（3）高钾血症：多见于急性感染、外伤、急性溶血、休克造成的急性肾功能不全，体内细胞释放大量的钾，这对于老年患者较少见。

（4）低钾血症：是老年人临床上常见的离子紊乱。一般报道，老年低钾血症多见于恶性肿瘤、脑卒中、肝硬化、慢性心力衰竭、长期不能进食，都会引起低钾血症。

（5）代谢性酸中毒：老年人由于大脑动脉硬化，对外界反应迟钝，水盐代谢明显障碍，由于摄入不足形成半饥饿状态，感染、创伤、糖尿病都会引起酸中毒。因此认为代谢性酸中毒是老年常见病、多发病。

2. 老年人水盐代谢变化的机制

（1）肾小球滤过率（glomerular filtration rate，GFR）：GFR 下降随着增龄而下降：研究表明，每增龄 1 岁，肌酐清除率下降 0.75ml/min。与青年人相比，中年人的 GRF 下降了 38%，老年人下降了 56%。由于 GFR 的下降，肾脏的最大排水量也随之下降。这样当体内的单纯水负荷增多时，机体就不能很好地进行调节，有可能导致血液稀释，呈低渗状态。

（2）集合管浓缩功能降低：随着增龄，正常肾髓质的渗透压梯度会逐渐丧失，这是由于肾皮质萎缩导致血流转移至髓质所致，是老化肾脏浓缩功能下降的病理生理学基础。另外，老化的肾脏由于肾单位明显减少，使得较多的溶质通过尚存的肾单位，引起渗透性的多尿。因此使得集合管的浓缩功能更难发挥作用，使得水分丢失。

(3) 尿液稀释功能减弱:在相同水负荷的情况下,年轻人排出的尿液渗透压低于老年人,这表明老年人水清除的能力明显减弱。老年人尿液稀释能力下降是由老年人下丘脑渗透压感受器敏感性增加造成的。

(4) 控制水代谢的神经 - 体液调节:研究表明,老化导致下丘脑渗透压感受器敏感性增加同时神经垂体分泌抗利尿激素水平也上升,这可能是老年人肾脏稀释能力下降的原因之一。另外,老年人对口渴的认知也发生了变化。

(5) 老化削弱了机体独立获得饮水的能力:由于增龄的改变,使得机体独立获得饮水的能力下降。

3. 老年人电解质变化的表现及机制 电解质中作为细胞外液的主要成分钠、氯不存在年龄上的差异,但是细胞内液中的钾、镁、磷的总量却随着老年细胞内液量的减少而减少,这些细胞内液的减少势必会影响体液的渗透压和电解质的平衡。随着老化,肾脏肾小动脉的硬化,肾小球遭到破坏,功能降低,导致电解质浓度和体液代谢的异常,影响身体的健康,加速衰老的进程。

老年人的钙磷代谢亦发生异常。钙离子易沉着于软组织和动脉血管,造成软组织硬化和动脉硬化。人类只能从外界事物中获取钙质,但由于大多数食物中所含的钙质较少且老年人进食减少,因此老年人有随着增龄而缺钙的趋势。与此相反的是,食物中含磷比较丰富,因此不存在缺磷的情况。

(二) 能量代谢

能量代谢的增龄性失调研究是阐明衰老机制的途径之一。衰老时能量代谢的某些个别环节上发生的改变会造成老年人最常见的疾病(动脉粥样硬化及其并发症、糖尿病、高血压等)的发病率增高。因此详细了解能量代谢反应可以对于某些老年病的预防有着积极的作用。

老年人能量代谢改变的表现及机制:老年人产生热量一般比青年人低,基础代谢率也低,动物实验结果也是如此。8~10 个月龄的大鼠心肌呼吸系数为 3.78,而 28~30 个月龄的大鼠心肌呼吸系数是 2.25。老年机体发热量低主要是由于红细胞膜的 Na^+-K^+-ATP 酶活力随着增龄而下降。由于该酶产生的热量占红细胞总热能的 50%,故认为老年生物产热不足,主要是 Na^+-K^+-ATP 酶的活性下降。完整器官和组织的能量代谢也随着增龄而下降。衰老过程中所有组织内三磷酸腺苷(adenosinetriphosphate,ATP)水平、磷酸腺苷总量和 ATP/ADP 比值都下降。在功能负荷(主动脉狭窄所致心肌肥大或局部肝切除术后的肝再生)的条件下也显示出很大程度上的年龄性差异。衰老过程中所有组织(主要是心肌)内肌酸磷酸盐量减少明显。低剂量的肾上腺素引起高能物质(包括心肌内的)水平发生较显著的变化。肾上腺素的作用也是通过腺苷酸环化酶系统实现的。

(三) 微量元素的代谢

人体是由各种化学元素组成的,根据各种化学元素在体内的含量和机体的需要量,可以分为常量元素和微量元素两大类。微量元素指占人体总重量的 1/10 000 以下,每人每日需要量在 100mg 以下的元素。根据机体对这些微量元素的需要情况分为必需微量元素和非必需微量元素。微量元素多半是人体各种酶类、激素、维生素和神经介质等重要组成成分或者是激活剂,对体内的物质代谢具有特殊的生理功能和高度的生物效应。人体一生中微量元素含量的变化可反映人体代谢功能的变化,也可反映衰老的进程。

1. 微量元素的变化 国内近年来大量有关微量元素抗衰老的研究结果表明锌对人胚

胎二倍体细胞的寿命试验中发现有明显延长作用，且能增加其传代次数；在果蝇的寿命试验中发现，锰、硒、锌、钼、镁、钙等对果蝇的寿命有延长作用。锰、铜、镁是 SOD 的重要成分，这种酶能有效地破坏自由基，发挥抗衰老作用。锌能提高 DNA 的复制能力，DNA 与 RNA 的合成过程使老化的细胞得以顺利更新，从而增强生命活力。锌还具有与铁争夺硫醇的作用，一旦铁与硫醇结合则可发挥强大的催化自由基反应，从这个角度来说锌也具有抗衰老作用。铜是构成细胞色素氧化酶的重要物质，也参与其他许多酶的合成。实验发现，缺铜动物易感染性升高，感染后存活率下降，外周血中性粒细胞数降低，白细胞的吞噬能力及吞噬细菌后的杀伤能力也下降，是冠心病的重要因素。1975 年 Klevay 提出锌 / 铜比值冠心病假说，动物实验证实锌 / 铜比值增大，血清胆固醇随之升高，易患心脑血管疾病。锰与人体衰老也有密切关系，广西巴马（长寿地区）的资料表明长寿老人头发中含锰量较高，Everson 的研究表明动脉硬化发生率高的美国人其动脉内锰含量比动脉硬化发生率低的亚洲人明显为少。另外，缺锰还可使猪对葡萄糖的利用率下降，出现糖尿病样曲线。故有人将锌誉为“生命之花”，将锰称为“长寿金丹”，而把缺乏铜视为衰老的标志。

2. 微量元素与衰老的关系 微量元素通过影响核酸的代谢，调节氧自由基代谢及免疫功能等途径影响着人体衰老与抗衰老。因此从微量元素的角度来延缓人体的衰老，预防和治疗老年疾病是不容忽视的问题，随着人类对衰老的深入研究将会更充分地揭示出微量元素对人体的作用。

（四）维生素的代谢

维生素是机体维持正常功能所必需，但在体内不能合成或者合成量很少，必须由食物供给的一类低分子量有机物质。维生素在体内既不参与构成生物体的组织成分，也不是体内的能量物质，但在调节物质代谢和维持生理功能等方面却有着重要的作用。

1. 维生素 B_{12} 和叶酸 维生素 B_{12} 在体内转化为甲基钴胺和辅酶 B_{12}，参与许多重要化合物的甲基化过程。维生素 B_{12} 缺乏时可致 DNA 合成障碍而影响红细胞的成熟，引起巨幼细胞贫血。此外，维生素 B_{12} 和叶酸与神经系统的功能有着密切的关系，叶酸作用机制与其相似，两者的代谢障碍可引起神经障碍、脊髓变性，并可引起严重的精神症状。大量研究显示，血清中维生素 B_{12} 与叶酸水平随着增龄下降，其原因是经口摄取量低下和吸收障碍。老年人的精神状态也与血中维生素 B_{12} 浓度有密切关系，多数精神功能低下的患者，维生素 B_{12} 和叶酸含量都偏低。

2. 维生素 D 维生素 D 与骨代谢，特别是与机体钙代谢关系方面的基础研究已有显著进展。维生素 D 由肝脏和肾脏羟化以后，才具有生物活性。其生理作用可增加钙结合蛋白，促进肠道钙的吸收和骨骼对钙的进一步吸收，使血钙浓度增加。维生素 D 族中发挥作用的主要是维生素 D_3，维生素 D_3 要发挥其生物学效应首先需要在肝脏羟化成 25-OH-D_3，然后在肾脏进一步羟化为 1，25-$(OH)_2$-D_3，而后者具有促进钙磷吸收和骨钙动员的作用。研究发现血浆中 25-OH-D_3 的浓度随着增龄而下降。据测定老年人的 25-OH-D_3 的水平只有年轻人的一半左右，与年轻人相比，老年人口服维生素 D 后，血浆中 25-OH-D_3 的浓度上升明显延迟，提示老年人肝脏羟化维生素 D 的能力下降。与此同时，老年人肠道吸收维生素 D 的能力下降以及老年不经常户外活动、接触不到室外阳光等原因，都是老年人血浆中 25-OH-D_3 的浓度下降的原因。

3. 其他维生素 维生素 A 是由胡萝卜素等前驱物质在体内转换、生成的。糖尿病和甲状腺功能低下时，生成就减少。目前，增龄对维生素 A 代谢的影响还不很清楚。维生素 A

能促进生长发育,有研究报道,维生素A可使即将癌变的上皮细胞正常化。维生素A缺乏可产生暗适应障碍,老年人多数暗适应差,可能与维生素A缺乏有关。

维生素E与增龄的关系已受到重视。这是因为老化动物的脂褐素(lipofuscin)和维生素E缺乏出现的蜡样质(ceroid)相似。其后发现维生素E的主要生理作用是抗氧化。另外,蜡样质是由体内的不饱和脂质异常氧化而生成的过氧化脂质聚合物,而脂褐素也是以同样过程生成的聚合物。

血中的维生素C的浓度随着增龄而明显下降,维生素C的摄取、吸收和体内储存也随增龄减少。嗜酒、手术、心肌梗死、都会引起维生素C的缺乏,不过很少引起临床症状。血中维生素C的浓度,与其说是体内的储藏程度,不如说是近期的摄取程度。

4. 维生素变化的后果和预防 进入老年期,机体内大部分维生素的含量都会下降,随之而来的是各种疾病和不适,因此及时补充富含维生素的食物,有助于预防老年期的各种疾病。

(郑洁皎 俞卓伟)

第四节 老年期的社会心理变化

一、社会变化

(一) 退休前后的生活变化

绝大部分人到老年都会面临退休的问题,就算没有退休,也不再承担实质性的责任和义务。退休是人生命过程中的一次重大转折点,会使老年人在社会地位、人际交往、生活方式、生活节奏等方面都发生巨大的变化。老年人退休后,由原来整日为工作操劳奔波的生活方式转变为清净安逸的生活方式,是人生中重要的生活事件。适应这种变化对老年人的心理健康尤其重要。

老年人适应退休的过程可分为四个时期:

1. 等待期 自愿退休的人对退休抱以期待的心情,而不愿退休或年龄等问题被迫退休的人则相反。在看到自己原来的工作岗位正在被年轻人接替时,即使自愿退休者也会产生复杂的心情。

2. 退休期 到退休年龄,单位要求其办理退休手续,有的人因为有充分的思想准备,比较平静。有的人思想准备不足或认识不正确,认为是退出历史舞台,慢慢走向死亡,于是出现留恋工作、心理应激、害怕回家、忐忑不安、怅然若失、紧张激动等负面情绪。

3. 退休后初期 有的人很快适应了退休后的生活,或另外找到了适合的其他工作,生活较充实;有的老年人则无所事事,生活单调乏味,百无聊赖,产生自卑、自弃感,甚至有的人到老年后又学会吸烟、酗酒、赌博等不良嗜好。

4. 稳定期 经过大约一年的适应期,老年人在思想认识和情感上都能较为冷静而客观地对待退休。与此同时,逐渐建立了新的生活秩序,有了自己的生活方式,形成了一套与退休角色相适应的生活模式。

(二) 人际关系的变化

1. 与子女的关系 经常与子女沟通,特别是与孙子(女)或外孙(女)在一起,确实能给老年人带来快乐，但快乐程度和待在一起的时间长短并没有必然联系。即使和子女住在一起，也不一定能感到最大限度的快乐，因为子女在某种程度上或许不能完全理解老人。

2. 夫妻关系 老年期的婚姻满意度比较高。虽然老年期仍存在性活动，但这不是最主要的。老年夫妻关系更多的是一种伙伴关系，彼此相互照顾、精神相互依托。与中年夫妻相比，老年夫妻冲突较少，解决冲突的方法也较为积极。老年夫妻花更多时间一起看电视、做家务和日常琐事，待在一起的时间越长，感到幸福的程度越高。然而，配偶患重病、配偶长期卧床或失去配偶使老年人会遭遇的重大精神刺激，这会带来不同程度的心理反应，这类老年人往往要经过麻木、思念、抑郁和恢复四个阶段，才会逐渐缓和下来。丧偶还会引起一些适应问题，如男性老人不会干家务以及照料自己的生活，在老伴去世后，生活上会碰到很大困难。

3. 与朋友的关系 由于死亡等原因，老年人朋友数量逐渐减少。关系最亲密的朋友往往是有几十年交情的老朋友。虽然家庭成员为老年人提供许多如饮食起居方面的实际帮助，但朋友却能够为老年人提供另一种不同形式的社会和情感支持，如一起下棋、一起喝茶、一起跳舞等。老年人和朋友在一起的愉悦状态要超过与家庭成员在一起时的快乐。因为和朋友在一起时，他们是自由的，而与子女在一起时，他们有意无意地要注意自己是否符合对方的期望。

（三）压力的变化

老年人工作压力随着离退休而减少，生活事件的压力却明显增大，比如丧偶或离婚作为两个最重要的生活事件，会给老年人造成很大的心理压力，使他们感到孤独、焦虑、缺乏自信。另外，由自身健康问题带来的身体活动限制以及由于退休导致的社会功能丢失，这些也都是增加老年人负面情绪和精神压力的重要因素。

（四）经济的变化

老年人通常经济收入较低，但与社会上总的收入情况相差不大，而且比较有保障。在一般情况下，经济收入和老年人的精神状态有着重要关系，很多家庭纠纷和两代关系紧张都与经济问题有关。对生活贫困的部分老人来说，贫困及由贫困带来的一些家庭问题是其精神压力的重要来源，在医疗保障方面尤其突出。

二、心理变化

一项对于600名50岁以上老年人的调查研究发现，人的心理状态在一定程度上能影响人的寿命。心理年龄越年轻，寿命就越长。对衰老持乐观态度的老年人的平均寿命要比那些持悲观态度的人的寿命要长。人的生命在增龄衰老过程中，脑组织也逐渐发生形态结构方面的变化，导致老年人的心理活动也随之改变。

衰老是人类不可避免的生命过程，是生物生存的必然规律，无论多么健康的人，最终都会衰老。耳聋眼花、体力减退，这些并不是疾病的症状，而是老年人增龄衰老的正常表现。老年人与其年轻时相比，大脑重量减轻约20%，神经细胞数量减少约25%，且颞上回神经细胞减少最为明显，而中央后回神经细胞减少的程度相对较低。随着脑神经细胞体积的增大，神经细胞尼氏体减少，脑组织中大量褐色素沉着，脑实质密度减低，特别是髓质密度明显减低，脑膜增厚，脑脊液增多，脑血管阻力加大，脑血流速度减慢，脑供血量减少。这种变化，虽然存在明显个体差异，但一般年龄超过50岁，即可发生明显变化，且年龄越大，变化越显著。

老年人的这些衰退性改变，是老年人心理变化的生理学基础。老年人一般要经历从社会到家庭，从繁忙到闲适，从精力充沛地工作、照顾他人到逐渐丧失劳动能力，丧失自护能力，需要他人照顾等生活环境和社会地位的变化，以及承受亲人离世或经济拮据等造成的各种精神压力，老年人的心理活动会因此而出现各种变化。

(一) 感觉、认知功能的变化

功能的衰退会给老年人的日常生活带来很多不便，影响其生活质量。功能的改变及衰退主要包括以下几个方面。

1. 感觉功能变化 感觉是当前周围或相关事物的个别属性如颜色、气味、温度等通过感觉器官在人脑中的直接反映，是简单的认识形式。感觉的主要种类有视觉、听觉、嗅觉、味觉、痛觉、本体感觉等。老年人的感觉变化主要是功能衰退。这些功能减退不仅仅会影响到老年人对外界信息的接收和与他人的沟通，同时也会给老年人的生活和社交活动带来诸多不便，比如容易跌倒，这些使得老年人产生种种负面的认知和情绪体验。此外，当外界环境要求老年人快速运动或要求做出精细运动时，违背了老年人特有的活动规律，使老年人过度紧张，甚至出现焦虑、烦躁及抵触情绪。

(1) 视觉：进入老年阶段后，眼部器官发生明显的退行性变化，老年人视觉的变化主要包括：①晶状体混浊变黄，使传递的光线减弱，尤其是短波长色光(蓝、紫色)；②视网膜中的光感受器的效能和数量下降；③晶状体硬化，曲光调节能力下降，造成远视眼，即“老花眼”。视觉变化主要表现：

1) 老年人与年轻人相比识别同一事物需要更高的光亮强度，且区别不同水平的亮度也相比困难，例如，不能区别 60W 和 80W 白炽灯的亮度差别。

2) 人体超过 60 岁视敏度下降的趋势就骤然增大。动态物体的视敏度，如看电视等也随年龄的增加而呈下降的趋势；静态物体视敏度的下降常给老年人读书看报以及辨认物品标签等带来困难。

3) 从暗环境到亮环境的光适应，老年人也明显比青年人差。

4) 老年人对待短波长色光的感受性降低，这种减退在需要精细的轮廓辨别时表现得尤为突出，例如在分辨花色、条纹复杂的领带时。

(2) 听觉：听觉随年老而显著减退。美国一项调查表明 70 岁以上老年人 60% 有听觉障碍。老年听觉的变化主要包括：

1) 言语听觉和言语理解：高频听觉的减退导致对辨别辅音能力的减退。元音是低频声音，这方面除了血管纹性耳聋外，不受影响。因此多数老年人产生了语言理解的严重问题，他们能听见声音但不理解说的是什么。当句子平和时，没有被其他刺激干扰时影响较小。但如果词语重叠、语速快或被打断等情况，老年人尤其是 70 岁以上的老年人就不能理解了。

2) 音调和音响：老年人对高频率声波的反应不灵敏。究其原因，主要是耳廓内的毛细胞和支持细胞发生衰退和凋亡。

3) 耳鸣：有很多人在老化过程的某一时刻，出现耳朵里嗡嗡响的耳鸣现象。一般认为这是由于自然的退行性老化过程和暴露于噪声所引起。

(3) 浅感觉：老年人的触觉、痛觉、温觉等浅感觉敏感性都比青年人低。眼角膜和鼻部的触觉明显降低。关于痛觉是否随年老而变迟钝，研究结果不一，根据近年的研究结果看，与痛觉相关的感觉过程随年老并无显著变化。老年人的温觉也有所减退。

(4) 本体感觉:本体感觉感受肌肉收缩和关节伸展的程度和位置,为脑部神经元进行运动行为分析提供条件,与维持体位的稳定性有关。衰老时,中枢神经、外周神经及自主神经系统均呈退行性改变,由于自主神经功能紊乱,导致触觉、本体感觉的敏锐性下降。这也是老年人易跌倒的原因之一。

(5) 复合感觉:对老年人进行复合感觉检查可发现定位觉、两点辨别觉均有所下降。

(6) 味觉、嗅觉:既往研究表明,老年人由于味蕾减少而导致味觉迟钝,但近年的研究表明人的一生中味觉感受细胞并无明显丧失。嗅觉在60岁以前变化不大,其后便随年龄增长迅速减退。

2. 记忆变化 老年人认知功能中最显著的变化是记忆力减退。成人记忆力随增龄而变化,这是一种自然的生理性变化,可称为记忆的正常老化。老年人记忆功能的特点和主要变化大致可归纳为下面四点:

(1) 老年人初级记忆较次级记忆好:初级记忆是人们对于刚刚看过或听过的,当时还在脑子里留有印象事物的记忆。这类短时储存的记忆保持时间较短,一般为数秒至二三十秒,且容量小。初级记忆随年老衰退的较为缓慢,老年人一般保持较好的初级记忆,但相比青年人还是较差。次级记忆是对于已经看过或者听过了一段时间的事物,经过复述或者其他方式加工编码,由短时储存转入长时存储,进入记忆仓库,需要时加以提取。这类记忆保持时间长且容量较大。次级记忆随年老而减退的程度明显多于初级记忆,不同年龄段之间差异较大。

(2) 老年人意义记忆比机械记忆能力好:他们对于有逻辑联系和有意义的内容,尤其是一些重要的事情或与自己的专业、先前的经验有关的内容,记忆保持较好。

(3) 老年人再认能力比回忆能力好:再认是当人们看过、听过或者学过的事物再次呈现在眼前时,能立即辨别出自己曾经的感知。而回忆是刺激物不在眼前而要求再现出来,其难度大于再认,因此其年龄差异也大于再认的年龄差异。但如果回忆时给予线索,则更容易记忆起相关内容。

(4) 记忆功能病理性老化:记忆的病理性老化是伴随疾病引起的老化,属于异常老化。它往往是某些疾病常见或较早出现的临床症状。例如,脑肿瘤、脑血管等疾病可引起明显的记忆功能障碍,可作为此类疾病诊断和康复的主要依据之一。记忆的病理性老化在程度上远远比生理性老化严重,而且往往是不可逆的。阿尔茨海默病患者不但次级记忆受损,初级记忆也明显受损。此外,记忆也与心理健康有关,有些精神疾病也会引起记忆障碍。例如,抑郁症患者表现对新信息学习和记忆能力减退,容易对重要信息忽视,信息加工能力减退,有效运用策略的能力降低,注意力下降,严重影响记忆功能。

3. 智力变化 老年人自身的感知觉、记忆、动作与反应速度等功能都随衰老而逐渐减退。同时,其解决问题的能力和逻辑推理能力也有所减退,尤其是思维的创造性、敏捷性、流畅性以及独特性都比中青年时期要差。但老年人智力和思维活动的深度和广度可能保持良好。因而在生活中,老年人虽然常表现得比较古板、顽固,但却经验丰富,较少犯错误。若老年人有明显的智力减退,则需要甄别是否与老年疾病有关,如中枢神经系统疾病、老年痴呆等。除疾病的原因外,智能的高低与生活经验、文化教育、职业、家庭和社会条件等均有密切关系。文化教育水平高,从事脑力劳动的人,到了老年时智能减退也较迟。

(二) 意志力变化

由于各组织器官细胞的老化,老年人机体免疫功能下降、调节功能减退,呈现体弱多病的状态。日益滋长的老朽感和末日感,易使老年人原来坚强的意志和远大的志向消失。老年人常常流露出“自己老了,什么都不行了”的意念,过于低估自己的实际能力,丧失了对于生活和未来的自信心,使自己的意志活动下降。在现实生活中,也可能会发现有些老年人由于受到信息缺失和思维定势的影响,易产生自以为是、坚持己见的行为表现。甚至有的时候,明知自己不对,也不愿听取他人的意见,承认自己的错误。这些也是老年人意志力方面的不足之处。所谓固执,实际上是意志薄弱的一种表现。

(三) 情绪、情感变化

进入老年期后,随着老年人生理功能的老化和健康状况的衰退,老年人的生活环境和角色地位发生了较大的变化。因此,老年人的情绪和情感也呈现出新的特点:一是老年人更倾向于控制自己的情绪表现和情感流露;二是老年人关切自身健康状况和情绪的活动增强;三是消极悲观的负性情绪逐渐开始占上风。主要表现为一些消极的情绪和情感,如:失落、孤独、疑虑、抑郁、恐惧等。因此,老年人患抑郁症、焦虑症、恐惧症的概率增加。

(四) 人格特征变化

人到老年,性格也会发生较大的变化。例如,有的人以前性格乐观,老年却会变得墨守成规、固执、刻板,对人或事产生明显的偏见,也不听任何劝说;有些老人会变得自私,出现以自我为中心的倾向,对周围亲友很淡漠,不再体贴、关心别人,甚至要求别人服从他,按他的需要行事;还有些老人变得好猜忌、多疑。

我们在关心老年人生理健康的同时,还应该重视老年人的身心健康,这两者是相互关系、相互制约的。一个心智坚强、情绪稳定且愉快的老年人才会有旺盛的精力,不容易得病。但一个忧心忡忡、心情抑郁、情绪低落的老年人,身体的抵抗力会相应地降低,容易生病。我们应该尽量去关心老年人生活中的心理需求,满足他们心中在生活上被扶助的需求、对家庭依赖的需求以及良好生活环境的需求、享有业余生活的需求,甚至对丧偶的老年人满足其求偶的需求等。

(郑洁皎 黄 钢)

第五节 老年共病的康复

一、概述

1. 共病的概念

(1) 老年共病:指两种或两种以上慢性病共存于一个老人,简称为共病、多种慢性病共存或多病共存。慢性病不仅指老年人常见疾病(如冠心病、糖尿病、高血压等),还包括老年人特有的老年综合征或老年问题,以及各种精神心理问题和药物成瘾。共病之间可以相互联系,也可以相互平行。

(2) 老年综合征(geriatric syndrome):是指在老年人中由多种因素引起的一种临床表现或症候群,即“多因同果”。社区常见的老年综合征问题有:抑郁、跌倒、尿失禁、睡眠障碍、疼痛、便秘、营养不良、晕厥、多重用药(≥5 种用药)、痴呆和受虐、受忽视、医疗不连续等,老年综合征可能会造成严重不良后果(如骨折),严重影响老年人的生活质量。

2. 老年共病的基础 人体器官的衰老在内外环境因素的作用下,通过介导疾病的病理生理过程，从而改变疾病发生的阈值、严重程度和预后。老年人各器官储备功能和代偿能力均随年龄的增长而明显减低。共同的风险因素可以导致多种疾病，如不良饮食习惯、肥胖、吸烟，会引起冠心病、慢性支气管炎、骨关节病、糖尿病、高血压等；各器官通过不同层次、器官、系统之间的联系和整合而表现出的复杂网络状关系，在此基础上多器官慢性疾患使得器官的功能进一步减退，肾脏、血管、心脏、脑等重要器官功能之间的交叉作用直接影响患者预后。

3. 老年共病发生的危险因素 目前老年共病的危险因素尚未明确，但与以下因素可能相关。①慢性感染、炎症、退行性与系统代谢改变；②基因与遗传易感因素；③健康照料水平不佳；④增龄与老年综合征；⑤社会环境差；⑥生物学危险因素（如细菌、病毒、真菌感染等）；⑦物理环境影响；⑧不良的生活方式。

4. 流行病学特点 共病在老年人群中更常见，目前资料显示加拿大 75% 肥胖患者有共病；美国有 65% 老年人有共病；中国小样本显示 76.5% 老年人有两种以上慢性病，呈现每增加 19 岁，共病增加约 10% 的趋势增长。不同年龄老年共病患者所患疾病有所不同，低龄组患者以冠心病、脑血管疾病、高血压为前 3 位疾病，高龄组患者以感染性疾病、高血压、脑血管病为前 3 位疾病。一项亚洲研究报道，老年人中 4 种最常见的合并疾病类型是：①关节＋肺＋眼部疾病；②心血管病＋代谢综合征；③消化系统＋肿瘤。④精神＋神经系统疾病；高龄、女性、社会地位低者共生疾病发病率增高。

5. 老年共病的危害

(1) 增加医疗资源的使用：一种疾病的医疗花销在每年 211 美元，然而 4 种疾病增加约 66 倍；在美国发现 3 个以上的共病治疗占整个医疗支出的 90%；在中国 2/3 共病人群可以占整个医疗支出比例的 96%。

(2) 影响老年人生活质量：①功能状态下降；②生活质量下降；③共病人群发生不良事件和死亡率风险增加。

(3) 老年患者生存率明显下降。

(4) 临床干预效果差：共病导致疾病不典型，会导致诊断更复杂，治疗效果更差，难以根据常用指南确定治疗目标。

(5) 医疗决策变得复杂、困难：在如今现有的专科诊治模式下，共病老年人往往要去多个专科就诊，经常会造成治疗不连续、过度医疗等医源性问题。

6. 共病的分类 按躯体与精神疾病分类：①躯体疾病共存，老年慢性躯体疾病中发病率较高的分别为糖尿病、高血压、脑卒中、冠心病、肿瘤、高脂血症等；②躯体疾病与精神疾病共存；③精神疾病共存，一般以抑郁症与焦虑障碍共病为主。

二、诊治原则

老年医学的基本宗旨是以患者为中心进行医护照料，强调整体性和个体化，最终目的是为了改善老年人的功能状态和生活质量，因此也决定了对于共病的处理不是简单的疾病诊治的叠加，而是需要根据老年患者的具体情况来综合考虑。美国老年医学会（American Geriatric Society，AGS）2012 年提出了处理共病老年患者的指导原则，包括了制定原则的依据、原则的内容及处理老年共病的流程用于指导临床工作者来处理共病的老年患者。指导性原则有以下五条：

1. 了解患者的意愿,并在制定决策时候加以考虑。当临床出现治疗可改善一种情况,但会使另一种状况恶化或者治疗可能带来短期伤害但是有远期收益时;使用多种药物,有利有弊,需要权衡时应告知患者,并由患者决定决策模式,决策模式包括:①患者希望自己制定决策;②患者希望健康照护者来决定;③共同决策制定,指医患充分沟通,患者在充分知情后作出决定,是保证患者自决权的方式;④患者希望家属、朋友、照护者共同参与决策制定。

2. 了解循证医学证据及其局限性。明确证据是否适用于共病老年患者,是否经过了严格评价,着眼点在结局,权衡预计获益与潜在伤害风险和花费,澄清风险降低的概念。

3. 制定临床决策时需要充分考虑风险、负担、获益及预后。根据患者个体情况来选择适当的预后评估方法,特殊疾病评估方法有:①护理院痴呆晚期老年人 6 个月生存率;②进展性痴呆预测工具;③慢性阻塞性肺疾病患者住院预测因子指数;④西雅图心力衰竭模型。

4. 决策时考虑治疗方案本身的复杂性与可行性。

5. 选择那些能使获益最大、损害最小,并增强生活质量的治疗策略。确定干预是否应开始或停止应考虑的因素有:①依据是否为了某种特殊结局而改变患者的基线风险来判断患者收益的可能性;②受伤害的风险;③治疗获益所需时间和患者剩余预期寿命之间的时间差;④确定并减少潜在不适当用药。

三、康复策略

老年精神患者常常与躯体疾病并存,对患者的治疗及预后存在不良影响。为了减轻不利影响,应注意识别并优先处理各种共病,尽量减少药物治疗的复杂性及多种药物治疗的方法,促进医患之间的整体上的协调一致。同时,掌握好如何利用共病研究对有效预测住院老年患者不良转归具有重要意义。因此,临床医师在诊断及治疗老年患者疾病时应注意以下几点:

1. **全面询问病史、进行细致的体格检查** 老年病患者因为疾病的隐匿性和患者的表示、认知能力减退,所以医师对患者进行全面病史询问、细致的体格检查以及向家属和陪护人员的询问了解对疾病的诊断极为重要,可能会发现各种隐匿的迹象。

2. **明确治疗目标** 老年病的治疗目标因疾病种类的不同而有所差异,如慢病应以延长患者生存期为前提,以提高生存质量为目的;而各种急性疾病应以根治为目的。

3. **慎重选择治疗方案** 老年病患者治疗时,应慎重选择治疗方案,不仅仅是考虑年龄因素,而且根据患者具体的身体功能状态、病情、心理状态和对治疗的耐受性等多方面因素权衡治疗方案的利弊,做好科学性评估,提高生存率和生存质量。

4. **重视心理治疗** 老年病患者常常伴有精神和心理障碍,应给予相应的心理治疗,而不是简单随意地认为是衰老导致,甚至诊断为老年痴呆。

5. **合理用药** 老年病患者应遵循以下原则:①具有较好的安全性,不良反应较少;②具有确切的疗效;③药物间的相互作用、药物与食物间的相互作用较少;④严格执行规格,选择合适的剂型;⑤用药便捷,次数较少;⑥考虑患者经济状况。同时要检查老年患者用药法则:①起始剂量低,逐渐增加剂量;②同时用药不宜超过 5 种。③使用必需药品;④患者用药后若出现严重不良反应和难以解释的异常时需密切观察病情并暂时停药,及时作出对症处理或等待更具体情况处理和判断执行;⑤收益大于风险;⑥观察用药。

6. 老年共病康复策略选择时的干预要点

(1) 注意医疗连续性:典型的老年人是很容易发生医疗不连续的,包括治疗的冲突、不衔接、重复等,也容易发生过度检查和多重用药。因此,在处理共病的老年患者时,需要将转诊医疗的内容纳入考虑,确保医护照料无缝隙的衔接,确保医疗的连续性。

(2) 处理老年综合征:让共病老年人获益,其中很重要的一点就是识别和处理那些对老年人生活质量有明显影响的问题,解决这些问题可以很直观地改善患者的症状。

(3) 提高老年科医师对共病与多重用药的认识。提高综合评估技能,采取综合措施处理多重疾病会变得轻车熟路。

(4) 做“减法”而不是“加法”:每一次住院治疗、每一次治疗措施以及开出的处方,都有可能对患者造成潜在的医源性损害,对于共病的老年患者,风险更高,预期寿命不长的共病老年患者,过多的医疗干预未必能使老年人获益,共病老年人的多重用药很常见,进行适当的减法,避免不合理用药。

(5) 恰当停药与行为干预相结合:当生活方式改变以及行为干预能够替代药物治疗时,停药是恰当的。优先选用非药物干预作为初始治疗。因此,应积极而有效地推荐改变饮食习惯、戒烟、运动锻炼、物理治疗和心理疗法。

(6) 严格进行用药评估,防止不当用药:要缜密地反复思考哪些药物确实需要,哪些药物应停用。优先选用和停止使用的理由要做好书面记录。为了在日常工作中实施这些措施,医师可以选择性使用一些工具,或牢记一些简单的提示:①根据药物适应证、剂量、获益、风险比、获益预期时间、患者依从性、不良药物反应、药-药或药-疾病相互作用的风险程度、功能与认知状态以及对生活质量的影响等,对全部药物的适宜性与合理性进行审查;②识别与停用潜在不恰当的用药;③终止治疗计划应向其他医生说明与讨论,并且同患者和(或)其照料者沟通;④药物严格评估应该是全面的,包括治疗史和体格检查等;⑤治疗终止后要随访观察患者获益或有害的结果。

(7) 全过程与长时程的用药监控:在共病管理过程中,不应该把药物视为单一的点,患者的情况随着不同阶段在不断改变,药物的获益与伤害是一个动态过程,应该进行全过程、长时程的持续监控、有效管理、定期再评估。

目前处理老年共病仍面临着临床管理困难、干预的有效证据不多、临床时间资料不足、当前临床实践指南具有局限性、临床上对高质量照料的补偿不够、医生处理患者的时间受限、相关专家的支持与协作不够等巨大挑战,需要团队紧密合作,不断探索、研究来迎接挑战。

(郑洁皎　黄　钢)

第二章 老年骨骼肌肉系统疾病的康复

第一节 老年骨骼肌肉系统生理功能和代谢变化

一、概述

骨骼肌肉系统（包括骨、关节、骨骼肌）与人体一样，经历生长、成熟和衰老阶段。骨骼的衰老除骨质疏松外，一般症状不明显。而关节的衰老，则会出现关节酸痛，从而限制机体运动能力，进一步影响身体其他系统。70~80 岁人群中骨关节炎发病率约 85%，是造成老年人运动障碍的主要原因之一。骨骼肌的收缩功能下降等老年性改变，不仅由肌纤维本身的衰老引起，同时受诸多因素影响，如营养、神经、激素、锻炼等。随着年龄增长，骨骼肌肉系统的强度（包括张力、压力、扭转和弯曲等）也随之下降，下降的程度依次为软骨、肌肉、骨和肌腱。

二、形态结构及功能变化

（一）骨

成年人随着年龄增加，骨形成和吸收之间的平衡逐渐失调。40 岁后骨形成减少，而骨吸收率增加，导致骨质逐渐减少。40 岁后，骨密度随年龄明显下降。50~60 岁期间，男性骨重量比 20~30 岁减少 12%，女性减少 36%。在骨质减少时骨的微细结构也在改变，骨小梁厚度和体积均减小，骨的脆性增加，容易发生骨折。

骨质疏松是老年人骨组织架构改变的最主要且最明显的表现。女性比男性出现早，女性开始于 40~45 岁，男性骨质疏松发生晚于女性，发病率亦低于女性。老年人骨组织严重吸收，如牙齿大部分或完全脱落者的下颌骨可明显吸收，以致影响义齿修复。其主要原因是：①钙摄入量减少。随年龄的增长，机体对钙的需要量增加，50 岁后妇女对钙每天需要量从青年时的约 80mg 增至 1500mg 左右，70 岁以上老人每天需要量为 1000~1200mg。老年人饮食量减少，其摄入的钙量更少，低于机体对钙的需求量。②胃肠道的吸收功能减退，钙的吸收减少。③户外活动较少，活动量也小，肌肉萎缩，影响钙的储存。加上皮肤中 17 羟 - 脱氢胆固醇减少，维生素 D_3 的合成量降低，肾脏的羟化酶活性下降，导致 1,25-$(OH)_2$-D_3 生成减少。④维生素 D 的摄入受到限制，老年人顾虑血管硬化或冠心病，不敢进食蛋白、牛乳，而这些食品中含有丰富的维生素 D。⑤由于血钙水平下降，甲状旁腺分泌代偿性增强，导致溶骨现象。⑥绝经后妇女激素分泌减少，成骨作用下降。⑦遗传因素，身材瘦小及有骨质疏松家族史者的发病危险性大。⑧如果同时服用某些药物可能加重骨质疏松，如可的松一类药物超生理剂量的长期服用可以抑制肝内维生素 D_3 羟化，抑制成骨细胞增殖和分化，使成骨细胞数量大量减少。

骨质疏松症常见的症状是疼痛和容易发生骨折。疼痛的原因可以是骨结构的破坏，刺激或压迫神经所致，如破骨细胞的溶骨，负重的脊椎因活动过度造成骨微细结构破坏；或是骨质疏松，骨骼变形，肌肉为了纠正这种偏向而加倍收缩，痉挛所致。长期卧床所造成的骨质疏松可出现全身疼痛。骨质疏松症患者在活动时容易发生骨折，这与骨量减少以及骨的质量有关，如显微镜下骨折的创伤积累，疲劳性骨损伤后异常的修复等，这些平时容易忽略的损伤加上骨结构的缺陷都会加重骨折的危险性。常见的骨折部位在髋部(股骨近端)、腕部、肩部(肱骨近端)和脊椎骨。

因衰老所致的骨质疏松称原发性骨质疏松，目前分为两型：Ⅰ型是绝经后骨质疏松，主要是雌激素分泌减少，1，25-$(OH)_2$-D_3的生成和小肠对钙的吸收均减少，而血清钙和尿钙水平较高，此型的特点是甲状旁腺激素(parathyroid hormone，PTH)的分泌水平较低，影响钙盐的沉积，而溶骨却增强。Ⅱ型是非绝经后骨质疏松，主要是皮肤中维生素D_3生成减少，肾脏羟化酶活性降低，1，25-$(OH)_2$-D_3生成减少，钙吸收减少，继发PTH分泌亢进，溶骨作用增强。

(二) 关节

骨和骨之间借纤维组织、软骨或骨相连，称为骨连结。按骨连接的不同方式可将骨连结分为：直接连接和间接连接。直接连接包括纤维连结、软骨和骨性连结；间接连接包括滑膜关节，简称关节。关节相对骨面由关节软骨覆盖，被关节腔分离，腔内有滑液，周围有结缔组织相连结，它是骨连结结构和功能中最普遍和最重要的类型，能提供骨与骨之间的自由运动。

关节软骨是一种特殊性结缔组织，由软骨细胞及其合成的胶原和蛋白多糖等细胞外基质组成。通常软骨的退化在21~30岁时即开始，可能是由于积累创伤造成软骨磨损与碎裂所致，导致关节灵活性降低，关节的运动受影响，易患关节炎。此时可见软骨内基质蛋白的氨基酸衍生物的色素沉积以及胶原逐渐减少等，表明软骨细胞功能退化。软骨中水分丢失，关节腔(尤其是椎间盘关节腔)狭窄，人体身高变矮。电镜观察早期的软骨改变，可见软骨表面不规则空泡状缺损，其缺损的深度和直径随年龄的增大而增加。除髌骨软骨变得较薄(尤其是妇女)外，其他软骨都变得较厚，使软骨变硬失去弹性，并较易产生紧张和疲劳感。

由于关节活动频率较高，椎间关节及膝关节又支撑着机体的重量。因此，随年龄增长，老年人的这些关节磨损较严重。

颅缝硬化和退行性骨关节改变是老年人较常见的关节改变。老年人头颅的颅缝硬化，与颅骨部分的骨质疏松相对照，显得格外明显。关节退行性改变主要表现为关节间隙变窄，关节面的骨质致密，关节边缘的骨质不规则增生，形成骨赘或骨刺。骨质增生通常发生于长骨，在50岁左右的人群中，约33%出现股骨头骨质增生，病变程度与临床症状之间无平行关系，往往是在X线检查中偶然发现。关节退行性改变的部位及程度通常与患者所从事的职业有关，以手工劳动为主的人可能在手的远端指间关节和第一腕掌关节发生较严重的改变，尤其是女性；而常背重物的人可有更显著的胸椎改变，严重者可压迫脊柱神经，引起疼痛；髋关节病变较常发生于男性，膝部或腹股沟处常有疼痛，可累及个别关节，包括手、髌骨、足和脊柱等关节处，呈局限性；关节周围的肌肉痉挛可引起关节强直，并在膝关节、髋关节、指间关节和椎间关节等部位发生疼痛。受累关节局部疼痛是其主要症状，初起疼痛多发生于运动或负重时，严重时可在休息时发病。自中年期，关节退行性变的发病率逐渐增多，可见于3/4老人，但仅30%出现症状，约10%有较明显的运动受限。目前尚不清楚骨关节炎的发病机制，遗传因素和外伤史可能是骨关节炎发生的主要因素。手部受影响者主要是女性，常累及远端指骨间关节，拇指基部的第一个腕掌关节也常受累。

老年人身高缩短是普遍现象，据估计65~74岁时，平均降低3.81cm，85~94岁平均降低

7.62cm。这与椎间盘退行性病变引起的厚度变薄，以及脊椎骨骨质疏松与塌陷等因素有关。椎间盘的退行性变主要表现为水分和蛋白质含量减少，胶原蛋白含量和比例相应改变，髓核脱水和纤维化，组织增厚，应力明显下降，退变的椎间盘对负载的承受能力明显下降。

（三）骨骼肌

由于衰老和缺乏体力活动，骨骼肌的结构和功能发生了相应的改变。衰老对骨骼肌系统的组成有显著的影响，包括 α- 运动神经元、神经肌肉接头、兴奋 - 收缩耦联和收缩蛋白。与年龄相关的肌肉质量下降是肌肉力量下降的直接原因。由于体力和力量是步态、平衡和行走能力的主要影响因素，因此肌肉力量的下降是老年人残疾的主要原因之一。

骨骼肌收缩以实现四个功能：稳定关节、姿势、运动、产热。一块骨骼肌可以由成百上千肌纤维构成并由特定的结缔组织覆盖。肌肉通过肌腱附着于骨骼。老年人的肌肉收缩功能下降，不仅是肌纤维的衰老，还受到神经、血管、内分泌代谢等衰老的影响。

1. 解剖生理 骨骼肌纤维是由典型细胞器组成的单个圆柱形肌细胞。肌细胞的肌浆满是肌动蛋白和肌球蛋白肌丝组成的肌原纤维。肌动蛋白和肌球蛋白是骨骼肌的主要产力蛋白。肌肉中肌动蛋白和肌球蛋白肌丝排列结构的最基本单位为肌小节。肌纤维平行排列成束，从而构成肌肉。骨骼肌有丰富的血液供应和神经支配。

骨骼肌纤维主要分为两种类型。Ⅱ型又称快肌纤维，有较低的氧化能力，少量肌红蛋白，较大的糖酵解能力，比Ⅰ型纤维（慢肌）反应快。Ⅰ型纤维也称为抗疲劳纤维，具有更大的线粒体密度、毛细血管密度和肌红蛋白含量。人体大多数骨骼肌均由两种类型纤维组成。在缓慢、低强度的运动中，大部分的肌肉力量是由Ⅰ型纤维生成。在更高强度的运动中，两种类型纤维均用于产力。

骨骼肌收缩是在单个肌纤维水平的一系列基于化学反应和机械反应复杂事件的结果。这种反应链始于 α- 运动神经元的刺激，结束于肌肉纤维再次放松。一个单一的 α- 运动神经元和它刺激的肌肉纤维，被称为一个运动单位。α- 运动神经元轴突末梢合成许多小支，支配许多肌纤维，每个肌纤维都对应一个小支。轴突末梢与肌纤维的连接区域被称为神经肌肉接头。包含在轴突末端突触小泡内的乙酰胆碱，通过突触间隙扩散至位于肌纤维膜的乙酰胆碱受体。乙酰胆碱起效后乙酰胆碱酯酶迅速使之失活，这保证了一个神经冲动只会产生一个肌肉冲动，只有一个肌纤维收缩。

2. 生理功能

(1) 力量或强度：肌肉的力量或强度与肌肉横截面的肌纤维数量成正比。

(2) 收缩速度：也是肌肉性能的一个重要方面。肌肉的最大收缩速度取决于几个因素：①收缩距离和收缩速度是肌动蛋白和肌球蛋白运动的总和；②肌肉的负荷，在重负荷时肌肉缓慢举起，当轻负荷时，肌肉迅速缩短；③收缩速度也依赖于肌纤维内肌球蛋白异构体合成分子的特性，如 ATP 酶活性，ATP 水解能力与缩短速度之间成正比。Ⅱ型肌纤维水解 ATP 比Ⅰ型纤维的速度快，因此其能产生更快的收缩速度。

(3) 肌肉耐力：是进行较长时间肌肉收缩的能力。肌肉的耐力是反映一种纤维组成和氧化能力的重要指标。肌肉的耐力取决于能量输出和能量供给之间的平衡。血流供应氧至骨骼肌线粒体的能力以及肌纤维氧化代谢能力决定了肌肉的耐力。

3. 衰老相关的骨骼肌变化

(1) 肌肉质量减少：衰老与肌肉的总横截面积减小相关，20 岁至 80 岁之间总计降低约 40%。有发现大腿肌肉横截面积的减少始于成年早期，并在 50 岁后加速。这种肌肉横截面积的减少伴随着收缩性结构如脂肪和连接组织的增加。因此,常用于临床的肌肉周长或体积的测量可能不会显示负责产生动力的收缩蛋白的实际减少量。净增长或维持肌肉质量的发生是由于蛋白质的合成和降解之间的平衡。骨骼肌蛋白合成的速度随着年龄下降,也可能作用于损伤后的肌肉萎缩和修复过程。

(2) 肌纤维数减少:从 25 岁开始肌纤维的总数随着年龄的增长显著减少,而 25 岁之后速度明显增加。总纤维数量减少导致肌肉横截面积减小,尤其是Ⅱ型快肌糖酵解纤维。肌肉纤维的减少也部分是由于脂肪和纤维组织的替换和非肌肉组织的逐渐增加所致。

(3) 肌肉纤维大小的变化:每条快肌Ⅱ型纤维随年龄的增大(股外侧肌、胫骨前肌、肱二头肌)而减小,而慢肌Ⅰ型纤维的大小变化不大。例如在 30 或 40 岁时,股四头肌的快肌纤维横截面积大于慢肌纤维约 20%;至 85 岁时,快肌纤维不到慢肌纤维的 50%。成组的萎缩在老年男性和女性肌肉中较为常见。这些变化与骨骼肌疾病的变化相似。肌纤维数量的减少对整块肌肉横截面积减小的影响,大于单条纤维面积减少的因素。单条快肌纤维横截面面积减少的研究结果表明,快肌纤维对于老年人的相对作用较小。肌纤维中横截面积减少最多的是Ⅱ型纤维,尤其是$Ⅱ_b$纤维。即使是老年人,Ⅰ型纤维仍可保持相对有规律的运用,而Ⅱ型纤维尤其是$Ⅱ_b$型纤维很少被神经募集并因此导致废用性萎缩。这些变化对产力和能量供给都具有重要影响。

(4) 运动单位的数量和大小:运动单位数量随着年龄的增长而减少。从第 2 至第 10 个十年的平均运动神经元的损失约为 25%。运动单位的数量减少伴有神经支配比的增加。在老年人,每个运动神经元都支配更多的肌肉纤维。研究发现,神经支配比的增加主要发生在下肢肌肉中。尤其是 60 岁老人,远端肌肉比近端肌肉表现更明显。最大和最快的运动单位常被发现数量减少和功能异常,如Ⅱ型运动单位。

(5) 运动神经元的变化:60 岁以上老年人腰骶部脊髓运动神经元数量相应减少。这些减少可能由于大量 α- 运动神经元和由较小运动神经元保护的腰腹根有髓鞘的轴突的损失引起。幸存的节段神经元增加分支以及产生额外的附属生长,也许是损失的运动神经元和增加的负荷导致支配肌肉纤维的神经支配比增加的代偿所致。随着年龄的增长,以及对慢运动单位需求增加,特定运动单位中的纤维数量和总纤维区域也增大。

已有证据表明,超过 60 岁后,肌肉不断经历失神经支配和恢复支配的过程。起初,再支配可代偿这种失神经状态。然而,随着这些神经过程的进展,越来越多的肌纤维永久性失神经和被脂肪和纤维组织取代。

(6) 轴突:运动神经元的损失伴随着运动神经元轴突的数量和直径的减少。较大和中等的有髓神经前根纤维数量随年龄增加而减少,而小的神经纤维无明显减少。从年轻至年老损失估计在 5% 左右。定量肌电图可显示运动单位动作电位持续时间和幅度随年龄增长的变化。轴突联系所有运动神经纤维的神经传导速度均随着年龄变慢。这表明,随着年龄的增长,传导速度的改变可以反映出各种各样的神经纤维变化,如丢失的最大的纤维,节段性脱髓鞘和节间长度减少等。另外,平均神经元胞体的大小随着年龄增长、脂褐素积累而减小。

(7) 神经肌肉接头是运动神经元与肌肉之间的重要联系。通常情况下,神经肌肉接头连接有较高的安全系数,这意味着神经末梢动作电位的到来必然会产生肌纤维的动作电位。运动终板在正常发育、成熟和衰老过程中不断地改造。伴随突触前和突触后成分逐渐变化,终端轴突进入终板的数量增加,分支或凸起的发生率就增加。运动终板的回旋减少,肌膜变得光滑。终板的长度增加,并由更大数量的较小乙酰胆碱受体组成。动作电位的传输和兴奋收缩耦联的变化并非能完全一致。这些可能是代偿性的，而非变性本身的结果，从而使神经肌肉随着年龄增加保持其功能。然而，这些变化可能会改变突触后膜的表面积，从而导致运动神经元激活肌肉细胞的能力减弱。

(8) 运动单位重建：运动单位重建是发生于神经肌肉突触连接的自然循环，过程包括失神经支配，轴突出芽和肌肉神经再支配。然而，在衰老过程中，运动单位的重建被改变。衰老的骨骼肌伴随神经肌肉细胞组合的改变，从而削弱神经的影响以及向“去神经性功能”转变，同时伴随老年性肌肉萎缩。运动单位重建发生改变，Ⅱ型纤维选择性地失神经支配，并通过慢运动单位纤维轴突的侧支发芽恢复神经支配。这解释了在骨骼肌中发现的功能形态与年龄相关的变化。

运动单位重建的原因尚不清楚，可能由于慢运动单位上的轴突生长过快或者是由于它们能够与Ⅰ、Ⅱ两种类型肌纤维建立永久连接。这也表明，Ⅱ型纤维通过慢运动单位纤维轴突的侧支发芽恢复神经支配，事实上在生理生化特性方面已变为Ⅰ型纤维。当快速运动单位轴突不再支配肌肉纤维时，它们将发生退化。神经芽生是一种机制，以维持神经肌肉的接触并且持续于人的一生中。这个过程随着年龄的增长而减少。运动终板相关的乙酰胆碱转移酶（突触完整性的标记酶）以及乙酰胆碱酯酶活性也随年龄增长而下降。年龄相关的运动单位重建是源于一个周期的失神经支配，轴突出芽和神经再支配的突触连接正常逆转改变的结果。在年轻人中，逆转的发生不伴有任何到达纤维的神经支配类型的改变。然而，随着年龄的增长，Ⅰ型纤维的聚集较为常见。

(9) 肌浆网、二氢吡啶受体、兰尼碱受体变化：与年龄有关的肌浆网的性质改变是单收缩特性随年龄改变的最合理解释。与年龄相关的等长收缩变慢（单收缩时间延长）与肌浆网上钙摄取活性损伤有一定关系。

二氢吡啶受体和兰尼碱受体是参与骨骼肌兴奋收缩耦联的关键分子。随着年龄的增长，二氢吡啶受体、兰尼碱受体的数量减少，吡啶 / 兰尼碱受体比率在快慢肌中也均减小。二氢吡啶受体是一个电压门控性钙离子通道，并通过横小管膜去极化激活引起内质网的兰尼碱受体释放钙。收缩蛋白结合钙引发肌肉收缩和产力。因此，二氢吡啶受体、兰尼碱受体在骨骼肌收缩中发挥核心作用。受体数量的减少改变了肌肉产力的肌电传导，导致老年人的肌肉无力。

(10) 血流量和毛细血管变化：持续的肌肉功能活动需要能源供应和需求之间的平衡。肌肉随年龄增长而下降的耐力，可能反映了肌肉血流量减少和氧化能力的降低，损害了能量平衡。毛细血管密度随着年龄的增长而减少，可能是由于实际毛细血管总数量的减少所致。在老年人中，毛细血管与肌纤维比例以及每个肌细胞所联系的毛细血管数量都是较低的。而毛细血管的减少对肌肉随时间持续的输出功率有非常大的影响。

总之，保持独立的功能在老年人来说，维持肌肉的质量和强度都是至关重要的。随着年龄的增长，肌肉质量和肌肉力量下降，而改变肌肉性能的基本机制可能涉及多个层次，目前还不清楚。

三、代谢变化

（一）骨

骨由钙、磷等无机质和胶原等有机质组成，能协助调节体内无机盐的平衡，还与肺、肾等一起维持机体的酸碱平衡。骨组织时刻处于动态平衡状态,成骨和溶骨过程中同时完成骨的生长、塑形和改造。

骨基质中的钙磷来自血液,当血中钙磷的乘积大于400mg/L时,即以羟基磷灰石形式沉积在骨组织中。血钙一部分来自饮食,饮食中钙在活性维生素D_3帮助下由肠道中吸收入血;还有一部分血钙来自骨钙的溶解。所以,骨中的钙可动员入血,又可从血钙中得到补充,是维持血钙浓度的“钙库”。

血钙的浓度受1,25-$(OH)_2$-D_3、PTH和降钙素的调节,这些激素同样直接或间接地影响骨的形成和溶解。1,25-$(OH)_2$-D_3是维生素D_3的活化形式。体内的维生素D_3可以由皮肤中7-脱氢胆固醇在日光中的紫外线激活下转化而成,也可由食物中摄取。但这种维生素D_3没有活性,即不能执行生理功能,需要在肝内羟化成25-OH-D_3,而后随血液流至肾内进一步经1-α羟化酶作用变成1,25-$(OH)_2$-D_3。有活性的1,25-$(OH)_2$-D_3可以促进小肠对钙的吸收,同时促进磷的吸收,与成骨细胞表面的D_3受体结合后刺激成骨细胞分泌钙结合蛋白,后者有利于钙的沉积。PTH对骨代谢具有双重效应:能刺激前成骨细胞增殖和分化,抑制成骨细胞凋亡,并促进成骨细胞释放骨生长因子,从而促进骨形成;PTH同样能够促进破骨前体细胞分化,并能激活破骨细胞的骨吸收功能。PTH还可以激活肾脏中1-α羟化酶,活化维生素D_3,促进肾对Ca^{2+}的重吸收,所以也有间接的成骨作用。血钙的降低也可以刺激PTH的分泌,有些妇女随增龄,PTH水平逐渐增高,可能是对肠吸收钙降低的代偿反应。降钙素主要是由甲状腺C细胞分泌,与破骨细胞膜表面的降钙素受体特异性结合,通过抑制破骨活性和数量,减弱溶骨过程,增强成骨细胞的成骨作用。

老年人因肾功能减退,导致1-α羟化酶活性的降低、1,25-$(OH)_2$-D_3合成减少;血清PTH和血磷含量升高;小肠壁1,25-$(OH)_2$-D_3受体减少;以上均会影响对钙的吸收,导致血钙降低,进一步促进PTH的分泌,引起破骨细胞的增生活跃,促进骨的吸收。另外,血清降钙素含量降低,也引起破骨细胞活性增强。

骨的生长和骨量的维持受性激素的影响。雌激素与成骨有直接的关系,成骨细胞和破骨细胞表面有雌激素受体,雌激素与雌激素受体结合后刺激成骨细胞,加速成骨,抑制破骨细胞(降低破骨细胞溶酶的产生,使破骨细胞凋亡),增加骨盐的沉积。雄激素也能刺激骨的生长,加速骨代谢。如睾酮对成骨细胞的增殖有直接增强作用,能促进蛋白质合成,增加骨内胶原和钙磷矿物质在类骨质上沉积。

绝经后妇女卵巢功能衰退,雌激素分泌减少,骨原细胞数量减少,蛋白合成能力下降,骨盐沉积和新骨形成减少,骨对PTH的敏感增高,破骨细胞数量增多,并从静止转向活化。研究表明,切除卵巢后,血清白细胞介素6(interleukin-6,IL-6)的水平明显上升,IL-6可能具有一定的促进破骨作用。因此,雌激素缺乏可能触发了IL-6基因表达调节失控,刺激破骨细胞分裂增殖,活性增加,骨的吸收速度快于骨的形成。男性雌激素水平与其骨密度呈正相关,老年男性骨质疏松时其雌激素水平下降,可能是催化睾酮转化成雌二醇的芳香酶不足所致,患者的黄体生成素和卵泡刺激素水平增高。

(二)关节

关节软骨主要由软骨细胞和细胞外基质组成。软骨细胞能分泌软骨基质成分,是关节软骨的活动中心。细胞外基质只包含水、胶原纤维和蛋白多糖聚合物。水占软骨湿重的75%,其部分在基质中自由流动,部分与生物大分子紧密结合。胶原纤维占软骨湿重的20%,主要为Ⅱ型胶原。胶原分子的交互作用创造了能够抵御外来张力的稳定框架结构。蛋白多糖占软骨重量的5%，由核心蛋白和氨基葡聚糖组成。依靠分子负电荷和亲水特性，蛋白多糖能够抵抗液体流动并能产生抗压强度。

关节囊的滑膜层有活跃的分泌滑液的功能和吸收功能。在滑膜层及绒毛中有丰富的毛细血管襻。滑液中含有葡萄糖、盐类及低分子蛋白等，这些物质是通过弥散作用机制进入关节腔内。此外，滑膜细胞还分泌透明质酸。

研究发现，老年人关节软骨中从A型滑膜细胞分泌的蛋白多糖酶不能由B型细胞所合成的蛋白多糖酶抑制物所平衡。非酶糖化产物的沉积可引起胶原纤维变硬，从而导致关节软骨变形能力下降，胶原网络衰退。骨中的晚期糖化终末产物含量增加，血清NO含量显著升高，NO与O_2反应生成大量的$OONO^-$。NOS活性亦升高，而SOD活性则下降。

老年人关节滑膜组织的吸收和分泌之间的平衡失调，滑液成分改变。滑膜组织中的细胞数量减少，细胞膜的通透性改变，胞质的电子密度降低，细胞器减少，线粒体变异，具有吞噬功能的滑膜细胞内的溶酶体和粗面内质网增多，高尔基复合体和滑膜囊泡减少，酸性黏多糖的合成和分泌能力降低，细胞水肿。间质水肿，基质中胶原纤维数量增多，纤维变性，毛细血管数量减少，内皮细胞水肿，大量的淋巴细胞浸润。滑膜基质的变化是由于滑膜细胞的变性所造成。最终影响关节的功能。

（三）骨骼肌

老年人骨骼肌代谢改变包括ATP酶活性下降，糖耐量降低，肌球蛋白合成减少及酶系统活性减弱。

1. ATP代谢 肌肉收缩的能量来源是ATP。ATP的供给由肌酸磷酸、葡萄糖和脂肪酸进行补充。肌肉ATP的存储量有限，因此当肌肉长时间主动收缩时，脂肪酸和葡萄糖成为主要的能量来源。氧气通过分解脂肪酸和葡萄糖产生ATP。每份葡萄糖通过有氧代谢产生的ATP是无氧代谢的20倍多，但无氧代谢生产ATP的速度较快。肌肉纤维中可储存数量有限的氧，当肌纤维的氧含量减少，氧可以从肌红蛋白获取。

2. 糖代谢 衰老伴随着糖耐量降低，大大增加了非胰岛素依赖型糖尿病发生的风险。与衰老相关的糖耐量降低，同与年龄相关的身体组成及活动水平的变化有一定联系。有氧运动可改善葡萄糖耐量，因此适当的健身和锻炼能够预防胰岛素依赖型糖尿病的发生。

胰岛素抵抗主要是由于骨骼肌的缺陷并随着年龄的增长而引起。葡萄糖转运蛋白-4（glucose transport protein-4，GLUT-4）水平，即质膜上胰岛素调节蛋白，在骨骼肌成熟过程中而非老化过程中降低。尽管细胞内转运不改变，但与年龄相关的胰岛素受体信号系统下降了。胰岛素受体酪氨酸激酶活性下调，这解释了从细胞内转运至细胞膜的转运蛋白年龄相关性减少的机制。这种胰岛素受体信号系统的变化在细胞水平上对功能有显著的影响。

3. 酶的活性 糖酵解酶（磷酸化酶、磷酸果糖激酶、乳酸脱氢酶）没有年龄相关的变化。而有氧酶（琥珀酸脱氢酶、柠檬酸合成酶和3-羟酰辅酶A脱氢酶）随着年龄增长而降低。随着衰老，线粒体功能衰退，这包括线粒体内容物减少，线粒体氧化能力降低，酶活性减弱，线粒体DNA缺失或突变的增加。

除了骨骼肌线粒体功能下降外，毛细血管密度也有下降。这些变化对有氧代谢作用影响显著，限制了脂肪酸氧化，葡萄糖和脂质代谢，以及糖原储存。在功能上，这些变化降低了肌肉在运动时的氧吸收，导致老年人最大摄氧量下降。此外，线粒体内容物减少以及肌肉氧化功能和耐力的损伤，可能增加了疲劳的发生。

（郑洁皎）

第二节 肌肉衰减症康复

肌肉衰减症(sarcopenia)是与增龄相关的进行性骨骼肌量减少、伴有肌肉力量和(或)肌肉功能减退的综合征。自 1989 年提出至今,国际老年医学界对其命名的争论从未间断。因此,其又被称为"少肌症""老年性骨骼肌衰弱""骨骼肌减少症""衰老性肌肉丢失""肌力流失""骨骼肌衰减征"等。Bortz 等研究显示,骨骼肌丢失 30% 将影响肌肉的正常功能,丢失 40% 将危及生命。随着我国人口老龄化加剧,充分认识肌肉衰减并积极进行防治,对改善老年人生活质量、降低并发症、缓解由此带来的经济和社会压力均具重要意义。

一、概述

(一) 概念及诊疗历史沿革

老年人骨骼肌纤维(尤以Ⅱ型肌纤维为主)的体积和数量减少、肌肉力量下降、肌肉组织中结缔组织和脂肪增多。1989 年,美国 Tufts 大学 Rosenberg 教授针对老年人群中出现的骨骼肌减少现象首次提出了源于希腊语的"sarcopenia"一词,其中"sarco"代表"肌肉","penia"代表"减少","sarcopenia"意为肌肉减少。但直至 2009 年,在欧洲老年人肌肉衰减症工作组(European Working Group on Sarcopenia in Older People,EWGSOP)的倡议下,老年医学界才对本病的概念及内涵初步达成共识,并明确指出其不仅表现在肌肉质量或肌肉体积的降低,而且还包括肌肉力量下降、肌肉功能衰退等,是一种严重威胁老年人骨骼肌健康的疾病,因此本书建议将其命名为"肌肉衰减症"。

基于 Baumgartner 等提出骨骼肌质量指数(skeletal muscle mass index,SMMI)的概念,即四肢骨骼肌含量与其身高平方的比值。EWGSOP 首次提出了肌肉衰减症的诊断和分级标准。

EWGSOP 认为可以通过骨骼肌体积减少、肌力下降、肢体及躯干运动能力下降来诊断肌肉衰减症,满足其中 2 条即可诊断为肌肉衰减症,3 条均满足则为重度肌肉衰减症(表 2-2-1)。其诊断标准首选步速测定(4m 距离步行测试),当步速≤0.8m/s,则测定骨骼肌质量。如果测试值低于相应族群青年人平均值 2 个标准差以上,或男性 SMMI<7.26kg/m^2、女性 SMMI<5.45kg/m^2 即可诊断为肌肉衰减症;当步速 >0.8m/s,测试握力(男性 30kg,女性 20kg),如握力下降则进一步测定骨骼肌质量,若骨骼肌质量低于上述指标则诊断为肌肉衰减症。

表 2-2-1 欧洲老年肌肉衰减症工作组的肌肉衰减症诊断和分级方法

分级	肌肉质量	肌肉力量		机体功能
肌肉衰减症前期	↓	正常		正常
肌肉衰减症	↓	↓	或	↓
重度肌肉衰减症	↓	↓		↓

2011 年国际肌肉衰减症工作组认为肌肉衰减症即肌肉质量减少,步速减慢;若男性 SMMI≤7.23kg/m^2、女性 SMMI≤5.67kg/m^2,伴随步速 <1m/s 即可诊断为肌肉衰减症。国际

肌肉衰减症工作组指出：正常成年（18~40 岁）男性 SMMI 为（7.93 ± 0.93）kg/m^2，女性为（6.04 ± 0.62）kg/m^2。如果低于正常 SMMI 值 1 个标准差以上即可诊断为肌肉衰减症。根据标准差值大小不同可分为Ⅰ类肌肉衰减症（患者 SMMI 在正常成年人参考值的 1~2 个标准差）和Ⅱ类肌肉衰减症（患者 SMMI 低于正常成年人参考值 2 个标准差以上）。

2014 年亚洲肌肉衰减症工作组制定了自己的诊治标准，该标准与欧洲肌肉衰减症工作组的诊断标准相似，只是诊断指标的标准值有所差异（表 2-2-2）。

表 2-2-2 亚洲肌肉衰减症工作组与欧洲肌肉衰减症工作组的诊断标准比较

项目	亚洲标准	欧洲标准
步速	<0.8m/s	<0.8m/s
握力	男性：<26kg；女性 <18kg	男性：<30kg；女性 <20kg
肌量（四肢肌量 / 身高 ^{2}）	双能 X 线吸收法（DXA）标准为：男性 <7.0kg/m^2，女性 <5.4 kg/m^2；生物电阻抗分析（BIA）标准为：男性 <7.0kg/m^2，女性 <5.7kg/m^2	低于正常成年人 2 个标准差

（二）流行病学情况

研究显示，从 20 岁到 80 岁，人体肌肉质量将减少 30%，肌纤维横截面积下降 20%。在疾病作用下肌肉质量下降速度会更快。70 岁以上的老人，肌肉衰减的患病率≥20%，而 80 岁以上的高龄老人，患病率则高达 50% 以上。在美国，老年人的肌肉衰减症发生率为 5%~45%，70 岁以上老年人肌肉衰减症的发生率为 25%，80 岁以上为 30%~50%。Baumganner 等对新墨西哥州 883 名老年人进行流行病学调查显示：70 岁以下的老年人中肌肉衰减症的发生率为 13%~24%，其中 75 岁以上男性发生率为 58%，女性发生率为 45%，而 80 岁以上却超过 50%。Chien 等对中国台湾地区 302 名 65 岁以上老人通过磁共振扫描四肢骨骼肌量检测，显示男性肌肉衰减症的发生率为 23.6%，女性为 18.6%。解放军总医院的 Meng 等对北京 101 位 80 岁及以上老年人进行 ASM/height2 法和 SMI 法测定的研究结果显示，肌肉衰减症总体发生率分别约为 45.7% 和 53.2%。上海复旦大学骨质疏松研究团队首次对上海市年龄 18~96 岁的 1766 位健康男性和 1778 位健康女性群体中肌肉衰减征的发生率进行了横向调查，通过采用双能 X 线骨密度吸收测定法（DEXA）对受试者脊椎和股骨部位的骨密度以及其他几个身体不同部位的瘦体重和脂肪重进行了测量，参照 Baumgartner 提出的分类法并结合 Janssen 提出的方法对肌肉衰减症进行了研究。结果显示，上海 70 岁及以上老年人肌肉衰减征的发生率分别为 13.2%（男性）和 4.8%（女性），将此结果与其他已有研究进行比较时，不难发现，虽然上海市老年人肌肉衰减症发生率比白种人低，但是同日本和韩国这些亚洲邻国相比不相上下。然而，非常有趣的是，2011 年，Wen 等曾撰文质疑“国外的标准是否能够直接用于国人？”，该研究对济南、广州、西安和成都这四个大中城市 783 位老年人的肌肉衰减症状况进行探索，分别应用 SMMI、骨骼肌指数（skeletal muscle index，SMI）和残差法来估测肌肉衰减症的发生率，结果发现，老年 SMMI 值并未出现显著下降，如果按照当初 Baumgartner 低于青年对照组 SMMI 值 2SD 诊断为肌肉衰减症这一算法，没有老年人罹患肌肉衰减症；不仅如此，与其他两种方法相比，SMI（骨骼肌质量 / 体重）似乎更能够将握力较差的个体区分出来。鉴于此种情况，该研究认为 SMMI 似乎并不适用于中国人群，而 SMI 可能是更加精准的国人测量方法。

二、康复诊断与功能评定

肌肉衰减症是随增龄骨骼肌质量、力量和(或)功能下降的一种老年综合征，是老年人功能丧失的主要原因之一。肌肉衰减症的临床表现主要为肌力衰退，生活活动能力下降，造成老人行走、坐立、登高和举重物等日常动作完成困难，甚至导致平衡障碍、难以站立、极易跌倒。目前我国尚无统一的诊断标准和方法，建议采用2014年亚洲肌肉衰减症工作组的诊断标准比较合理(表2-2-3)。常用的诊断技术和功能评定方法主要包括以下几个方面。

表2-2-3　亚洲肌肉衰减症工作组肌肉衰减症诊断标准

指标	诊断标准
肌肉质量	低于同种族年轻成年人(低于35岁)骨骼肌质量平均值2个标准差或DXA法男性低于7.0kg/m^2，女性低于5.4kg/m^2或BIA法男性低于7.0kg/m^2，女性低于5.7kg/m^2
握力	低于同种族年轻成年人(低于35岁)骨骼肌质量平均值2个标准差或男性低于26kg，女性低于18kg
体能状况	日常步行速度小于等于0.8m/s

(一) 肌肉质量评定

目前常用的骨骼肌质量指标有四肢骨骼肌质量(appendicular skeletal muscle mass, ASMM)、全身非脂肪体重(fat-free lean body mass, LBM)、全身骨骼肌质量(total skeletal muscle mass, TMM)。前两者可通过双能X线吸收法(dual energy X-ray absorptiometry, DXA)或生物电阻抗分析(bioelectrical impedance analysis, BIA)直接或间接得出，TMM约等于ASMM的1.33倍。为消除个体间差异，在进行相互比较时，一般需将上述的指标进行转变，如骨骼肌指数(SMI)，即ASMM除以体重，再乘以100%；全身四肢骨骼肌质量指数(appendicular skeletal muscle mass index, ASMMI)或相对骨骼肌质量指数(skeletal muscle mass index, SMMI)，即ASM除以身高的平方值。部分研究者也采用ASM除以体重的平方值来消除个体差异。

计算机断层扫描(computed tomography, CT)和磁共振成像(magnetic resonance imaging, MRI)均能清晰区分人体不同组织成分，并通过合适算法计算相应组织的体积与质量，是目前肌肉质量评定的金标准。但CT、MRI设备占地体积庞大，不能移动，费用高昂，不适用于社区人群筛查，且CT具有一定的辐射暴露，而MRI则不能应用于体内放置金属或电子设备如起搏器等个体，因此在实际应用中受到一定限制。

双能X线吸收法(DXA)是另一种常用的肌肉质量评估手段，具有放射暴露量低、清晰区分不同组织成分等优点，是CT、MRI的理想替代工具。但设备的不可移动性限制了其广泛应用，特别是在社区大规模筛查时。

生物电阻抗分析(BIA)技术是近年来大规模筛查的常用手段，通过放置于体表不同位置的多个电极向检测对象发送微弱交流电电流，检测相应电阻抗及其变化，通过各种算法，推算出个体的脂肪体积与全身肌肉质量。BIA具有无创、无害、廉价、操作简单、功能信息丰富及便携等优点，但其结果的精确性严重依赖于算法，受研究对象种族、人体学参数范围、测试环境等多重因素影响，应用价值曾一度受到质疑。近年随着算法的不断完善，已有逐渐取代其他评定手段的趋势。在实际的应用中应注意设备算法的适用范围，另外，其测量结果与上述影像学评估手段的区别还在于全身肌肉质量与四肢肌肉质量的不同。

超声成像技术可以动态检测肌肉组织，且有足够的清晰度和组织对比度，能实现高精度骨骼肌横截面积的测量，并利用回声强度的灰阶评估肌肉组织的脂肪浸润程度，具有无创、便携、廉价等优点。但由于测量空间的限制，计算肌肉质量困难，只能通过横截面积的测量估计肌肉萎缩程度，对单块肌肉的检测比较有意义。

肢体肌肉质量的评定也可以通过简易、间接的方法进行评定。肢体围度测定是临床最常用的间接肌肉横截面积评定方法。上肢围度：受检者坐位或站立位，上肢自然垂于体侧。上臂围度测量部位在肱二头肌肌腹或上臂最隆起处，一般在用力屈肘和上肢下垂放松时各测量 1 次。前臂围度测量部位在前臂最粗处。下肢围度：受检者仰卧位，放松肌肉，分别测量大腿围度和小腿围度。大腿围度测量部位是从髌骨上缘向大腿中段量一距离（一般取髌骨上极向上 10cm），然后测量其周径。小腿围度测量部位在小腿最粗处。注意评定时在征得受检者同意后，尽量裸露检查局部；评定女性受检者躯体围度时须有女医护人员在场或家属陪同；肢体的开放性损伤局部不宜进行围度测量。

（二）肌肉力量评定

通常采用握力、膝关节屈伸力量及吸气峰流速作为评定手段。研究证实，握力与下肢力量、股四头肌力矩、腓肠肌肌肉横截面积等显著相关，而低握力则是个体活动能力低下的临床标志，且预测效能优于肌肉质量下降。另外，握力与日常生活活动能力呈线性相关。又因握力测试简单、易行，重复性好，多个国际相关指南均推荐其作为肌肉衰减症评估诊断的指标。

膝关节屈伸力量评估代表下肢肌肉的功能状态。借助各种设备可评估膝关节屈伸活动时等长、等张或等速收缩时最大肌力与功率。与单纯的力量相比，膝关节屈伸功率下降速度更快，且功率对整体活动功能水平的预测效率优于肌力。但下肢肌肉力量测试需要特定的设备，不便于携带，在社区筛查中受到限制。

肌肉衰减症常见致死原因是呼吸系统感染，因此呼吸肌的力量评定也十分重要。在呼吸肌群力量评定方面，呼气峰流速是最常用指标，借助简单、廉价的装置可快速完成评定。除此之外，最大吸气压也被认为与 SMMI、膝关节屈伸力量及握力存在统计学相关。但是目前这方面的研究还非常有限，有待进一步研究。

（三）体能评定

日常步行速度（usual gait speed）测试是个体以常规步行速度通过 4m 的测试区域，计算其平均步行速度，反映其体力水平。速度越快，体能水平越高。

6min 步行试验是测试个体在 6min 内能达到的最大步行距离，主要测试老年人的有氧运动能力。

“站起 - 走”计时测试（the timed “Up & Go” test，TUGT）测量个体从椅子上起立，完成短距离（3m 或 10 步）往返步行，最后重新坐回椅子上的时间，反映了个体平衡能力、步行能力等体能水平。

体能状况量表（short physical performance battery，SPPB）是综合性测试工具，包含重复椅子站立测试（计算连续完成 5 组起立 - 坐下的时间）、平衡测试（包含 10s 双脚左 - 右侧方站立、半前后脚站立、前后脚站立测试三个部分）、步行测试（以常规步行速度通过 4m 距离的时间）3 个部分，以 0~12 表示个体的体能水平，分数越高，体能越好。

简易五项评分问卷（SARC-F）量表也是常用的综合性测试工具之一，包含肌肉力量、步行中辅助程度、从椅子站起、登梯、一年内跌倒次数等5项评估内容，以0~10分表示体能水平，分数越高，体能越差。

（四）平衡能力评定

平衡（balance）是指在不同环境和情况下维持身体直立姿势的能力，包括主观评定和客观评定两个方面。主观评定以观察和量表为主，客观评定主要是指平衡测试仪评定。

1. 观察法 观察坐、站和行走等过程中的平衡状态。观察中一般要观察下面三方面的平衡状况：①静态平衡（static balance）是指身体不动时维持身体于某种姿势的能力，如坐、站立、单腿站立、倒立、站在平衡木上维持不动；②动态平衡（dynamic balance）是指运动过程中调整和控制身体姿势稳定性的能力；动态平衡从另外一个角度反映了人体随意运动控制的水平；坐或站着进行各种作业活动，站起和坐下、行走等动作都需要具备动态平衡能力；③反应性平衡（reactive balance）当身体受到外力干扰而使平衡受到威胁时，人体做出保护性调整反应以维持或建立新的平衡，如保护性伸展反应、迈步反应等。

2. 量表法 虽然属于主观评定，但由于不需要专门的设备，评定简单，应用方便，临床仍普遍使用。信度和效度较好的量表主要有Berg平衡量表（Berg balance scale，BBS）、Tinnetti活动能力量表(Tinnetti's performance-oriented assessment of mobility）以及“站起-走”计时测试。

3. 平衡测试仪 包括静态平衡仪和动态平衡仪。是近年来发展较快的定量评定平衡能力的一种测试方法。平衡测试仪能精确测量人体重心位置、移动的面积和形态，评定平衡功能障碍或病变的部位和程度，其结果可以保存，不仅可以定量评定平衡功能，还可以明确平衡功能损害的程度和类型，有助于制订临床治疗和康复措施，评价临床治疗和康复效果，同时，平衡测试仪本身也可以用作平衡训练，因此，临床应用范围广泛。

三、康复治疗

肌肉衰减症治疗的目的主要是减缓或逆转肌肉质量与功能的下降，缓解肌肉衰减所导致的功能低下，综合应用运动、物理因子、作业等疗法增加肌肉力量和质量，以提高生存质量。

（一）临床防治策略

肌肉衰减症是一种复杂的多因素疾病，患者可能从多学科干预模式中获益。目前对肌肉衰减症的治疗主要分为药物、营养支持等方面。

1. 药物 有研究指出，肌肉衰减症的发生发展与激素水平改变及蛋白质代谢失衡密切相关。目前的药物治疗集中在肌蛋白合成激素的补充与蛋白质代谢的平衡调节两方面。但现有的药物治疗疗效并不理想。

有研究发现睾酮水平下降与老年人肌肉质量及机体功能下降明显相关，补充睾酮可以增加健康老年人的肌肉质量与功能，抑制与年龄相关的氧化应激水平的升高，调整肌生成抑制蛋白浓度，活化老年人的肌肉中c-Jun氨基末端激酶和细胞周期蛋白依赖性激酶抑制因子p21。但睾酮治疗存在一定的副作用，包括过敏反应、前列腺增生、肿瘤、抑郁等，限制了该类药物的广泛使用。而非甾体选择性雄激素受体调节剂（non-steroidal selective androgen receptor modulators，SARMs）因其在人体内不能被代谢为二氢睾酮或雌激素，有效地降低了其副作用，有望成为新的替代药物。

生长激素具有显著的骨骼与肌肉生长促进作用，且已被批准应用于慢性人类免疫缺陷病毒感染导致的肌肉衰减，但其在肌肉衰减症的临床治疗有效性与安全性仍未得到充分肯定。胰岛素样生长因子-1同样具有生长激素样作用，但其在血液中被快速清除，作用时间短暂，临床应用价值有限。而长精氨酸修饰的胰岛素样生长因子-1半衰期明显延长，对组织亲和力高，可有效地诱导神经生长、促进成肌细胞增殖。胃饥饿素具有增加生长激素水平的作用，除增加肌肉体积外，还能抑制由禁食或失神经支配造成的萎缩。已有临床研究证实胃饥饿素静脉注射能安全、有效地改善慢性阻塞性肺疾病、恶病质患者的呼吸肌力量与体能状况。

2. 营养支持 营养不良是肌肉衰减症的病因之一，补充蛋白质与氨基酸有望能增加肌肉蛋白合成，改善患者症状。研究推荐我国老年人蛋白质的摄入量应维持在1.0~1.5g/(kg·d)，在蛋白质来源方面，植物源性蛋白在保护患者肌肉质量丧失上似乎优于动物蛋白，并适量增加富含亮氨酸等支链氨基酸的优质蛋白质。另外，改善住院患者的营养状态将有助于进一步提高康复治疗效果。

大量观察性研究得出一致性结果：维生素D对肌肉功能有直接性影响，维生素D低的老年人肌肉衰减风险增加4倍。荟萃分析提示维生素D的超量摄入可降低老年人群跌倒的风险；但超量供应并不一定出现同一的体能的改善，其作用还存在一定的争议。此外，增加户外活动有助于提高老年人血清维生素D水平，预防肌肉衰减症。

（二）运动疗法

运动疗法是治疗肌肉衰减症最直接的方法。3~18个月中-高强度抗阻运动可增加60~95岁老年人肌肉质量和力量，改善身体功能。3~18个月综合运动（低强度训练，包括有氧、抗阻和平衡/柔韧性训练，40~60min/d，每周5天）可增加老年人肌肉力量，改善身体功能，但对肌肉质量无显著影响，高强度综合运动可以增加老年女性肌肉质量。一项随机对照研究显示，综合运动可显著降低因肌肉衰减而引起的行动不便风险；对绝经后肥胖女性，减肥同时可减少瘦体重丢失。另一项随机对照研究结果显示，中等强度的综合运动结合补充必需氨基酸或优质蛋白质可显著增加肌肉衰减症患者腿部肌肉质量和力量，改善身体功能，效果优于单纯运动或单纯营养干预。足量的身体活动可降低肌肉衰减症发生风险，而且能使部分肌肉衰减症状况恢复正常，尤其是近期诊断为肌肉衰减症的患者。

一项前瞻性队列研究结果显示，经常进行中-高等强度运动可显著降低老年人肌肉衰减症发生率和肥胖性肌肉衰减症风险。Yu和Chiang等研究表明，肌肉衰减症的患病率随着年龄的增长而增加，运动可以延缓或逆转该过程。Ryu等也证实中-高强度的身体活动能有效预防肌肉衰减症，运动量或运动强度越大，效果越明显。Kim等研究显示肌肉量正常的人群进行中-高强度身体活动的比例比患有肌肉衰减症的人群高。另一项病例对照研究结果显示，中-高等强度运动和步行可以预防中老年人肌肉丢失，降低肌肉衰减症的发病风险。横断面调查研究结果显示，肌肉衰减症与身体活动水平和运动水平显著相关。卧床休息可引起老年人肌肉丢失，肌肉力量减弱。

综上所述，运动对增加肌肉力量和改善身体功能有显著的作用，抗阻运动和包括抗阻运动的综合运动有益于肌肉衰减症防治。中-高强度抗阻运动可以增加肌肉质量和力量，改善身体功能。当抗阻运动结合营养补充时，效果更佳。

1. 运动疗法要求

(1) 以抗阻运动为基础的运动（如坐位抬腿、静力靠墙蹲、举哑铃、拉弹力带等）能有效改善肌肉力量和身体功能;同时补充必需氨基酸或优质蛋白效果更好。

(2) 每天进行累计 40~60min 中 - 高强度运动(如快走、慢跑),其中抗阻运动 20~30min,每周≥3 天,对于肌肉衰减症患者需要更多的运动量。

(3) 减少静坐 / 卧,增加日常身体活动量。

2. 平衡和协调训练　运动系统以不同的协同运动模式控制姿势变化,将身体重心调整回到原来的支撑面范围内或重新建立新的平衡。肌肉衰减症所导致的肌肉力量下降和关节周围肌肉力量失衡都可导致人体平衡功能下降,易于跌倒,甚至致命。

(1) 循序渐进

1) 支撑面由大到小:训练时支撑面积逐渐由大变小,即从最稳定的体位逐步过渡到最不稳定的体位。开始时可以在支撑面积较大或使用辅助器具较多的体位进行训练,当患者的稳定性提高后,则减小支撑面积或减少辅助器具的使用。例如,开始时进行坐位训练,再逐步过渡至站位,站位训练时两足之间距离逐渐变小至并足,然后单足站立再到足尖站立,逐渐增加平衡训练的难度。开始训练时除了支撑面由大变小外,还应由硬而平整的支撑面逐步过渡到软而不平整的支撑面下进行。例如,开始时在治疗床上进行训练,平衡功能改善后,过渡到软垫上和治疗球上训练。

2) 重心由低到高:仰卧位 - 前臂支撑下的俯卧位 - 肘膝跪位 - 双膝跪位 - 半跪位 - 坐位 - 站立位,这样重心由低到高,逐渐增加平衡训练的难度。

3) 从睁眼到闭眼:视觉对平衡功能有补偿作用,因而开始训练时可在睁眼状态下进行,当平衡功能改善后,可增加训练难度,在闭眼状态下进行。

4) 从静态平衡到动态平衡:首先恢复患者保持静态平衡的能力,即能独自坐或独自站。

静态平衡需要肌肉的等长收缩,因此,可以通过训练维持坐或站立的躯干肌肉保持一定的肌张力来达到静态平衡。当患者具有良好的静态平衡能力之后,再训练动态平衡。

动态平衡需要肌肉的等张收缩。在动态平衡的训练过程中,要先训练他动态平衡,即当患者能保持独自坐或独自站立时,治疗人员从前面、后面、侧面或在对角线的方向上推或拉患者,将患者被动地向各个方向推动,使其失去静态平衡的状态,以诱发其平衡反应,然后让患者回到平衡的位置上。他动平衡训练中要掌握好力度,逐渐加大,以防出现意外。

当患者对他动态平衡有较好的反应后,可训练自动态平衡。即让患者在坐位和站立位上完成各种主动或功能性活动,活动范围由小到大。

5) 逐渐增加训练的复杂性:平衡反应的训练可在床、椅、地面等稳定的支撑面上,也可在摇板、摇椅、滚筒、大体操球等活动的支撑面上。一般先在稳定的支撑面上,后在活动的支撑面上。为增加难度,可在训练中增加上肢、下肢和躯干的扭动等。

(2) 综合训练:存在平衡功能障碍的患者往往同时具有肌力、肌张力、关节活动度或步态等异常,如果是脑卒中或脑外伤的患者还可能存在认知、言语等功能障碍。因此,在平衡训练同时,也要进行肌力、言语、认知、步态等综合性训练,如此也能促进平衡功能的改善,促进患者各项功能的恢复。

(3) 注意安全:训练平衡功能的原则是在监护下,先将患者被动地向各个方向移动到失衡或接近失衡的点上,然后让他自行返回平衡的位置上。训练中要注意从前面、后面、侧面或在对角线的方向上推或拉患者,让他达到或接近失衡点;要密切监控以防出现意外,但不能扶牢患者,否则患者因无须做出反应而失去效果;但一定要让患者有安全感,否则因害怕可诱发全身痉挛出现联合反应,加重病理模式。

总而言之，在注意安全性的前提下，因人而异，循序渐进，逐渐增加训练的难度和复杂性，逐步改善平衡和协调功能。

（三）物理因子治疗

神经肌肉电刺激（neuromuscular electrical stimulation，NMES）是应用低频脉冲电流刺激肌肉使其收缩，以恢复其运动功能的方法。NMES 的临床应用已有 100 多年的历史，近年来在神经肌肉骨骼疾病的康复中 NMES 的应用显著增加。大量的动物实验和人体实验证明（Salmons、Hudlicka、Erisksson 等）肌肉受电刺激收缩后，肌纤维增粗、肌肉的体积和重量增加、肌肉内毛细血管变丰富、琥珀酸脱氢酶和三磷酸腺苷酶等有氧代谢酶增多并活跃、慢肌纤维增多、并出现快肌纤维向慢肌纤维特征转变的现象。

1982 年，美国食品药品管理局（FDA）正式宣布 NMES 可以安全、有效地用于下列三种情况：①治疗废用性肌肉萎缩；②增加和维持关节活动度（range of motion，ROM）；③肌肉再学习和易化作用。

此外，NMES 生理治疗作用还有：①减轻肌肉痉挛；②促进失神经支配肌肉的恢复；③强壮健康肌肉；④替代矫形器或肢体和器官已丧失的功能。

调整频率、脉宽、强度、作用时间等，NMES 可以达到较少疲劳和最优力学输出的目的，并且保证患者安全。刺激频率被定义为刺激过程每秒中产生的脉冲数，通常 20~50Hz。不同波型的波宽计算方法不一致。对脉冲列来说，波宽也叫脉冲宽度（pulse duration）；对双相波来说，波宽由正负相位宽度组成。对脉冲群，每个脉冲群持续的时间就是脉冲群宽度。理想的脉冲宽度为 200~400μs。另一个对肌肉收缩，以及疲劳都起重要作用的参数是刺激强度 / 幅值，通常指刺激电流值，以 mA 为单位，刺激强度越高，电极所影响的去极化程度越大。对被刺激的肌肉以及所应用的刺激参数和刺激的目的，采用的 NMES 的剂量通常有很大的不同，从每次刺激 30min，每天 1 次，到每次刺激 1h，每天 3 次不等，治疗的总体时间从 2 周到 3 个月不等。

（四）作业治疗

作业治疗的重点是对患者进行感觉运动功能、认知综合功能、日常生活活动、娱乐活动以及就业前进行训练，从而达到身体功能、心理社会功能和生活能力的康复，最后重返社会。对于肌肉衰减症，可以采用主动助力运动，主动运动、抗阻运动，可采用等长收缩或等张收缩模式，以达到增加肌力的目的。

1. **抗阻等张运动** 例如抗阻的斜面磨砂板。
2. **主动等张练习** 如使用锤子，训练上肢肌力，使用橡皮泥训练手的力量。
3. **主动助力练习** 例如上肢借悬吊带进行一些活动，此种活动主要是等张收缩形式。
4. **被动牵拉** 可增加关节活动度。
5. **主动牵拉** 利用主动肌的力量牵拉拮抗肌。
6. **无抗阻的等张练习。**
7. **抗阻等长练习** 任何需要保持姿势的动作均作为此种练习，如抬高上肢绘画。
8. **神经肌肉控制练习等。**

（五）中国传统健身运动

研究发现有运动习惯的中年人发生肌肉衰减征的概率明显降低，因此建立规律运动习惯是防治肌肉衰减征的重要途径。在我国采用传统健身运动训练依从性好，有助于建立规律运动习惯。中国传统健身方法，如太极拳、八段锦、五禽戏、六字诀等越来越受到重视。作者单位研究发现，八段锦训练不仅明显增加左右膝关节屈伸肌群肌力，而且能明显增加代表整个下肢肌肉力量和耐力的CS-30测试的“起－坐”动作频次，因此八段锦锻炼可以有效防治下肢肌肉衰减。

八段锦是一项全身运动，不仅包括负重情况下的膝关节屈伸，还包括“双手托天理三焦”中的“托天”动作，“左右开弓似射雕”的“射雕”动作，“调理脾胃需单举”的“单举”动作，“攥拳怒目增气力”的“攥拳”动作等腕和手的运动。理论上，八段锦不仅能够提高下肢的肌肉力量，而且还能提高上肢肌肉的力量。在1年的观察周期中，握力并没有明显降低，提示八段锦训练阻止了上肢肌力的衰退。研究还发现，经过1年的八段锦训练，患者的体重指数明显降低。这并不代表肢体肌肉量的减少。因为代表腹部脂肪堆积程度的腰臀比也明显降低，提示八段锦训练过程中降低的可能主要是躯干的脂肪，而不是肌肉。因此中国传统健身运动有助于防治肌肉衰减综合征。

（郑洁皎　安丙辰）

第三节　老年肩关节周围炎康复

一、概述

老年人群中肩痛问题是十分常见的，“肩痛”是一个症状，肩部的疼痛可以是肌肉源性、韧带源性、神经源性、滑囊源性，甚至还有内脏问题引发的牵涉性疼痛等。通常可以分为两类：肩部因素与肩外因素。肩部因素又可分为：损伤（疲劳性损伤、创伤）、风湿、骨关节炎等，而肩外因素可分为：颈性肩痛（颈椎病、颈椎间盘突出、其他颈椎问题、臂丛神经卡压）、神经因素、内科疾病因素（心脏、肺部、肝胆、脑卒中、血管病变）、全身性疾病（代谢性疾病、骨质疏松）等。其中，以肩部因素较为常见。不同年龄人群高发因素不同，青壮年损伤因素多见，老年人以骨质疏松性肌痉挛或退行性骨关节炎多见。以肌肉源性为例，病变涉及不同的肌肉，处理方法不同。与肩关节相关的肌肉有17块，这些肌肉的起止点不同，因而引发肩关节活动伴发疼痛的方向各异。与肩关节相关的滑囊有11个，分别位于不同的部位。因而需要仔细查体，找到压痛点，确认与疼痛相关的运动方向，再排除颈椎因素、神经因素、内脏因素（运动方向不受限）、全身性疾病、其他因素（血管病变、肿瘤）等，方能确诊病因。

本病有自愈趋势，但病程较长，一般可达1.5~2年。如肩关节疼痛持续3个月以上仍无肩关节功能障碍，可排除肩周炎。

（一）定义

肩关节周围炎是一种由于多种原因导致肩关节囊及其周围韧带、肌腱和滑囊的慢性非特异性炎症，使得盂肱关节囊发生炎性粘连、僵硬，进而引起的肩部疼痛和功能障碍的病理状态。本病的特征就是肩关节疼痛与功能障碍。

值得注意的是，肩周炎作为一个诊断名称不够准确。临床上本症常包括冻结肩、喙突炎、冈上肌腱炎，肱二头肌长头腱炎、肩锁关节病变、肩袖损伤等。但是目前仍多沿用肩周炎这一名称，以说明起因不同而涉及肩周肌腱、韧带和关节囊的一种病症。

（二）分类与病因病理

肩周炎可分原发性与继发性两类。原发性肩周炎确切病因尚不十分清楚，可能与局部受寒或与某些代谢障碍、局部循环障碍有关。按其临床表现可分三个阶段：第Ⅰ期是肩周炎急性发病阶段，因炎症、疼痛而引起反射性肌肉痉挛为主要病理变化，一般无软组织粘连等不可逆转的病理改变。临床表现以疼痛和肩关节某个(或几个)活动方向的疼痛为主要特征；第Ⅱ期是肩周炎的急性发病过程迁延至慢性的发病阶段，此时肩部疼痛症状减轻。但由于肩关节周围软组织在一段时间的非特异炎症反应以后发生挛缩、增生、肥厚和粘连等，严重限制了肩关节活动，所以此期为软组织发生器质性病理改变的阶段；第Ⅲ期时炎症过程逐步趋于消退，病理改变停止发展，相应的症状开始得到缓解，此时只要能坚持生理范围内的肩关节可动域训练，功能可渐获一定恢复，否则功能往往不会自行恢复。

（三）流行病学

本病发病与年龄相关，50 岁左右易患，因而有“五十肩”之称。有资料表明，粘连性肩关节囊炎在我国城市的发病率为 8%，在 49 岁以上人群中发病率为 20.6%。女性多于男性，起病慢、病程长，但预后良好。

二、康复诊断与功能评定

（一）康复诊断

1. 诊断方法

(1) 病史：询问病史就肩周炎而言非常重要，患者主诉有肩关节局部疼痛，且疼痛与活动相关，休息体位则无疼痛。如果患者主诉夜间疼痛显著，则需考虑神经因素(颈椎病)或骨质疏松因素等。

(2) 体格检查：局部有压痛点是本病确诊条件之一，且压痛点与肩周肌群肌腱解剖位置相符合，相关肌群收缩运动时可引发疼痛。

(3) 影像学检查

1) 超声波检查：由于超声波在不同声阻抗组织的临界面产生反射或折射，出现界面反射(回声)和组织内部回声区。应用这一原理可观察到肩袖、结节间沟和肱二头肌长头肌腱的形态。B 超检查可发现因疼痛而萎缩的肌肉、局部肿胀的肌腱或与疼痛相关的肌群异常表现。有报道证实 B 超诊断肱二头肌长头腱病变的灵敏度为 90%。且本项检查是一种非侵袭性方法，有较好的实用价值，可作为肩周炎重要的辅助诊断手段。

2) X 线检查：早期可无异常表现(13%)，但可借此排除其他疾病如颈椎病性肩部疼痛。一项针对 135 例患者的研究发现，其 X 线表现，部分显示肩关节退变(37.8%)，肩部软组织内斑点状、片状钙化(26.7%)，关节面边缘骨质增生(17.8%)，不同程度骨质疏松、关节间隙改变(20%)。

3) MRI 检查：如前所述，肩周炎并非局部某一点的独立疾病，而是与肩关节周围的病变(如三角肌下滑囊炎、肩胛下肌滑囊炎、冈上肌腱炎、钙化、撕裂、肱二头肌长头肌腱炎等)有密切病理联系，继而引起肩关节周围组织广泛粘连，引起肩痛和肩关节活动受限等。所以，肩周炎诊断中应用 MRI 检查，不但可以排除骨和软组织的肿瘤、肩袖等肌腱的撕裂伤，还可以进一步明确其病理病变所在，使治疗更有针对性。研究表明，在肩周炎患者中 MRI 检查发现盂肱关节积液(87.5%)、肩峰下关节滑囊积液。冈上肌肌腱形态和信号异常(33.3%)，其中约 1/3 为冈上肌肌腱有部分撕裂等。

(4) 实验室检查：多数患者没有阳性表现，个别继发于类风湿关节炎等，有原发疾病的相应表现。

2. 诊断标准 凡具备肩关节局部疼痛且疼痛与肩关节活动方向相关者，注意鉴别肩部以外远隔部位的疾病（如颈椎病、骨质疏松、心脏病、肺尖肿瘤、膈下疾病）及占位性疾病（骨或软组织肿瘤）后即可确诊。诊断标准：①明确器质性病变、隐匿起病的肩关节疼痛和与疼痛相关的活动障碍；②特殊的临床病程：肩关节疼痛和僵硬程度缓慢增强到某种程度，在一段时间（通常为数月）后，疼痛逐渐消失，功能缓慢恢复，直到最后完全复原；③肩关节各项活动功能受限明显，尤以外展、内旋、外旋动作受限为著；④在肩关节周围有固定压痛点，见于肩峰下、结节间沟和喙突等处，部分病例可触及肿胀的滑囊；⑤排除标准：肩部外伤（如挫伤、肩关节脱位和肱骨外科颈骨折而长期固定）和卒中后并发肩痛情况等。

3. 鉴别诊断

（1）颈性肩痛与肩痛症：颈神经根病变常引发肩痛，故在没有明显的颈神经根病变，亦无肩部外伤史时，肩痛仍应首先考虑是否与颈椎相关。为鉴别颈椎源性或肩源性的疾病，应进行详细的体格检查，并详细询问病史，加之影像学及神经电生理测试，必要时加用选择性麻药局部注射可有助于确立诊断。

（2）老年性肩痛问题：老年人群中，肩痛症往往继发或并发于其他疾病，例如脑卒中、骨质疏松、肩关节周围肌肉肌腱拉伤等。一旦确立有这些因素存在，则应同时兼顾针对这些伴发因素治疗，方能彻底医治本病。

1）脑卒中后肩痛（post-stroke shoulder pain，PSSP）：PSSP 是脑卒中后最常见的并发症之一，其典型临床表现为：①严重的肩痛，通常伴有肩关节脱位；②部分患者手臂、手腕和手有肿胀；③疼痛由肩部放射到肘部及手；④静止时疼痛不能完全缓解，被动活动时疼痛加重；⑤肩关节外展、外旋时疼痛加重；⑥夜间疼痛明显，严重者可影响睡眠。脑卒中后肩痛患者的发病机制主要包括：关节囊粘连、肩关节半脱位、肩 - 手综合征、肌张力异常、误用综合征、中枢敏化、臂丛神经损伤以及中枢自主神经调节障碍等。

2）骨质疏松性肩痛：骨质疏松患者易于发生全身多关节酸痛，且受寒、劳累后加重。但本症的特征是：①晨起疼痛显著，活动后疼痛有减轻，甚至不痛，夜间休息疼痛不能缓解，甚至疼痛重于白昼；②肩关节各项活动范围不受限（病程较长时可能有 ROM 受限表现）；③有其他关节或腰背部酸痛表现；④X 线影像有骨质疏松征象。本类疼痛服用止痛药无效，但服用抗骨质疏松药物疼痛可获缓解。

（二）功能评定

早期肩周炎的主要功能障碍是因肩关节疼痛而致活动范围受限。由于先有与活动相关的疼痛存在，故而不敢活动，久之则造成关节周围软组织粘连，进一步限制活动，最终导致冻结肩，故本病的评估主要侧重于疼痛的程度评估以及肩关节各个运动方向的 ROM 测量。此外，由于肩关节活动受限（外展、内旋、外旋受限突出），因而常严重影响日常生活活动。故本病亦可进行综合性评估，如日常生活活动（activity of daily living，ADL）能力评定等。

1. 疼痛强度的评估 可以采用视觉模拟评分法（visual analogue scale，VAS）或者 Mcgill 问卷评估疼痛强度。

2. 关节活动度 肩关节是全身关节中活动度最大的关节，需分别评估前屈、外展、内旋、外旋、内收、水平外展以及水平内收，以此可发现问题肌肉或肌群。详见表 2-3-1。

表 2-3-1 肩关节活动范围及其测量

关节	运动	受检体位	量角器放置方法			正常值
			轴心	固定臂	移动臂	
肩	屈/伸	坐或立位,臂置于体侧,肘伸展	肩峰	与腋中线平行	与肱骨纵轴平行	屈:0°~180°;伸:0°~50°
	外展	坐或立位,臂置于体侧,肘伸展	肩峰	与身体中线平行	同上	0°~180°
	内旋/外旋	仰卧,肩外展90°,肘屈曲90°	鹰嘴	与腋中线平行	与前臂纵轴平行	各0°~90°
	水平外展	坐或立位,肩外展90°,肘伸展	肩峰	与身体冠状中线平行	与前臂纵轴平行	0°~30°
	水平内收	坐或立位,肩前屈90°,肘伸展	肩峰	与身体矢状中线平行	与前臂纵轴平行	0°~30°

3. 肩关节功能评估 肩关节功能评定有多种方法:①采用 Mallet 评分对肩部的五个基本动作行量化评价,见表 2-3-2;②肩关节功能评定试用评分标准,见表 2-3-3;③Constant-Murley 肩关节功能评分,见表 2-3-4;④其他肩关节功能评分:如美国肩肘外科评分(American shoulder and elbow surgeons scale,ASES),有研究表明 ASES 评分与年龄相关性低,可信度较高,值得借鉴,见表 2-3-5。

表 2-3-2 Mallet 肩部评分

1. 肩外展	>90°为 3 分	30°~90°为 2 分	<30°为 1 分
2. 肩中立位外旋	>20°为 3 分	0°~20°为 2 分	<0°为 1 分
3. 手摸到颈项	"容易"为 3 分	"困难"为 2 分	"不能"为 1 分
4. 手摸到脊柱	T_{12} 水平为 3 分	S_1 水平为 2 分	"不能"为 1 分
5. 手摸到嘴	肩内收 <40°为 3 分	部分喇叭征 2 分	完全喇叭征 1 分
上述 5 个动作满分为 15 分			

表 2-3-3 肩关节功能评定试用标准

分数	肩外展	肌力	肩外旋
4 分	>90°	≥M4	>30°
3 分	60°~90°	≥M3	10°~30°
2 分	30°~60°	≥M2	0°~10°
1 分	<30°	<M2	<0°
综合评价分级:优 10~12 分;良 7~9 分;可 4~6 分;差 3 分以下			

表 2-3-4 Constant-Murley 肩关节功能评分

Ⅰ. 疼痛（最高分 15 分）		Ⅱ. ADL（最高分 20 分）	
评分		ⅰ. 日常生活活动的水平：	
无疼痛	15 分	全日工作	4 分
轻度痛	10 分	正常的娱乐和体育活动	4 分
中度痛	5 分	不影响睡眠	2 分
严重痛	0 分	ⅱ. 手的位置：	
		上抬到腰部	2 分
		上抬到剑突	4 分
		上抬到颈部	6 分
		上抬到头顶部	8 分
		举过头顶部	10 分

Ⅲ. ROM：

ⅰ. 前屈、后伸、外展、内收活动分别按下列标准评分（每种活动最高分 10 分，4 项最高 40 分）

ⅱ. 外旋：（最高分 10 分），内旋：（最高分 10 分）

前屈		外旋：	
0°~30°	0 分	手放在头后肘部保持向前	2 分
31°~60°	2 分	手放在头后肘部保持向后	2 分
61°~90°	4 分	手放在头顶肘部保持向前	2 分
91°~120°	6 分	手放在头顶肘部保持向后	2 分
121°~150°	8 分	手放在头顶再充分向上伸直上肢	2 分
151°~180°	10 分；	内旋：	
外展		手背可达大腿外侧	0 分
0°~30°	0 分	手背可达臀部	2 分
31°~60°	2 分	手背可达腰骶部	4 分
61°~90°	4 分	手背可达腰部（L_3 水平）	6 分
91°~120°	6 分	手背可达 T_{12} 椎体水平	8 分
121°~150°	8 分	手背可达肩胛下角水平（T_7 水平）	10 分
151°~180°	10 分		

Ⅳ. 肌力：MMT

0 级	0 分	Ⅲ级	15 分
Ⅰ级	5 分	Ⅳ级	20 分
Ⅱ级	10 分	Ⅴ级	25 分

表 2-3-5 美国肩肘外科评分（ASES）

评分			
疼痛（占总分的 36%）		稳定（占总分的 36%）	
无	5	正常	5
轻度	4	恐惧感	4
一般活动后	3	很少半脱位	3
中度	2	复发性半脱位	2
重度	1	复发性脱位	1
完全残废	0	完全脱位状态	0

续表

评分	
功能(占总分的 28%)	
正常	4
轻微受限	3
行动不便	2
需他人帮助	1
丧失功能	0

4. 睡眠评估 一些患者因为疼痛而影响睡眠,故需进行睡眠评估,可选用匹兹堡睡眠评估量表(参见本书相关章节)。

5. 日常生活活动能力 采用 Barthel 指数评估 ADL 自理能力。

6. 心理评估 老年患者常并发抑郁等心理问题,应进行相应评估(参见本书相关章节)。

三、康复治疗

(一) 康复原则与目标

1. 康复原则 消炎镇痛,无痛训练。即尽可能采用副作用小的物理治疗技术达到镇痛目的,采用功能训练技术来恢复肩关节生理活动度。

2. 康复目标 改善关节活动度,恢复肩关节功能。

(二) 康复方法

1. 物理因子治疗 各种物理因子治疗选择

(1) 电疗类:①高频类:早期炎症反应比较突出时,可首选超短波(无温量)对置于肩关节前后,1 次 / 天;或者微波照射痛点,25~50W,10min,1 次 / 天;②低频电疗类:局部压痛明确,可选用痛点并置或对置,1 次 / 天;③中频电疗:针对疼痛区域较大,可选用干扰电,肩关节前后交叉放置,耐受量,1 次 / 天。

(2) 光疗:可采用激光照射痛点,1 次 / 天。

(3) 超声治疗:当肩关节活动受限严重时可选用,接触移动,脉冲 30%~50%,声强 1.5~2.5W/cm^2;或冲击波痛点治疗,1 次 / 周。

(4) 温热疗法:慢性期可选择红外线、蜡疗等促进局部血液循环。

(5) 磁疗:痛点贴敷高场强磁片(0.2 特斯拉),也有较好疗效。

(6) 冷疗:疼痛剧烈时可采用痛区冰块按摩,可用毛巾包裹冰块对疼痛区域进行按摩,至局部微泛红,隔日一次。

2. 运动治疗 目前国内外治疗方法有运动疗法(含推拿、关节松动技术),配合口服药物、局部或关节腔药物注射,以及针灸、肩关节牵引等,均有一定的效果。但不管采用何种治疗,治疗性运动是基础,只有依靠行之有效的锻炼,才有可能较理想地恢复肩关节各方向的运动功能。

(1) Condman 钟摆运动:肩周炎早期的自我治疗(图 2-3-1):体前屈 90°,健侧肢支撑于桌(椅)子上,患肢下垂向前后摆动,内外摆动,划圈摆动,幅度由小到大,手握重物,逐步加负重(1kg—3kg—5kg),每次 20~30min,每天 1~2 次。本项运动适用于第Ⅰ、Ⅲ期的患者,既可通过运动改善关节腔内滑液流动,改善关节活动范围,改善疼痛,又可预防肩周炎后期的粘连。

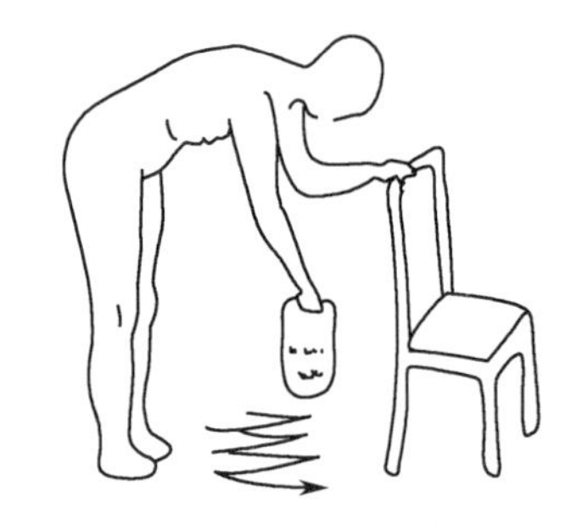
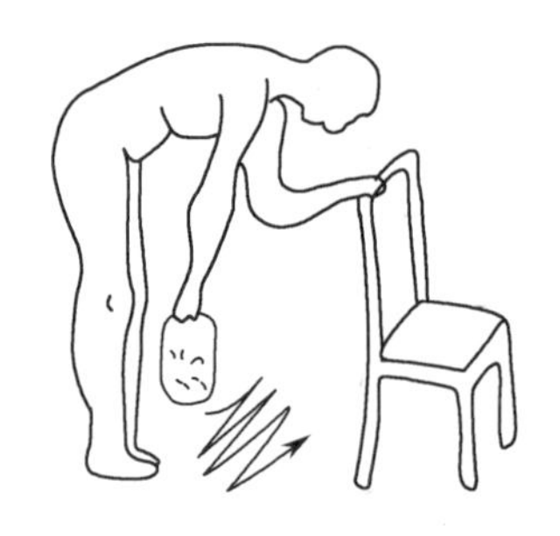
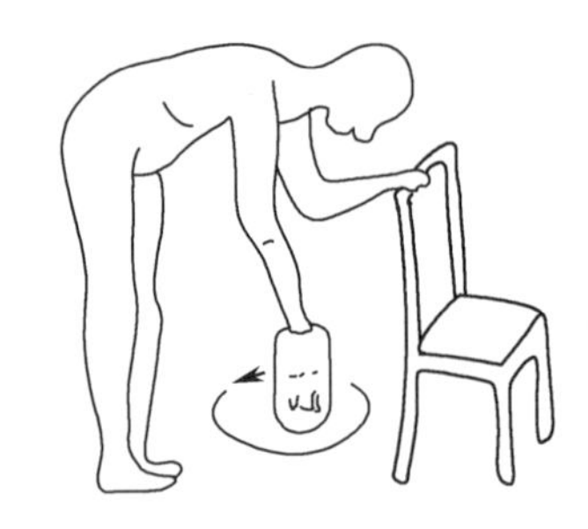

图 2-3-1　Condman 钟摆运动

(2) 体操棒练习：预备姿势：患者持体操棒于体前，两手抓握棒的距离尽可能大些，分腿直立。为防止以肩带活动(肩胛骨与胸壁间位移)代替肩关节活动，可用压肩带固定肩胛骨。动作：①前上举，以健臂带动患臂，缓慢作前上举，重复 15~30 次；②患侧上举，以健臂带动患臂缓慢作患侧的侧上举，重复 15~30 次；③做前上举后将棒置于颈后部，再还原放下，重复 15~30 次；④两臂持棒前平举，作绕圈运动，正反绕圈各重复 15~30 次；⑤将棒置于体后，两手分别抓握棒两端，以健臂带动患臂作侧上举，重复 15~30 次；⑥将棒斜置于体后，先患侧手抓上端，健侧手抓下端，以健臂带动患臂向下作患肩外旋动作，重复 15~30 次，然后换臂，健侧手抓上端，患侧手抓下端，健侧臂上提作患肩内旋动作，重复 15~30 次。

其他还可选用定滑轮装置，健臂辅助患肩做屈、伸、旋转活动等。

注意事项：①上述动作范围宜逐渐增大；②如一动作完成后感肩部酸胀不适，可稍休息后再做下一动作：③每一动作均应缓慢，且不应引起疼痛。

上述锻炼方法宜一日多次进行，如在家时，可因地制宜，根据以上原则和要领进行锻炼。

(3) 等长抗阻训练：适合于早期患者，肌痉挛严重者。实施前，应先确认与肩部疼痛相关的痉挛肌群的拮抗肌，随后进行拮抗肌群的等长抗阻训练，可以快速缓解疼痛。

(4) 牵伸训练：与上述方法相反，实施前，应先确认痉挛肌群解剖位置，随后沿着该肌肉或肌群的牵拉方向进行充分而缓慢的牵伸。实施中，如若患者疼痛明显，可先服用止痛剂后进行牵伸；操作中应随时观察患者表情，如果患者不能耐受，则终止治疗。

(5) S-E-T 悬吊运动疗法：可以利用 S-E-T 悬吊运动疗法来精准放松痉挛肌群，激活弱链肌群，进而达到医治肩周炎的目的。

(6) 关节松动术：关节松动术主要是用来活动、牵伸关节。故本疗法对肩周炎有较好疗效。根据肩部病变程度，采用不同的分级方法进行治疗。对于关节疼痛明显的患者采用Ⅰ级手法，既有关节疼痛又有活动受限者采用Ⅱ、Ⅲ级手法，而关节僵硬或挛缩但疼痛不著者，则采用Ⅳ级手法。松动疗法治疗时间因人而异，常为每次 20min，每日或隔日一次，5~10 天为 1 个疗程。每次治疗时要求患者尽量放松肩部，治疗后应进行主动肩部活动，例如，配合行钟摆运动等。关节松动术适用于第Ⅱ、Ⅲ期的患者，具体的操作参见本书相关章节。

3. 药物治疗

(1) 镇痛剂：由于是老年人群，应尽量选择胃肠道副作用较小的药物，以非类固醇抗炎药为例，尽可能选择 COX-2 抑制剂，例如美洛昔康、塞来昔布等。

(2) 肌松剂：肌痉挛也可导致肩部疼痛，久之可发展成肩周炎。故可酌情选用肌松剂。例如：氯唑沙宗、乙哌立松等。

(3) 局封:①痛点局部注射利多卡因 + 激素,可较好地改善疼痛,缓解病情。1 次 / 周,连续 3 周;②通过关节腔穿刺术向受累关节腔内注射糖皮质激素,能够有效抑制滑膜炎症,从而缓解老年骨关节炎的病理过程。但大量应用可妨碍软骨的修复过程,包括妨碍氨基葡聚糖和透明质酸的合成,并增加关节内感染的机会。

4. 作业治疗 利用一些专门设计的上肢操作,来达到活动肩关节的目的。例如可以采用砂纸打磨平面,或者毛笔书写大字等操作,以达到既活动肩关节又有实用意义的目的。

5. 传统医学

(1) 针灸:有多种针法以及灸法可以医治肩周炎,可酌情选用。

1) 传统体针疗法:①经典选穴有:肩髃、肩髎、肩贞,以及配穴,可选加肩前、臂臑、手三里、天宗等穴。治法:常规消毒,毫针刺得气后留针 30min 后起针。②单穴法:如尹氏只取健侧中平穴(足三里下 1 寸)治疗本病 500 例,治愈 337 例(75.4%),总有效率为 98.2%,高于电针对照组及西药对照组的治愈率;③巨刺:应用巨刺阿是穴为主治疗肩周炎,用毫针刺健侧阳陵泉穴,待有针感后再刺与患肩酸困最明显处相对应的点(阿是穴),有针感后令患者做前举、外展、划圈等动作,对肩周炎症状较轻、痛点明显者有明显的即时效果;④雀啄刺:让患者取坐位或侧卧,选取肩背部压痛最明显处以及有板滞、牵拉感的部位作为刺激点,进针后小幅度提插,到达病变肌层时即用雀啄样刺法点刺深层病变组织 5~10 下,然后再往深层进针,可配合远红外线灯照射。此法对于寒痛型效果较好。

2) 其他针法:①腹针疗法:治法:穴位直刺。选穴:健侧中脘(深刺)、商曲(中刺)、患侧滑肉门穴(中刺),根据痛点在滑肉门(滑肉门穴位于人体上腹部,在肚脐上方 1 寸处,距前正中线 2 寸)周围加针以浅刺,不捻转或轻捻转慢提插手法。留针 30min 起针,每日 1 次,每周 5 次,治疗 2 周可见效。②口针疗法:口针是针灸学的一个分支,其理论基础既源于古老的经络学说,又与现代全息理论密切相关。手三阳经脉、经筋的循行都经过肩部、人口舌之中。

3) 灸法:①温针灸:杨氏取肩髃、肩前、肩后、曲池、合谷、天宗、痛点,针刺得气后,插 2.5cm 的清艾条在针柄上施灸。针刺以疏通经络气血壅滞,灸疗以温通经络散寒,温针结合较单纯针刺组疗程短、治愈率高。②直接灸:高氏取肩髃、曲池、肩贞、肩前穴,将艾柱直接放在穴位上施灸,患者感觉灼热时即用镊子夹掉,再放第 2 壮。如此施灸 4、5 壮,患者肩部疼痛可减轻。③隔药敷灸:李氏等将威灵仙、苏木、姜黄、红花、细辛、丝瓜络煎煮加入陈醋,用纱布置于药液中浸透敷于腧穴,上盖灸盒,置清艾绒 12g 施灸,总有效率达 96%。

(2) 拔罐法:①走罐:取患者肩峰端为中心,拔罐后向四周作环形推动,以局部皮肤潮红或紫红为度。此疗法简便易行,患者易于接受。②药罐:将当归、川芎、羌活、寄生、红花、独活、牛膝、细辛等装入布袋内煎煮,待水沸腾后放入竹罐,再煮 3~5min,然后取罐迅速倒扣在干毛巾上,擦干罐内水分,趁热把竹罐扣在患肩的疼痛部位,据报道总有效率达 97.7%,高于普通针刺组。③刺络拔罐:在患肩部痛点及周围处,以三棱针点刺后拔罐 10~15min,吸出少量淤血,疗效满意。也可用梅花针叩刺加拔罐。

(3) 银质针导热疗法:银质针导热疗法的功效有:①消除炎症反应;②增加局部血供;③松解肌肉痉挛。本疗法的功效系复杂治疗机制作用下的综合结果。实验提示:银质针治疗肌筋膜软组织有良好的消除无菌性炎症、促进组织修复和肌细胞再生作用。操作方法:压痛点定位肌腱的起止点并标记,沿肌腱扳机点或压痛点外 2cm 范围内,间隔 0.8cm 局麻下布针(17 号银质针),每个进针点斜行穿入骨膜附着处;布针结束后连接加热探头,调节银质针导热控温巡检仪温度为 100℃;持续加热 15~20min 即可。

(4) 小针刀疗法:运用小针刀在痛点进皮后顺肌纤维方向进行闭合松解,术后进行肩关节功能锻炼,体现了中西医结合诊治肩周炎的特色。对于较重患者具有较好的临床治疗效果。

(5) 推拿;推拿是中国传统医学治疗肩周炎的有效方法之一,有多种推拿方法。推拿治疗每日 1 次,10 次为 1 个疗程。实施推拿时,可酌情配合应用物理因子治疗,以增进疗效。亦可将中医推拿技术与西方康复治疗技术之关节松动技术联合应用,则可大大提升疗效。

6. 介入治疗 肌骨超声治疗肩周炎是精准医学在肩周炎方面应用的例证。在超声引导下,可以准确发现动态情况下疼痛始发因素涉及的肌肉,由此,可以准确应用局部注射、小针刀分离等项技术实现精准治疗。

7. 其他治疗 如弹力贴布疗法、杵针疗法、瑜伽运动等,有兴趣的读者可参阅专业书籍。

8. 康复护理措施

(1) 生活护理:工作要劳逸结合,注意局部保暖。特别应注意在空调房中时,不要坐在冷风口前方,保护肩关节不受风寒;夏夜禁忌窗口、屋顶睡觉,防止肩关节长时间受冷风吹袭。

(2) 保护肩关节:在同一体位下避免长时间患侧肩关节负荷,例如患肢提举重物等;维持良好姿势,减轻对患肩的挤压;维持足够关节活动度范围和肌力训练;疼痛明显时要注意患侧肩关节的休息,防止有过多的运动,同时避免再次发生疲劳性损伤;疼痛减轻时,可尽量使用患侧进行 ADL 技能的训练。

(3) 肩关节休息体位:较好的体位是仰卧时在患侧肩下放置一薄枕,使肩关节呈水平位。该姿势的体位可使肌肉、韧带及关节获得最大限度的放松与休息。健侧卧位时,在患者胸前放置普通木棉枕,将患肢放置上面。本病发作严重时不主张患侧卧位,以减少对患肩的挤压。避免俯卧位,因为俯卧位既不利于保持颈、肩部的平衡及生理曲度,又影响呼吸道的通畅,应努力加以纠正。

9. 康复教育

(1) 治疗原发病:如颈椎病、类风湿关节炎、骨质疏松症等;

(2) 加强生活护理:防受寒、防过劳、防外伤。尽量减少使用患侧的手提举重物或过多活动肩关节,以免造成进一步疲劳性损伤;

(3) 坚持运动训练:教会患者有效医疗体操的做法、肌肉完全放松运动、腹式深呼吸和局部自我按摩等;

(4) 改变患者对疼痛的认知和处理过程,进而帮助患者学习自我控制和自我处理疼痛的能力。

(王 颖)

第四节 老年骨关节炎康复

一、概述

(一) 定义

骨关节炎(osteoarthritis,OA)是一种常见的、缓慢发展的关节疾病,又称骨关节病,多见于老年人,因此,又称老年骨关节炎。临床上年轻人少见,超过 55 岁后越来越普遍。在 60

岁人群中,80% 的人手、足、脊柱、膝、髋至少有一个关节可以获得骨关节炎的 X 线证据。

(二) 分类

老年骨关节炎多数是原发性的,发病原因不明,一般认为与增龄、外伤、内分泌、软骨代谢、免疫异常和遗传等多种因素有一定的关系;少数为继发性的,可以在先天畸形、创伤或关节不稳定的基础上发生的骨关节炎。

最早、最主要的病理变化发生在关节软骨,主要表现是关节软骨纤维化、退行性变和新骨形成,导致骨端硬化和周围骨赘的形成,最终关节面完全破坏、畸形,出现骨膜、关节囊的瘢痕化、邻近肌肉的萎缩,甚至关节不稳定、半脱位、屈曲性挛缩。

(三) 流行病学

骨关节炎的患病率随着年龄的增长而升高,女性高于男性,不同地区、不同关节的患病率也不相同。有研究显示,膝关节的患病率高于髋关节和手部关节,北方人膝关节疼痛症状比南方人更普遍。不同种族之间骨关节炎的患病率也有差异,与白人相比,非裔美国人髋和膝关节放射学骨关节炎、临床骨关节炎及中重度骨关节炎的患病率均更高。

二、康复诊断与功能评定

(一) 康复诊断

1. 诊断方法 老年骨关节炎的临床诊断主要通过详细地询问病史、患者的临床表现、体征和影像学的辅助检查完成。但是对于老年骨关节炎患者的临床评定,除诊断是否患有老年骨关节炎和专病评定以外,还需要对患者是否有合并症进行评定,如高血压、心脏病、糖尿病等,因为是否伴有其他合并症及其病情的严重程度直接影响康复治疗手段的选择和运动量的安排。

(1) 病史:病史的询问在老年骨关节炎的临床评定中较为重要,包括年龄、受累关节的部位、数目、程度,疼痛性质,有无晨僵和活动不便。

关节疼痛及其压痛、关节肿胀、关节僵硬、关节畸形和关节活动障碍是老年骨关节炎的主要症状和体征,其中疼痛和关节活动度的评定是其主要内容之一。关节在形态结构上的改变及其产生的疼痛和活动障碍是骨关节炎的主要临床表现。最初的症状主要是疼痛,开始时轻微疼痛,然后逐渐加重,活动多时疼痛明显,休息后好转。部分患者有晨僵现象,活动后改善。若运动量突然加大,可出现关节肿胀,冰敷或休息后减轻。关节局部有压痛,关节活动度有不同程度的受限。

(2) 体格检查:包括受累关节局部压痛,特别是关节某一点的局限性压痛,有无关节肿胀,大关节有无摩擦感,注意 Heberden 结节和 Bouchard 结节的检查,关节有无畸形,活动受限和关节半脱位。

(3) 影像学检查

1) 超声波检查:在早期较 X 线更为敏感,可以发现关节软骨低回声带模糊、消失、半月板撕裂、变性,关节间隙不对称性狭窄、变形,骨赘形成,以及关节周围病变,如髌上囊肿和滑膜增厚等。此外,还可以通过检测血管形态和血流量了解治疗效果和疾病的进展情况。

2) X 线检查:非对称性关节间隙变窄,关节边缘增生和骨赘形成,可伴有关节积液。严重者可见关节畸形,出现如膝内翻(X 型腿)等。

3) 磁共振成像:可以对早期骨关节炎做出诊断,显示关节软骨、韧带、半月板及关节积液等病变情况，如关节软骨病变、膝交叉韧带松弛变细，半月板撕裂，纤维囊病变等。

4) 关节镜检查：关节镜检查是临床评定关节软骨受损的金标准，但因为其有创伤，所以不能作为常规检查用于诊断。另外，关节镜不能显示软骨深层改变和软骨下骨质改变。

(4) 实验室检查：尽管C反应蛋白(C-reactive protein，CRP)是反映病情活动的良好指标，但常常因为骨关节炎患者仅仅只有局部滑膜炎，所以两者的相关性并不明显。伴有滑膜炎的患者可出现CRP和红细胞沉降率(erythrocyte sedimentation rate，ESR)轻度升高，而血常规、蛋白电泳、免疫复合物及血清补体等指标一般无异常。

2. 诊断标准 目前临床上多依据ACR1995年的诊断标准，现简单叙述以供参考。

(1) 手骨关节炎：临床标准：①近一个月大多数时间有手关节疼痛、发酸、发僵；②10个指间关节(10个指间关节为双侧第2指、第3指、第4指、第5指远端及近端指间关节，双侧第1指腕掌关节)中，骨性膨大关节≥2个；③掌指关节肿胀≤2个；④远端指间关节骨性关节>2个；⑤10个指间关节中，畸形关节≥1个。满足①+②+③+④或①+②+③+⑤条件可诊断为手骨关节炎。

(2) 膝骨关节炎：临床标准：①近一个月大多数时间有膝关节疼痛；②有骨摩擦音；③晨僵≤30min；④年龄≥38岁；⑤有骨性膨大。满足①+②+③+④，①+②+⑤或①+④+⑤条件，可以诊断为膝骨关节炎。

除临床标准外，膝骨关节炎还有临床+放射学标准，如：①近一个月大多数时间有膝部疼痛；②X线片显示骨赘形成；③关节液检查符合骨关节炎；④年龄≥40岁；⑤晨僵≤30min；⑥有骨摩擦音。满足①+②，①+③+⑤+⑥或者①+④+⑤+⑥条件，可以诊断为膝骨关节炎。

(3) 髋骨关节炎：多使用临床+放射学标准：①近一个月时间大多数时间有髋部疼痛；②血沉≤20mm/h；③X线片显示有骨赘形成；④X线片显示有髋关节间隙狭窄。满足①+②+③，①+②+④或者①+③+④条件可以诊断为髋骨关节炎。

(二) 功能评定

老年骨关节炎从出现症状到影响正常功能的行使一般需要一个漫长的过程，如开始仅有运动后疼痛，逐步发展到影响关节的活动，导致行走功能或上肢功能的正常使用，如行走、手持物等。随着病情的发展，运动不足将导致心肺功能下降，甚至出现胰岛素利用障碍而发生糖尿病，造成生活自理能力下降，参与生活活动也受到限制。

1. 精神、心理 由于长期疼痛和(或)不同程度的功能障碍，使患者在生活、工作和社会参与等方面产生各种困难，对患者的心理产生重大的影响，表现出精神忧郁、焦虑、愤怒、情绪低落、言语减少等负面心理反应，对自我和康复失去信心，从而影响疗效和生活质量。心理情绪评定通常使用焦虑自评量表和抑郁自评量表。

2. 关节功能 无论是手，还是膝关节、髋关节，一旦演变为骨关节炎，除疼痛外，肌肉力量下降、关节活动度受限明显，可见关节形态发生改变，关节周围肌肉萎缩，关节的屈、伸功能受限。

(1) 肢体周径：常用皮尺测量肢体的周径，以了解患肢肌肉有无萎缩、肿胀和肥大。测量时，应注意皮尺与肢体纵轴垂直，松紧度适宜。一般情况下，老年骨关节炎的患者，患肢是有肌肉萎缩的，当运动过度时，可出现关节肿胀。

(2) 肌力测定：对于老年骨关节炎患者，局部肌肉力量是下降的，与对侧相比有明显的改变。常用的方法是徒手肌力检查法。但它只是表明肌力的大小，不能代表肌肉收缩的耐力。

(3) 关节活动度：老年骨关节炎的患者早期局部关节活动受限不明显，随着病程的进展，关节活动度受限逐步加重。临床上常用的方法是180°的通用量角器测量，轴心对着关节的中心，固定臂与相对固定的肢体的纵轴平行，移动臂与活动的肢体的纵轴平行。

(4) 步态分析：正常步态是通过骨盆、髋、膝、踝和足趾的一系列活动完成的，而老年骨关节炎患者常常因为下肢关节功能障碍导致步态异常，常见的有疼痛步态、摇摆步态、假性长短步态等。既可以通过目测法进行定性分析，也可以由计算机摄像设备进行定量分析。老年骨关节炎患者的步态异常主要是摆动相屈膝、屈髋角度的异常。

我国社会劳动保障部门对工伤职业进行伤残等级鉴定时，以关节功能障碍对肢体功能所造成的障碍为依据，以屈伸功能为量化指标，将关节功能丧失分为重度、中度与轻度三级：①关节功能重度丧失：残留关节屈伸范围约占正常的三分之一，较难完成原有劳动并对日常生活有明显影响；②关节功能中度丧失：残留关节屈伸范围约占正常的三分之二，能基本完成原有劳动，对日常生活有一定影响；③关节功能轻度丧失：残留关节屈伸范围约占正常的三分之二以上，对日常生活无明显影响。

3. 心肺功能 老年人随着年龄的增加，血管中弹性组织进行性减少，胶原组织逐渐增加，使血管的弹性减退，心脏也会因为相似的原因而发生心室壁顺应性的进行性减退，心脏舒张功能下降。当进行运动时，静脉回心血量大量增加，可导致心脏舒张功能进一步减退，比较小的功率负荷就可以引起左室舒张末期压升高，肺毛细血管嵌压上升，从而发生呼吸困难。老年骨关节炎的患者由于关节活动障碍导致运动不足，心肺功能较同年龄人会进一步下降，在康复训练过程中发生心脏事件的可能性更高，如可能出现胸闷、呼吸困难等心肌缺血、心功能不全的预警信号。因此在实施运动训练前必须进行心肺功能测试，以保障安全。临床上使用运动肺功能仪和活动平板试验实时分析患者运动中每一次呼吸的各项气体代谢和心电参数，主要指标有最大耗氧量（maximal oxygen uptake，VO_{2max}），即峰值耗氧量（peak oxygen uptake，VO_{2peak}）、最大心率（maximal heart rate，HR_{max}）、最大氧脉搏（VO_2/ HR_{max}）和运动时间（t）。

最大耗氧量(VO_{2max})是人综合体力的重要指标，主要取决于心肺功能、肌肉的代谢能力。氧脉搏是每次心搏输送的氧量，相当于每搏量。氧脉搏除主要取决于心输出量外，肌肉氧化能力、动 - 静脉氧差也是重要的影响因素。心肺功能下降均可以使氧搏量下降。老年骨关节炎患者运动强度一般要求50%~60% VO_{2max}，起始可定为40% VO_{2max}。

4. 环境评定 老年骨关节炎的早期患者对环境无特殊要求，后期受到环境的明显影响，如上肢骨关节炎患者对于使用的器具有要求，地面和行走的路段状况对于下肢骨关节炎患者的行走能力有较大的影响。若条件许可，康复专业人员可以按照老年骨关节炎患者自身的功能水平对其即将回归的环境进行实地考察、分析，找出影响其日常生活活动的因素，并提出修改方案，最大程度地提高其独立性，改善其生活质量。

(1) 家庭环境的评定：进行家庭环境评定，我们通常采取物理治疗师和作业治疗师随患者去家里访问，他们主要负责在家中评定患者的功能水平。精力主要花在患者或者患者家庭的特殊需要方面，言语治疗师、社会工作者或者护士也可参与到家庭评定中。这种评定将包括两个内容：一是关于住所外部的情况，二是住所内部的环境。在评定中主要使用的工具是皮尺和家庭环境评定表。

完成家庭内部评定的常用方式是让患者模拟全天的日常活动。从早上起床开始包括穿衣、化妆、洗澡和饮食的准备，患者试图完成所有的转移、行走、自理和其他所能做的活动，尽可能独立地促进这个评定。

(2) 社区环境(公共场所)的评定:主要是对人行道、路边镶边石、斜坡、扶手和台阶等位置的评定,如斜坡评定要求其坡度以 1∶12 英寸(1 英寸 =2.54cm),宽度以 90~120cm 为宜,如斜坡长超过 10m,斜坡改变方向或斜坡超过以上标准(1∶12 英寸),则中间应有一休息用的平台。所有斜坡的路面应是防滑的,侧边缘均应有一 3.5cm 的路肩,以防轮椅冲出斜坡的边缘;扶手评定要求斜坡适用于步行者和轮椅使用者,其两侧应装有栏杆,对步行者而言,其扶手高度以 90cm 为宜,而对轮椅使用者则以 75cm 为宜;台阶评定要求单级台阶可在附近的墙上装一垂直扶手,距台阶底部约 90cm,多级台阶则应使用水平性的扶手,应在台阶的底端和顶端各延伸至少 30cm。应注意扶手直径应为 2.5~3.2cm,扶手内侧缘与墙之间距离为 5cm,不宜太远。

5. 日常生活活动能力 对于早期骨关节炎患者,日常生活活动能力一般不受影响,但严重骨关节炎患者的日常生活常常受到影响,如不能行走,上、下楼梯、上厕所等,此时应进行日常生活活动能力的评定,一方面了解其日常生活能力,另一方面可以根据评定的结果判断是否需要他人的照料。临床上最常用的量表是改良的 Barthel 指数。

6. 生存质量的评定 生活质量与客观意义上的生活水平有关,包括身体健康状况、社会健康状况和精神健康状况,较全面的是世界卫生组织提出的身体功能、心理状况、独立能力、社会关系、生活环境,以及宗教信仰与精神寄托。目前应用较多的量表是医疗结局研究简表(medical outcomes study short form,MOSSF-36),它的调查方法是询问患者对自己健康状况的了解。此项数据记录患者的自我感觉和日常生活状况。

三、康复治疗

随着年龄的增长,患老年骨关节炎的概率越来越高,已经患有老年骨关节炎的患者病情也会逐渐加重,因为结缔组织的老化是不可逆转的。老年骨关节病的药物治疗中一定要注意药物的副作用,使用非甾体抗炎药时要充分考虑到副作用,并随时观察。保守治疗完全无效时才应考虑手术治疗,一般治疗中尽量选用保守治疗。

(一) 康复目标与方案

1. 康复目标 康复治疗老年骨关节炎主要是缓解疼痛,改善关节功能,避免或减少畸形,有利于受损关节的修复,延缓病情的进展,最终目的是缓解症状,使老年人生活自理。

2. 康复方案 很多症状不严重的患者,可通过物理因子治疗、体育锻炼和生活方式的改变来解决,对于老年骨关节炎患者的康复治疗主要包括药物、物理治疗、作业治疗、辅助器具、外科手术治疗和心理治疗等。保守治疗是骨关节炎的首选,只有在非手术治疗完全无效时才应考虑手术治疗。

(1) 物理治疗

1) 物理因子治疗:可根据患者的具体情况选择使用中频电疗、经皮神经电刺激(transcutaneous electrical nerve stimulation,TENS)消炎止痛,也可以选择热疗,如蜡疗、热敷、中药熏洗、红外线和局部温水浴等。对于轻症老年骨关节炎患者,可先试用物理因子治疗配合其他非药物疗法消炎止痛,无效时再试用药物;若病情需要,必要时可选择 2~3 种物理因子综合治疗;尽量使用简便、安全、经济的物理因子治疗,每次热疗的时间不超过 30min。

2) 运动治疗:应以肌力和耐力训练为主,常用的运动形式为静力性练习。在不引起关节疼痛的角度进行肌肉的等长收缩,一般认为在最大收缩强度时持续 6s 可以较好地增强肌力，而持续较长时间的较小幅度的收缩更有利于增强耐力。动力性肌力训练和等速肌力训练因为伴有关节活动，会增加关节负荷，一般不适用于老年骨关节炎患者。

运动治疗可以借助各种器械，也可以使用简便易行的徒手操，以下几种方法可供选择：①屈伸膝髋：双脚立正，右小腿向后提起，大腿保持原位，然后右腿向前踢出，足部尽量跖屈，右脚还原后再后踢，以脚跟接触臀部为度，然后左下肢抬起屈膝，左脚向里横踢，左下肢抬起屈膝，左脚向外横踢，右下肢相同；②旋转膝部：二足跟、膝部并紧，微屈双膝，双手按于膝部，自左向右、后、前作回旋动作，然后自右向左前旋转；③抗阻屈膝：取坐位，将踝部套在弹性绳索内，然后做屈伸膝关节活动。

(2) 作业治疗：老年骨关节炎患者的作业治疗主要从自我照料、工作和休闲活动三个方面开展。自我照料的活动包括就餐、穿衣、行走、大小便等，工作的活动包括与他人沟通、信息的传递、互联网的使用、驾驶或公共交通的使用，休闲活动包括读报、看电视、手机的使用以及符合当地文化习惯的休闲娱乐活动。重点是防范、控制有损关节的活动，在进行下列日常生活活动时，应尽可能避免损伤受累关节(图 2-4-1)。

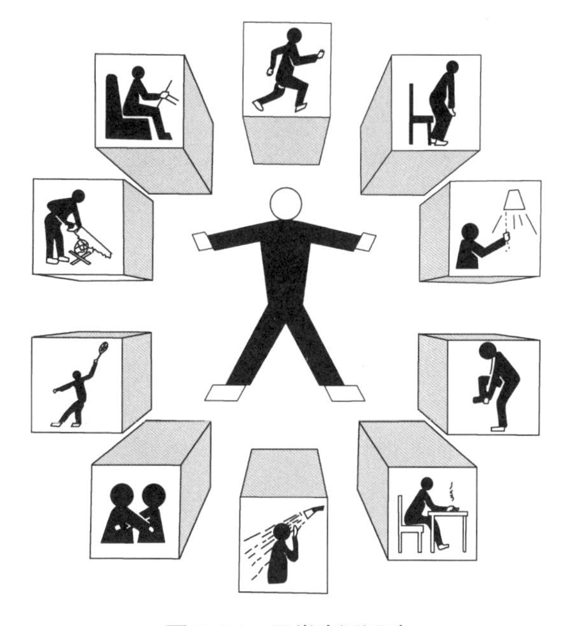

图 2-4-1　日常生活活动

(3) 辅助器具：老年骨关节炎严重者不仅可出现上肢使用日常用品困难，甚至写字、打字都无法进行，而且还可出现行走困难、大小便障碍等，这时非常需要作业治疗活动的介入，如通过改造日常用品的使用方法而减少对受累关节的进一步损害，改造厕所的高度使患者如厕更便利。当然，也可以使用护膝、护踝、护肘等支持带保护相应的关节，限制其活动，缓解疼痛。对于行走困难者，可选择使用手杖、臂杖或腋杖减轻患者的负重，缓解疼痛；对于髋、膝关节负重时疼痛明显而难以行走者可以选择轮椅代步。

(4) 心理干预：首先应让患者保持乐观的情绪，消除抑郁状态。对老年骨关节炎患者的治疗，无论是非手术治疗，还是手术治疗，均需要给予心理干预，主要包括：①支持治疗：细心听取患者对自身病情的描述及提出的其他需要帮助解决的要求，对患者给予鼓励和支持，体贴患者在生活、工作和社会参与方面遇到的困难，对患者急需解决的疼痛的问题，予以合理解决；②认知治疗：为患者讲解有关骨关节炎的健康知识，如发病机制、临床症状、注意事项、预后等，使其对疾病有正确、全面、客观的认识，了解通过康复治疗，病情是可以改善的，从而帮助患者缓解心理压力，减轻忧郁和焦虑，消除其不良的情绪，建立良好的治疗依从性，积极配合康复治疗；③放松治疗：指导患者每天进行一定时间的放松训练，使患者学会自我调节，通过身体放松使患者得到整个身体、心理的松弛，压力释放，对抗由于心理应激而引起的焦虑和抑郁；④集体心理治疗：对于老年骨关节炎的患者也可以采用讲座等集体活动的形式，详细介绍本病的特点和发病机制、康复知识，介绍心理因素对患者自身生活质量的负面影响，指导患者采取减轻受患关节负荷的方法来保护关节，宣传吸烟的危害性并指导如何戒烟，正确对待疾病。

1）对于紧张、焦虑的老年患者：医务人员对于新入院的老年患者要以良好的精神面貌去迎接和关怀照顾老年骨关节炎患者。入院时要热情接待，做详细的入院宣教，使之尽快熟悉环境，在输液、发药、晨晚间护理时要耐心讲解疾病的知识，语言简练易懂，以取得老年人的信任和合作。对于活动不便的患者，协助完成生活所需，对情绪波动大的患者，安排亲人陪护，向家属说明情绪波动与疾病的利害关系，引导其在物质和精神上给予关心和爱护，使患者对生活充满信心，消除其紧张、焦虑的情绪。

2）对于悲观、固执的老年患者：给予精神安慰，尊重他们的人格，以亲切的态度经常与他们交流，了解其思想动态，帮助其解决问题，同时要做好基础护理和照料，使其住院如在家。大部分老年患者就座起立时有关节僵硬的现象，在操作时要耐心等待。要从生活、饮食方面尽量满足患者的基本需求，从细微之处引导其以稳定的心态对待角色的转变，改善不良情绪，以积极的态度面对疾病。

3）对于绝望、厌世的老年患者：应加强安全措施，严密观察老年人的一切动态和情绪的变化，同时还需要家人、朋友、同事及社会的支持，要多给予正面的指导、劝解、鼓励和安慰等，帮助患者度过最困难的时期，并真正体验到社会和家庭亲人的关爱和温暖，以增强其对美好生活的向往和对生命的渴望。

（二）预防、保健与临床治疗

包括预防、营养保健、药物、中西医结合、手术治疗等。

1. 药物治疗

(1) 镇痛剂：由于骨关节炎的病因较多，大部分原因不是炎症或只是轻度炎症，所以大多数情况下可用镇痛剂进行治疗。对乙酰氨基酚是较好的选择，它无明显的抗炎作用，但有良好的镇痛和解热作用，对胃肠道无明显的毒副作用，对有过敏史者较安全。虽然对肝脏、肾脏有毒副作用，但概率极低，且价格较低，因此常常是临床上的首选。每次口服0.25~0.5g，1天3~4次。1天量不宜超过2g，疗程不宜超过10天。

(2) 非甾体抗炎镇痛药物：一般在患者对镇痛剂使用后效果不好时使用。有研究指出，老年溃疡病的住院和死亡病例中，20%~30%与服用非甾体抗炎镇痛药有关，也有人认为非甾体抗炎镇痛药对关节软骨的代谢可能产生有害作用。因此，老年骨关节炎患者应该慎用非甾体抗炎镇痛药，如萘普生等。目前临床上已有局部使用的非甾体抗炎药，如双氯芬酸乳胶剂、吲哚美辛药膏等，与传统的非甾体镇痛药相比，具有抗炎作用强、胃肠道、血液系统副作用小等优势。

(3) 激素：通过关节腔穿刺术向受累关节腔内注射糖皮质激素，能够有效抑制滑膜炎症，从而缓解老年骨关节炎的软骨降解过程，但大量应用可妨碍软骨的修复过程，包括妨碍氨基葡聚糖和透明质酸的合成，并增加关节内感染的机会。所以，一般认为关节腔内注射激素间隔时间不可少于3个月，1年内只能注射2~3次。

(4) 维生素：有研究证明，维生素C和维生素D有助于阻止关节炎的进一步发展。维生素C片剂为抗氧化剂和Ⅱ型胶原合成的基本需要，每日服用高于日常摄入量2~8倍维生素D可以阻止关节炎的发展。

2. 传统康复治疗 推拿可以增加局部的血液循环，改善关节的代谢，手法还可以改善和提高受累关节的活动度；针灸通过循经取穴和近病远治的原理治疗骨关节炎，改善代谢，减轻疼痛。通过导引治疗，如打太极拳等，可保持关节一定的活动度，同时使关节的受压面增大，单位面积内受压面积相对减小。

3. **手术治疗**　若有较严重的持续性疼痛和明显的活动障碍，并且影响工作和生活，可以考虑手术治疗。一般传统性矫形手术，如关节成形术、关节融合术、截骨术等，由于手术后需要外固定，所以不适合老年患者。

(1) 关节镜治疗：膝关节骨性关节炎中若关节内有游离体造成关节交锁、疼痛，应考虑游离体摘除术；关节镜治疗时，可利用大剂量冲洗液冲洗关节腔，达到消炎、缓解症状的目的，此时可处理关节内的细微损伤，如软骨、半月板、滑膜的撕裂、磨损等，还可以去除炎症变性或增生的组织。

(2) 关节置换术：适用于关节内有严重的退行性变，疼痛症状和关节功能障碍明显的高龄患者。全膝关节置换术后配合连续性关节被动训练器(CPM)的功能训练，常可以取得较为满意的效果。

4. **改变生活方式**　老年骨关节炎的病情发展常与寒冷、潮湿的生活环境有关，所以应注意保暖及改善居住条件；老年骨关节炎与不适当的负重有关，所以应劳逸结合，运动时注意适当的运动量，不可一次运动过量，否则容易对关节造成损伤；肥胖患者应注意控制饮食，减轻体重以减少病变关节的负重；日常生活中应尽量减少大关节的负重，如过多的下蹲、长时间的站立会增加膝关节、髋关节损伤的机会；给予患肢短时期静止休息，不予负重，可减轻及延迟病情的发展。此外，对本病发展有影响的疾病应积极予以治疗，如糖尿病、静脉曲张等。

5. **其他方法**　老年骨关节炎的治疗多数为对症治疗，常可取得较好的疗效。对关节软骨损伤的治疗也已经有许多新方法，自体、异体软骨细胞移植、骨软骨移植，假体填充修补关节软骨缺损，组织工程化软骨移植、基因治疗等。老年人关节软骨常发生退行性变，自体关节软骨细胞移植、自体骨软骨移植的方法都因自体软骨细胞活力下降而受到限制。基因治疗是在细胞内插入一段目的基因，使细胞自身能够分泌原来不能分泌或分泌很少的蛋白质，达到治疗目的。

(王玉龙)

第五节　老年颈椎疾病康复

一、概述

老年人颈椎疾病十分常见。随着年龄的增长，颈椎退变日渐严重，可诱发多种疾病，可涉及周围的脊髓、神经、血管等多种重要组织，进而引发多种特异性表现。如颈交感神经受刺激、损伤会出现胃肠功能异常，表现为食欲不振、恶心、呕吐、便稀或便秘等，此时，极易与浅表性胃炎、胃溃疡等相混淆。又如第4颈椎压迫神经根，可致心动过速、冠脉供血不足、心绞痛等症状，若仅给予心脏病药物治疗而不治疗颈椎，虽能暂时缓解症状，但易反复发作。此外，颈椎的退变还可引起呼吸或吞咽困难、血压异常等许多看似与颈椎病无关的症状。因此，了解并熟悉颈椎疾病的诊断处理以及康复防治措施是十分重要的。

(一) 定义

颈椎椎间盘组织退行性改变及其继发病理改变累及其周围组织结构(神经根、脊髓、椎动脉、交感神经及脊髓前中央动脉等),并出现与影像学改变相应的临床表现者,称为颈椎病(cervical spondylosis)。国际上倾向将这类疾病统称为“颈椎疾病”(cervical myelopathy, cervical degeneration disorder)。

(二) 分类

按照临床表现的不同,通常可将颈椎病分为以下型别:

1. **神经根型** 常有外伤、长时间从事伏案工作和睡眠姿势不当的病史。主要表现为颈部活动受限,颈、肩部疼痛。上颈椎病变,颈椎疼痛,向枕部放射,枕部感觉障碍或皮肤麻木。下颈椎病变,颈肩部疼痛可向前臂放射,手指呈神经根性分布的麻木和疼痛。并可伴有头痛、头晕、视物模糊、耳鸣等表现。检查可见颈部活动受限,棘突、棘突旁或沿肩胛骨内缘有压痛点。

2. **椎动脉型** 主要是头痛、头晕、眩晕,甚至猝倒。有时可有恶心、耳鸣、耳聋和视物不清。

3. **脊髓型** 是由颈椎间盘的突出物刺激或压迫交感神经纤维,反射性地引起脊髓血管痉挛、缺血而产生脊髓损害的症状。表现为颈肩痛伴有四肢麻木、肌力减弱或步态异常。严重者可发展至四肢瘫痪、小便潴留、卧床不起。体检可见颈部活动受限不明显。肢体远端常有不规则的感觉障碍、腱反射亢进、肌张力增高和病理反射。

4. **交感型** 多数有轻微的颈肩痛等交感神经的刺激症状。表现为头晕、头痛、头沉、偏头痛、视物模糊、耳鸣、耳聋、心律失常;肢体或面部区域性麻木、出汗异常等表现。

5. **混合型** 兼有以上两种以上型别的症状、体征。

6. **颈型** 仅有颈部酸困不适、疼痛、板滞甚至僵硬等症状。

(三) 流行病学

颈椎病的发病率很高,国内外的流行病学研究显示,本病患病率高达43%~66.7%。全球研究资料表明,20%的患者病情反复,最终进展为长期慢性病程。年龄大于50岁者40%以上颈、腰椎有活动受限情况;其中60%会产生颈、腰椎病变,严重者压迫神经系统出现各种症状;甚至造成截瘫。近年来,颈、肩、腰腿痛的发病有年轻化趋势,有统计表明,青少年颈椎病患者所占比例由1996年的8.7%上升到2004年底的12%。

二、康复诊断与功能评定

(一) 康复诊断

1. **诊断方法** 主要依据病史、体格检查、X线片、CT和MRI检查。

(1) 病史:了解患者职业,生活习惯与爱好,有无颈部外伤史和局部受寒史。

(2) 症状与体征:①症状:患者多有颈肩疼痛,一侧或者双侧手麻、头晕、心慌、胸闷、四肢肌无力、行走不便等症状;②体征:颈椎或其两侧有压痛点、相关肌肉紧张或压痛,颈椎活动度受限;颈背部或一侧手臂有感觉异常。③特征性检查:臂丛牵拉试验、前屈旋颈试验、压顶试验、低头试验、仰头试验等,有阳性发现。

总之,特定的运动方向受限与特定的疼痛发生部位相关,如颈后伸、侧屈和旋转时疼痛提示疼痛源于小关节,侧屈和轴性挤压时出现放射痛提示神经根性疼痛。

(3) 实验室检查:与颈痛有关的实验室检查方法可分为4类:①基本项目检查,包括全血细胞计数、血清生化和尿液分析;②炎性疾病标志物检测,如ESR、CRP及补体试验;③特异性自身抗体测定(排除强直性脊柱炎);④体液分析,如脑脊液和关节腔液检查。根据初步临床诊断、监测疗效的需要选择合适的检查。

机械力学性颈痛是多数与躯体活动有关的急性颈痛，如颈部扭伤、颈椎间盘突出、颈椎狭窄、颈椎关节强直或颈部骨关节炎，不需要实验室检查。但以下情况则需要进一步检查：①对于老年患者或出现不明原因的体重减轻、疲乏或夜间颈痛者，应考虑恶性肿瘤；②对于免疫功能减弱的患者或出现发热、寒战者，或最近有菌血症者，应考虑感染；③出现炎症性关节炎体征者，应考虑炎症性关节炎。对于无典型症状的慢性颈痛患者，应进一步行影像学检查和实验室检查以排除隐匿的恶性肿瘤或无痛性感染，这些检查包括ESR、全血细胞计数、甲状腺功能测定、血清蛋白电泳、碱性磷酸酶及血清钙、骨代谢指标测定等。

(4) 影像学检查主要包括

1) 颈椎X线片检查：对颈椎骨质增生、韧带钙化、椎节不稳、生理曲度、椎间隙、椎间孔等均能良好显示，具有很高的应用价值。通常取正位、侧位、斜位片及动力位片；可显示颈椎曲度改变，或椎间关节不稳定，具有“双边”“双突”“切凹”“增生”等表现。

2) CT、MRI检查：可显示椎间盘突出、椎管狭窄；神经根或椎动脉有受压表现等。主要有：①颈椎CT平扫、多层螺旋CT薄层扫描、多平面重建、三维重建、椎动脉血管造影三维成像、脊髓造影后CT扫描、椎管多层螺旋CT仿真内镜成像。②颈椎MRI平扫及增强扫描：一般包括矢状位 T_1WI 扫描、矢状位 FSE-T_2WI 扫描、轴位薄层 GRE-T_2WI 扫描；若怀疑神经根病变，可作斜冠状面扫描。颈部时间飞跃法MR血管成像、三维对比增强MR血管成像、MR脊髓水成像、颈椎屈伸位动态MR扫描、PC-MR脑脊液流速测量。

3) 其他影像学检查：椎动脉数字减影血管造影（digital subtraction angiography，DSA）、椎动脉彩色多普勒超声血流显像、经颅多普勒超声（transcranial doppler sonography，TCD）检查。其中常规超声波检查即可发现局部椎动脉扭曲、狭窄；而肌骨超声检查，可行椎旁肌肉的动态功能检查，有肌萎缩等表现。

2. 诊断标准 颈椎病在医学上的独立性已得到公认，其发病机制、临床表现以及治疗原则已经有了统一的概念及标准。目前通用的颈椎病诊断标准及类型如表2-5-1所示。

表2-5-1 颈椎病诊断标准及类型

一般原则	①临床表现与X线片均符合颈椎病者，可以确诊 ②具有典型颈椎病临床表现，而X线片上尚未出现异常者，应在排除其他疾患的前提下，诊断为颈椎病 ③对临床上无主诉及体征，而在X线片上出现异常者，不应诊断为颈椎病，可对X线片上的异常所见加以描述
各型颈椎病的诊断	(1) 颈型颈椎病 ①主诉头、颈、肩疼痛等异常感觉，并伴有相应的压痛点 ②X线片上颈椎显示曲度改变，或椎间关节不稳定，具有“双边”“双突”“切凹”“增生”等表现 ③除外颈部扭伤（俗称“落枕”）、肩周炎、风湿性肌纤维炎、神经衰弱及其他非因颈椎间盘退行性变所致的肩颈部疼痛 (2) 神经根型颈椎病 ①具有较典型的根性症状（麻木、疼痛），且其范围与受累的神经根所支配的区域相一致 ②X线片上显示颈椎曲度改变、不稳或骨质增生 ③压颈试验或上肢牵拉试验阳性 ④痛点封闭治疗效果不明显 ⑤临床表现与X线片上的异常所见在节段上相一致 ⑥除外颈椎骨实质性病变（如结核、肿瘤等）、胸廓出口综合征、肩周炎、网球肘、肱二头肌腱鞘炎等以上肢疼痛为主的疾患

续表

各型颈椎病的诊断	(3) 脊髓型颈椎病 ① 临床上有脊髓受压表现，分为中央及周围两型；中央型症状先从上肢开始，周围型者则从下肢开始，又分为轻、中、重三度 ② X 线片上显示椎体后缘多有骨质增生，椎管前后径出现狭窄 ③ 除外肌萎缩型脊髓侧索硬化症、脊髓肿瘤、脊髓损伤、继发性粘连性蛛网膜炎、多发性末梢神经炎 ④ 个别鉴别诊断困难者，可作脊髓造影检查 ⑤ 有条件者，可做 CT 扫描检查
	(4) 椎动脉型颈椎病 ① 曾有猝倒发作，并伴有颈性眩晕 ② 旋颈试验阳性 ③ X 线片显示椎间关节失稳或钩椎关节骨质增生 ④ 除外耳源性及眼源性眩晕 ⑤ 除外椎动脉Ⅰ段（即进入 C_6 横突孔以前的椎动脉段）和颈椎动脉Ⅲ段（即出颈椎进入颅内以前的椎动脉段）受压所引起的基底动脉供血不足 ⑥ 除外神经官能症、颅内肿瘤等 ⑦ 确诊本病，尤其是手术前定位，应根据椎动脉造影检查 ⑧ 椎动脉血流图及脑电图只有参考价值
	(5) 交感型颈椎病 临床表现为头晕、眼花、耳鸣、手麻、心动过速、心前区疼痛等一系列交感神经症状，X 线片上有失稳或退行性变，椎动脉造影阴性
	(6) 其他型 如食管型颈椎病，颈椎椎体前鸟嘴样增生压迫食管引起吞咽困难等。经食管钡剂造影可证实

3. **鉴别诊断**　颈椎病最易与肩周炎相混淆，后者特征性运动障碍与活动相关，静止时无疼痛，夜间无痛。各种疾病与颈椎病的鉴别要点参见表 2-5-2。

表 2-5-2　颈椎病的鉴别要点

疾病	病史	症状、体征	功能	影像片
肩周炎	多发于 50 岁左右，女性多于男性，缓慢起病	肩关节周围疼痛和有压痛点（结间沟、三角肌前后沿、冈上窝），姿势不合适或活动时可诱发剧痛，并可放射到颈部和上臂中部	肩关节活动（主、被动均受限），尤其外展、外旋后伸受限明显，肩部肌肉萎缩	X 线片一般无改变，有时可见局部骨质疏松，冈上肌腱、肩峰下滑囊钙化
颈椎结核	有结核史，有低热、盗汗、食欲不振等全身症状	早期颈肩背痛，受累椎体有压痛、叩击痛，随后上肢放射疼痛、麻木	晚期四肢瘫	X 线可见骨质坏死
脊髓空洞症	多发于 30 岁左右	以节段性分离性感觉障碍为特征	上肢肌力减退，皮肤营养障碍（上肢均明显于下肢），脊柱侧凸等	MRI 表现明显区别于椎间盘病变导致颈椎病
椎管内肿瘤	多发于 20~50 岁人群，一般起病缓慢，但进行性发展	根性痛	感觉障碍，运动障碍，自主神经功能障碍	CT 可见病变部位椎管扩大，椎体后沿受压，有软组织填充于椎管内；腰椎穿刺可见脑脊液蛋白增多

（二）功能评定

1. 颈椎功能评定

(1) ROM：针对颈椎活动范围，可以采用方盘量角器进行颈椎屈曲、伸展、侧弯，以及旋转度的具体测量。

(2) 肌力评定：胸锁乳突肌、斜方肌、前臂肌群（有时需要评定下肢肌力）。

(3) 疼痛评定：视觉模拟评分法、数字疼痛评分法、口述分级评分法、McGill 疼痛问卷表。

(4) 感觉检查：痛觉、温觉、触觉检查等。

2. 日常生活活动能力评定 Barthel 指数评定表和功能独立性评定（functional independence measure，FIM）量表（参见本书相关章节）。

3. 功能能力评定（functional capacity evaluations，FCE） 传统的 ROM、肌力、耐力的评定方法不足以描述脊柱疾病所致的功能限制。临床医生经常需要评定患者重返工作的能力并提供工作限制的建议，这促进了 FCE 的发展。目前 FCE 在美国已被广泛使用。FCE 不仅用于颈部，还用于工伤的预防和许多疾病的康复。FCE 要求患者执行一系列的特定测试活动以评定个体满足工作要求的能力。除了用于工伤后职业康复程序的制定和监测外，FCE 被越来越多地用于判断患者重返工作岗位的能力、就业前筛选、确定残疾和协助法医鉴定。

4. 颈椎病综合评估 较为常用的有 JOA 颈椎病评分（脊髓型）等。

(1) 日本骨科学会 1975 年制定了日本骨科学会治疗成绩判定标准（JOA score，又称 17 分法），此后得到了日本国内以及国际上的广泛认同。1994 年，日本骨科学会又在旧的 17 分法基础上加入神经根功能的评价部分，制定了新的 17 分法。虽然 17 分法非常常用，但是对患者的健康程度和日常生活的影响方面评价仍然非常困难，也存在各种问题，参见表 2-5-3。

表 2-5-3 颈椎病判定标准（JOA score，1994）

	分级	评分
运动功能		
上肢		
正常	0	4
用筷子吃饭有些困难	1	3
用筷子吃饭很困难	2	2
能用汤匙吃饭，但不能用筷子	3	1
自己不能吃饭	4	0
下肢		
正常	0	4
不用任何辅助，可以行走 但是有轻度的肌肉挛缩	1	3
上下台阶需要扶栏杆	2	2
在平地上行走需要辅助器具	3	1
不能行走	4	0
感觉		
上肢		
正常	0	2
轻微感觉缺失	1	1
明显感觉缺失	2	0

续表

	分级	评分
下肢		
正常	0	2
轻微感觉缺失	1	1
明显感觉缺失	2	0
躯体		
正常	0	2
轻微感觉缺失	1	1
明显感觉缺失	2	0
膀胱功能		
正常	0	3
轻度功能障碍	1	2
严重功能障碍	2	1
完全尿潴留	3	0
总分		17

恢复率(百分率)=(术前分 – 术后分)÷ 17 × 100%

(2) 北京大学第三医院颈椎脊髓功能状态评定法(40 分),见表 2-5-4;本法用于脊髓型颈椎病患者的评估。

表 2-5-4 颈椎脊髓功能状态评定法

0	上肢功能:两侧共 16 分
	0:无使用功能
	2:勉强握食品进餐,不能系扣、写字
	4:能持匙进餐,勉强系扣,写字扭曲
	6:能持筷,系扣,但不灵活
	8:基本正常
1	下肢功能:不分左右,共 12 分
	0:不能端坐站立
	2:能端坐,但不能站立
	4:能站立,但不能行走
	6:扶双拐或需人费力搀扶,勉强行走
	8:扶单拐或扶楼梯上下楼行走
	12:基本正常
2	括约肌功能:共 6 分
	0:尿闭或大小便失禁
	3:大小便困难或其他障碍
	6:基本正常
3	四肢感觉:上下肢分别评定共 4 分
	0:有麻、痛、紧、沉等异常感觉或痛觉减退
	2:基本正常

续表

4	束带感:指躯干部,共2分 0:有束带感 2:无束带感
一级肢体残疾:完全不能实现日常生活活动	0~10分
二级肢体残疾:基本不能实现日常生活活动	11~20分
三级肢体残疾:能够部分实现日常生活活动	21~30分
四级肢体残疾:基本能实现日常活动	31~40分

治疗前后分别评分:改善率=(术后分值－术前分值)÷术前分值×100%

引自:蒋协远,王大伟.骨科临床疗效评价标准.北京:人民卫生出版社,2005

三、康复治疗

(一)康复原则与目标

1. 康复原则 综合措施、防治结合。尽可能采用各种非药物康复治疗措施,消除疼痛、麻木等症状,防治复发。

2. 康复目标 消除症状,恢复功能。

(二)康复方法

1. 物理因子疗法

(1)牵引治疗:颈椎牵引是颈椎病等症的首选康复治疗方法。多用机械方式牵引,牵引力可以利用砝码或重锤等。亦可人工手法牵引,或利用体位(斜卧位)即利用自身体重进行牵引。牵引处方:拟定牵引处方时,应考虑以下因素:①体位(坐位或卧位);②牵引角度;③牵引重量;④牵引治疗时间;⑤牵引疗程等因素。其中②③④又称之牵引治疗三要素。牵引参数的选择参见表2-5-5。

表2-5-5 牵引参数的选择

体位	体位的选择应按照患者病情而定;一般而言,下列情况应首选卧位牵引:重度骨质疏松症、高龄老人、脊髓型颈椎病、寰枢关节半脱位,以及其他不能耐受坐位牵引者;除此以外,均可选用坐位牵引
牵引角度	指牵引作用力的方向,即牵引力(枕颌牵引套为牵引力作用起点)与沿身体纵轴之间的夹角;角度的选择应服从于颈椎病变的节段,以及患者颈椎的弧度;目的是将牵引产生的最大应力更好地集中在病变部位,同时调整生理弧度;如果患者生理弧度存在,则只考虑病变节段
牵引重量	牵引的重量应视疾病性质、患者体质及其对牵引的反应而定;例如:寰枢关节半脱位,不宜过重,通常以5kg左右为宜,依患者体重而有所加减0.5~1kg;此外,脊髓型颈椎病、重度骨质疏松、年老体弱等,亦不宜过重;除此以外,通常仅控制最大重量不超过20kg,这是由于颈项部周围韧带薄弱、肌肉短小密集,牵引重量过大,容易造成肌肉、韧带、关节囊的损伤;常用牵引重量约相当于体重的10%~15%;首次牵引,重量宜小,以5kg起始,2~3日递增1kg,症状改善后维持此重量直到症状缓解消失;当牵引2~3周后,症状完全没有改善,或牵引过程中症状加重,应终止牵引治疗

续表

牵引时间	通常牵引时间以(20±5)min为宜。研究表明，牵引的前10min之内，应力随时间增加，可使椎间隙产生有效分离，15min时达到最大值，之后逐渐减慢，30min达到饱和(即再延长牵引时间，椎间隙的分离也不再增加)；因此，最佳的牵引时间是15~20min，超过30min，疗效不会因此而增加；颈椎牵引时间与牵引重量之间存在相关性，牵引重量大则牵引时间可相应缩短，牵引重量轻则牵引时间可适当延长
牵引疗程	门诊患者可以每天一次接受牵引治疗，住院患者可每天两次；以10~12次为1个疗程，一般治疗2~3个疗程即可获得症状、体征的缓解甚至消失；个别患者恢复缓慢，但症状、体征确有所缓解的，可以继续治疗；如果连续治疗2~3个疗程后，完全没有缓解，则需终止治疗

1）适应证：①各型颈椎病；②颈椎关节功能紊乱；③颈椎骨折、脱位的固定；④其他：颈部肌肉痉挛、颈椎退行性疾病、肌筋膜炎等引起的严重颈肩痛，儿童的自发性寰枢关节半脱位早期。

2）禁忌证：①颈椎结构完整性损害：如颈椎及其邻近组织的肿瘤、结核等疾病侵犯到椎体；颈椎附近的血管损害性疾病；颈内动脉严重狭窄且有斑块形成。②颈椎不适宜活动的疾病：如颈椎严重失稳（Ⅱ度以上滑脱）；颈椎椎体骨折；颈脊髓明显受压；重度颈椎间盘突出明显且突出物有钙化，脊髓受压明显；严重的骨质疏松；③牵引后症状加重：如颈部肌肉及软组织的急性拉伤、扭伤、急性炎症等；④其他：如强直性脊柱炎、类风湿关节炎、先天性脊柱畸形等。

(2) 电疗：患者症状以疼痛与麻木为主时，可以采用微波等高频电疗，改善微循环，营养神经。如果患者局部肌痉挛显著，则可以加低频或中频电疗，以解痉镇痛。

(3) 磁疗：可镇痛、消炎、消肿，可酌情选用。

(4) 超声波治疗：合并肩周炎时，可以应用超声波松解粘连。

(5) 温热疗法：红外线、中药热敷等均可选用。

2. 运动疗法 可以采用麦肯基运动疗法，S-E-T悬吊运动疗法等。

3. 康复工程辅具选择

(1) 颈托、颈围：可按需选用颈围领或颈托，均可起制动和保护作用。有助于组织的修复和症状的缓解，配合其他治疗方法同时进行，可巩固疗效，防止复发。但长期应用颈托可引起颈背部肌肉萎缩，关节僵硬，不利于颈椎病的康复，仅在颈椎病急性发作时使用。颈围或颈托对症状的减轻有一定帮助，但颈围的高度应以保持颈椎处于中立位为宜。若由于颈部损伤所致则可应用前面宽，后面窄的颈托使颈部处于轻度后伸位，以利于颈部损伤组织的修复。

(2) 睡枕要求：颈部姿势对颈椎病症状有明显影响，其中睡眠姿势的影响尤大。枕头是颈椎的保护工具。一个成年人，每天有1/4~1/3的时间是在睡眠（枕头上）中度过的，人在熟睡后，颈肩部肌肉完全放松，只靠椎间韧带和关节囊的弹性来维护椎间结构的正常关系。如果长期用高度不合适的枕头，使颈椎某处屈曲过度，就会将此处的韧带、关节囊牵长并损伤，进而造成颈椎失稳，发生小关节错位，以后可发展成颈椎病。这类患者常常表现为睡眠中或睡醒后晨起时颈项不适、落枕、头昏、头痛或顽固性失眠等症状。

合理的枕头对治疗和预防颈椎病十分重要，是药物治疗所不能替代的，但应长期坚持应用。合理的枕头必须具备两项：科学的高度和舒适的硬度。对枕头的高度有多种数据，不宜过高，亦不宜过低。少数人需适当高枕，如棘突发育畸形等，此时枕头过低则可使症状加重。

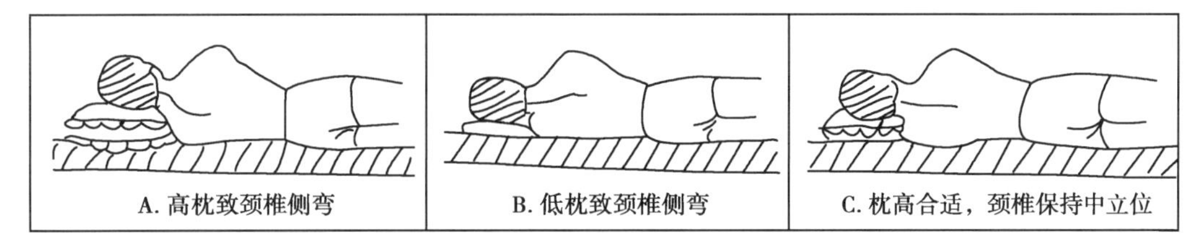

图 2-5-1 睡姿与枕高

由于人体的颈椎有正常的生理弯曲，只有保持这种状态时，颈部的肌肉、韧带、椎间盘及颈部其他器官，如气管、颈动、静脉和神经组织才能处于正常生理状态。而高枕时，无论是左还是右侧卧，都会使颈椎处于非生理弯曲状态（图 2-5-1A）。这就使颈部肌肉、颈椎骨和韧带等都处于紧张状态，得不到真正放松和休息，甚至使一些神经和血管受压，使颈椎病症状在睡后加重。同样，如果采用低枕或不用枕睡觉，也会使颈椎处于非生理弯曲状态(图 2-5-1B)，继之发生高枕一样的弊病，故枕高应结合个体体型。一般以仰卧时头枕于枕上，枕中央在受压状态下高度 8~15cm 为宜；而在枕的两端，应比中央高出 10cm 左右，因为侧卧时，肩部在下垫起，会使颈椎弯曲，增加枕两端高度则可消除这一不良影响，保证颈椎的生理弯曲（图 2-5-1C）。总之，枕头的高度应以醒后，颈部无任何不适为宜。

良好的睡姿对脊柱的保健十分重要。睡眠应以仰卧为主，头应放于枕头中央，侧卧为辅，要左右交替；侧卧时左右膝关节微屈对置。应及时纠正不良睡姿，如俯卧、半俯卧、半仰卧或上、下段身体扭转而卧等。过高、过硬、过短、过窄、充填物不合适的枕头都是不适宜的。合乎人体生理状况的枕头应该具有以下特点：曲线造型符合颈椎生理弯曲；枕芯可以承托颈椎全段，使颈肌得到充分的松弛和休息；枕芯透气性良好，避免因潮湿而加重颈部不适。

4. 作业治疗 可酌情选用放风筝等操作，游泳等活动，这些操作与运动是以颈部后伸的动作，有利于缓解颈部屈曲肌群与后伸肌群的职业性或姿势性因素所致的疲劳性损伤。

颈椎病虽然是中老年人群十分常见的多发病之一，但病情不一，原因不同，症状、体征亦较为多样化。针对不同的诊断，不同的病程，常选用不同的康复措施。

5. 传统医学治疗 中外都有很多传统医学的方法可以用于本病防治，中国的传统医学中适合老年人群的主要有推拿按摩等。例如：①手法按摩颈部：手法按摩简便易行，有很好疗效，但按摩前必须明确诊断，手法切忌粗暴。按摩的主要作用是缓解肌肉和血管痉挛，改善局部血液循环，可起活血化瘀，消肿止痛，分解粘连，整复移位的椎体的作用，从而使症状消失或减轻。通常在颈椎牵引后进行按摩较合适。按摩一般在患者坐位下进行；按摩范围应包括整个颈部及病侧肩背部，神经根型还应包括患侧上肢。②足底按摩：足底集合了身体全部器官的反射区，通过治疗足底反射区相对应的颈椎反射区即可产生较好的疗效。足底反射区是双足踇趾趾腹根部横纹处，双足外侧第五趾骨中部（足外侧最突出点中部)。颈部肌肉反射区是：双足底跖趾后方的 2cm 宽区域。按摩方法是：用拇指指尖或指腹；也可用第二指或第三指的关节，以数毫米幅度移动。力度最初较轻，渐渐增强，以稍有痛感为宜，按摩时间可自选抽空进行。每次 10~30min，坚持 2 周以后对一般颈椎病患者即可显现效果。③按揉后溪穴：当长期保持同一姿势伏案工作或学习的时候，上体前倾，颈椎处于紧张状态，压抑督脉（督脉总督一身阳气，压抑督脉即压抑全身阳气)，长此以往，整个脊柱渐趋变弯，精神趋于萎靡。此时，可通过按揉后溪穴来解决。后溪是小肠经上的一个穴位，把手握成拳，掌指关节后横纹的尽头就是该穴。此穴是奇经八脉的交会穴，通督脉，能泻心火、壮阳气、调颈椎、利眼目、正脊柱。中医理论，脊柱问题（颈椎、腰椎等）都可用此穴，效果较著。它可以调整长期伏案或在电脑前学习和工作对身体带来的不利影响（具体做法：工作中，可以让双手的后溪穴抵在桌沿，来回滚动，揉一揉），坚持每次刺激 3~5min，每小时刺激一次。

6. 康复教育

(1) 调节生活、工作姿势：颈椎病的起病与头部长期所处位置有密切关系，故纠正生活、工作中的不良姿势，防止慢性损伤，对颈椎病的防治显得尤为重要。

调整颈椎姿势的同时，还应加强颈肩部肌肉的锻炼，在工间或工余时，作头及双上肢的前屈、后伸及旋转运动，既可缓解疲劳，又能使肌肉发达，韧度增强，从而有利于颈段脊柱的稳定性，增强颈肩顺应颈部突然变化的能力。

(2) 颈椎操：颈椎操是一种颈部保健运动，种类有很多，主要都是通过上下左右，简单轻缓转动头部、颈部的方式，来达到对颈部的局部锻炼。需要注意的是，颈椎操虽然有预防颈椎病的效果，但主要适合长期伏案工作和轻度颈椎病人群。其原理主要是加强对颈部肌肉的强化练习，增强其功能活动能力，以保持颈椎具有较好的稳定性。这里介绍一组颈椎操，本组操与麦式（Mckenzie）操，以及 Pilates 技术的颈椎操有着异曲同工之妙，都有相同的原理与相近的操练方法。具体做法是：①仙鹤点头（类似于麦氏的颈项牵拉）：先做预备姿势（立正姿势，两脚稍分开，两手撑腰）。练习时：低头看地，以下颌能触及胸骨柄为佳；还原至预备姿势；动作宜缓慢进行，以呼吸一次做一个动作为宜。②犀牛望月（类似于麦氏抬头拉颈）：预备姿势同上，练习时：缓慢抬头，双目仰望天空；还原至预备姿势；呼吸一次做一个动作。③金龟摆头（类似于麦氏侧弯颈椎）：预备姿势同上，练习时：头颈向左侧弯，左耳尽力靠向左肩，还原至预备姿势；头颈向右侧弯，右耳尽力靠向右肩，还原。动作要配合呼吸，缓慢进行。④金龙回首：预备姿势同上，练习时：头左右旋转，先用头部旋转，再以颏部尽力接触肩峰，还原。

以上四个动作按节律反复进行，主要是练习颈部的伸屈与侧弯功能。每动作可做两个八拍（按做操口令）。每日可进行 1~2 次。

(3) 其他注意事项：①避免诱发因素：诱发因素除外伤外，常见的还有落枕、受凉、过度疲劳、强迫体位工作、姿势不良及其他疾病（如：咽喉部炎症、高血压、内分泌紊乱等）。②防止外伤：设法避免各种生活意外及运动损伤，如乘车中睡眠，急刹车时，极易造成颈椎损伤，故应尽量防止，坐车时尽量不要打瞌睡。劳动或走路时要防止闪、挫伤。在头颈部发生外伤后，应及时去医院进行早期诊断和治疗。③矫正不良姿势：要注意防止外伤和纠正工作与生活中的不良姿势。

（王　颖）

第六节　老年腰椎疾病康复

一、概述

老年人腰椎疾患是十分常见的。由于增龄，机体日趋衰老，骨质疏松等多种慢性疾病的发生，疾病与衰老交织，故而腰椎疾患发病率大大增加。老年性腰椎疾患主要包括：老年性腰椎间盘膨出、老年性腰椎骨关节炎、骨质疏松症三类。

(一) 定义

老年腰椎疾患通常以腰痛(low back pain,LBP)为主诉,而腰痛是指腰骶部的急性或慢性疼痛,部位通常是指肋骨下缘与臀下皱褶之间的疼痛,伴有或不伴有下肢的放射性疼痛。这些疼痛可能与肌肉、韧带、关节、椎间盘、椎体与神经功能异常有关。

腰椎间盘突出症是导致腰腿痛最常见的原因之一。它是因腰椎间盘变性、纤维环破裂、髓核组织向椎管内或侧方突出压迫和刺激腰骶神经根、马尾神经所引起的一种综合征。老年性腰椎间盘膨出系指因增龄所致腰椎间盘纤维环弹性下降,影像片示椎间盘均匀膨出于椎体外缘,严重者可压迫脊髓、神经根,引发腰腿疼痛的症状。

慢性退行性骨关节疾病是一类非炎症性关节疾病,多发于老年人,所以又称为老年性关节炎、骨性关节炎或退行性关节炎等,简称为骨关节炎(OA)。本病是发生在滑液关节(synovial joints)的一种发展缓慢的,以局部关节软骨破坏,并伴有相邻软骨下骨板骨质增生、骨唇形成为特征的骨关节病。老年性腰椎骨关节炎系指腰椎小关节产生增生退行性变等改变,引发慢性腰腿疼痛的疾患。

(二) 分类

腰痛的病因分类中,约 97% 为人体力学性腰痛(mechanical low back pain),1% 为非人体力学性腰痛(non-mechanical low back pain),2% 为内脏性疾病(visceral disease)。人体力学性腰痛中,72% 是腰部扭伤(sprain)和过劳(strain),11% 是椎间盘退行性疾患,14% 为椎间盘突出。

一般将 LBP 分为 3 类:以疼痛为症状的特异性 LBP(1%~2%),神经根性 LBP(大约占 5%)及非特异性 LBP(超过 90%),LBP 患者的疼痛通常在 4~6 周内得到明显缓解,所以多数"指南"将急性 LBP 定义为病程短于 4~6 周,将慢性 LBP 被定义为病程 >12 周。

本组疾患通常可分类为无疼痛性与疼痛性两类,例如老年性腰椎间盘膨出,影像学证实有膨出,但部分病例临床可以没有症状。

(三) 流行病学

在发达国家,腰背疼痛的发病率可高达 60%~80%,是仅次于上呼吸道疾患的就诊综合征。影像学检查证实椎间盘病变以椎间盘膨出最为多见,间盘膨出合并突出次之。发病部位依次为:L_4~L_5、L_5~S_1、L_3~L_4、L_2~L_3、L_1~L_2 间隙。老年性腰椎间盘退行性变与年龄呈正相关,且多为两个或两个以上间盘同时发病。老年性腰椎间盘退行性变与性别关系密切,发病率男性大于女性。

老年骨关节炎发病率亦与年龄成正比,有研究表明,60 岁以上的人群中,80% 被证实有骨关节炎,但有症状者仅为 20%~30%。

二、康复诊断与功能评定

如前所述,腰痛是一组综合征,而非一种疾病,因而准确的诊断直接与治疗方案的选择相关。诊断主要依据主诉,疼痛性质,查体,触诊发现压痛点位置,压痛区有无硬结、条索及疼痛激发点,肌力及皮肤浅感觉有无异常等,结合影像学检查如 X 线、CT、MRI 检查等来综合判断。其他辅助检查有:肌电图、运动诱发电位、平衡测试等。

(一) 康复诊断

依据临床表现、体征、特征性的检查,结合影像学表现,排除其他相关疾病,可以做出临床诊断;康复诊断主要在于疼痛是否影响到步行、日常生活能力等,即功能诊断。

1. **临床诊断** 依据患者临床表现(典型的一侧腰腿疼痛表现)、疼痛特点(与运动相关)、腰椎神经根刺激症状(直腿抬高加强试验阳性)、疼痛是否与腰椎应力相关(平卧位缓解),影像学表现(CT、MRI)有腰椎间盘膨出、腰椎间隙狭窄、椎小关节增生等表现,排除其他可致一侧腰腿疼痛的疾患,可以做出临床诊断。常见的几种腰痛及其鉴别参见表 2-6-1。

表 2-6-1 常见的腰痛鉴别表

	外伤史	疼痛	压痛点	腰肌痉挛	根性刺激征	直腿抬高试验	其他
腰肌扭伤	++	剧烈	明显、局限	++	–	–	X 线片无异常
腰突症	+/–	剧烈	多处	+/–	++	++/–	腓肠肌挤压痛 ++,有 X 线片、CT、MRI 改变
腰椎小关节紊乱	++	剧烈	明显、局限	++	+/–	–	腓肠肌挤压痛 ++,有 X 线片改变
退行性脊柱炎	–	酸痛、钝痛	不明显	–	–	–	劳累后显著,休息可缓解,有 X 线片改变
骶髂关节扭伤	++	较强	明显、局限	+/–	+/–	–	“4”征 ++
臀上皮神经卡压	+/–	锐痛	明显、局限	+/–	–	–	局限浅感觉障碍
腰骶结构不良(移行椎)	–	酸痛、钝痛	不明显或局限轻压痛	–	–	–	劳累后显著,休息可缓解,有 X 线片改变
腰肌纤维炎	–	钝痛	不明显或广泛轻压痛	–	–	–	劳累后著,休息可缓

2. **功能诊断** 依据是否影响到患者日常生活自理能力、睡眠、步行等项目,分别作出 ADL 障碍、睡眠障碍、步行障碍等。

(二)功能评定

功能评估可从疼痛程度、肌力、腰椎活动度、腰骶段曲度、对工作、生活影响程度等几方面进行评估。可进行单项评估(徒手肌力检查法、ROM、ADL)或综合评估。

1. **疼痛的评估** 本症以疼痛为主诉,因而可以采用 VAS 疼痛评估尺进行疼痛强度的评估。

2. **肌力评估** 利用徒手肌力检查法,评估腰椎相关肌肉肌力,受累下肢肌力,详见本书相关章节。

3. **睡眠评估** 由于本症严重者可影响到睡眠,因而可以进行相应睡眠评估。

4. **综合评估** 较为全面的评估量表有日本骨科学会的腰椎疾患评估表(JOA score),满分为 29 分。见表 2-6-2 腰椎疾患评估表,以及表 2-6-3 OSWESTRY 腰痛问卷(满分为 50 分)。

三、康复治疗

由于腰椎的功能由活动度、肌力、协调性和稳定性组成,康复治疗亦应重点落在这几个

表 2-6-2 腰椎疾患评估表

项目	评分
1. 自觉症状(最高分 9 分)	
① 腰痛	
无	3 分
偶有轻度腰痛	2 分
常有轻度腰痛,或偶有严重腰痛	1 分
常有剧烈腰痛	0 分
② 下肢痛和(或)麻木	
无	3 分
偶有轻度下肢痛和(或)麻木	2 分
常有轻度下肢痛和(或)麻木,或偶有严重下肢痛和(或)麻木	1 分
常有剧烈下肢痛和(或)麻木	0 分
③ 步行能力	
正常	3 分
步行 500m 以上发生痛、麻和(或)肌无力	2 分
步行 500m 以内发生痛、麻和(或)肌无力	1 分
步行 100m 以内发生痛、麻和(或)肌无力	0 分
2. 临床检查(最高分 6 分)	
① 直腿抬高试验	
正常	2 分
30°~70°	1 分
<30°	0 分
② 感觉	2 分
正常	1 分
轻度感觉障碍	0 分
明显感觉障碍	
③肌力(两侧肌力均减弱时以严重侧为准)	
正常(5 级)	2 分
轻度肌力减弱(4 级)	1 分
重度肌力减弱(0~3 级)	0 分
3. 日常生活动作(最高分 14 分)	
① 睡觉翻身	
容易	2 分
困难	1 分
非常困难	0 分
② 站立	
容易	2 分
困难	1 分
非常困难	0 分
③ 洗脸	
容易	2 分
困难	1 分
非常困难	0 分
④ 弯腰	
容易	2 分
困难	1 分
非常困难	0 分
⑤ 长时间(1h)坐立	
容易	2 分
困难	1 分
非常困难	0 分
⑥ 持重物或上举	
容易	2 分
困难	1 分
非常困难	0 分
⑦ 行走	
容易	2 分
困难	1 分
非常困难	0 分
4. 膀胱功能(最高分 0 分)(应除外尿路疾患)	
正常	0 分
轻度排尿困难(尿频、排尿延迟)	–3 分
重度排尿困难(残尿感、尿失禁)	–6 分
尿闭	–9 分
5. 自我满意程度(参考)	
很好(治愈)	
好(改善)	
无变化	
恶化	
6. 精神状态(参考)	
① 主诉(疼痛)性质、部位、程度不确定	
② 疼痛伴有从功能上难以解释的肌力减弱、疼痛过敏和自主神经改变	
③ 多医院多科室就诊	
④ 对手术期望值过高	
⑤ 以往手术部位异常疼痛	
⑥ 病休时间超过一年	
⑦ 对职业及家庭生活不满意	
⑧ 工伤及交通事故	
⑨ 精神科治疗史	
⑩ 医疗纠纷史	

表 2-6-3 OSWESTRY 腰痛问卷

	疼痛强度		生活料理（梳洗、穿衣、如厕等）
5	我能忍受疼痛，不需要用任何药物	5	生活自理，且在此过程中不加重疼痛
4	疼痛虽使我感到不适，但只要调整好姿势等，不必用药物镇痛	4	生活自理，但在此过程中会加重疼痛
3	用药后能解除疼痛	3	在梳洗过程中感到不便，只能放慢速度和非常小心
2	用药后能减轻疼痛	2	在有人帮忙的情况下，几乎全部自理
1	用药后稍稍减轻疼痛	1	大部分的梳洗需要每天有人帮我一起完成
0	药物不能起任何镇痛作用，我已不用此类药物	0	我不能自己着装，梳洗亦很难，自理能力障碍
	负重		行走
5	抬举重物不感到疼痛	5	能随意行走
4	抬举重物感到轻微疼痛	4	因疼痛的关系，行走不能超过 1.5km
3	抬举重物感到明显疼痛	3	因疼痛的关系，行走不能超过 700m
2	不能搬起、拿起在地面上的重物，但能抽、拉在台面上的重物	2	因疼痛的关系，行走不能超过 300m
1	只能搬动一些轻物	1	只能借助拐杖行走
0	无法举起和搬运任何物品	0	我绝大部分时间卧床，甚至难以一个人上厕所
	坐位		站立位
5	我能够随心所欲地长时间坐位工作	5	站立位不加重疼痛
4	我能较长时间坚持坐位工作，但必须是我习惯的座椅	4	站立位过久会加重疼痛
3	疼痛使我不能在坐位体位超过 1h	3	因为疼痛，站立时间不能超过 1h
2	疼痛使我不能在坐位体位超过 0.5h	2	因为疼痛，站立时间不能超过 0.5h
1	疼痛使我不能在坐位体位超过 10min	1	因为疼痛，站立时间不能超过 10min
0	因疼痛难忍，我无法坐下来	0	疼痛难忍，无法站立
	睡眠		性生活
5	睡眠不受影响	5	我的性生活正常，做爱过程中未引起疼痛
4	用药后我能很好入睡	4	我的性生活正常，但做爱过程始动时有疼痛
3	用了药，我的睡眠仍少于 10h	3	我的性生活接近正常，但做爱中过程中很痛
2	用了药，我的睡眠仍少于 4h	2	因为痛的缘故，我的性生活频率和动作极有限
1	用了药，我的睡眠仍少于 2h	1	疼痛使我几乎失去了性生活
0	疼痛使我无法入睡	0	疼痛妨碍，使我无法过性生活
	社交活动		旅游
5	没有因为疼痛而影响我的社交活动	5	能去任何地方旅游，不感到疼痛
4	社交活动正常，但常以加重疼痛为代价	4	能去任何地方旅游，但累了感到疼痛
3	疼痛虽不影响我的社交活动，但有些内容受限（如跳舞等）	3	有疼痛，但我能支撑 2h 的旅行
2	社交活动有所减少，比以前少出门	2	旅行出门不能超过 1h
1	因为疼痛而大大减少我的社交生活，常愿意待在家中	1	旅行出门不能超过 0.5h
0	动了就痛，因而无法参与社交活动	0	我根本不想动，除非是为了去接受治疗等

方面。

(一) 康复原则与目标

1. 康复原则 防治结合、动静平衡。所谓防,是要防止发生,特别是防止复发,因而功能训练是长期的。所谓动静平衡,是强调恢复脊柱的协调性与稳定性,即动态、静态的力学平衡。

2. 康复目标 缓解疼痛、减轻肌肉痉挛、改善关节活动度、提高肌力、矫正姿势、改善功能。

(二) 康复方法

方法众多,但应针对不同的病因,选用某种疗法为主,辅以其他治疗。病因治疗应与症状治疗同步进行,并强调早期(介入)、综合(治疗)、主动(患者参与)、长期(维持性训练)。

1. 物理因子治疗 有很多物理因子可用于腰痛的治疗,痛点明确且固定的,可以采用超声治疗,同步加双氯芬酸乳胶剂于接触剂中。神经根性刺激症状明显者可加腰椎牵引治疗;肌痉挛明显者可加温热疗法,如红外线照射治疗等。总之物理因子可以根据患者病情其他病症的有无(骨质疏松症),体内是否有金属内固定物等,酌情选用。

(1) 牵引:通常有骨盆牵引、自身体重悬吊牵引等方法。可用于腰椎间盘突出症、腰椎小关节紊乱(或错缝)、腰椎小关节滑膜嵌顿、腰椎滑脱、腰肌筋膜卡压、腰肌痉挛等症。对腰椎间盘突出而言,牵引之外力可使腰椎间盘内压下降,突出的髓核因间盘中心负压而暂时回纳;一旦外力去除之后,即便髓核再度突出,仍可能改变原突出物与神经根的相对位置关系,达到解除根性压迫,消除症状、体征的目的。此外,牵引的其他作用有:使错缝的小关节重新对位良好、释放嵌顿的小关节滑膜、松解卡压的腰肌筋膜、增加 ROM 等。

(2) 其他理疗:腰痛急性发作时可选用局部冰敷(消肿止痛),亚急性期可用温热疗(促进局部血液循环,消除无菌性炎症,消除局部水肿),治疗性超声、电疗、直流药物离子导入疗法(消除局部粘连、消除水肿等)、低中频电疗(消除局部肌痉挛等)、高频电疗(短波等)、肌电生物反馈等均可酌情选用。

2. 运动治疗 运动治疗种类繁多,其中最重要的当属体位疗法。

姿势疗法:或称体位疗法。体位对腰椎负荷具有极为重要的影响,因而姿势疗法有其生物力学的基础。脊柱的负荷为某节段以上的体重、肌肉张力和外在负重的总和。不同部位的脊柱节段承担着不同的负荷。由于腰椎处于脊柱的最低位,负荷重,又是活动段与固定段的交界处,因而损伤机会多,成为腰背痛最常发生的部位。脊柱的负荷有静态和动态两种。静态是指站位、坐位或卧位时脊柱所承受的负荷及内在平衡。动态则指身体在活动状态下所施于脊柱的力。这些负荷需要相应的关节、韧带和肌肉来维持。此时应尽可能避免有可能增加脊柱负荷、增加椎间盘压力的动作或姿势,参见表 2-6-4。

表 2-6-4 活动和 L_3 椎间盘压力增加之百分比

活动	L_3 椎间盘压力增加之百分比	活动	L_3 椎间盘压力增加之百分比
咳嗽或施压	5%~35%	前弯	150%
大笑	40%~50%	旋转	20%
行走	15%	以直背屈膝的方式举起 20kg 重的东西	73%
侧弯	25%	以屈背直膝的方式举起 20kg 重的东西	169%
轻跳	40%		

1）立姿矫治：正常立姿时，身体重力线通过齿突、颈胸及胸腰交界处，经骶骨岬前方，髋关节中心稍后方，膝及踝关节前方达地面。正常站立姿势（图 2-6-1D），身体重力经椎间盘均匀传到椎体各部。姿势不正，如腰椎前凸增加（图 2-6-1A），则重力后移到关节突关节，可引起关节退行性变；胸椎后凸增加（图 2-6-1C），则易引起韧带慢性劳损。

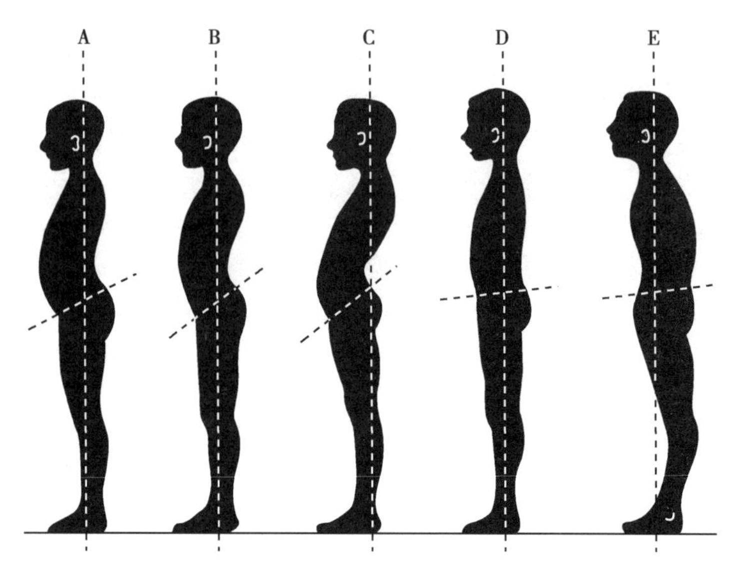

图 2-6-1　站立姿势

2）坐姿矫正：坐位时腰椎的负荷比站立时大，此时骨盆后倾，腰椎前凸消失，身体重力中心移向脊柱前方，力臂加长，后部韧带紧张，应力增大，椎间盘受压增大。直坐时骨盆前倾，腰椎前凸，腰椎负荷较上述为小。但仍比直立时大；坐椅腰后有腰托时，腰椎前凸接近直立位置，负荷也较小（图 2-6-2）。

3）卧姿矫正：仰卧时脊柱减少了上身的重量，因而负荷最小。伸髋仰卧位腰大肌紧张，

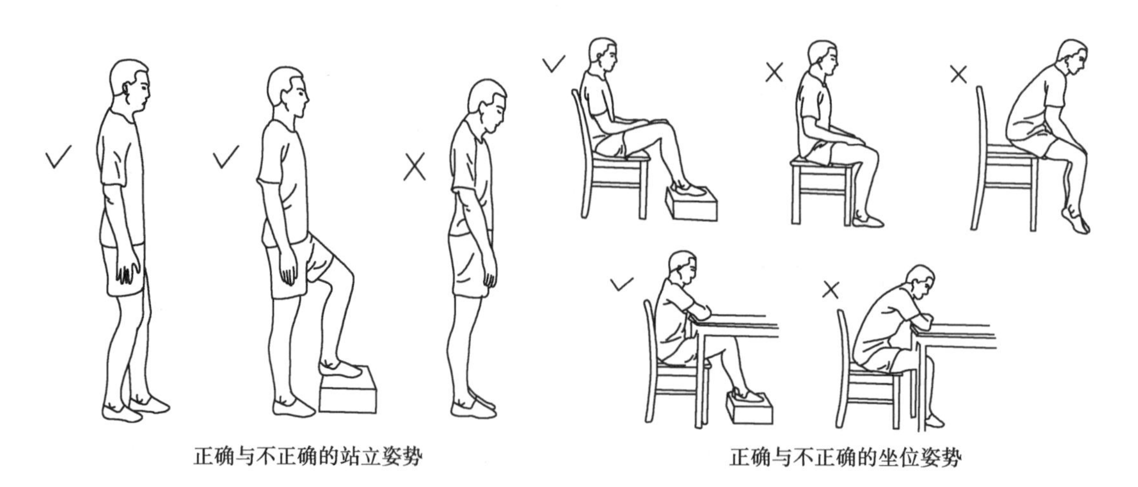

图 2-6-2　正确与不正确的站姿、坐姿

增加对脊柱的压力。屈髋仰卧腰部肌肉放松，椎间盘负荷减少。因此椎间盘突出患者屈髋仰卧（或侧卧）较伸髋仰卧时痛轻。腰部牵引时，应使髋处于半屈位（图 2-6-3、表 2-6-5）。

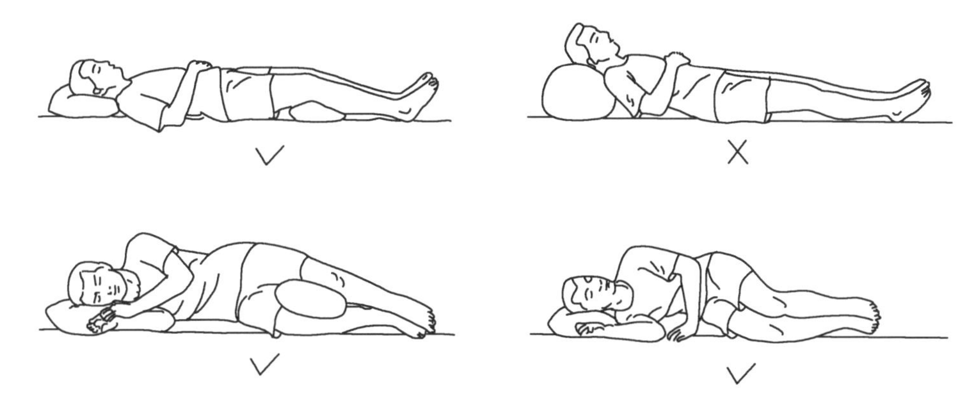

图 2-6-3 正确与不正确的卧位姿势

表 2-6-5 腰椎休息位

腰椎（lumbar spine）	
休息位置	在屈曲与后伸的中间
关节最紧位置	后伸
关节囊受限模式	侧弯与旋转相同受限、后伸

4）Alixanda 技术：为一种头颈躯干姿势疗法，适用于职业性颈肩腰背痛患者。原理为采用自我调节的方式将姿势调节到最为放松、舒适的姿势。

总之，根据腰痛病因的不同，可分别选用不同的体位疗法。例如：对小关节滑膜嵌顿可采用向疼痛的对侧方向过屈的体位，反复数次即可缓解。又如：对屈曲位发生的肌痉挛性疼痛，应采用背伸位体位；反之，对背伸肌痉挛，应采取屈曲位体位等。而腰椎间盘突出症则应保持正常腰椎生理曲度位置，如卧硬板床休息、直立位活动等，避免弯腰久坐，以减轻腰椎间盘内压。

3. 运动疗法 运动疗法技术有多种方法，其中可用于本类疾患的主要有肌力训练技术：

（1）肌力训练：躯干肌群（前屈肌群、后伸肌群）肌力的不平衡，腰骶生理曲度不良（前凸过大、过小甚至僵直、侧凸等），腰骶结构不良（骶裂、移行椎如 S_1 腰化、L_5 骶化等），腰椎间盘突出等，均应进行相应肌力训练。常用有 Mckenzie 式背伸肌训练及 Williams 式前屈肌训练等。主要适用于亚急性期与慢性期。此外其他肌力训练有 Kraus-Weber 训练，S-E-T 悬吊式肌力训练等。

1）Kraus-Weber 训练：Kraus-Weber 曾提出评定躯干全部肌肉适应能力的简便方法，通过评定找出有缺陷的部分进行针对性的训练。其要点简示见图 2-6-4。①用于评定及训练腰背肌和股后方肌的柔软性，如有不足，可针对不足进行训练。②用于评定及训练上背部肌群的强度。③评定及训练臀大肌的强度。④评定及训练上腹部肌群的强度。⑤评定及训练髂腰肌及下腹肌的强度。⑥评定及训练髂腰肌以外的下腹肌群强度。

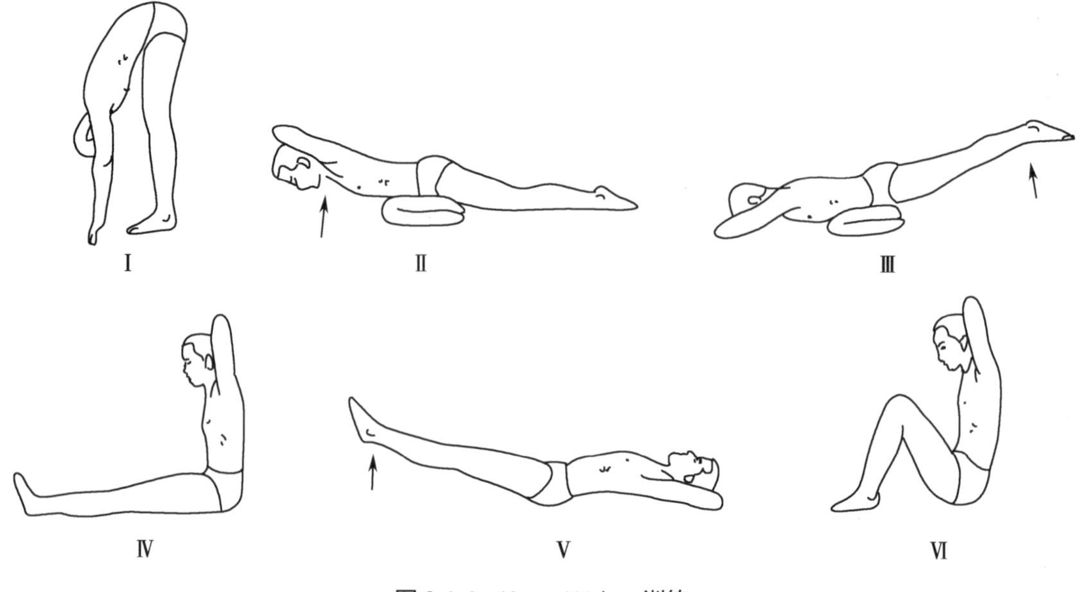

图 2-6-4 Kraus-Weber 训练

2）S-E-T 悬吊式肌力训练：调节不同的悬吊点，可以按需进行肌力增强训练。要点见图 2-6-5。

如上所述，正确的运动维持性训练对预防腰痛的发生，特别是预防复发有着极为重要的意义。但针对不同的病因，应选用适宜的训练方法，并定期随访。

（2）健身运动：本症患者适合于游泳、骑自行车等活动，由于游泳体位下腰椎间盘内压最低，同时可以有效训练腰腹肌及四肢肌肌力，稳定核心肌群，因而是一项较好的运动；此外，自行车运动适合于已有腰椎管狭窄者，可用于辅助治疗。一些特殊用于健身的操练亦可酌情选用。

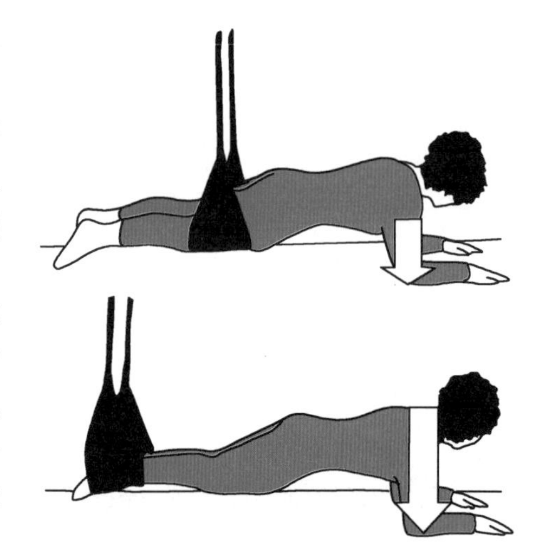

图 2-6-5 S-E-T 悬吊式肌力训练

4. 传统治疗技术 主要有针灸、推拿等，可酌情选用。

（1）手法：运用各种手法治疗腰痛常有较好疗效，是我国传统医学特色之一，目前在西方国家也获得普遍认可及应用。手法治疗的机制，主要是恢复脊柱的力学平衡。特别适用于腰椎间盘突出症、腰椎小关节紊乱（或错缝）、腰椎小关节滑膜嵌顿、腰肌筋膜卡压、腰肌痉挛等症。但针对不同病因，应采用适宜的手法。

（2）小针刀松解疗法：是一种闭合性手术，可用于直接切开或剥离肌筋膜疼痛或粘连的痛点。其治病机制除了有经络刺激调整作用外，更多的是用于解剖学上局部粘连的分离。首先是机械刺激和分离，使局部组织活动能力加强和淋巴循环加快，局部被切开的瘢痕组织被吸收。但小针刀治疗在一些含有重要神经血管或器官的部位，如梨状肌或坐骨神经出臀点等部位要慎用。

（3）银针局部导热疗法：系一种密集型温质针治疗。在刺入的针杆上加艾绒燃烧使针道的细胞蛋白凝固,随之刺激新生毛细血管长入,由此改善局部微循环,对一些慢性顽固性腰痛有效。此法属有创治疗,治疗前,入针点应打局麻。

(三) 临床治疗

1. 药物治疗 由于本症常与骨质疏松并存,因而必须兼顾用药,同时给予对症处理。例如:针对肌痉挛显著者,可加乙哌立松,50mg,每天 3 次。疼痛显著者,腰痛急发时,可视疼痛程度选用非甾体抗炎止痛剂,如:对乙酰氨基酚、双氯酚酸钠或塞来昔布等。有肌痉挛时,可加用肌松剂如氯唑沙宗、乙哌立松等药物。局部有水肿时,可加用脱水剂甘露醇等。

2. 枝川注射疗法 类似于局部封闭,但注射点不同。可用于慢性腰痛。枝川液配制:生理盐水 10ml+ 地塞米松 0.3mg(普通用);生理盐水 10ml+ 地塞米松 0.1mg(较广部位用,如肌硬结重,部位较小用 0.5~1mg)。进针时,针头与肌纤维平行,与皮肤表面小于 45°,斜行刺入;不要只向一个方向注射,应将药液“浸润”到有压痛肌硬结的四周。

3. 射频热凝疗法 类似于密集型温质针治疗机制正在探索的射频热凝疗法,系采用射频进行椎间盘内电热疗。近几年对于椎间盘源性腰痛应用椎间盘内电热疗逐渐增多。治疗过程包括经后外侧置入管道,然后将热疗管插入纤维环内。电热治疗的机制还不是很明确,一种假说是引起蛋白变性和使纤维环失神经支配从而达到止痛的目的。

4. 其他 局部封闭、中医中药、手术等应视病情酌情选用。

(四) 预防、保健

1. 腰痛的预防 通过健康教育、康复工程的辅助,可以减缓或预防本症发作。

(1) 健康教育:①姿势疗法:了解并维持正确的坐、立姿势,即保持正常的腰椎生理前凸。②脊柱调衡:需要长时间固定同一姿势或重复同一动作时,要注意定时改变和调整姿势和体位,并穿插简短放松运动。③充分利用杠杆原理,学习省力的姿势动作。如搬动重物时尽量采取屈膝屈髋下蹲,避免直腿弯腰搬物;同时,重物应尽量靠近身体,缩短阻力臂。④避免在腰椎侧弯及扭转时突然用力;不能避免时,也应先作热身运动,以增强脊柱抗负荷能力。⑤肥胖者应适当减肥。

(2) 康复工程:配用内置支撑钢条的弹力腰围。可用于腰痛急性发作时,如腰椎间盘突出症、腰椎滑脱、腰椎压缩性骨折等症。

(3) 环境改造:按生物力学规律改造工作环境、家居环境。如:改造各种常用设施高度等,尽量减少弯腰;一般而言,以直立位或端坐位操作为宜。

2. 保健 注意营养、着装等。

(1) 营养:保持足够的维生素、钙等的摄入量。

(2) 着装:避免着高跟鞋,不能避免时也要尽量缩短连续穿着高跟鞋的时间。腰痛发作时应选用低跟或坡跟轻便鞋。

(3) 家具:卧具应选硬板床,选硬木高靠背椅子,且中下 1/3 处应加靠垫。

(五) 注意事项

1. 腰痛急性发作时,局部水肿、神经根性刺激症明显者慎用手法及温热疗法,以免加重病情。

2. 腰椎间盘突出症,当突出物占椎管矢状径 1/2 以上时,牵引及大手法(如斜扳、旋转复位等)慎用。

3. 对严重骨质疏松者、孕妇,慎用牵引及大手法。

4. 合并有出血性疾患、恶性肿瘤的患者慎用理疗。

5. 治疗性运动处方应根据患者年龄、体质状况及病程阶段而定，并根据疗后反应调整。

（王 颖）

第七节 骨质疏松症康复

骨质疏松症（osteoporosis）是一种以骨量低下、骨的微结构退化，导致骨脆性增加，易发生骨折为特征的全身性骨骼疾病。其已成为困扰老年人的主要疾病，发病率已经紧随糖尿病、阿尔茨海默病，跃居老年疾病第三位。骨质疏松症最大的危害是易导致骨折，与骨质疏松相关的骨折在老年人中发病率高达30%以上，对老人健康的危害越来越大，甚至已成为社会问题，目前已受到世界各国的重视。

一、概述

（一）概念解析及诊疗历史沿革

1885年Pommer首先提出骨质疏松一词，其意为骨质减少的一种疾病。随着历史的发展和科学技术的进步，人们对骨质疏松的认识逐渐深化。20世纪中叶以来，世界上许多著名科学家都对骨质疏松症进行了精辟的阐述，如美国的Peck认为以骨量减少为特征，骨组织显微结构改变和骨折危险度增加的疾病称为骨质疏松症；日本的井上哲郎认为，骨质疏松症是指骨组织内单位体积中骨量减少的一种综合征。直到1990年在丹麦举行的第三届国际骨质疏松研讨会，以及1993年在我国香港举行的第四届国际骨质疏松研讨会上，骨质疏松才有一个明确的定义，并得到世界的公认：骨质疏松症是以骨量减少、骨的微观结构退化为特征的，致使骨的脆性增加以致易于发生骨折的一种全身性骨骼疾病。

1996年英国国家骨质疏松学会创办“世界骨质疏松日”，从1997年由国际骨质疏松基金会赞助和支持，其宗旨是对骨质疏松症防治缺乏足够重视的政府和人民大众进行普及教育和信息传递。随着参与国和活动组织逐年稳定地增长，“世界骨质疏松日”的影响日益扩大，到了1998年世界卫生组织（World Health Organization，WHO）开始参与并作为联合主办人，担当了一个非常重要的角色，并将“世界骨质疏松日”定为每年10月20日。2004年科技部下属机构管辖的骨质疏松基金委员会正式作为国家团体委员会，加入国际骨质疏松基金会（International Osteoporosis Foundation，IOF）。2008年10月20日由国际骨质疏松基金会与中国健康促进基金会共同发布了《骨质疏松症防治中国白皮书》。

骨质疏松症概念的内涵主要包括以下5个方面：①骨量减少，包括骨矿物质和有机基质均减少；②骨的微观结构退化，由骨吸收所致，表现为骨小梁变细、变稀乃至断裂，这实际上是一种微骨折，是周身骨骼疼痛的主要原因；③骨的强度下降，脆性增加，难以承载原来载荷，可悄然发生腰椎压缩性骨折，或在微小外力下就可发生桡骨远端骨折或髋骨近端骨折；④X线片、光镜病理片、电镜显微照片以及应用骨形态计量学方法都可发现骨组织中形态结构以及骨量的变化，这为用各种射线装置、超声波检测仪以及生物化学检测来诊断或鉴别诊断骨质疏松提供了理论依据。⑤骨基质减少、骨钙溶出、脊柱压缩性骨折，“龟背”出现，并伴发老年呼吸困难、骨质增生、高血压、老年痴呆、糖尿病等一些老年性疾病。

骨质疏松症临床上主要表现为：①疼痛：原发性骨质疏松症最常见的症状，以腰背痛多见，占疼痛患者中的 70%~80%。疼痛沿脊柱向两侧扩散，仰卧或坐位时疼痛减轻，直立时后伸或久立、久坐时疼痛加剧，日间疼痛轻，夜间和清晨醒来时加重，弯腰、肌肉运动、咳嗽、大便用力时加重。②身长缩短、驼背：多在疼痛后出现，脊柱椎体前部几乎多为松质骨组成，而且此部位是身体的支柱，负重量大，容易压缩变形，使脊椎前倾，腹屈增加，形成驼背，随着年龄增长，骨质疏松加重，驼背曲度加大，致使膝关节拘挛显著。③骨折：这是退行性骨质疏松症最常见和最严重的并发症，好发部位为胸、腰椎椎体，桡骨远端，股骨近端及踝关节等。④呼吸功能下降：胸、腰椎压缩性骨折，脊椎后凸，胸廓畸形，可使肺活量和最大换气量显著减少，患者往往可出现胸闷、气短、呼吸困难等症状。

世界卫生组织将骨质疏松定义为骨矿物质密度（BMD）低于年轻健康的峰值平均骨量成人的 2.5 个标准偏差，即 T 值为 2.5。T 值显示了个体骨骼的量密度与同性别青年人(35 岁)峰值骨密度的比较情况。T 值数值前面 + 和 – 表示的意义是高于或低于正常青年人骨峰值；后面的数字，是指被测人的骨密度与正常同性别青年人峰值之间差几个标准差。T 值是评价骨质疏松最有意义的指标。但需要注意的是用来诊断原发性骨质疏松，即绝经后及老年性的骨质疏松，适用范围是绝经后的女性及 50 岁以上的男性。而对于儿童、绝经前女性及 <50 岁男性，是不能用 T 值来诊断的；根据国际临床密度检测学会（ISCD）的推荐，这时候需要看 Z 值。Z 值是个体骨密度与具有相同年龄、性别、种族、身高和体重的人进行比较。通过 Z 值可以了解被测人与同龄人骨密度相比的情况。同样，+ 和 – 表示的意义是高于或低于同性别同年龄同种族的人骨密度；后面的数字，是指被测人的骨密度与同性别、同年龄、同种族的人骨密度之间差几个标准差。例如，一个 75 岁的女人，Z 值为 –1.0，是指低于 75 岁女性平均骨密度的一个标准偏差，但她的 T 值可能是 –3.0，因为她是低于 BMD 的平均 35 岁的女性的三个标准偏差。

老年性骨质疏松的诊断标准为：BMD 是 T 值 –1 以上；骨质减少，T 分值在 –1 和 –2.5 之间；骨质疏松症，T 值得分 –2.5 或更低；严重骨质疏松症，T 评分为 –2.5 或更低，伴有骨折。在无症状期，骨质疏松症的特征在于骨质量减少而无骨折。仅当骨折时，骨质疏松症才成为棘手的临床问题。诊断标准见表 2-7-1。

表 2-7-1 老年性骨质疏松症诊断标准

	BMD
正常	T 值 >–1
骨量减少	–2.5<T 值 <–1
骨质疏松症	T 值≤–2.5
严重骨质疏松症	伴有骨折

（二）流行病学情况

骨质疏松是一种退化性疾病，随年龄的增加，患病风险也增加。40 岁以后，随年龄增长，骨密度呈下降趋势，骨量异常发生率逐渐增高，随增龄骨质疏松的检出率增加。随着我国社会老龄化程度的加深，骨质疏松已经成为一个重要的健康问题。2003 年至 2006 年全国的一项大规模流行病学调查显示，50 岁以上人群以椎体和股骨颈骨密度为基础的骨质疏松症总患病率女性为 20.7%，男性为 14.4%。60 岁以上人群患病率明显增加，女性尤为明显。

骨质疏松是一种威胁人们生命的疾病。骨质疏松性骨折常见的发生部位是髋骨、椎骨和桡骨远端和肱骨近段等，其中髋骨骨折是骨质疏松性骨折中数量最多、程度最重的一种。骨质疏松导致的髋关节骨折1年内病死率高达20%，存活者中约50%致残，生活不能自理，生命质量明显下降，为此全球都予以了普遍关注和重视。

1995年对北京市区1333人双能X线骨密度测定表明，骨质疏松发病率49岁以前无论男性或女性均在10%以内，50岁以后随年龄增长而增加，以骨的累积丢失率最高的部位统计，50岁以上女性为30%~40%，男性为20%~30%；60岁以上女性为60%~70%，男性为25%~35%；70岁以上女性达80%~90%，男性达48%~56%；80岁以上女性达85%~100%，男性达60%~65%。导致骨质疏松症的原因主要包括：遗传因素，营养失衡，活动量不足，长期酗酒、吸烟和嗜食含咖啡因的食品，以及长期服用抗生素、类固醇激素、利尿剂等药物。

二、康复诊断与功能评定

骨质疏松症已成为影响中老年人生活质量的流行病，对人体健康的危害是多方面的，如造成腰酸背痛、变矮和驼背，影响生活质量。但其最大的危害还是容易发生骨折，发病率为27.5%~32.6%，许多患者因此致残，50%的患者需全天候生活护理，20%的患者需常年照顾。此外，尚有许多患者会因各种并发症死亡，存活者也会因残疾致使生活质量大大降低，给家庭和社会带来沉重的负担。

（一）诊断

1. 影像学诊断

(1) 普通X线诊断：普通X线诊断包括定性和半定量的估计方法。

1) 定性的方法：已为放射科医生应用多年，根据X线表现可将骨质疏松分为3度：①轻度骨质疏松：在单纯性骨质疏松表现为小梁变细、中断、皮质轻微变薄或无明显改变。②中度骨质疏松：单纯骨质疏松表现皮质变薄；小梁变细少，分布不均，可见区域性小梁缺少或消失。③重度骨质疏松：单纯骨质疏松表现骨密度明显降低，皮质变薄；小梁稀少消失，髓腔扩大，骨的密度与软组织密度接近，可发生椎体、桡骨远端、股骨近端、肱骨近段等部位骨折。

2) 半定量的方法：近年来也逐渐为国内学者应用，包括骨小梁形态观察法（腰椎骨小梁观察法、股骨颈Singh指数法、跟骨小梁Jhamaria分度法等）、骨皮质厚度测量法（应用于管状骨，如掌骨、桡骨、股骨、锁骨、跖骨的骨皮质X线摄影）等。

(2) 骨密度诊断技术：主要包括单光子吸收法、双光子吸收法、双能X线吸收法、定量CT法、超声波测定法等。

1) 单光子骨密度测定法：单光子骨矿分析仪（SPA）测定骨矿含量和骨密度的原理是利用241Am放射源发出的γ射线束在穿透骨组织时，其能量由于骨矿物质的吸收而衰减，衰减程度与骨矿物质的含量有关，骨矿含量的数值可由仪器的计算机给出。

2) 双能X线骨密度测定法：在目前各种不同的非侵入性骨矿测量中，最常用的是双能X线骨密度吸收测定法（dual-energy X-ray absorptiometry，DEXA）。单光子骨密度测量仪能够用于测量周围骨骼的骨密度变化，但骨质疏松早期其骨量的变化首先发生在富含松质骨的区域，但周围骨骼松质骨较少，同时单能照射源也无法准确地测量一些软组织变异大的部位（如中轴骨、髋关节及全身），而DEXA能够克服SPA的这些不足之处，能够测量中轴骨的骨量变化，且其准确性与精确性明显优于SPA，已经成为目前世界上公认较好测定骨密度及骨矿含量的工具。

3）定量 CT 法（quantitative computed tomography，QCT）：QCT 能精确地选择特定部位的骨测量骨密度（BMD），能分别评估皮质骨和松质骨的骨密度。临床上，骨质疏松引发的骨折常位于脊柱、股骨颈和桡骨远端等富含松质骨的部位，运用 QCT 能分别观测这些部位的骨矿变化。由于 QCT 的测量不受相邻组织的影响，其测量结果具有较高的敏感性和准确性，也具有较高的重复精度。这些特点使其在骨质疏松的研究领域中占有重要的地位和独特的作用。但由于其检查费用较昂贵，临床应用受到限制。

4）超声波测定法：超声波测定法所测定的骨是末梢骨。尽管超声波测定法可以反映骨结构的变化，但是末梢骨结构变化能否反映躯干骨的变化仍是一个需要讨论的问题。

2. 生化检查

（1）血钙、磷和碱性磷酸酶：在原发性骨质疏松症中，血清钙、磷以及碱性磷酸酶水平通常是正常的，骨折数月后碱性磷酸酶水平可增高。

（2）血甲状旁腺激素：应检查甲状旁腺功能除外继发性骨质疏松症。原发性骨质疏松症者血 PTH 水平可正常或升高。

（3）骨重建标记物：骨质疏松症患者部分血清生化指标可以反映骨转换（包括骨形成和骨吸收）状态，这些生化测量指标包括：骨特异的碱性磷酸酶（反映骨形成）、抗酒石酸酸性磷酸酶（反映骨吸收）、骨钙素（反映骨形成）、Ⅰ型原胶原肽（反映骨形成）、尿吡啶啉和脱氧吡啶啉（反映骨吸收）、Ⅰ型胶原的 N-C- 末端交联肽（反映骨吸收）。

（4）晨尿钙 / 肌酐比值：正常比值为 0.13 ± 0.01，尿钙排量过多则比值增高，提示有骨吸收率增加可能。

3. 其他诊断技术

（1）核素骨显像诊断技术：核素骨显像的成像原理是基于骨的代谢状态，是功能与形态相结合的一种显像方法，其敏感性高，便于动态观察及定量分析，而且一次检查可获得全身的骨影像资料，对于代谢性骨病的研究甚为有利。但由于代谢性骨病的骨代谢病理变化的复杂性，以及各种不同代谢性骨病之间的病理变化又存在着密切的相互关系，核素骨显像对各种代谢性骨病的鉴别诊断尚存在一定困难。

（2）骨组织形态计量学诊断法：近年来，骨组织形态计量学已越来越广泛地应用于骨质疏松症的临床和科研领域。骨组织形态定量检查，即骨形态计量，能够准确地测量骨矿化的动态指标，并能客观地记录经过治疗以后骨组织的变化。骨组织切片有脱钙和不脱钙两种，不脱钙切片的制备较脱钙切片复杂，但可克服脱钙切片不能观察骨化类骨组织及其矿化的动态过程。

（二）功能评定

1. 跌倒评估工具 预防骨折无疑是骨质疏松防治策略的最重要、最核心的目标。跌倒是骨质疏松症患者骨折发生的直接因素，因此对于老年人一定要进行跌倒文献因素的评估。老年人的平衡功能、体能状况、认知状态、药物以及环境因素等都是影响跌倒的重要因素。

（1）骨折风险预测简易工具（FRAX）筛查：FRAX 是一种利用临床危险因素来评估每位个体发生骨质疏松性骨折绝对风险的软件工具。2007 年世界卫生组织（WHO）推荐 FRAX，用以评估临床上哪些患者更需要接受骨质疏松诊断和治疗。该软件可以根据股骨颈骨密度（BMD）和骨折危险因子情况，通过一系列大样本循证医学原始数据，预测出患者 10 年内发生骨折的可能性，这种骨折部位包括髋部骨折百分率，也能计算出全身主要部位骨折的百分率。该软件可在互联网上直接访问 http://www.shef.ac.uk/FRAX/tool.aspx?country=2。

该工具适用于无骨折史但伴随低骨量的人群（T 值 >–2.5）。因临床难以作出治疗决策，使用 FRAX 工具，可以方便快捷地计算出每位个体发生骨折的绝对风险，为制定治疗策略提供依据。适用人群为 40~90 岁男女，<40 岁和 >90 岁的个体可分别按 40 岁或 90 岁计算。不适用于临床上已确诊骨质疏松者，即骨密度（T 值）低于 –2.5，或已发生了脆性骨折，应及时开始抗骨质疏松治疗，不必再用 FRAX 评估。应用 FRAX 计算，髋部骨折概率≥3% 或任何重要的骨质疏松性骨折发生概率≥20% 被列为骨质疏松性骨折高危患者。

（2）亚洲人骨质疏松自我筛查工具（osteoporosis self-assessment tool for Asians，OSTA）：通过亚洲地区绝经后妇女骨质疏松相关风险因素的研究，学者发现年龄和体重能够比较好地反映骨质疏松发生的风险。结合年龄和体重，设计出一个简单的工具，即亚洲人骨质疏松自我筛查工具，可以让中老年朋友自己初步计算评估骨质疏松发生的风险。OSTA 指数计算公式是：（体重 – 年龄）× 0.2。参见图 2-7-1。

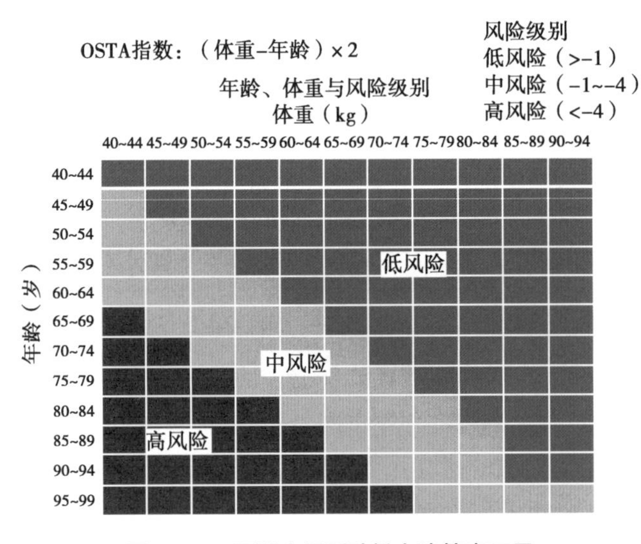

图 2-7-1 亚洲人骨质疏松自我筛查工具

（3）跌倒危险评估表（falls risk assessment tool，FRAT）：由澳大利亚昆士兰大学研制，在国外应用较为成熟。量表由 10 个条目构成，即年龄、跌倒史、平衡能力、精神状态、营养及睡眠、视力、表达能力、药物治疗、慢性病、尿失禁，每个条目采用 Likert 4 级评分法，对应分值为 0~3 分，分数越高表明跌倒发生的危险度越高。

（4）老年人跌倒风险评估量表（the fall risk assessment seale for the elderly，FRASE）：用于测评老年住院患者的跌倒风险，该量表与 STRATIFY 量表有相关性，量表的 8 个条目分别为性别、感觉功能、目前的诊断、年龄、跌倒史、步态、活动状况及用药情况，总分 13 分以上评估为跌倒高风险。该量表的内在信度为 0.964，但是敏感度为 62%，特异性为 50%，可能由于该量表评估内容只包含了跌倒的内在危险因素。

（5）Morse 跌倒量表（Morse fall scale，MFS）：是专门用于测量住院患者跌倒风险的量表，应用于医院的急性、慢性病房，特点是用于评估住院患者的跌倒风险，使用耗时短、简单、能快速地作出判断；由 Janice Morse 于 1989 年研制。MFS 有 6 个条目：跌倒史、其他疾病诊断、使用行走辅助用具、静脉输液或使用肝素钠、步态、认知状态。每个条目评分为 0~25 分不等，总分为 125 分，评分越高表示跌倒风险越大。Susan 等将该量表对我国香港地区医院的 954

名患者进行评估，并将量表翻译成中文版进行信效度测验，研究结果表明其敏感度为31%，特异性为83%，内部一致性效度为0.97，认为该量表针对不同的人群应进行修订。

(6) 斯巴达跌倒风险评估工具（the Spartanburg fall risk assessment tool，SFRAT）：由美国的Robey-Williams等在2007年报道，与其他跌倒风险评估工具不同的是，SFRAT的研制是为了评估急症患者的跌倒风险，评估包括3个流程：患者在3个月内是否跌倒过、用药情况（是否服用苯二氮革类、β受体阻滞剂、抗惊厥及抗精神病药物）和步态，其中步态的评估是通过"站起-走"计时测试（TUGT）。

(7) Hendrich Ⅱ跌倒风险评估模型（Hendrich Ⅱ fall risk model）：由Hendrich研制的由多个量表组合用于预测住院患者的跌倒风险。Hendrich Ⅱ模型既有对患者的客观测试，也有护士的主观评价，作者对住院的994名患者进行测评，敏感度为74.9%，特异性为73.9%，建议在患者发生病情变化时需重新评估。但是Hendrich Ⅱ量表更适合在急症病房使用。

(8) 托马斯跌倒风险评估工具（St Thomas's risk assessment tool，STRATIFY）：评估跌倒风险从而启动预防跌倒的措施，是为了降低医院内老年患者的跌倒发生率而设计。该量表包含5个条目：入院后患者是否在院内发生过跌倒？患者是否存在烦躁不安？视力障碍的程度及对功能的影响？是否有尿失禁或尿频？行走和躯体活动的得分情况。Oliver对STRARIFY进行测评，表明它的敏感度为93%，特异度为88%，内在信度为0.836。Jan等在养老机构对该量表进行信效度测评，敏感度为50%，特异性为76.2%，因此，他认为该量表不适合在养老机构中使用。STRATIFY的缺点是在评估中考虑到了跌倒的内在因素，但是忽略了外在因素如环境因素等。

2. 用于测定跌倒相关心理的常用方法 与跌倒相关的心理因素方面的研究一直以来很受关注，尤其是曾经发生过跌倒的老年患者，因害怕再次跌倒的心理暗示，使自己对进行日常生活活动缺乏信心，导致活动能力下降，跌倒风险增加。

(1) 特异性活动平衡自信量表（activities-specific balance confidence scale，ABC）：要求被测者用目测类比评分给自己在行使基本日常活动时的平衡信心打分。量表包括16个条目。16项任务包括日常生活中的基本任务（如在屋子周围行走、上下楼梯、在室内取物、扫地等）以及在社区中难度较大的任务（如在拥挤的商场里穿行、上下扶梯、在室外冰面行走等）。ABC适用于活动功能较高的老年人的平衡信心测定，可以配合平衡测试量表来评价其活动能力的高低，但是该量表不能独立用于评价老年人的跌倒风险。

(2) 跌倒功效量表（falls efficacy scale，FES）：测定老年人进行穿衣、简单购物、清洁房间等日常活动时对跌倒的自我功效或对不发生跌倒的自信程度，对老年人害怕跌倒的心理进行定量分析，FES有10个问题，每题1~10分，总分100分。FES仅以室内活动为测评内容，适合低运动能力的老年人。

三、康复治疗

（一）临床防治策略

骨质疏松症防重于治，要未病防病，有病防跌倒，跌倒防骨折，骨折后防并发症。平时在饮食上应多摄入含有丰富钙质及维生素D的食物，要养成进行户外运动的习惯，养成良好的生活方式，不吸烟、不酗酒，必要时去医院做骨密度测试，并在医生的指导下服用防治骨质疏松的药物。无论原发性骨质疏松症、继发性骨质疏松症和特发性骨质疏松症的治疗和预防原则均包括以下3个方面:①对症处理:骨质疏松症的临床表现主要为腰背或全身酸痛、驼背和骨折等,临床医生要根据这些症状和体征,采取药物、物理、营养等不同的治疗、预防、康复措施来对症处理,改善或消除症状,提高患者的生存质量。②延缓骨量丢失或增加骨量:在骨质疏松症的治疗和预防中特别强调年龄段,女性35岁前为骨量增长期,此后,骨量逐渐丢失,50岁以后呈快速丢失。在骨量增长年龄段应尽量使骨峰值加大,并使骨峰值在骨量丢失年龄段维持较长时间,延缓其骨量丢失,在女性绝经后快速丢失阶段应采用相应的治疗和预防措施。骨量丢失年龄段(女性35岁以后,男性40岁以后),应尽量延缓其骨量丢失,但70岁以后的老年人想通过治疗来延缓骨量丢失则较为困难。③预防骨折的发生:骨折是骨质疏松症最严重的后果,所以预防骨折的发生是质疏松症的治疗和预防中最重要的事件。采取的主要措施中首要是使骨峰值达最大,延缓骨量丢失,这是预防骨质疏松性骨折最有效的措施;其次,增加骨的韧性,提高骨的抗折弯和抗扭转性能,降低骨折发生率;再次,减少跌倒的机会,尽量消除骨质疏松性骨折发生的外因。

预防和药物干预措施

(1) 基础措施

1) 调整生活方式:①富含钙、低盐和适量蛋白质的均衡膳食;②注意适当户外活动,有助于骨健康的体育锻炼和康复治疗;③避免嗜烟、酗酒和慎用影响骨代谢的药物等;④采取防止跌倒的各种措施,如注意是否有增加跌倒危险的疾病和药物,加强自身和环境的保护措施(包括各种关节保护器)等。

2) 骨成分补充剂:①钙剂,我国营养学会推荐成人每日钙摄入推荐量800mg(元素钙量),绝经后妇女和老年人每日钙摄入推荐量为1000mg。我国老年人平均每日从饮食中获钙约400mg,故平均每日应补充的元素钙量为500~600mg。②维生素D成年人推荐剂量为200IU(5μg)/d,老年人推荐剂量为400~800IU(10~20μg)/d。治疗骨质疏松症时剂量可为800~1200IU(目前国内销售的钙剂和维生素D复合制剂中维生素D含量普遍偏少)。建议老年人血清250HD水平应为30ng/ml(75nmol/L)以上,以降低跌倒和骨折风险。应定期监测血钙和尿钙,酌情调整剂量。但是,如患者伴有肾结石及高尿钙,则应慎用钙剂及维生素D制剂。

(2) 药物干预:仅补充钙剂对于骨质疏松的治疗是远远不够的,需根据患者情况加用药物。现代医学的飞速发展,使骨质疏松症的治疗有了突破性进展:雌激素的应用由单纯雌激素的运用,转变为小剂量雌激素与孕激素合用。综合用药代替单一用药。这些都开创了骨质疏松治疗的新纪元。

现代西医治疗骨质疏松的药物主要有三类:第一类为骨吸收抑制剂,包括雌激素、降钙素、异丙氧黄铜等,第二类为促进骨形成药,包括氟化物、生长激素等,第三类为矿化作用药,如钙制剂和维生素B等。

1) 药物治疗适应证:已有骨质疏松症(T≤-2.5)或已发生过脆性骨折;或已有骨量减少(-2.5<T<-1.0)并存在一项以上骨质疏松症危险因素者。无条件测定骨密度,但具备以下情况者,也需药物治疗:①已发生过脆性骨折;②OSTA筛查为高风险;③FRAX工具计算出髋部骨折发生概率≥3%或任何重要的骨质疏松性骨折发生概率≥20%。

2) 抗骨吸收药物:①双膦酸盐类可选择的药物有阿仑膦酸盐(alendronate)、唑来膦酸钠、利塞膦酸钠等。②降钙素类更适合有疼痛症状的骨质疏松症患者。不宜长期使用。鲑鱼降钙素,皮下或肌内注射,根据病情每周2~5次;鲑鱼降钙素鼻喷剂;鳗鱼降钙素,肌内注射。③选择性雌激素受体调节剂用于女性患者,能降低雌激素受体阳性浸润性乳癌的发生率,不增加子宫内膜增生及子宫内膜癌的危险。雷洛昔芬(raloxifene),有静脉栓塞病史及有血栓倾向者如长期卧床和久坐期间禁用。④雌激素类只能用于女性患者。应全面评估利与弊,遵循以下原则:适应证:有绝经期症状(潮热、出汗等)和(或)骨质疏松症和(或)骨质疏松危险因素的妇女,尤其提倡绝经早期开始用,收益更大风险更小。禁忌证:雌激素依赖性肿瘤(乳腺癌、子宫内膜癌)、血栓性疾病、不明原因阴道出血及活动性肝病和结缔组织病为绝对禁忌证。子宫肌瘤、子宫内膜异位症、有乳腺癌家族史、胆囊疾病和垂体泌乳素瘤者慎用。有子宫者应用雌激素时应配合适当剂量的孕激素制剂,以对抗雌激素对子宫内膜的刺激,已行子宫切除的妇女应只用雌激素,不加孕激素。激素治疗的方案、剂量、制剂选择及治疗期限等应根据患者情况个体化,应用最低有效剂量。坚持定期随访和安全性监测(尤其是乳腺和子宫)。

3)促进骨形成药物甲状旁腺激素(PTH),治疗时间不宜超过2年。肌内注射,用药期间要监测血钙水平,防止高钙血症的发生。

4)锶盐雷奈酸锶,睡前服用。不推荐CCr(肌酐清除率)<30ml/min者使用。

5)其他药物:①活性维生素D更适合老年人,肾功能不全,1α-羟化酶缺乏者。包括1α-羟维生素D(α-骨化醇)和1,25双羟维生素D(骨化三醇)两种。定期监测血钙和尿钙水平。骨化三醇、α-骨化醇在治疗骨质疏松症时,可与其他抗骨质疏松药物联合应用。②维生素K_2(四烯甲萘醌)餐后服用。禁用于服用华法林的患者。

(二)物理因子治疗

物理治疗是应用自然界或人工的各种物理因素作用于机体,以达到治疗和预防疾病的方法。物理治疗已成为治疗骨质疏松症的重要方法之一。

1. 人工紫外线疗法

(1)原理:中长波紫外线照射皮肤时,可在体内引起一系列光生物学效应,能使皮肤内的7-脱氢胆固醇转化成内源性维生素D_3,进而调节钙、磷代谢,促进肠黏膜吸收食物中的钙质,促进钙在骨中沉积,有利于骨生成。

(2)紫外线照射方法:紫外线照射治疗骨质疏松症时,可采用全身照射法。具体可分为二野法、四野法、八野法。一般根据患者身体状况及对紫外线的敏感性等来决定使用何种方法。现介绍常用的二野法照射的步骤:

1)应该嘱患者戴墨绿色防护镜,以免刺激角膜。

2)要求除内衣外,身体应尽量完全裸露。

3)照射前面一野时,光源中心应正对前正中线与双股上1/3中点连线的交点。照射后面一野时,光源中心应正对后正中线臀折纹处。

4)照射距离可用100cm。注意采用二野照射法全身照射时不宜使用超过E0级的剂量,根据患者的耐受情况等可选择不同的进度法。一般分为基本进度法、加速进度法及缓慢进度法。

2. 日光浴疗法 日光浴疗法就是科学地利用日光,增强体质及治疗疾病的方法。日光浴照射方法包括:局部照射法和全身照射法。

日光浴时必须严格掌握照射剂量,最精确的方法是:用日照计测量某地当时获得4.18J热量所需要的日照时间,根据所需要的治疗剂量计算照射时间。

3. 高频电疗 高频电疗具有如下治疗作用:

(1)止痛:高频热可使支配梭内肌的γ纤维活动减弱,缓解肌痉挛,使局部血液循环加强,加速致痛性产物的排出,降低感觉神经的兴奋性,并作为一种干扰痛冲动传导的刺激而达到镇痛的目的。

(2) 改善组织的血液循环:高频热能使血管扩张,增强物质代谢,使氧和营养物质加快向局部组织输入及加速代谢产物的排除。

(3) 消炎:热作用可促进血液循环,使炎性代谢产物的排出加速,使组织的供氧和营养供给加强。并且,可增强体液免疫与细胞免疫功能,有利于消除炎症。

(4) 降低肌张力及结缔组织张力:热能降低 γ 纤维系的兴奋性,缓解肌痉挛,从而降低肌张力。热能改变纤维结缔组织的物理特性,减弱其张力,增加弹性。

4. 水疗 水疗就是利用水的物理性质,以各种方式作用于人体,达到治疗和预防疾病的方法。应用水疗治疗骨质疏松症的主要作用如下:

(1) 温热作用:水疗的水温多选择温水浴,即 36~38℃,其温热疗法的治疗作用与高频热效应相似。

(2) 药物作用:水疗常选用药物浴。在溶解有无机盐类、矿物质、芳香药类、中草药等的温热淡水中进行水浴的方法,临床上具有温热疗法与药物的协同治疗作用。

(3) 水中运动作用:水中运动是指在水中进行各种体育锻炼的治疗方法。水疗主要是通过静水压力作用,水流的冲击作用、浮力作用,即机械作用的媒介。其中尤以浮力作用重要,它能使人体在水中失去大约 9/10 的体重,从而有利于骨质疏松症患者水下运动的完成。又因为水的阻力使动作变得缓慢,可增强机体的耐力与持久性。

5. 磁疗 骨质疏松症,可选用脉冲磁疗,磁疗具有促进血液循环、消炎、消肿、止痛以及促进骨折愈合等作用。

(三) 运动疗法

1. 运动疗法的原理 运动通过肌肉活动产生对骨的应力,刺激骨形成。机械的变形压力可使骨矿含量沿外力方向增加。

运动通过神经内分泌的调节机制,影响机体的钙平衡,对骨形成提供充分的矿物营养素,使局部及全身的骨矿含量增加。运动使绝经后妇女的血中雌激素水平轻度增加。伴随雌激素的增加,组织对甲状旁腺激素(PTH)的感受性降低,减弱了破骨细胞的活动,引起血中的钙磷含量减少,作为代偿,机体尿钙排泄减少,并通过增加 1,25-$(OH)_2$-D_3,促进肠的钙吸收及骨组织以外的钙磷再利用。另外,长期运动可以降低胰岛素水平,提高血中的胰高血糖素、儿茶酚胺及促甲状腺激素的水平,从而增加骨矿含量。

2. 运动疗法的种类 根据肌肉所受外力的不同,可将运动类型分为以下 4 类:

(1) 被动运动:通过外力使某个部位活动,未引起肌肉收缩多用于维持或增大关节活动域。

(2) 主动辅助运动:肌力较弱尚不能完成主动运动时,借助于帮助者或器械,使某个部位活动,可引起肌肉收缩。多用于在维持关节活动域的同时,提高肌力和控制本体感受器。

(3) 主动运动:肌力应在Ⅲ级以上,即通过自身的肌力进行抗重力运动。多用于维持关节活动域、提高耐力和改善协调性。

(4) 抗阻运动:即有阻力抵抗的运动。抵抗包括徒手抵抗和器械抵抗两种。徒手抵抗的优点在于训练中可随时根据患者的肌力情况,给予最恰当的抵抗;器械抵抗则适用于需要较大的抵抗时,或者在自己家里进行。

3. 运动疗法的应用 对可主动步行者:绝大多数骨质疏松症患者都属此类型。其运动目的在于增强肌力,以维持日常生活所必需的最小活动量。运动种类包括抗阻运动和主动运动。①抗阻运动:通常根据患者的实际情况,先进行有针对性的徒手抵抗,然后利用一些运动器械,如哑铃、自行车、划船器、股四头肌训练器及综合训练器等,进行器械抵抗训练。②主动运动:包括步行、上下台阶以及防止和治疗骨质疏松症的体操。运动疗法方案见表2-7-2;基于骨矿物密度T值的康复指南见表2-7-3。

Bonaiuti等通过荟萃分析综述了18个随机对照研究,共1423位绝经后妇女,证实有氧运动、负重和力量训练都能提高绝经后妇女的脊柱骨密度。中等强度的步行训练还能同时增加髋关节骨密度。

表2-7-2 运动疗法方案

运动项目	运动目标	强度/频率/时间	实施要点
有氧运动 有氧舞蹈、爬山、慢跑、爬楼梯、快步走、羽毛球、网球、太极拳、八段锦等	增加心肺功能 提高钙质吸收 增强平衡能力,避免跌倒	强度:65%~85% 时间:至少15~20min以上 频率:每周3~5次	体力不佳者可减少时间再作调整
肌力训练 哑铃训练、俯卧撑、仰卧起坐等	刺激成骨细胞产生新骨 加强肌肉与韧带,免于跌倒时的伤害	每个动作可做15~20次 每次3~5组、每组休息相隔30s	重量可从轻至重逐渐加强。配合呼吸、不可闭气用力
柔软性训练 伸展操、瑜珈等	加强平衡性 增加关节活动度	时间不限	配合呼吸、不可闭气用力。动作从静态至动态为佳

表2-7-3 基于骨矿物密度T值的康复指南

T值>–1SD(正常)
- 不需特殊治疗
- 患者教育,预防措施
- 起身训练
- 合理饮食(钙和维生素D)
- 慢跑(短距离)
- 负重训练
- 有氧运动
- 腹肌和腰背肌训练
- 竖脊肌协调性训练

–1SD<T值>–2.5SD(骨量减少)
- 治疗咨询
- 患者教育,预防干预
- 疼痛管理
- 腰背肌训练
- 有限载荷训练(≤10~20磅)(1磅=0.45kg)
- 有氧运动:步行40min/d
- 力量训练:每周三次以上
- 姿势训练:负重后凸畸形矫形器结合骨盆倾斜和背伸训练
- Frenkel体操,预防跌倒
- 如果喜欢可以进行太极训练
- 需要时可应用抗吸收药

续表

T 值≤-2.5SD(骨质疏松症)
• 药理干预 • 疼痛管理 • 关节活动度、肌力和协调性训练 • 需要时,进行午休,热或冷治疗,按摩 • 腰背肌训练 • 耐受情况下,行走 40min/d;Frenkel 体操 • 每周一次或两次水中运动 • 防跌倒 • 姿势训练:负重后凸畸形矫形器结合骨盆倾斜和背伸训练 • 预防椎体压缩性骨折(根据需要应用矫形器) • 预防脊柱应力(举重≤5~10 磅) • 平衡、助行器的评估 • 生活环境的安全改造,如改造浴室(扶手杆)和厨房(柜台调整),作业治疗咨询 • 开始肌力训练,手握 1~2 磅,并逐渐增加,至每手可提起 5 磅 • 需要时进行动态脊柱本体感觉伸展训练 • 髋关节保护措施

(四)骨质疏松性骨折的治疗

由骨质疏松症引起的病理性骨折的治疗除遵循一般创伤性骨折处理的四大原则外,还要兼顾骨质疏松这一因素。

1. 骨质疏松性骨折处理的一般原则和目的 除遵循骨折处理的四大原则:复位、固定、功能锻炼和内外用药外,还要遵循骨质疏松症骨折处理的一般原则和目的:

(1) 对老年人有效治疗的目的在于及早恢复活动和功能。

(2) 采用有利于早期恢复和稳定骨折的有效固定方法。对骨折稳定性的要求比解剖复位重要。

(3) 选择有利于骨折片稳定的内固定。因为骨的强度与矿化密度密切相关,采用内固定时要慎重。

(4) 骨科手术要求尽量做到安全、有效、简便及减少手术时间和次数。

(5) 可靠的功能恢复有赖于早期而有效的制动。

(6) 骨折后的功能锻炼时间一般稍迟于普通骨折。

2. 脊柱骨折 脊柱骨折是骨质疏松性骨折最常见的类型,尤以椎体压缩性骨折最为常见,其好发部位为胸腰段脊椎。治疗可分为解除疼痛的对症治疗、骨折的治疗和骨质疏松程度的改善治疗。对脊柱椎体骨折的急性期来说,以解除疼痛为主的对症治疗很重要。对症治疗包括物理治疗和药物治疗。物理治疗主要为安静卧床(一般不超过 2 天)和温热疗法,但长期卧床会导致骨的进一步疏松,因此在疼痛减轻后应尽早加强功能锻炼,尤其是腰背肌的训练,早日恢复正常生活,骨折的治疗一般为非手术治疗。微创手术经皮椎体成形术(vertebroplasty)和后凸成形术(kyphoplasty)是脊柱微创治疗的新进展之一,适用于新鲜不伴脊髓或神经根症状、疼痛严重的椎体压缩性骨折,有很好的止痛效果。

腰背肌肌力降低和腰背部筋膜的过度牵拉是导致疼痛的主要原因。矫正畸形和改善腰背肌肌力的训练方法有助于缓解这种慢性疼痛,并改善患者的平衡功能,预防跌倒,避免骨折和再次骨折。

3. 髋部骨折 髋部骨折是一种紧急情况。跌倒后，下肢外旋和缩短。X 线检查可以区分是股骨颈骨折，还是转子间骨折。为缩减卧床时间，手术是治疗股骨颈骨折和转子间骨折的最常用方法。手术方式包括内固定、人工关节置换和外固定器等。但当患者严重虚弱、合并严重颅脑损伤等情况时，保守治疗是不得已的选择。

髋部骨折的特点：①死亡率高，容易发生肺炎、泌尿系感染、压疮、下肢静脉血栓等并发症。②骨坏死率及不愈合率高。③致畸、致残率高。④康复缓慢。

(1) 股骨颈骨折：股骨颈骨折是骨质疏松性骨折常见的类型之一，治疗的原则是：

1) 正确复位，及时制动。

2) 合理选择内固定及髋关节成形术，必要时行人工关节置换术。

3) 争取早日离床，预防髋内翻或髋外翻畸形，减少并发症。

4) 应采取积极态度，不应把年龄偏大视为手术禁忌证，努力降低死亡率。

(2) 股骨转子间骨折：又称股骨粗隆间骨折，也是骨质疏松性骨折较为常见的类型，其治疗原则是：

1) 稳定型骨折以非手术疗法为主，如手法复位、牵引、制动。

2) 不稳定型骨折多采用内固定术，较常用的内固定物是加压螺纹钉、加压滑动鹅头钉、Y 钉等。

3) 治疗方法以简单安全为原则。

4) 注意纠正髋内翻、肢体短缩畸形。

4. 桡骨远端骨折 根据受伤时姿势及骨折远端移位方向，可分为伸直型和屈曲型两种。伸直型骨折受伤时手掌先着地，腕关节呈背伸位，骨折远端向桡、背侧移位；屈曲型骨折受伤时手背先着地，腕关节呈掌曲位，骨折远端向桡、掌侧移位。骨质疏松性桡尺骨远端骨折多为粉碎性骨折，且累及关节面，骨折愈合后易残留畸形，常造成腕关节和手指功能障碍。治疗方法一般采用手法复位，可用夹板或石膏固定，或外固定器固定。对于少数不稳定的骨折可考虑手术处理。

（郑洁皎　安丙辰）

第三章 老年神经系统疾病的康复

第一节 老年神经系统生理功能和代谢变化

一、概述

神经系统是从整体上对机体起主导作用的调节系统,人体各个系统器官都直接或间接处于神经系统的调节控制之下,互相联系、相互影响、密切配合,实现和维持正常的生命活动。随着老化的进程,神经系统的结构和功能也发生一系列的变化。

人类的神经系统自然成熟期(20~30岁)以后,其生理功能即开始逐渐衰退,但一般非常缓慢,进入老年以后,衰老的速度明显增快,这就是老年人容易发生神经系统各种老年性疾病的病理生理基础。老年神经系统的功能不良可以是原发性、继发性或是第三类。这三种改变在老年人中常相互影响,形成一系列复杂的神经系统功能障碍。原发性改变涉及基本生物学过程的减退,一般认为是生物钟的长期运转所致。继发性改变包括与年龄相关的疾病,其发病率随年龄的增长而上升,这些疾病的发生原因是老年人神经系统及其支持结构的脆弱性增大,可塑性和修复能力下降,以及许多损害的累积作用所致。第三类是指伤残和疾病损伤性所引起的改变。

神经系统的衰老不仅影响着神经系统本身的形态、结构和功能,并且对全身脏器和内环境的稳定也有着重要影响。神经系统的衰老包括神经元、神经胶质细胞以及小胶质细胞的形态、结构、组成、功能的改变,同时伴有老年斑的形成、细胞代谢的改变、觉醒与睡眠的改变、学习与记忆以及思维、意识、情绪等高级神经活动的改变。

二、形态学变化

(一)脑体积及重量

随着年龄的逐渐增长,神经系统的衰老主要表现为脑组织重量逐渐减轻,脑细胞数量明显减少。有研究证实,随着增龄,大脑的额叶、颞叶、基底核、脑回大都出现萎缩,大脑皮层也逐步出现退化现象,神经细胞逐渐减少。通常,我们认为脑细胞减少是从40岁开始的,40~70岁期间,其脑细胞可逐渐减少20%;老年痴呆患者的脑细胞可减少30%~70%。大脑细胞减少最明显的部位是颞上回,其次是中央前回和视觉中枢。由于脑细胞的减少,使脑重量减轻,脑回变窄,脑沟加深,皮质变薄。一般老年人的脑重量比成年人平均减少50~150g;70岁时脑重量为年轻时的95%;90岁时为80%;大脑的总面积较年轻时减少10%;脑血流量较年轻时减少约17%。

(二)神经元、突触

神经元的突触、树突及树突侧棘是构成脑内神经环路的重要组成部分。其数量多、总面积大、结构多样复杂,使脑功能精细多样,且具有很强的神经结构和功能可塑性。随着人体的衰老,突触数目减少、神经元的轴突出现肿胀和不同程度的脱髓鞘。轴突中的微丝和微管出现崩解或缠绕,这些变化常导致神经细胞内物质传导环路中断。

神经元又称神经细胞,是构成神经系统结构和功能的基本单位,具有接受、整合和传递信息的功能。由于神经元的不可再生性,一旦死亡,胶质细胞便增生填充。随着年龄的逐渐增长,神经元的数目也逐渐减少,胶质细胞增生。大脑皮质神经元自 25 岁以后每年减少 1%,脊髓前角运动神经元在 60 岁以后逐渐减少,甚至可减少至原有数目的 50%。70 岁以后,神经元细胞总数将会减少 45%。

突触是神经元之间在功能上发生联系的部位,也是信息传递的关键部位。突触的丧失对认知功能变化起着重要作用。有研究发现,神经元的丧失,尤其是大脑皮层有关区域和海马突触的丧失,与老年痴呆有着直接关系。随着衰老的进行,神经细胞突触变短,可塑性改变,神经网络减少,同时神经系统内有脂褐素沉积,神经纤维缠结,所以多数老年人都会出现老年斑,其数量随年龄的增加而增加。

神经纤维的基本生理特性是具有高度的兴奋性和传导性,其功能是传导兴奋。由于随年龄的增长脑血流量减少,神经细胞树突变短或减少,膜代谢障碍,周围神经节段性脱髓鞘和神经纤维变性,使运动和感觉神经纤维传导冲动的速度减慢,约每年递减 0.4%。50 岁以后,周围神经传导速度减慢 10%~30%。

(三) 海马

海马是边缘系统的重要组成部分,与许多高级神经活动、行为反应以及植物性神经功能密切相关,参与空间学习和记忆的过程,还与近期记忆和存储信息密切相关。不仅促进前脑基底核胆碱能神经元中乙酰胆碱转化酶的活性,保护和延缓前脑基底核神经元发生蜕变和死亡,并参与“下丘脑 - 垂体 - 肾上腺皮质”轴心活动,调节神经肽、激素与神经递质间的相互作用。

伴随着衰老的进程,海马体内各区域的形态、结构、功能等发生改变。如体积变小、神经元丧失、细胞间距加大、细胞凋亡程度加深等。而这些改变直接影响海马神经元细胞的形态以及微细结构的改变,包括突触间隙增宽、突触后致密物厚度变薄、突触活性区长度缩短等。由于神经元及其突触对信息加工传递有着重要的作用,而其数量和结构的改变必然引起功能障碍,导致记忆力减退、反应迟钝。

三、代谢变化

(一) 蛋白质

蛋白质在细胞和生物体的生命活动过程中具有十分重要的作用,是大脑细胞分裂的动力源,维持神经系统的正常功能。老年人脑内蛋白质含量随年龄增长而降低,但并非所有的蛋白质均下降,如含有神经原纤维缠结与老年斑内的异常蛋白质同细胞外的淀粉蛋白却是逐渐增加的。有些酶也出现活性降低,包括参加葡萄糖降解的一些酶等,参与 CO_2 解毒的碳酸酐酶也有所下降。

(二) 脂类

脂含量占脑干重 50% 以上,50 岁以后总脂含量开始下降,但由于脑重量的减轻,相应的脂含量可以增加或无变化。60~90 岁之间髓磷脂以一种恒定的速率下降,髓磷脂的减少与脑苷脂和乙醇缩醛磷脂的脑含量减少具有相关性。老年人脑中的其他脂质如神经节苷脂、胆碱磷酸甘油酯以及胆固醇等也是降低的。

（三）核酸

中枢神经系统的神经元与其他躯体细胞一样含有等量的脱氧核糖核酸，脑内的含量很少变动。脑内的核糖核苷酸则不同，信使 RNA（messenger RNA，mRNA）因其选择性转录特性，在不同类型神经元中变异很大，随年龄的变化在不同脑区也有很大变异：舌下神经核神经元内的含量在 20 岁以前是增加的，此后就开始下降直到 80 岁以上；老年人海马下脚区的神经元内核糖核酸（ribonucleic acid，RNA）浓度增加 50% 以上；老年人皮质区神经元的 RNA 浓度却较低。

（四）胆碱能系统

大多数的胆碱能纤维起源于 Meynert 基底核的神经元，胆碱能系统与记忆的形成和贮存有关。隔核 - 海马、大细胞基底核 - 大脑皮质传导通路的损伤可导致皮质、海马及大细胞基底核细胞萎缩，胆碱能传导通路受损，从而引起胆碱能缺陷和学习记忆功能障碍。智能良好的老人乙酰胆碱含量是否降低尚不清楚，乙酰胆碱的合成酶在正常老年人仅为轻度改变或不改变。老年人脑中胆碱能受体包括烟碱样受体和毒蕈碱受体，并可出现许多改变，皮质、海马和纹状体的毒蕈碱受体以及海马的烟碱样受体均减少，丘脑内的烟碱样受体密度降低，而毒蕈碱受体却密度增加。临床研究发现，血管性痴呆患者的认知障碍程度与乙酰胆碱合成减少和胆碱酯酶活性相对增高有关。血管性痴呆患者脑脊液中的乙酰胆碱含量显著降低，且下降幅度与痴呆程度一致。

（五）儿茶酚胺和 5- 羟色胺

儿茶酚胺类神经递质包括多巴胺、去甲肾上腺素、肾上腺素，这些神经递质对内脏功能、情感和注意力具有控制和调节作用。5- 羟色胺递质其神经元主要位于低位脑干近中线区的中缝核内，主要来自中缝核上部。5- 羟色胺的前体是色氨酸，参与饮水、体温、呼吸、心率、睡眠和记忆中枢的调节过程。正常老年人可出现某些儿茶酚胺能和 5- 羟色胺能神经元的结合能力丧失。

（六）神经肽类

神经肽类递质也具有神经调节剂的功能，并与其他神经递质如 5- 羟色胺一样具有共同的神经定位。老年人壳核内 P 物质减少。黑质内神经降压素水平约下降 40%。50~60 岁以后颞叶的血管活性肠肽的活性增加。此外，营养障碍的神经轴突和老年斑内能检测到神经肽 -Y、生长抑素和促皮质释放因子。

（七）氨基酸类

氨基酸类递质包括门冬氨酸、谷氨酸、甘氨酸和 γ- 氨基丁酸等。γ- 氨基丁酸在大脑皮层的浅层和小脑皮层的浦肯野细胞层含量较高；谷氨酸在脑脊髓内含量很多。γ- 氨基丁酸和谷氨酸分别为抑制性和兴奋性氨基酸，其代谢是相互关联的。在神经元内谷氨酸脱羧酶催化谷氨酸转化为 γ- 氨基丁酸，而在胶质细胞内，谷氨酸合成酶介导 γ- 氨基丁酸为谷氨酸。谷氨酸脱羧酶活性在人类皮质区丘脑内随增龄而下降 20%~30%，其活性在基底核区也有所下降。随年龄增长，新皮质的 γ- 氨基丁酸摄取减少。

（八）钙离子

钙离子是普遍存在于细胞内的第二信使，也是与衰老相关的离子信使之一，对细胞的生长、存活及死亡起着关键性的调控作用。在神经系统内，钙离子参与神经递质合成与释放、激素合成与分泌。在神经细胞内，钙离子水平受到稳态复杂而又严格的调控。研究表明，在神经细胞内钙离子的敏感性改变或钙离子调控异常会引起神经元突触的可塑性改变。大量的证据表明，衰老时，伴有钙离子的调节紊乱，使神经调节能力下降，出现记忆力减退、耐力下降、神经衰弱、老年痴呆等。

四、生理功能变化

正常情况下，脑通过葡萄糖氧化产生能量而行使功能，成年人的脑重仅占体重的2%，但消耗葡萄糖的量却为身体的20%，上述形态学和生化方面的变化，必然会引起老年人脑部阻力增大，血流流速减慢，脑血流量与氧代谢率降低，神经生理功能减退，表现在记忆力衰退、思维活动缓慢、行动不敏捷等。近年来，老年人群跌倒损伤发生率呈上升趋势，造成老年人跌倒的相关危险因素包括肌肉无力、步态和平衡问题、视觉及认知功能障碍与功能衰退等。

（一）脑血管改变

老年人脑血管的常见改变为动脉粥样硬化和血管壁萎缩性改变。动脉粥样硬化，是最常见和最具有危害性的疾病，大、中动脉内膜出现含胆固醇、类脂肪等的黄色物质，多由脂肪代谢紊乱、神经血管功能失调引起。常导致血栓形成、供血障碍等。动脉粥样硬化多见于40岁以上的男性和绝经期后的女性。由于动脉硬化，毛细血管壁增厚，老年人脑的血液供应处于相对或绝对不足状态，可引起缺血性脑病，产生相应的症状和体征。脑组织对缺血缺氧性损害非常敏感。缺血缺氧4min即可造成神经元死亡。脑组织缺氧后由于能量耗竭等多种因素引起神经细胞肿胀、变性、坏死、凋亡以及胶质细胞肿胀、增生等，尤其以神经元死亡和进行性受损为显著特征。70岁以上的部分老年人，脑血管的改变可以是动脉壁，尤其是中膜的萎缩，血管壁变薄，引起老年人出血性疾病。老年痴呆患者的血管壁上还可出现淀粉样物质的沉积。

（二）运动功能改变

由于神经纤维传导速度减慢，一般在40~50岁时，四肢末梢神经传导速度开始减慢；80~90岁时，较年轻时减慢15%~30%；中老年人上、下肢传导速度减慢程度大致相同，这导致了老年人对外界事物反应迟钝，动作协调能力下降，从而出现运动功能障碍综合征。运动功能障碍综合征是日本骨科学会在2007年提出的概念，其特征表现为关节活动度下降、平衡能力下降、走路变缓慢，甚至伴随疼痛，特定动作或姿势会产生不稳定现象。运动与姿势的改变会引起平衡失调和跌倒，后者是老年人最常见也可能是致命的意外事件。

1. 步态 针对老年人步态的运动学特征，通常选用步态周期及时相、步长、步频以及步速等相关指标来描述。其中，步速这一指标被广泛应用。与青年人相比，正常老年人行走时时空参数特征有着显著性的降低，其步行速度和步幅下降明显，表现出短步幅、低节律的特点，这是老年人步态的一个重要的运动学特征之一。

有研究发现在步态周期的划分方面，老年人的单双支撑时相和双支撑时相占周期的百分比较大，表现出老年人下肢肌肉收缩能力下降，跟着地及踝跖屈和屈膝等动作缓慢，行走时有求稳的现象。步行时，老年人摆动腿的髋关节角的变化幅度小，伸髋动作不充分，摆动腿抬高的程度低，走路时有拖拉的现象。在脚跟着地时，老年人有稍向后坐的现象。此外，也有研究认为胼胝体膝部的萎缩是老年人步态障碍的一个独立指标。

目前随着对老年人群健康的关注，有关老年人步态问题的研究，已经取得了丰硕的研究成果，国内外学者通过各种研究方法与手段，确定老年人群步态的特点，降低老年人的跌倒风险。

2. 平衡 平衡能力是指身体对来自前庭器官、躯体感觉以及视觉等各方面刺激的协调能力，是人体的一项重要生理功能，在人类生活中有着重要意义。前庭系统提供有关身体在一个不动的参照系统中的定位以及身体运动时加速的情况。视觉系统不仅提供周围环境的信息，也提供身体的运动和方向的信息；躯体感觉又由肌肉、关节、肌腱等处的感受器产生。各系统的信息最终传入到中枢神经系统进行综合分析，再经锥体束发出随意运动的冲动指挥肌肉 - 骨骼系统以随时纠正身体的偏移，保持稳定平衡。

随着年龄的老化，当视觉、前庭器官、躯体感觉、关节疾病、肌肉力量以及肌肉运动范围发生变化时，平衡能力逐渐丧失，可能会出现不稳定的姿势。有研究发现 60 岁以后平衡能力每 10 年下降 16% 或更多。40 岁以后前庭末梢器官毛细胞开始退变，到 70 岁囊斑毛细胞减少 20%，壶腹嵴毛细胞减少 40%。对于老年人来说，肌肉的力量是维持平衡的重要因素，随着老年人年龄的增长，肌肉力量的下降，其保持平衡的能力也随之大幅下降，直接影响老年人独立生活能力，严重的会引起老年人跌倒，诱发其他疾病。

（三）感觉功能改变

感觉系统是神经系统中处理感觉信息的一部分。老年人感觉功能减退主要是由于感觉器官的衰退或神经系统的相应改变所致，主要包括听觉神经的衰老、视觉神经的衰老、味觉神经的衰老、躯体感觉神经的衰老等，影响老年人的社会活动及日常生活。

1. 视觉 人眼能看清物体是由于物体所发出的光线经过眼内折光系统（包括角膜、房水、晶状体、玻璃体）发生折射，成像于视网膜上，视网膜上的感光细胞（视锥细胞和视杆细胞）能将光刺激所包含的视觉信息转变成神经信息，经视神经传入至大脑视觉中枢而产生视觉。老年人视觉功能障碍主要表现为视觉感受性下降，视觉灵敏度下降，明亮度与辨别力、色觉的变化等方面。

随着年龄的增长，晶状体的弹性逐渐减弱，导致眼的调节能力降低，这种现象称为老视（presbyopia）。老年人由于眼球的前后径变短、折光系统的折光能力减弱，易发生远视（hyperopia）。睫状肌萎缩、瞳孔开大肌萎缩导致其与瞳孔括约肌之间的力量不平衡，瞳孔括约肌的力量相对增强，使老年人的瞳孔始终处于缩小状态，称为老年性缩瞳（senile miosis）。老年人眼球前房的深度随年龄的增长而逐渐变浅，并因晶状体的增厚而变小。由于晶状体增大使虹膜膨隆，前房变浅及房角组织老化，滤筛网眼变窄或血管硬化等使老年人青光眼的发病率增高。此外，视网膜中色素沉积，也是影响老年人视觉最主要的因素。视网膜形态学发生异常，表现为视网膜神经纤维层的厚度变薄，相应视野的光敏感度下降，视野平均缺损度明显加深。对比敏感性下降，其损害具有空间频率选择性、时间频率选择性和方向选择性的特征。颜色识别和辨别能力下降，主要以损害红、绿色谱为特点。对运动的识别速度、对运动方向的判断、根据运动线索识别简单形状的能力及空间翻转能力下降。眼球运动缺陷主要表现为自主性扫视能力下降。

2. 听觉 外界声波通过介质传到外耳道，再传到鼓膜；鼓膜振动，通过听小骨放大之后传到内耳，刺激耳蜗内的纤毛细胞（听觉感受器）而产生神经冲动；神经冲动沿着听神经传到大脑皮层的听觉中枢，形成听觉。60 岁以上老年人约 30% 有不同程度的听觉减退。老年人听觉功能障碍主要表现为听阈提高和听野缩小，主要包括以下几种：

（1）单纯性老年听力障碍：主要是由耳蜗底回毛细胞萎缩，发生渐进性的退行性病变，耳蜗底回主要感受高频的声音，如耳蜗底回发生病变，其临床主要表现是高频听力下降显著，而低频听力较好。

(2) 感音性老年听力障碍：即耳蜗螺旋神经节细胞渐进性退行性病变，以言语识别率降低为特征。这类患者听力损失虽然不重，但分辨语言却不清楚。

(3) 代谢性老年听力障碍：耳蜗的中回、顶回的毛细血管纹萎缩，供血不好，毛细胞血液循环不好，导致听力减退。

(4) 机械性老年听力障碍：由于耳蜗基底膜纤维化，柔韧性和弹性差，声音从听小骨传至内耳时反应不敏感，导致的老年听力障碍。

(5) 中枢性老年听力障碍：听觉各级中枢特别是大脑皮层听区神经元呈现退行性病变，听到声音，但不理解声音，主要表现听力障碍与语言障碍并存。

3. 味觉 口腔内感受味觉的主要是味蕾，其轴突末梢与味觉神经元形成突触，将味觉信息传至相应的神经中枢。味蕾大部分分布在舌头表面的乳状突起中，尤其是舌黏膜皱褶处的乳状突起中最为密集。人舌表面的不同部位对不同味觉刺激的敏感程度也不一样，一般来说，舌尖对甜味较为敏感，舌两侧对酸味比较敏感，舌两侧的前部对咸味比较敏感，软腭和舌根对苦味较为敏感。

婴儿约有 10 000 个味蕾，成人只有几千个，进入老年后，舌乳头开始萎缩，味蕾也开始减少，对呈味物质的敏感性也降低，从而出现各种味觉减退，甜味觉减退尤其明显。60 岁以上的人，对食盐、蔗糖的检知阈比 20~40 岁的人高 1.5~2.2 倍。同时，老年人唾液腺萎缩、腺泡细胞数量减少，唾液分泌功能减退，口腔干燥和淀粉酶分泌减少也影响味觉功能。大多数老年人都存在口腔疾病，如口腔黏膜病、龋齿、牙周病、牙齿缺损等，这些疾病往往会造成咀嚼困难，影响唾液的分泌，继而引起味觉减退甚至丧失。

4. 嗅觉 嗅觉感受器位于鼻腔顶部，叫做嗅黏膜，这里的嗅细胞受到某些挥发性物质的刺激而产生神经冲动，冲动沿嗅神经传入大脑皮层而引起嗅觉。嗅觉的敏感性随着年龄的增高而降低，嗅觉阈值增高。有研究显示，60 岁以后人的嗅觉分辨力开始逐渐减退，在 70~90 岁急剧下降，约有 25% 的人可出现无嗅觉状态。嗅觉的减退将进一步影响老年人的食欲和食品选择，表现为营养不良和体重减轻。

5. 躯体感觉 躯体感觉包括浅感觉和深感觉两大类。浅感觉又包括触 - 压觉、温度觉和痛觉；深感觉即为本体感觉，主要包括运动觉和位置觉。皮肤内触觉小体专司精细触觉，而压觉小体主要感受压觉和振动觉。随着年龄的增加，触觉小体的数目逐渐减少，且老年人触觉小体和表皮的连接也变得松弛。压觉小体数目减少、体积变大、外形扭曲僵硬。此外，神经纤维传导速度减慢，也是导致本体感觉障碍的原因。

总之，老年人由于感觉功能障碍而引发的神经心理变化不容忽视，人类接收的信息大部分是通过听视觉通路获得的，听视觉功能下降，会使患者接收的外界信息和刺激明显减少，使其出现社会交流方面的功能障碍，导致其自闭、自卑和抑郁，与社会隔离，从而影响认知功能。因此，老年人应当积极预防视觉、听觉功能丧失，做到早期检测和诊断，避免视觉、听觉障碍；必要时可通过戴眼镜来矫正视力、使用助听器来辅助听力。味觉、嗅觉功能减退将进一步影响老年人食欲和食品选择，导致营养不良和体重减轻。当老年人的感觉功能不可避免地受到损伤时，子女和看护者应当帮助他们完成日常任务，以延长老年人的存活时间，并提高其生活质量。

(四) 记忆与认知功能改变

随年龄增长认知功能下降，记忆出现减退，尤其是 60 岁以后减退更明显。大脑神经细胞数量逐渐较少,细胞结构发生退行性改变,可被纤维结缔组织所取代,最终可导致大脑萎缩。因此,老年人对复杂的刺激,其分析、综合和判断能力减弱;大脑皮层的兴奋性降低,条件反射不易形成;出现不同程度的思维能力和记忆力减退,特别是近期记忆力减退明显;注意力不集中,对外界事物反应迟钝等。这些现象都是中枢神经系统的退行性变化的结果。

传统观点认为衰老时表现出的认知障碍是由于神经元的丧失所致。目前的观点认为突触特定回路的结构和受体以及突触可塑性在衰老过程中发生的选择性改变可能与学习记忆能力的减退密切相关。此外,有研究认为褪黑色素对老年人的记忆能力有一定的影响。褪黑色素的生物合成与年龄有关,生命初期褪黑色素的含量很高,青春期的褪黑色素含量略有下降,随着年龄的增大而逐渐下降,人到了中年后,褪黑色素的分泌量快速下降,60~70 岁时的松果体已被钙化成了脑沙。老年人褪黑色素的含量减少,通过一系列中间环节,影响细胞线粒体功能,导致记忆能力下降。

人脑在正常衰老过程中,记忆能力的减退是最为敏感和突出的,以老年痴呆发病的晚发型为主,临床上可分为 3 个阶段,此 3 个阶段的症状及时期并无明确的分界,各阶段均有交叉和移行。而在第一阶段,大约 1~3 年,主要表现为记忆下降,以近记忆下降为主,学习新知识感到困难。第二阶段,发病后的 2~10 年间,不仅近记忆下降明显,远记忆障碍也逐渐明显,在此阶段中,定向力、判断力、计算力及理解力均明显下降。第三阶段在发病 8~12 年,为全面性痴呆,极度的智能障碍,与周围环境已无正常接触,无法进行交谈,生活完全不能自理,需人照料。

(五)清醒与睡眠状态改变

老年人睡眠节律紊乱是由生理节律紊乱性睡眠障碍和睡眠 - 觉醒节律障碍等疾病引起的睡眠规律紊乱。生理节律紊乱性睡眠障碍是指持续或反复受扰导致睡眠过多或失眠,这是由于 24h 睡眠 - 觉醒节律模式与其所处的环境所要求的节律不符。睡眠 - 觉醒节律障碍指睡眠 - 觉醒节律与所要求的不符,导致对睡眠质量的持续不满,对此产生忧虑或恐惧心理,并引起精神活动效率下降,妨碍其社会功能。

睡眠觉醒与很多神经递质密切相关,如乙酰胆碱、谷氨酸、γ- 氨基丁酸(GABA)、食欲素、褪黑素、组胺、腺苷等。不同的神经递质在睡眠中起着不同的作用,相互联系,互相影响,共同维持着睡眠觉醒。γ- 氨基丁酸能神经元分布在基底前脑和前下丘脑,并在睡眠时这些神经元的放电增加。下丘脑腹外侧视前区与结节乳头体核构成睡眠觉醒触发开关,下丘脑腹外侧视前区神经元表达的 γ- 氨基丁酸能够抑制中枢神经系统的结节乳头体核和脑干的单胺能觉醒系统。

步入老年后,睡眠障碍几乎不可避免地出现并且在不断加重,这已严重影响到老年人的生活质量。影响老年人睡眠的因素有很多,老年人睡眠障碍或许是单纯性失眠症,也可能是精神障碍的早期症状或者伴随症状。老年人最常见的抑郁和痴呆两类精神障碍是引起睡眠障碍的最主要因素。患抑郁症的老年人,睡眠很浅,有效睡眠时间也较短,严重影响其睡眠质量。

在睡眠障碍的国际分类中,心理生理性失眠占第一位,并且根据美国睡眠协会的调查显示,以失眠为主的睡眠障碍已经占据一半以上,而且影响到了老年人身体健康,如内分泌、心血管系统的功能等,甚至引发出了一些身体和精神疾病。

(郑洁皎 周媚媚 罗媛媛)

第二节 老年认知功能障碍康复

一、概述

（一）定义

认知功能障碍（cognition impairment）是指各种原因导致的认知功能损害，包括轻度认知障碍直至痴呆。轻度认知功能障碍（mild cognitive impairment，MCI）是指记忆力或其他认知功能进行性减退，但不影响日常生活能力，且未达到痴呆的诊断标准。痴呆（dementia）是一种以获得性认知功能损害为核心，并导致患者日常生活、社会交往和工作能力明显减退的综合征，患者的认知功能损害涉及记忆、学习、定向、理解、判断、计算、语言、视空间、分析和解决问题等能力，在病程某一阶段常伴有精神、行为和人格异常。

老年认知功能障碍一般分为三种：第一种即增龄相关记忆障碍，即随年龄增长出现的记忆减退，发病率可达一般老年人群的20%~30%；第二种即轻度认知障碍，是介于正常衰退和痴呆之间的一种临床状态，每年约5%~10%可转化为痴呆，患病率可达10%~30%；第三种即老年期严重的认知障碍，亦即老年痴呆，老年痴呆主要包括阿尔茨海默病（Alzheimer disease，AD）、路易体痴呆（dementia with Lewy body，DLB）、帕金森病痴呆（Parkinson disease with dementia，PDD）、血管性痴呆（vascular dementia，VaD），以及其他疾病如颅脑损伤、肿瘤等引起的痴呆。AD占所有类型痴呆的50%~70%，DLB占痴呆的5%~10%，PDD约占痴呆的3.6%，VaD占痴呆患者的15%~20%，继发的痴呆患病率尚无准确的统计。

（二）分类

1. 轻度认知功能障碍（mild cognitive impairment，MCI） 目前主要分为四个亚型，即单认知遗忘型MCI、多认知遗忘型MCI、单认知非遗忘型MCI、多认知非遗忘型MCI。

2. 痴呆（dementia） 是一个症状群的临床描述，导致这一症状群的原因有很多，主要按以下几种方法进行分类：

1）按是否为变性疾病分类：可分为变性病和非变性病痴呆，前者主要包括阿尔茨海默病（AD）、路易体痴呆、帕金森病痴呆、额颞叶痴呆等。后者包括血管性痴呆（缺血性或出血性卒中、其他脑血管病如脑静脉窦血栓形成等）、正常颅压脑积水、其他继发性疾病如感染性、肿瘤、中毒、代谢性疾病等引起的痴呆。

2）按病变部位分类：可分为皮质性痴呆、皮质下痴呆、皮质和皮质下混合性痴呆以及其他痴呆。皮质性痴呆包括阿尔茨海默病（AD）和额颞叶变性（额颞叶痴呆、语义性痴呆、原发性进行性失语等）；皮质下痴呆类型较多，如锥体外系病变、脑积水、脑白质病变、血管性痴呆等；皮质和皮质下混合性痴呆包括多发梗死性痴呆、感染性痴呆、中毒和代谢性脑病；其他痴呆包括脑外伤后和硬膜下血肿痴呆等。

3）按起病及发展缓急分类：急性进展性痴呆（rapidly progressive dementia，RPD），近年来备受关注，是指通常在数天、数周或者数月内发展为痴呆。可能的原因为血管性、感染性、中毒和代谢性、自身免疫性、肿瘤、神经变性、医源性等。

3. 血管性认知障碍（vascular cognitive impairment，VCI） 是指存在临床卒中或亚临床脑血管损伤的证据，并且认知功能至少损伤一个认知域的综合征，常按如下分类：

1）根据临床特征分类：①非痴呆型血管认知障碍（vascular cognitive impairment none dementia，VCIND）；②血管性痴呆（vascular dementia，VaD）；③混合性痴呆（mix dementia，MD）。

2）根据病因分类：①危险因素相关性 VCI；②缺血性 VCI；③出血性 VCI；④其他脑血管病性 VCI；⑤脑血管病合并 AD。

3）根据疾病程度分类：VCI 包括了血管性认知损害从轻到重的整个发病过程，轻至血管轻度认知障碍（vascular mild cognitive impairment，VaMCI），重达 VaD。

目前卒中后认知障碍（post-stroke cognitive impairment，PSCI）成为当前国内外卒中研究和干预的热点。PSCI 是指在卒中这一临床事件以后出现的达到认知障碍诊断标准的一系列综合征。2016 年 5 月，美国心脏协会（American Heart Association，AHA）联合美国卒中协会（American Stroke Association，ASA）发布了首部《成人卒中康复指南》，该指南更加强调了记忆与认知评估在卒中康复中的重要性，在卒中后 6 个月内出现的达到认知障碍诊断标准的一系列综合征。包括从卒中后认知障碍非痴呆（post-stroke cognitive impairment none dementia，PSCIND）至卒中后痴呆（post-stroke dementia，PSD）的不同程度的认知障碍。

（三）流行病学

我国 65 岁及以上人群痴呆总患病率为 5.14%~7.3%，轻度认知障碍患者患病率高达 20.8%。据此推算，我国老年人群中有 800 余万痴呆患者，轻度认知障碍患者约 2500 万人，痴呆以及认知障碍相关疾病已经成为我国老年人功能障碍，进入养老院和死亡的主要疾病之一。

WHO 对全球各地区 1980—2009 年开展的 147 个人群痴呆患病率研究进行了一项 Meta 分析，结果表明：痴呆的患病率与年龄密切相关，年龄平均每增加 6.1 岁，痴呆的患病率便升高 1 倍；女性患病率高于男性；60 岁及以上人群标化患病率最高为拉丁美洲，达 8.49%；最低为东亚，为 4.19%。中国人群痴呆发病率和患病率与西方国家具有可比性。

二、康复诊断与功能评定

（一）康复诊断

1. 诊断方法 老年认知功能障碍的临床诊断主要通过询问病史、体格检查、神经心理学量表测查、神经影像学检查和辅助检查完成。

（1）病史：包括现病史和既往史、伴随疾病、家族史、职业、受教育水平等。着重询问认知障碍的发病时间、起病形式、具体表现和进展方式，诊治经过及转归；了解认知障碍是否对患者的社会功能、日常能力、自理能力产生影响；是否伴有精神行为和人格改变，注意询问可能导致认知功能障碍的疾病（如脑血管病、帕金森病、外伤等）。

（2）体格检查：①神经系统查体包括意识、脑神经、运动系统、感觉系统、反射和脑膜刺激征等，要注意有无神经系统局灶体征，锥体外系症状；②一般查体包括心率、呼吸、血压、面容、皮肤黏膜、头颈、颈部、心脏、肺脏、肝脏、脾脏、四肢及关节等。

（3）神经心理学测查：酌情选择不同的量表进行评估，如筛选量表、综合评估量表、特定的认知功能检查、精神行为量表等。

（4）神经影像学检查：头颅 MRI 检查，有条件者可行单光子发射计算机断层成像（single-photon emission computed tomography，SPECT）、正电子发射断层成像（positron emission tomography，PET）和功能性 MRI 检查。

（5）其他辅助检查：包括血糖、血脂、血电解质、肝肾功能，更多的检测如：维生素 B_{12}、甲状腺素水平、梅毒血清学检测、艾滋病、伯氏疏螺旋体等。怀疑变性疾病或需要鉴别诊断时可行脑脊液检查,总 Tau 蛋白、异常磷酸化 Tau 蛋白等对于阿尔茨海默病(AD)诊断有较高价值。神经病理学检查和基因学检查可以提高诊断的准确性。

2. 诊断标准 临床上比较常见的几种认知功能障碍的诊断标准如下:

(1) MCI:主要包括以下几点:①发现认知的损害;②一个或者多个认知域损害的客观证据(来自认知测验);③复杂的工具性日常生活活动能力可以有轻微损害,但日常生活能力保留独立;④达不到痴呆诊断标准。

(2) 痴呆:对于既往智能正常,之后出现获得性认知功能下降或精神行为异常,影响患者的工作或日常生活,且无法用谵妄或其他严重的精神疾病来解释,可拟诊为痴呆。痴呆诊断标准主要有两个:世界卫生组织的《国际疾病分类》第 10 版(International Classification of Diseases, ICD-10)见表 3-2-1,以及美国精神病学会的《精神障碍诊断与统计手册》第 4 版修订版(DSM-Ⅳ-R)。

表 3-2-1 ICD-10 痴呆诊断标准

1. 痴呆的证据及严重程度 (1) 学习新事物发生障碍,严重者对以往的事情回忆有障碍,损害的部分可以是词语或非词语部分。不仅是根据患者的主诉,而且通过客观检查作出上述障碍的评价。根据下列标准分为轻、中和重度损害: 1) 轻度:记忆障碍涉及日常生活,但仍能独立生活,主要影响近记忆,而远记忆可以受或不受影响 2) 中度:较严重的记忆障碍,已影响到患者的独立生活,可伴有括约肌障碍 3) 重度:严重的记忆智能障碍,完全需他人照顾,有明显的括约肌障碍 (2) 通过病史及神经心理检查证实智能减退,思维和判断受到影响 1) 轻度:其智能障碍影响到患者的日常生活,但患者仍能独立生活,完成复杂任务有明显障碍 2) 中度:其智能障碍影响到患者的独立生活能力,需他人照顾,对任何事物完全缺乏兴趣 3) 重度:完全依赖他人照顾
2. 上述功能障碍不只出现在意识障碍或谵妄时期
3. 可伴有情感、社会行为和主动性障碍
4. 临床诊断出现以及和(或)智能障碍至少持续 6 个月以上;出现下述皮质损害体征时更支持诊断,如:失语、失认、失用;影像学出现相应改变,包括:CT、MRI、SPECT 和 PET 等

(3) AD:常用的 AD 诊断标准有 2 个:美国《精神障碍诊断与统计手册》第 4 版修订版(DSM-Ⅳ-R)标准和美国神经病学、语言障碍和卒中 - 老年性痴呆和相关疾病学会工作组(NINCDS-ADRDA)标准。2007 年《柳叶刀神经病学》刊载了修订 NINCDS-ADRDA 标准的新 AD 诊断标准。新标准直接以 AD 的临床特征和客观标记物为诊断条件,有利于对 AD 的早期诊断,并提高了诊断的特异性,见表 3-2-2。

(4) 额颞叶痴呆(frontotemporaldementia, FTD):Neary 等于 1998 年发表的额颞叶痴呆诊断标准,该标准将额颞叶痴呆纳入额颞叶变性的范围,同时包括额颞叶痴呆、原发性进行性失语和语义性痴呆 3 个标准,每个标准均包括核心症状、支持症状和辅助检查。

(5) 路易体痴呆(dementia with Lewy bodies, DLB):2013 年 DSM-5 发布了路易体认知功能障碍的诊断标准。DSM-5 标准将路易体认知功能障碍分为轻度(mild)即轻度认知功能障碍和显著(major)即痴呆期。痴呆期的诊断以进行性认知功能障碍为必需,以波动性认知功能障碍、帕金森症及视幻觉三大核心症状为临床特点。

表 3-2-2 NINCDS-ADRDA 修订标准

临床很可能的 AD		
核心证据(A)	存在早期,显著的情景记忆损害	1. 持续进展的,由患者或知情者反映的记忆损害,时间超过 6 个月 2. 客观监测发现有情景记忆损害,包括延迟记忆受损,且经线索或多选提示改善不明显(训练后) 3. 情景记忆损害可在 AD 早期或进展阶段单有或合并其他认知损害
支持证据(B)	存在内侧颞叶萎缩	MRI 定性或定量分析显示海马、内嗅区,杏仁核结构的萎缩(根据年龄匹配正常人群对照)
支持证据(C)	异常的脑脊液标志物	1. $A\beta_{1\sim42}$ 含量降低和(或)总 Tau 和(或)过磷酸化 Tau 升高 2. 其他可能被证实的标志物
支持证据(D)	分子神经影像学提示特定脑区代谢异常	1. 双侧颞顶皮质糖代谢下降 2. 其他分子标志物 PIB 或 FDDNP 等
支持证据(E)	家族遗传性基因异常	21 号染色体(APP),或 14 号(早老素 1),或 1 号(早老素 2)等
排除性证据	病史	1. 突发局灶性神经功能缺损 2. 早期出现步态异常,癫痫发作,行为异常等
	临床表现	1. 局灶定位体征包括偏瘫、感觉障碍、视力(野)损害等 2. 早期锥体外系表现
	可以解释记忆障碍及相关症状的其他疾病	1. 非 AD 痴呆、抑郁、脑血管病、中毒及代谢性疾病等 2. 癫痫、脑炎、脑血管病等导致海马、内侧颞叶的异常改变
临床确诊的 AD:临床症状 + 实验室检查确诊 + 基因确诊		

(6) 帕金森病痴呆(Parkinson disease with dementia,PDD):痴呆是帕金森病的常见症状,称为帕金森病痴呆。鉴于 PDD 和 DLB 在临床表现和病理改变上有很大的相似性,2005 年 DLB 诊断标准规定:当痴呆先于帕金森病或与后者同时出现时考虑 DLB,当确诊帕金森病后出现痴呆时应诊断为 PDD。

(7) VCI:由脑血管病危险因素、显性(如脑梗死和脑出血等)或非显性脑血管病(如白质疏松和慢性脑缺血)引起的从轻度认知损害到痴呆的一大类综合征。2011 年贾建平领衔的痴呆与认知障碍学组结合我国实际情况提出了 VCI 的诊治指南。

1) VCI 诊断需具备以下 3 个核心要素:①认知损害;②血管因素;③认知障碍与血管因素有因果关系,并能除外其他导致认知障碍的原因。

2) VCI 的程度诊断:①VCIND:日常能力基本正常,复杂的工具性日常生活活动能力可以有轻微损害,不符合痴呆诊断标准;②VaD:认知功能损害明显影响日常生活能力、职业或社交能力,符合痴呆诊断标准。

(8) PSCI:①PSCIND 的诊断:必须依据基于基线的认知功能减退的假设和至少 1 个认知域受损。工具性日常生活活动能力可正常或轻度受损,但应独立于运动 / 感觉症状。②PSD 的诊断:必须建立在基于基线的认知功能减退,>1 个认知域受损,严重程度影响到日常生活能力。日常生活能力受损应独立于继发血管事件的运动 / 感觉功能缺损。

(二) 功能评定

为了解老年患者的行为改变和功能障碍,为临床诊断、制订治疗和康复计划提供帮助。

按照最新的《国际功能、残疾和健康分类》(International Classification of Function, Disability and Health, ICF),评定要包括患者的身体功能和结构、活动和参与,此外,还要考虑到背景因素,即个人因素和环境因素(具体评定方法参考附录三)。才能制订全面的康复计划。

1. 认知功能障碍筛查

(1) 简易认知评估量表(Mini-Cog):是极简短的认知筛查工具,可作为门诊筛查。

1) 评定方法:①让患者仔细听记三个不相关词组(皮球、国旗和树木),然后让患者复述这三个词组;②患者在一张白纸上或在一张已画有一面钟的纸上让患者标出时间刻度,然后让患者画出一个特定时间状态下的指针位置;③让患者再次复述之前的那三个词。

2) 评分标准:①3 个单词的记忆 - 回忆 =0,认知功能受损;②3 个单词的记忆 - 回忆 = 1~2,画钟测试正常,无认知功能受损。画钟测试不正常,认知功能受损。③3 个单词的记忆 - 回忆 =3,无认知功能受损。

在两个不同大样本人群(痴呆高发人群和痴呆低发人群中)中证实该量表对普通老年人群有效。诊断痴呆具有较好的敏感性,与简易精神状态量表(mini-mental state examination, MMSE)及其他神经精神测试效果相仿。

(2) 记忆障碍自评量表(Alzheimer's disease-8, AD8):是一项询问知情者的认知损害筛查工具,由华盛顿大学编制,是识别早期痴呆的一项简单敏感的筛查工具,共 8 项条目,以 ≥2 为认知损害的界限分值,见表 3-2-3。

表 3-2-3 记忆障碍自评量表(AD8)

第一栏中的"是"表示在过去的几年中在认知能力方面(记忆或者思考出现问题)	是,有改变	无,没有变化	不知道
1. 判断能力出现问题 (例如,做决定存在困难,错误的财务决定,思考障碍等)			
2. 兴趣减退,爱好改变,活动减少			
3. 不断重复同一件事 (例如,总是问相同的问题,重复讲同一个故事或者同一句话等)			
4. 学习使用某些简单的日常工具或家用电器、器械有困难 (例如,VCD、电脑、遥控器、微波炉等)			
5. 记不清当前月份或年份等			
6. 处理复杂个人经济事务有困难 (忘了如何对账、交水、电、煤气账单等)			
7. 记不住和别人的约定			
8. 日常记忆和思考能力出现问题			
总分			

(3) 简易精神状态量表(MMSE):MMSE 是国内外应用最广泛的认知筛查量表,对痴呆诊断的敏感度和特异度较高,但是对识别 MCI 不够敏感。本量表的优点在于操作简便,整个检查耗时 5~10min,特别适用于老年人群,MMSE 的低分及其下降速度可以作为痴呆预后的预测因素。MMSE 缺点是易受教育程度的影响,文化程度较高的老年人可能有假阴性,文化程度低的可能假阳性,见表 3-2-4。

表 3-2-4 简易精神状态量表(MMSE)

项目	分数	
(1) 今年是哪个年份?	1	0
(2) 现在是什么季节?	1	0
(3) 今天是几号?	1	0
(4) 今天是星期几?	1	0
(5) 现在是几月份?	1	0
(6) 你现在在哪一省(市)?	1	0
(7) 你现在在哪一区(县)?	1	0
(8) 你现在在哪一乡(镇、街道)?	1	0
(9) 你现在在哪一层楼上?	1	0
(10) 这儿是什么地方?	1	0
(11) 复述:皮球	1	0
(12) 复述:国旗	1	0
(13) 复述:树木	1	0
(14) 计算:100~7	1	0
(15) 计算:93~7	1	0
(16) 计算:86~7	1	0
(17) 计算:79~7	1	0
(18) 计算:72~7	1	0
(19) 回忆:皮球	1	0
(20) 回忆:国旗	1	0
(21) 回忆:树木	1	0
(22) 辨认:手表	1	0
(23) 辨认:铅笔	1	0
(24) 复述:四十四只石狮子	1	0
(25) 闭眼睛:(按卡片上的动作)	1	0
(26) 用右手拿纸	1	0
(27) 将纸对折	1	0
(28) 手放在大腿上	1	0
(29) 说一句完整的句子	1	0
(30) 按样做图	1	0

注:①计算方法:正确回答或完成一项计 1 分,30 项的得分相加即为总分;②分级标准:评定为痴呆的标准文化程度不同:文盲 <17 分;小学 <20 分;中学及以上 <24 分

(4) 蒙特利尔认知评估(Montreal cognitive assessment,MoCA):是一种对 MCI 进行快速筛查的评定工具。MoCA 量表评定的认知领域,包括注意、记忆、语言、视空间与执行功能、命名、抽象思维、计算和定向力。本量表总分 30 分,英文原版的测试结果显示正常值为≥26 分,见表 3-2-5。

表 3-2-5 蒙特利尔认知评估(MoCA)

MoCA 量表								
姓名:	性别:	年龄: 岁	受教育程度:		日期:		总分:	
视空间与执行功能								得分
	复制立方体				画钟(11 点 10 分) (3 分)			__/5
[ ]	[ ]				[ ] [ ] [ ]			
命名								
								__/3
[ ]	[ ]				[ ]			
记忆	读出下列词语，然后由患者重复上述过程 2 次，5min 后回忆			面孔	天鹅绒	教堂	菊花	红色
			第一次					不计分
			第二次					
注意	读出下列数字，请患者重复(每秒 1 个)		顺背[ ]	21854				__/2
			倒背[ ]	742				
	读出下列数字，每当数字出现 1 时，患者敲 1 下桌面，错误数大于或等于 2 不给分		[ ] 521 394 118 062 151 945 111 419 051 12					__/1
100 连续减 7	[ ]93	[ ]86	[ ]79	[ ]72	[ ]65			__/3
4~5 个正确给 3 分，2~3 个正确给 1 分，全部错误为 0 分								
语言	重复：我只知道今天张亮是来帮过忙的人；[ ] 狗在房间的时候，猫总是躲在沙发下面”[ ]							__/2
	流畅性：在 1min 内尽可能多地说出动物的名字。[ ] ______________ (N≥11 名称)							__/1
抽象	词语相似性：香蕉—橘子 = 水果 [ ]火车—自行车 [ ]手表—尺子							__/2
延迟回忆	回忆时不能提醒	面孔[ ]	天鹅绒[ ]	教堂[ ]	菊花[ ]	红色[ ]	仅根据非提示记忆得分	__/5
	分类提示:							
	多选提示:							
定向	日期[ ] 月份[ ] 年代[ ] 星期几[ ] 地点[ ] 城市[ ]							__/6

(5) Mattis 痴呆评估量表(Mattis dementia rating scale,DRS):包括 5 个因子:注意、启动与保持、概念形成、结构、记忆。该量表对额叶和额叶 - 皮质下功能障碍敏感,适用于帕金森病痴呆、路易体痴呆、额颞叶痴呆、小血管性痴呆等额叶 - 皮质下痴呆的诊断、评定和随访。

(6) 其他筛查量表:其他筛查量表有长谷川痴呆量表(Hastgawa dementia scale,HDS)、痴呆简易筛查量表(brief screening scale for dementia,BSSD)、神经行为认知状态测试(neurobehavioral cognitive status examination,NCSE)等。

2. 全面认知功能评定

(1) 洛文斯顿作业治疗认知评定成套测验(Loewenstein occupational therapy cognition assessment battery,LOTCA battery):用于作业治疗的认知检测,内容分为四类:定向检查、知觉检查、视运动组织检查和思维运作检查。该测验操作简便实用,测量时间约 30~40min,也可分为 2~3 次完成,见表 3-2-6。

表 3-2-6 洛文斯顿作业治疗认知评定成套测验

项目	项目类别	分数区间	备注
定向	1. 地点定向(OP)	1~8	
	2. 时间定向(OT)	1~8	
视知觉	3. 物体识别(OI)	1~4	
	4. 形状识别能力(SI)	1~4	
	5. 图形重叠识别(OF)	1~4	
	6. 物体一致性识别(OC)	1~4	
空间知觉	7. 身体方向(SP1)	1~4	
	8. 与周围物体的空间关系(SP2)	1~4	
	9. 图片中的空间关系(SP3)	1~4	
动作运用	10. 动作模仿(P1)	1~4	
	11. 物品使用(P2)	1~4	
	12. 象征性动作(P3)	1~4	
视运动组织时间	13. 复绘几何图形(GF)	1~4	
	14. 复绘二维图形(TM)	1~4	
	15. 插孔拼图(PC)	1~4	
	16. 彩色方块拼图(CB)	1~4	
	17. 无色方块拼图(PB)	1~4	
	18. 碎图复原(RP)	1~4	
	19. 画钟(DC)	1~4	
思维操作	20. 物品分类(CA)	1~5	
	21. Riska 无组织的图形分类(RU)	1~5	
	22. Riska 有组织的图形分类(RS)	1~5	
	23. 图片排序 A(PS1)	1~4	
	24. 图片排序 B(PS2)	1~4	
	25. 几何图形排序推理(GS)	1~4	
	26. 逻辑问题(LQ)	1~4	
注意力及专注力		1~4	

(2) 成套神经心理测验(Halstead-Reitan neuropsychological battery,HRB):是一套涉及全部认识功能的行为测定方法,它是以实验为基础的,完成需要 5~8h。由以下分测验组成:言语和非言语的智力测验、概念形成测验、表达和接收性言语测验、听知觉测验、时间知觉测验、记忆测验、知觉运动速度测验、触觉操作测验、空间关系测验、手指敲击。

3. 单项认知功能评定

(1) 记忆力

1) 韦氏记忆量表(Wechsler memory scale,WMS):是应用较广的成套记忆测验,可用于 7 岁以上儿童及成人。中国的标准化量表共计 10 项分测验。内容包括瞬时记忆、短时记忆、长时记忆。韦氏记忆量表有助于鉴别器质性和功能性记忆障碍,见表 3-2-7。

表 3-2-7 韦氏记忆量表测试内容和评分方法

测试项目	内容	评分方法
A. 经历	5 个与个人经历有关的问题	每回答正确一题记 1 分,最高得分为 5 分
B. 定向	5 个有关时间和空间的问题	同上
C. 数字顺序关系		
a. 顺数从 1 到 100	限时记错、漏或退数次数	分别按记分公式算出原始分
b. 倒数从 100 到 1	同 a	同 a
c. 累加从 1 起每次加 3,至 49 为止	同 a	同 a
D. 再认	每套识记卡片有 8 项内容,呈现给受试者 30s 后,让受试者再认	根据受试者再认内容与呈现内容的相关性分别记 2、1、0 分或 –1 分,最高得分为 16 分
E. 图片回忆	每套图片中有 20 项内容,呈现 90s 后,要求受试者说出呈现内容	正确回忆记 1 分,错误扣 1 分,最高得分为 20 分
F. 视觉提取	每套图片中有 3 张,每张上有 1~2 个图形,呈现 10s 后让受试者画出来	按所画图形的准确度计分,最高得分为 14 分
G. 联想学习	每套卡片各有 10 对词,读给受试者听,每组呈现 2s 后停 5s,再读每对词的前一词,要求说出后一词	5s 内正确回答一词记 1 分,联想中有困难和容易两种、三遍测试的内容联想分相加后除以 2,与困难联想分之和即为测验总分,最高得分为 20 分
H. 触觉记忆	使用一副槽板,上有 9 个图形,让受试者蒙眼,分别用利手、非利手和双手将 3 个木块放入相应的槽中,再睁眼,将各木块的图形及其位置默画出来	计时并记录正确回忆和位置的数目,根据公式推算出测验原始分
I. 逻辑记忆	3 个故事分别包含 14 个、20 个和 30 个内容。将故事讲给受试者听,同时让其看着卡片上的故事,读完后要求其复述	回忆每一内容记 0.5 分,最高得分为 25 分和 17 分
J. 背诵数目	要求顺背 3~9 位数,倒背 2~8 位数	以能背诵的最高位数为准,最高得分分别为 9 分和 11 分,共计 20 分

2）临床记忆量表（clinical memory scale）：临床记忆量表由许淑莲等根据国外单项测验编制的成套记忆量表，用于成人（20~90 岁），有甲乙两套。它包括 5 项分测验：①指向记忆；②联想学习；③图像自由回忆；④无意义图形再认；⑤人像特点（姓名、职业、爱好）回忆。其中④是非文字测验，因图形是无意义的，不通过词再认，本量表也可用于无文化的受试者。

3）Rivermead 行为记忆量表（Rivermead behavioural memory test，RBMT）：用于记忆每日生活中的记忆能力，实用的检查有 11 项。

（2）注意力：评定方法包括反应时检查、等速拍击试验、数字复述、连减或连加测验、轨迹连线测验、"A"无意义文字测验、听运动检查法、删字测验等。

（3）逻辑推理、思维：评定方法包括：修订韦氏成人智力测验中的图片排列测验和卡片分类测验、洛文斯顿作业治疗认知评定成套测验、神经行为认知状态测试（NCSE）、Rivermead 知觉评定成套测验等。

（4）执行功能：常用有威斯康星卡片分类测验（Wisconsin card sorting test，WCST）、额叶功能评定量表（frontal assessment battery，FAB）、斯特鲁普测验（Stroop test）、瑞文演变图形（Raven's progressive matrices，RPM）。

（5）失认症

1）视觉失认：①物体失认：评定者将梳子、眼镜、钥匙等物品逐一呈现，要求患者命名并解释其用途；②面容失认：测验公众人物的照片，请其辨认，也可让患者照镜子，观察其是否能认出自己；③颜色失认：给患者绘有苹果、橘子、香蕉形状的无色图形，嘱患者用彩笔在每张图上涂上相应的颜色。

2）触觉失认：在桌子上摆放各种物品，如球、铅笔、硬币等，先让患者闭眼，用手触摸其中一件，辨认是何物，然后放回桌面，再让患者睁开眼，从中挑出刚才触摸过的物品。

3）听觉失认：听力检查包括粗测和精测两种方法。粗测方法为：在安静的房间内，嘱患者闭目坐于椅子上，并用手指堵塞一侧耳道，检查者持机械手表自 1m 以外逐渐移近被试者耳部，直至被试者听到声音为止。精测应使用规定频率的音叉或电测听设备进行测试。

（6）失用症

1）结构性失用：患者不能描绘或拼接简单的图形。检查方法有：画空心十字、火柴棒拼图试验、积木拼图试验。

2）运动性失用：表现为不能洗脸、刷牙、梳头、划火柴等。检查方法是：让患者做刷牙、洗脸、系鞋带等动作，不能完成者为阳性。

3）意念运动性失用：检查方法有：①模仿动作：检查者做出举手、伸示指和中指、刷牙等动作，让患者模仿，不能完成者为阳性；②按口令动作：检查者发出口头命令，让患者执行，不能完成者为阳性。

4）意念性失用：特点是对复杂精细动作失去应有的正确观念，以致各种基本动作的逻辑顺序紊乱，如让患者用火柴点烟，再把香烟放在嘴上，患者可能会用烟去擦火柴盒，把火柴放到嘴里当作香烟。

（7）单侧忽略

1）分直线法：在一张白纸上画一直线，将横线平分为左右两段，偏向一侧为阳性。

2）画人试验：模仿画一个人，如有偏歪或缺少部分时为阳性。

3）删字试验：随机一组阿拉伯数字，删去指定的数字，一侧未删去时为阳性。

4）画钟试验：画钟时如数字集中在一侧时为阳性。

(8) 失算症:常用失算症检测量表有 EC301 计算和数字加工成套测验、数字加工和计算成套测验(NPC)。

4. 精神和行为症状评估 精神行为症状指痴呆患者经常出现的紊乱的知觉、思维内容、心境及行为等,称为痴呆的精神行为症状(behavioral and psychological symptoms of dementia,BPSD)。在 VCI 及其他痴呆中,神经精神症状问卷(neuropsychiatric inventory,NPI)是目前应用最广泛的 BPSD 评估工具,通常需要依赖知情者提供的信息进行评测。其他量表包括阿尔茨海默病行为病理评定量表(the behavioral pathology in Alzheimer's disease rating scale,BEHAVE-AD)、Cohen-Mansfield 激越问卷(Cohen-Mansfield agitation inventory,CMAI)等。

5. 日常生活活动能力评定 日常生活活动(ADL)能力量表由美国的 Lawton 和 Brody 制定于 1969 年,张明园修订 ADL 中文版针对老人的躯体功能和使用工具能力,可用于评定受试者的日常生活能力。敏感度为 82.5%,特异度为 89.1%。ADL 共有 14 项,包括两部分内容:一是躯体生活自理量表,共 6 项;二是工具性日常生活活动能力量表,共 8 项,见表 3-2-8。

表 3-2-8 日常生活活动(ADL)能力量表张明园修订版

项目	评分			
1. 使用公共车辆	1	2	3	4
2. 行走	1	2	3	4
3. 做饭菜	1	2	3	4
4. 做家务	1	2	3	4
5. 吃药	1	2	3	4
6. 吃饭	1	2	3	4
7. 穿衣	1	2	3	4
8. 梳头、刷牙等	1	2	3	4
9. 洗衣	1	2	3	4
10. 洗澡	1	2	3	4
11. 购物	1	2	3	4
12. 定时去厕所	1	2	3	4
13. 打电话	1	2	3	4
14. 处理自己钱财	1	2	3	4

注:提问有关患者平常每天需要做的事件,评分标准:1 分为自己可以做;2 分有些困难;3 分为需要帮助;4 分为根本没法做

三、康复治疗

(一) 康复原则与目标

1. 康复原则

(1) 根据老年患者认知障碍的特点,关注现存的能力,实施个体化训练。

(2) 训练内容的设计应具有连续性,训练程度由易到难,循序渐进。

(3) 刚开始训练时应注意环境安静,避免干扰,以后逐渐转移到接近正常生活或正常生活的环境中训练,参与社会活动。

(4) 基本技能的训练与能力提高训练相结合,强化训练与代偿训练相结合。

(5) 鼓励患者和家属共同参与。

2. 康复目标

(1) 减轻和改善患者认知功能障碍,延缓功能衰退。

(2) 修复损害的认知功能,代偿功能缺陷。

(3) 增加和改善老年患者处理个人问题的能力,增加患者的生活自理程度,提高患者生活质量。

(二) 康复方法

在过去的十年中,人们对认知障碍的干预做了大量研究,主要包括三种方式,即认知刺激(cognitive stimulation)、认知康复(cognitive rehabilitation)、认知训练(cognitive training)。认知刺激通常是指带有娱乐性的非特异性的认知活动,常以团队活动的形式。认知康复通常是针对明显的功能缺陷开展训练从而改善患者的认知功能及提高日常生活能力,减少残疾。认知训练是通过强化认知练习来重建脑的认知储备。较多的研究证明了体力锻炼和认知康复训练对认知功能的保护作用,结合到日常生活中,有更加持续和明显的效果。

1. 常见认知障碍康复

(1) 记忆障碍

1) 朗诵法:反复地朗诵需要记住的信息,朗诵之后,大脑回忆与朗诵相一致的图示印象,如"我的钥匙放在床头柜上",随之回忆钥匙放在床头柜上的情景。如回忆不出再朗读,最终能回忆起来。

2) 提示法:用活动信息的第一个字母或首个词句来提醒记忆,如"今天我回家去",这一记忆痕迹让患者记住"今天"一词,在活动前问患者"今天"有啥安排,使患者回忆"今天"一词,随之联想到"回家"。

3) 叙述法:将要记住的信息融合到一个故事里,当患者在表达故事情节时,记忆信息不断地叙述出来,提示患者去从事已经安排好的工作。

4) 印象法:在患者的大脑中产生一个影像帮助记忆,比如将购物活动信息在大脑中形成一个熟悉的商店形象,当这个形象出现之后,随之回忆商店的距离、交通条件等,为购物作准备。

5) 建立常规的日常生活活动程序:如同样的吃饭时间,相同的穿衣顺序,将各种物品分类,按一定规律摆放。

6) 辅助法:让患者利用写日记、填写表格、记录活动安排,也可将每天的活动制成时间表,按计划执行,利用闹钟、手表等提示患者。

(2) 注意障碍

1) 注意的稳定性训练

A. 猜测游戏:取两个纸杯和一个弹球,让患者注意观看,由训练者将一个纸杯反扣在弹球上,让其指出球在哪个杯子里,反复数次。如无误差,改用两个以上的纸杯和一个弹球。

B. 划消作业:在白纸上写有汉字、拼音或图形等,让患者用笔删去指定的汉字、拼音或图形,反复多次训练无误后,可增加汉字的行数或词组。

C. 听数字训练：治疗人员念一串数字，要求患者当听到某一数字（如 3）时举手示意，然后在听到其中的两个数（如 3 或 6）时举手示意等，逐渐增加难度。

2）注意选择训练：主要通过增加干扰来实现。

A. 阅读选择：让患者阅读菜单或分类广告找到指定的项目或内容。

B. 听注意选择：让患者从有背景声音（音乐或噪声）的录音带中听及指定的数字或字母。

3）注意分配：技能训练及多种技能的协调训练，如脑卒中患者要实现边走路边聊天，必须首先提高步态和姿势的稳定性及协调性。

4）电脑辅助法：根据注意障碍的不同程度选择和设计不同的程序，应用电脑游戏软件中丰富多彩的画面、声音提示使患者主动参与活动，吸引患者注意。

（3）执行功能障碍

1）排列数字：给患者三张数字卡，让他由低到高按顺序排好，然后每次给他一张数字卡，让他根据其数值的大小插进已排好的三张数字卡之间。

2）问题状况的处理：在纸上写有一个简单的动作如煎鸡蛋等，让患者说出或写出步骤。

3）分类：给患者一张上面有 40 项物品名称的单子，并告诉他 40 项物品都属于三类（如食品、家具、衣服）物品中的一类，让他进行分类。

（4）失认症

1）视觉失认：有以下几种康复方法：①准备若干张患者最接近的家庭成员照片或领袖、英雄人物照片，让其反复观看，并给予提示，对家庭成员确认后，让患者讲出与自己的关系及称谓，或者叙述一段人物事迹和故事，以利加深印象；②教会患者在交谈中辨认出亲属、朋友，借助正常的触觉和听觉提高辨别能力，如患者根据说话声和躯体接触辨别是何人；③摆放几件常用用具，将其名称和用途告诉患者，然后治疗师说出用具名称让患者取出，逐步扩大识别的种类和范围；④准备颜色鲜明的卡片让患者区分出红、黄、蓝、绿、紫、白、黑，进而以大红与粉红、深蓝与浅蓝、橘黄与淡黄等配对让患者识别，不但可以提高区分颜色的能力，而且可分辨颜色的深浅度。

2）听觉失认：常与其他语言障碍相伴，主要表现为对特定声音，如狗叫声、门铃声、雷鸣声不能分辨。①让患者闭上眼睛，听从录音机中传出的动物叫声或其他响声，然后在画有动物的图片或图示上指出声音由谁发出，如有误及时给予指正，直到分清各种声源；②在嘈杂的声响中给予特定的声音，让患者听后说出发声的次数，重复进行，逐步得到满意的结果；③进行按门铃、拨打电话、观看窗雨气象及看电视等功能活动，随时向患者提出问题，给予纠正和补充。

3）触觉失认：在触觉、温度觉和本体感觉正常情况下，患者不能通过手的感觉识别物体，需视觉参与之后才能辨认。因此，在功能活动中必须依靠眼睛随时跟踪才能进行活动。①首先进行视觉反馈训练，即让患者闭合双眼，触摸回形针、橡皮、纽扣、铅笔等过去熟悉的物品，感受其形状、质地，说出其名称，然后睁开眼睛观看，正确的给予肯定，错者重新训练；②鼓励患者自己决定将要从抽屉或衣袋中取出的某一物品，然后闭眼取出，直到将所有的物品取出为止；③功能活动训练，如抓黄豆、手插沙堆、用肥皂洗手、使用各种工具等。

（5）躯体构图障碍

1）单侧忽略（unilateral neglect）

A. 不断地让患者集中注意其忽略的一侧，增加对忽略侧的感觉刺激：治疗者站在患者的忽略侧与他谈话，对忽略侧进行触觉、拍打、按摩、冷等感觉刺激；将患者需要的物体放在其忽略侧，让患者用另一侧手越过中线去取；向忽略侧翻身；练习在仰卧位向左右两侧的重心转移，进行坐位及站立平衡练习，增加忽略侧的本体感觉等。

B. 视觉扫描训练：包括划销作业、计算机扫描作业等。练习时要注意从线到面、从小范围到大范围、从右侧空间到左侧空间，从空间连续性扫描逐渐过渡到在各个方向的不连续的大幅度扫描。

C. 功能代偿及调整环境：在日常生活中，用红线在书本、餐桌上或楼道的左侧做上标志以促进向左侧的注意。练习行走时在地面上贴胶带纸，进餐时与周围人使用颜色不同的餐具。把忽略侧的轮椅手闸的手柄加长并做上标记、忽略侧足踏板涂上颜色或做标记等。根据患者的忽略程度相应改变房间内物品的摆放位置。

2）疾病失认（disease agnosia）：在治疗时，治疗师尽可能多地给予患侧各种刺激，同时反复言语提醒患者，让其用患肢模仿健肢做动作。

3）左右失认（left and right agnosia）：治疗时经常提供左右方向的暗示，以帮助患者辨认在他左或右方的物体；在衣服、鞋子等的左侧用色带等标明；左手戴手表，让他看时间时常想到这是左侧。

4）手指失认（finger agnosia）：给患者手指以触觉、压觉刺激，同时说出该手的名称，反复在不同的手指上进行。

（6）失用症

1）结构性失用（constructional apraxia）：训练内容应由简单到复杂，由二维到三维，逐渐减少提示和暗示。在训练中注意加入本体感觉或运动性刺激。可让患者复制治疗师事先示范的平面图形或立体构造，并增加复杂性，平面图形如裁衣的纸样、重新布置家庭用的家具小样等，立体构造有常用物品的排列、堆放和有次序的堆积等。

2）运动性失用（motor apraxia）：发生于上肢时可累及各种动作，如不能洗脸、刷牙、梳头等，有时并非完全不能，而是动作笨拙。舌肌失用时，患者只能张口而不能伸舌，在训练时，要给予大量暗示、提醒或亲手教患者进行。症状改善后逐渐减少暗示、提醒等，并加入复杂的动作。

3）意念运动性失用（ideomotor apraxia）：治疗时要设法按要求触发其无意识的、自发的运动，如要让患者刷牙，命令他刷牙是不能完成的；而把牙刷放在他手中，却能完成一系列的刷牙动作。因此要常启发患者的无意识活动以达到功能目的。

4）意念性失用（ideational apraxia）：可选择日常生活中一些由系列动作组成的完整动作来进行训练，如洗菜后切菜、摆放餐具后吃饭等。由于顺序常混乱，除将分解的动作一个一个地训练以外，还要对下一个步骤给予提醒或用手帮助患者进行下一个运动，直到有改善或基本正常为止。

（7）失算症康复

1）原发性失算：给予基本计算能力的训练。

2）继发性失算：改善注意力、改善单侧空间忽略等帮助失算症患者康复。

2. 生活自理能力训练

1）对于早期生活能自理的患者，照顾者要提醒患者主动完成日常家务劳动，不要包办或代替。鼓励患者作一些手工活动，积极参加社区活动。

2）对于中期丧失部分生活能力的患者，要给患者充裕的时间，多鼓励患者去完成一些力所能及的日常生活活动和家务活动。要多提醒，反复指导，反复练习，不能训斥或嘲笑。

鼓励患者进行 2~3 个步骤的简单、熟悉的手工活动，如使用记忆辅助器具如大日历、笔记本等。

3）对于晚期生活能力严重受损的患者，从基本的日常生活自理能力着手，如吃饭、穿衣等，分解步骤，手把手反复练习。改造物品来简化任务，如选择套头衫而不用需扣纽扣的衣服。使用常用的物品，放于固定位置。交流时使用简单句子。图片标记抽屉等。

3. 体力锻炼 中等强度、有规律的体力锻炼可以维持身体健康，改善精神状态。目标是帮助患者重建或维持运动能力和运动灵活性，减少跌倒发生，减缓智力下降。制订运动计划时要考虑患者的注意力、心肺功能、肢体的肌耐力。体力活动对认知障碍发病风险的保护得到了流行病学研究的一致性支持，许多研究显示有氧体力锻炼能够改善特定认知功能，包括认知速度，以及听觉和视觉的注意力。

4. 照顾者支持 痴呆照顾者承担的照料任务十分艰巨，照料者的负面情绪和健康状况的影响不容忽视。应加强对照顾者：①心理和躯体健康的支持；②普及痴呆及其相关知识、加强护理技能的培训；③鼓励寻求沟通和帮助；④建立支持机构和体系，如参加社区联谊会等。

5. 认知康复新技术

（1）计算机认知功能评估：传统神经心理评估操作时间过长，需要经过训练的有经验的培训员，避免操作过程中发生的人为误差等。计算机认知评估减少了许多局限，目前已开发了一些量表。如中枢神经系统生命特征临床评估成套量表（central nervous system vital signs brief clinical evaluation battery，CNS-VS），通过改变传统神经心理检测量表，如听觉词语学习记忆等，受试者通过人机对话完成评估，耗时约 30min，在鉴别 MCI 及正常人时具有较高的敏感性和特异性。

（2）远程认知康复：远程康复（tele-rehabilitation）也称之为在线康复（online rehabilitation），是指应用电脑交流和信息技术改善功能障碍者、残疾者享受康复服务的权力，支持独立的生活。具有双向互动、信息容量大、个性化训练、远程管理、增加病者在出院后康复的机会和成效的优点，推动家庭和社区康复。

（3）虚拟现实技术：虚拟现实（virtual reality，VR）技术是利用计算机生成一种模拟真实事物的虚拟环境进行观看、漫游或互动，并通过多种传感设备将使用者“投入”到该环境中，实现使用者与该虚拟环境直接进行自然交互的技术。分为非沉浸式（non-immerse）和沉浸式（immerse）两大类。

虚拟现实已经被广泛应用于康复治疗的各个方面：在注意力缺陷、空间感知障碍、记忆障碍等认知康复领域，在焦虑、抑郁、恐怖等情绪障碍领域，在其他精神疾患的康复以及运动不能、平衡协调障碍和舞蹈症等运动障碍康复领域都取得了很好的康复疗效。

（4）物理因子疗法

1）经颅直流电刺激（transcranial direct current stimulation，tDCS）：置于乳突部，通过产生仿真生物波，通过颅脑屏障，对大脑皮质进行刺激治疗。能改善脑循环，增加脑血供，有利于脑缺血区侧支循环的建立，保护脑神经细胞。作为简单安全和非侵入性的调节技术，在卒中后认知功能障碍的各种类型中均有一定疗效，具有良好的应用前景。

2）经颅磁刺激（transcranial magnetic stimulation，TMS）：通过时变磁场作用于大脑皮质产生感应电流，改变皮质神经元的动作电位，影响神经电活动及脑内代谢，能够促进神经元突触的可塑性变化。经颅磁刺激可以引起皮层图的明确改变，越来越多的证据证明，重复经颅磁刺激有利于脑卒中后失语症患者命名、语言表达和理解的改善。对于认知功能的改善，有待于进一步观察。

（三）预防保健、药物与传统医学治疗

1. 预防与保健

(1) 积极识别和控制各种危险因素，特别是可控制的血管性危险因素，减少认知功能障碍的发生。

(2) 早期诊断 MCI，积极干预，早期治疗。

(3) 治疗共病：心脑血管疾病、感染、抑郁、谵妄、跌倒及营养不良是认知障碍患者常见的共病，不仅与痴呆患者的认知功能状态密切相关，而且与患者预后和生存时间密切相关，优化共病管理，有利于改善患者的认知功能，延长患者的生存时间。

(4) 健康饮食：健康饮食和营养元素的补充一直是 AD 早期干预的研究热点，包括多种维生素、抗氧化剂、多不饱和脂肪酸的补充，以及综合的地中海饮食模式等。

2. 药物治疗

(1) 胆碱酯酶抑制剂：中枢神经系统胆碱能通路是记忆及认知信息处理、存储中心，增强胆碱能递质系统功能是治疗 AD 的重要方法，此类药物对延缓疾病进程、改善临床症状有明确效果，目前是 AD 的首选药物，同时也适用于血管性痴呆、路易体痴呆、帕金森病痴呆及脑外伤痴呆等。

(2) 兴奋性氨基酸拮抗剂：可拮抗 N- 甲基 -D- 门冬氨酸受体，阻止谷氨酸盐释放，减少兴奋性毒性作用，可用于中晚期 AD 患者治疗。

(3) 钙拮抗剂：慢通道电压依赖性 Ca^{2+} 拮抗剂，用于治疗 AD、VaD 及混合性痴呆，能改善患者的临床总体评价及认知功能，延缓 VaD 患者认知功能障碍的发展、降低血管性不良事件的发生。

(4) 非典型抗精神病药：小剂量能较好地控制痴呆患者的精神行为症状和攻击行为。对患者愤怒、攻击行为、妄想和幻觉有效，锥体外系不良反应小，疗效肯定，而被广泛应用于 BPSD 治疗。

3. 传统医学治疗

(1) 中医药：1990 年我国正式制定老年痴呆的诊断、辨证分型及疗效评定标准，但尚未完全统一。目前中医临床辨证本病证型主要有虚证（脑髓不足、肝肾阴虚型等）、实证（瘀血内停、痰浊阻塞型等）、虚实互兼（肾虚痰瘀、气虚血瘀型）三种类型，临床常用治法有补阳（加味二仙汤等）、补阴（杞菊地黄丸等）、双补阴阳（地宝饮子等），还有其他补益心脾、调和肝脾、活血化瘀、行气活血、益气活血等中医药治疗。

(2) 针灸推拿：强调从整体着眼，具有疏通经络、调畅气血、调和阴阳、醒脑开窍的作用，对老年认知障碍有确切的疗效。根据辨证论治，将老年性认知功能障碍分为髓海不足、肝肾虚亏、脾肾两虚、心火亢盛、痰浊阻窍、气虚血瘀型。针对性地取穴进行针灸治疗和取经络进行推拿治疗。

（王 凯 陆春华）

第三节 老年脑卒中康复

一、概述

(一) 定义

脑卒中(stroke)又称脑血管意外,传统医学称脑卒中。是一组由不同病因引起的急性脑血管循环障碍性疾病的总称。脑卒中以发病急,持续和局灶性神经功能缺损症状为临床特征。其他如脑外伤、脑肿瘤、脱髓鞘病变等,也产生类似症状,但不属于脑卒中的范畴。

(二) 分类

按病理机制分为两大类,一类是出血性脑卒中(hemorrhagic stroke),包括脑出血和蛛网膜下腔出血,约各占发病的 11%、7%。脑出血患者由于血肿压迫脑组织以及血肿压迫闭塞脑血管会造成脑损伤,此外,脑出血产生的有害物质对患者的脑组织和血管有毒性作用。另一类是缺血性脑卒中(ischemic stroke),又称脑梗死,包括腔隙性脑梗死、脑血栓形成和脑栓塞,约各占发病的 18%、32%、32%。如果缺氧 60~90s 以上,脑组织停止活动,数小时后出现不可逆转的损伤。

(三) 流行病学

脑卒中是我国的常见病和多发病,其发病率、死亡率、致残率、复发率均高。我国每年新发脑卒中约 200 万人,每年死于脑卒中者约 165 万人,现有脑卒中患者 7000 万人。近年来,随着脑卒中的早期诊治水平提高而死亡率下降,但致残率仍高达 70%~80%,老年人致残率更高,老年人长期卧床的一半原因是由脑卒中引起。目前全国每年为治疗脑卒中患者的医疗支出接近 200 亿元人民币,给患者、家庭和社会带来沉重的经济负担。

脑卒中发病率、死亡率、致残率随着年龄增长而成倍增长,老年期脑卒中发病率、患病率、死亡率分别是老年前期的 3.5 倍、1.8 倍、4.5 倍。脑卒中在神经系统疾病中的患病顺位随年龄增长而明显上升,44 岁以下为第 11 位,45~59 岁上升为第 2 位,60 岁以上为第 1 位。男性的发病率、患病率、死亡率均高于女性。脑卒中患者早期的复发率最高,初次脑卒中幸存者,再次脑卒中的年发病率为 5%,5 年累积的复发率为 25%。初次发生的危险因素仍是再次发生的因素,尤其是高血压、心脏病和糖尿病。

大量国内外数据表明,经早期正规治疗、康复的患者,70%~90% 在脑卒中 6 个月内能行走,30% 能恢复一些工作,24% 患者的上下肢活动功能基本恢复。《中国脑卒中早期康复治疗指南》(2017) 指出,卒中后进行有效的康复能加速康复的进程,减轻功能上的残疾,节约社会资源。

二、康复诊断与功能评定

(一) 康复诊断

根据患者的病史、体征、辅助检查,以及 CT、MRI 检查、经颅多普勒超声(TCD)和颈动脉超声等,可以明确诊断。诊断应包括定位诊断、定性诊断、病因诊断、功能诊断、并发症诊断 5 个方面。

（二）功能评定

由多学科组成的脑卒中康复治疗小组对患者进行全面的功能评估。脑卒中患者功能障碍主要表现为躯体功能、认知情感、言语吞咽障碍，以及常见的并发症，认知情感障碍由其他章节讨论。评定目标要确定患者是否存在功能障碍、障碍种类及严重程度，据此确定治疗方案。参照国际卫生组织（WHO）提出的《国际功能、残疾和健康分类》（International Classification of Function，Disability and Health，ICF），评价患者身体结构和功能、个体活动以及社会参与能力，能全面反映老年脑卒中患者的生活质量。

1. 脑卒中严重程度 全面评估脑卒中患者神经功能缺损，代表量表有：

（1）美国国立卫生院卒中量表（national institutes of health stroke scale，NIHSS）：包括患者的上下肢运动、肢体共济运动、眼球运动、面瘫、言语和知觉功能等。可信度高，省时方便，内容较为全面。

（2）欧洲脑卒中评定量表（European stroke rating scale，ESS）：包括眼球、面部运动、上下肢运动。肢体运动所占的权重比较高，较敏感地反映患者肢体功能的变化情况。

2. 运动障碍

（1）偏瘫的运动模式：因脑卒中主要是上神经元损伤，因此脑卒中导致的肢体瘫痪主要表现为运动模式的改变而非肌力的改变。

1）Brunnstrom 运动功能评定法：分 1~6 级，分别判断患者手、上肢、下肢运动模式的变化。但脑卒中患者并非都按照这些“阶段”恢复，有些患者在恢复过程中跳过或停留在某些阶段。

2）简化 Fugl-Meyer 评定法：Fugl-Meyer 评定法是在 Brunnstrom 运动功能评定的基础上，制定的偏瘫躯体功能的定量评定法，内容包括上肢、下肢、平衡、四肢感觉功能和关节活动度的评定，项目 62 项，评定比较复杂。简化 Fugl-Meyer 评定法是在此基础上，项目减少为 27 项，评定时间缩短，因能判断患者在康复过程中肢体运动模式的变化，故在临床上使用较多。

（2）肌力：偏瘫患者因运动丧失和制动，导致肌肉废用性萎缩，可对其进行肌力评定，常用徒手肌力检查法（manual muscle test，MMT）。

（3）肌张力：采用改良 Ashworth 评定法，主要用于上运动神经元损伤引起的肌张力异常增高的评定。通过被动活动关节，了解受累肢体的张力变化情况。

（4）关节活动功能：采用主动关节活动度、被动关节活动度（passive range of motion，PROM）检查法，检查关节活动时可达到的最大弧度。常用的方法有通用量角器法和方向盘角器法。

（5）平衡功能：①简易评定法：Romberg 检查法；②量表评定法：Berg 平衡量表、Fugl-Meyer 评定法、“站起 - 走”计时测试；③平衡测试仪法：静态姿势图法、动态姿势图法。

（6）协调功能：人体的协调性发生障碍，又称共济失调，表现为运动不能准确完成。脑卒中常见的共济失调有大脑性和小脑性共济失调，后者比较常见，老年患者的姿势反射异常、深感觉障碍、运动无力、肌张力过高等也会导致。常用评价方法有：指鼻试验、对指试验、轮替试验、跟膝胫试验等。

（7）步行能力、步态分析：①目测分析法：RLA 步态分析观察表；②仪器分析法：运动学分析、动力学分析。

（8）心肺功能：心肺功能是人体运动耐力的基础，虽然分属于两个系统，但功能上密切相关，功能障碍的表现相近，康复治疗互相关联。

1）心功能：①6min 步行试验；②心肺运动负荷试验（低水平运动试验）。

2）肺功能：①主观症状：6 级制主观呼吸功能障碍程度评定；②客观检查：肺容量、通气量。

3. 感觉障碍 感觉包括一般和特殊感觉。一般感觉分为浅感觉（痛、温觉和触觉）；深感觉（本体感觉）；复合感觉（二点辨别觉、实体觉等）。特殊感觉分为视、听、嗅、味觉。感觉障碍包括感觉减退、感觉缺失、感觉过敏、感觉过度、感觉倒错、疼痛等症状。

脑卒中感觉障碍的类型和范围与大脑损伤的部位和大小有关。老年患者多数在发病前就有感觉功能下降，同时还会伴有其他慢性疾病、药物导致的感觉功能下降。

(1) 浅感觉：功能的减退和丧失，容易造成躯体的创伤、烫伤和感染。

1）痛觉：①数字评分法（numeric rating scale，NRS）；②视觉模拟评分法（visual analogue scale，VAS）；③简化 MPQ 疼痛问卷。

2）温度觉、触觉：①温度觉检查；②触觉检查。

脑卒中患者的浅感觉评定还可采用简化感觉指数评分（sensory index score，SIS）评定。

(2) 深感觉：44% 的脑卒中患者伴有明显的深感觉障碍，即使没有肌力下降，深感觉障碍也会影响运动功能。包括运动觉、位置觉、振动觉，可分别进行评定。

(3) 复合感觉：大脑皮质损伤后主要的感觉功能均可能保留，但这些感觉可能有性质改变或程度降低，患者可能出现皮肤定位觉、二点辨别觉、实体觉、图形辨别觉降低，可分别进行评定。

4. 吞咽障碍 是指由于下颌、双唇、舌、软腭、咽喉、食管等器官结构和（或）功能受损，不能安全有效地把食物输送到胃内的过程。吞咽过程分口腔前期、口腔准备期、口腔期、咽喉期、食管期。

(1) 临床表现：①病史：了解脑卒中部位，并发疾病。吞咽困难的发生频度、程度、有否吸入性肺炎史。②服药史：镇静剂、肌松药会导致吞咽肌力下降，发生误咽。利尿剂、腺体分泌减少药会出现口干现象。③营养状况：评价摄入不足导致的贫血、体重下降、营养不良等症状。针对卒中后的营养状况，可用简单的营养评价指标，包括肱三头肌皮脂厚度（triceps sebum thickness，TSF）、平均上臂肌围（average arm muscle circumference，MAMC）、平均上臂周径（average arm circumference，MAC），MAMC（cm）=MAC−0.314 × TSF（mm）。

(2) 吞咽功能

1）反复唾液吞咽测试（repetitive saliva swallowing test，RSST）：是一种评定吞咽反射能否诱导吞咽功能的方法。患者坐位或卧位，体位放松，检查者将手指放置在患者的喉结和舌骨处，让患者尽快反复吞咽，观察患者在 30s 内吞咽的次数和活动程度。高龄者 30s 内完成 3 次即可。认知障碍的老年患者执行有些困难。

2）饮水试验：是脑卒中患者判断误吸危险的常用筛选方法，让患者在坐位状况下，饮 30ml 的常温水，观察全部饮完的时间，记录有无呛咳、饮水状况等。最后进行分级判断，标准如下：Ⅰ级（优）：5s 之内，一饮而尽，无呛咳。Ⅱ级（良）：5s 以上，二次以上完成，无呛咳。Ⅲ级（中）：能一次喝完，但有呛咳。Ⅳ级（可）：分二次以上喝完，且有呛咳。Ⅴ级（差）：不能将水喝完，多次呛咳。此方法简单但也有漏诊和误诊，文献报道，饮水试验预测误吸的敏感度 >70%，特异度 22%~66%。

(3) 吞咽过程：对各期分别进行评估，进行针对性的康复治疗及营养支持。

1）口腔前期障碍：将食物触及口唇，观察是否张口或有张口的意愿，意识障碍的患者常有此方面的困难。

2）口腔准备期障碍：表现为张口困难，食物不能送入口中，不能闭唇，食物外流，鼻腔反流。

3）口腔期障碍：主要表现为流涎，食物在患侧面颊堆积，舌搅拌运动减弱，食物送至咽部困难或不能。

4）咽期障碍：表现为哽噎和呛咳，在试图吞咽时尤为明显，其他症状包括鼻腔反流、误吸、气喘，咽喉感觉减退或消失。声音嘶哑、“湿音”常提示有误吸的可能。

(4）与吞咽过程有关的其他因素：①进食的姿势：躯干前屈，头向后仰，颈前部肌肉被牵拉，会影响舌和咽喉的运动。采用低头、旋转等姿势，放松舌和咽喉的肌群，使误吸症状减少或消失。②呼吸状况：正常咀嚼时用鼻呼吸，吞咽时呼吸要暂停。如果患者在进食过程中呼吸急促，或在吞咽瞬间呼吸，均易引起误吸。因此要密切观察患者呼吸节律、吞咽时呼吸情况。

(5）吞咽失用：没有语言提示，患者能正常进食，但给患者口头提示患者反而无法启动吞咽和完成进食。与患者的认知障碍有关。

(6）吞咽功能等级：从严重吞咽困难到正常吞咽功能共 10 级。能预测吞咽障碍患者是否发生误吸和出院时的营养状态，见表 3-3-1。

表 3-3-1 吞咽功能等级评定

程度	表现	等级	表现
重度	无法经口进食，完全辅助进食	1	吞咽困难，无法进行吞咽训练
		2	误吸严重，吞咽困难或无法进行，只适合基础性吞咽训练
		3	条件具备时误咽减少，可进行吞咽训练
中度	经口腔和辅助混合进食	4	可以少量、乐趣性地进食
		5	一部分营养（1~2 餐）摄取可经口腔进食
		6	三餐均可经口腔摄取营养
轻度	完全口腔进食，需辅以代偿和适应	7	三餐均可经口腔摄取和吞咽食物
		8	除特别难吞咽的食物外，三餐均可经口腔进食
		9	可以吞咽普通食物，但需要临床观察和指导
正常	正常进食	10	吞咽功能正常

根据评定，可以对治疗结果进行评价：①无效（治疗前后无变化）；②有效（吞咽障碍明显改善，吞咽分级提高 1 级）；③显效（吞咽分级提高 2 级，或接近正常）。

(7）辅助检查

1）CT、MRI：明确脑损伤部位，有助于鉴别真性延髓麻痹和假性延髓麻痹，以及判断康复预后。

2）视频透视吞咽检查（videonuoroscopic swallowing study，VFSS）：在电视 X 线透视的条件下，让患者吞咽造影剂（50g 钡剂加 100ml 水调成糊状，每次约 5ml），观察造影剂在口腔到咽喉到食管移动情况，动态评估口、咽和食管上部的吞咽功能。本检查能明确是否存在误吸，有些老人咽喉、气管的感觉功能低下，即使发生误咽也不会出现呛咳，故仅靠临床观察易漏诊。本检查还能明确吞咽障碍与患者体位、食物形态的相应关系，是评估吞咽障碍的金标准。

3）纤维内镜吞咽功能检查（fibreoptic endoscopic evaluation of swallowing，FEES）：观察食团经过下咽部的运动过程和评估气道保护方法，敏感性和特异性较好。但不能评估吞咽的口腔预备期、口腔期及吞咽运动过程中的食团运动情况。FEES 能直观地看到吞咽过程中咽喉部的运动，因其价格便宜，便于携带，结果可靠，可以作为 VFSS 的替代方法。

5. **失语症** 是指大脑言语功能区和辅助区及其联系纤维的损伤，造成声音言语以及文字言语的理解、表达过程的信号处理障碍，表现为获得性言语功能的减退或丧失。失语症可根据患者自发性言语、听理解、复述能力，分为八种类型，见表 3-3-2。

表 3-3-2 失语症诊断流程

	自发性言语	听理解	复述	诊断
失语症	非流利	保留	保留	经皮质运动性失语
			障碍	Broca 失语
		障碍	保留	经皮质混合性失语
			障碍	完全性失语
	流利	保留	保留	命名性失语
			障碍	传导性失语
		障碍	保留	经皮质感觉性失语
			障碍	Wernicke 失语

（1）评定内容

1）听理解：给患者口头指令，观察患者能否理解并执行。包括语音辨识、语义理解、听语记忆广度。

2）自发言语：通过谈话了解患者说话时的语量情况、语调、发音情况和有无错语。一般分为流利型和非流利型。

3）复述：要求患者重复检查者所说的字、词和句子。

4）命名：要求患者说出图片或实物的名称，包括表达性命名、选择性命名、词义性命名。

5）阅读：让患者阅读文字，观察患者能否理解及执行命令。包括阅读理解和朗读。

6）书写：检查患者书写情况，书写障碍包括完全性书写障碍、构字障碍、书写过多、惰性书写、像形书写、句法异常、镜像书写。

7）其他：①利手评价：询问 10 个动作，判断患者的利手。②认知知觉功能检查：评定注意、记忆、执行、运用、视空间等。

注意：①老年人由于耳蜗退化，高低频声音鉴别能力下降，听清单词和语句困难，在评定中易误认为听理解障碍。②老年人听觉信号传导下降，听觉反应时间延长，因此在被评定时，如果要求复述的词、句子过多过快，老人会没有充分的时间反应，会被误认为复述障碍或认知障碍。

（2）常用评定量表：国外广泛采用的成套测验包括波士顿诊断性失语症检查（Boston diagnostic aphasia examination，BDAE），及其衍变而来的西方失语成套测验（the western aphasia battery test，WAB）等。我国使用的汉字属表意文字，与西方的拼音语不同，文化也不同，国内的失语症检查在西方失语评定量表基础上，制定了符合国内文化背景、语言习惯的汉语失语症成套测验。

1）汉语失语症成套测验：是由北京大学医学部参考西方失语成套测验编制而成，检查内容以国内常见词、句为主，适量选用使用频率较低的词、句，无罕见词及难句。不同性别、年龄、小学以上文化程度的正常成人都能通过。

2）汉语标准失语症检查法：是中国康复研究中心以日本标准失语症检查法为基础，结合汉语的语言特点编制完成。此检查法包括两部分内容，第一了解其语言的一般情况，第二有 9 个项目，包括听理解、复述、说、读、阅读理解、抄写、描写、听写和计算。此检查法只适用于成人失语症患者。

3）西方失语成套测验（WAB）：此检查法提供一个失语商总分，用来判断有无失语症及其程度。另通过检查结果，鉴别失语症的 8 种类型。该检查法克服了 BDAE 冗长的缺点，更简明、实用，是目前西方比较流行应用的一种失语症评定方法。该检查法受文化背景影响较小，国内也有运用。

4）其他检查：失语症筛查、双语和多语失语检查、实用交流功能评价等。

(3) 严重程度分级：多采用波士顿诊断性失语症检查，判断患者失语的严重程度。

0 级：无意义的言语或听觉理解能力。

1 级：言语交流中有不连续的言语表达，但大部分需要听者去推测，可交流的信息范围有限。

2 级：在听者的帮助下，能进行熟悉话题的交谈，但对陌生话题常常不能表达出自己的思想。

3 级：仅需在少量帮助下，患者可以讨论几乎所有的日常问题，但由于言语或理解能力减弱，使某些谈话出现困难或不可能。

4 级：言语流利，但有理解障碍，而思想和言语表达无明显限制。

5 级：有极少的可分辨得出的言语障碍，患者主观上可能感到有点困难，但听者不一定感觉到。

6. 日常生活活动能力 是指日常生活中的功能性活动能力，一种为基础性日常生活活动（basic activity of daily living，BADL），是指一个人为独立生活必需每天反复进行的、最基本的、一系列的身体动作或活动，即衣、食、住、行、个人卫生等的基本动作或技巧；另一种为工具性日常生活活动（instrumental activity of daily living，IADL），包括家务、社会生活技巧、个人健康保健、工具使用等。部分老人发病前已有生活自理能力受限，发病后障碍更明显，因此要仔细鉴别。常用以下量表进行评定。

(1) 巴塞尔指数（Barthel index，BI）：是脑卒中后 ADL 评定最常用和有效的量表。包括移动、进食、梳洗、二便控制、如厕等 10 个基础性日常生活活动项目，满分 100 分。一般认为巴塞尔指数 40~60 分者，康复治疗效果最好。

(2) 功能独立性评定（FIM）：是医学康复统一数据库中的重要内容，FIM 评定法内容总计 18 项，其中躯体功能 13 项、交流能力 2 项，社会交流能力 3 项评分采用 7 分制，最高 126 分，最低 18 分。

(3) 工具性日常生活活动（IADL）能力量表：该量表是 Lawton 等人 1969 年提出的，主要包括近 1 个月内的上街购物、外出活动、食物烹调、家务维持、洗衣服、使用电话能力、服用药物、处理财务能力。前五项中有三项需要协助即为轻度失能。

7. 社会参与能力 是指个体投入到社会环境中的能力，目前无标准的评定方法，常用生活质量、生活满意度、健康良好状态等来评估。

三、康复治疗

脑卒中患者生命体征稳定，可在发病24h后进行床边、早期离床期的康复训练。老年患者应以循序渐进的方式进行，必要时应在监护条件下进行。康复强度要考虑患者的体力、耐力和心肺功能情况，开始阶段每天至少45min的康复训练，以后适当增加训练强度。在康复治疗中，采用多团队合作模式，用ICF理念优化康复治疗流程，即依患者病情按照身体结构与功能、个体活动、社会参与的顺序制订康复计划，并重视人和环境因素。

（一）感觉功能障碍

1. 康复原则与目标

(1) 康复原则

1) 感觉训练需要多次的重复，不能频繁更换训练工具。患者要有心理准备，感觉恢复不可能短时出现。

2) 由于肌张力异常会干扰感觉体验，故应首先使患者肌张力正常化，避免异常的运动模式。施加感觉刺激时，必须防止刺激造成的肌肉痉挛加重。

3) 触觉和运动觉可通过运动训练而得以改善，因此应将感觉训练和运动功能训练结合在一起。

4) 感觉是运动的前提，即使运动肌力无下降，感觉障碍对患者躯体的协调、平衡和运动也有明显影响。因此感觉训练不仅恢复患者的感觉功能，还改善其运动能力和日常生活活动能力。

5) 训练要循序渐进、由易到难、由简单到复杂。

(2) 康复目标：通过感觉再教育、感觉脱敏，尽量改善患者的感觉功能。如无法提高，应采取代偿手段，避免患者在日常活动中受伤。

2. 康复方法

(1) 感觉再教育

1) 浅感觉训练：主要通过作业训练对皮肤施加刺激为主。

A. 用大头针的针尖轻刺患者皮肤，并与健侧作对比。

B. 用棉签轻触皮肤和黏膜；用毛巾擦洗皮肤表面。

C. 用浸过热水(40~50℃)和冷水(5~10℃)的毛巾擦敷以训练温度觉。

D. 揉捏不同硬度的橡皮泥、陶土；将杯子手柄的表面材料或形状进行改造，以提供更多的感觉刺激。

E. 软瘫期在每一次治疗时：①对患肢进行轻拍、轻微触摸、快速刷拂。②用强触觉刺激如叩打、摩擦皮肤表面。③使用Rood法对患肢进行刺激。④训练遵循闭眼 - 睁眼 - 闭眼的顺序。⑤加强不同质地的物体(由粗糙到精细)对患肢的刺激，结合健手感知患手再辨认。

F. 物理因子治疗：通过叩打疗法、浸入疗法、超声波治疗等，对皮肤施加触觉刺激。

2) 深感觉训练：以改善关节位置觉及运动觉为主。

A. 早期进行良肢位训练：增加患侧卧位时间，体位转换时加强对患肢的注意，对患肢关节进行负重、手法挤压以及神经肌肉本体促进技术训练。

B. 平衡训练:坐摇椅训练直立反应,保护性反应。利用健肢引导患肢作出正确的动作、维持站位平衡。

C. 视觉生物反馈训练:镜前训练使关节位置感觉通过视觉得到补偿。

D. 放置训练:①将患肢被动屈伸,保持在一定的空间位置,让患者细心感觉肢体所处位置;②对关节进行挤压、负重,加强关节囊和肌腱中传入感觉的敏感性;③在上肢负重训练过程中,使用不同质地的支撑面既可易化运动又可促进感觉功能的恢复。

E. 物理因子治疗:通过冰、温水交替刺激,神经肌肉电刺激、震动按摩仪对肢体关节的刺激,对患者深感觉的恢复均有一定的帮助。

3）复合感觉训练:待患者手指触觉有所恢复时,即可进行此训练。

A. 让患者闭眼触摸辨认常见物品(如钥匙、笔、牙刷、纽扣等),若无法辨别也可睁眼触摸或由健手触摸。

B. 将塑料片、纸张、布料、毛皮等混放在一起,让患者闭眼触摸辨别,若辨别错误可用健手辅助或睁眼。

C. 让患者看图片,然后在暗箱里找出相似物体。复合觉的障碍需要通过视觉输入来弥补,患者睁眼触摸辨认不同形状的物体,闭眼再辨认,可刺激实体觉的恢复。

(2) 感觉脱敏:用于感觉过敏,特别是疼痛过敏的患者,通过提高疼痛阈值,使患者对疼痛的耐受力不断增加,进而去除各种不愉快的感觉。一般按五个阶段逐步进行。

1）用音叉、石蜡、按摩等产生较轻柔的震动。

2）用橡皮头、按摩器持续按压产生中等强度的震动。

3）用电振动器产生较强程度的震动,用感觉辨别各种质地的材料(棉球、毛刷)。

4）用疼痛部位辨别各种物品。

5）日常生活活动、娱乐活动。有疼痛部位的肢体参与活动,逐步适应。

(3) 代偿疗法:没有感觉反馈存在时,患者在进行日常活动时,很容易受伤,常见伤害有压疮、切割伤、挤压伤、烫伤或冻伤、腱鞘炎、感染扩散等。应教给患者如何代偿,保护由于感觉丧失引起的各种伤害。

(4) 药物治疗:目前没有疗效确切的治疗脑卒中后感觉障碍的药物。

1）神经营养因子:可促进胞体合成相关的蛋白质,从而发挥其支持神经元生长、发育的作用,对于促进感觉纤维再生具有一定的作用。

2）三环类抗抑郁药、抗癫痫药(加巴喷丁、拉莫三嗪等)对中枢性疼痛有一定的疗效。

(二) 运动功能障碍

1. 康复原则与目标

(1) 康复原则

1）在康复治疗前,先明确哪些功能障碍是衰老引起的,哪些是脑卒中后引起的,哪些是慢性疾病引起的。对老年脑卒中患者,必须考虑衰弱和共病对康复效果的影响。

2）对一些老年人伴有心肺等脏器并发症,病情较复杂,需谨慎康复治疗。治疗过程中可能出现的意外情况,应告知家属,并签署知情同意书。

3）老年患者认知、体力耐力下降,因此训练的任务要简单、目标明确,重点进行日常生活活动能力训练。

4）老年脑卒中患者康复治疗强度较小,可能需要更长的住院时间。还需注意康复治疗的连续性,如不注意坚持锻炼,功能会逐步下降。

(2) 康复目标:要综合考虑患者和家属的想法、结合患者本身的功能状况、慢性疾病史,以及能提供的医疗和经济资源,同时也需考虑患者的社会和文化背景。

1) 早期目标:维持肢体、躯干的关节活动度。从床上被动活动尽快过渡到助动和主动运动。加强躯干核心肌群的训练,提高床上翻身、移动能力。开始床上生活自理训练。诱导上下肢肌力出现,缩短痉挛期,尽早进入分离运动期。

2) 恢复期目标:抑制痉挛与共同运动模式,诱发分离运动,促进正常运动模式形成。达到坐位平衡 3 级,站位平衡 2~3 级。掌握床上移动、床至轮椅转移技巧。进行治疗及实用性步行训练。

3) 后期目标:相当于脑卒中 3~6 个月后,抑制痉挛与共同运动模式,促进精细和技巧运动,改善和提高运动速度,提高实用步行能力,掌握 ADL 技能,提高回归社会和家庭的生活质量。

2. 康复方法

(1) 运动疗法

1) 良肢位摆放:是为防止或对抗痉挛姿势的出现,保护肩关节及早期诱发分离运动而设计的一种体位。

A. 患侧卧位:可以减轻痉挛,促进本体感觉的输入。①头下垫一软枕,后背用枕头支撑。②患臂前伸,前臂外旋,将患肩拉出以避免受压和后缩;手指伸展,掌心向上。③患侧髋关节略后伸,膝关节略屈曲。踝关节置于屈曲 90°位,防止足下垂。④健侧上肢放在身上或后边的软枕上,下肢充分屈髋屈膝,腿下放一软枕支撑。

B. 健侧卧位:减少患侧肩关节的损伤。①患者头下垫一软枕。胸前抱一软枕,使患侧肩关节充分前伸。②患侧肘关节伸展,腕、指关节伸展放在枕上,掌心向下。③患侧髋关节和膝关节尽量前屈 90°,置于软枕上,注意患侧踝关节不能内翻悬在枕边。④健侧肢体自然放置。

C. 仰卧位:容易激发异常反射活动,应尽量缩短时间。①患者头下垫一软枕,患侧肩下垫一软枕,使肩部上抬前挺。②患侧上臂外旋外展,肘关节、腕关节伸直,掌心朝上,手指分开,整个患侧上肢置于软枕上。③患侧髋关节、臀部、大腿外侧下放一枕头,髋向内旋,患侧膝关节垫起并向内微屈。

鼓励患侧卧位,适当健侧卧位,少采用仰卧位。尽量避免半卧位,半卧位能引起对称性颈紧张性反射产生上肢屈曲,下肢伸直的异常痉挛模式。

2) 床上翻身:可预防患者压疮、肺部感染,关节的挛缩,增加躯干肌群的肌力。处于昏迷或严重意识障碍患者需要 2h 翻身一次。①翻身前准备:双手手指交叉,肘关节伸展,练习前方上举、过头上举、侧方上举。②向健侧翻身:双手交叉上举,健腿放在患腿下,配合头和躯干翻转,摆向健侧。③向患侧翻身:双手交叉上举,健腿抬起,配合头和躯干翻转,摆向健侧。

3) 被动活动关节:预防关节活动受限,促进肢体血液循环、增加感觉输入,每天至少 1 次。动作宜缓慢,完成一个动作宜做短暂的维持。长时间卧床老年患者要注意做两侧关节被动活动。①上肢:肩胛带上提下压,内收外旋;肩关节屈曲外展,内收内旋;肘关节屈伸;前臂旋前旋后;腕关节屈伸环转;掌指关节、指间关节的屈伸。②躯干:患侧屈肌的牵拉、背肌的挤压刺激。③下肢:髋关节屈伸,内外旋,外展内收;膝关节屈伸;踝关节内外翻,环转;趾关节屈伸。

4）神经促进技术：包括①Brunnstrom：通过原始反射、感觉刺激来引出共同运动。患者努力从这些刻板的运动模式中分离出来，发展成分离运动。②Rood：利用多种感觉刺激方法作用于皮肤、关节等感受器，通过感觉反馈通路调整，改变靶肌肉的兴奋性，诱发或协调肌肉活动。③Bobath：控制关键点，抑制痉挛，让患者进行主动的、小范围、不引起痉挛的关节运动，训练对肢体的控制，最后进行日常活动训练。④本体感神经肌肉促进技术（proprioceptive neuromuscular facilitation，PNF）：刺激人体运动组织的本体感觉，来激活和募集最大量的运动单位参与活动，促进神经肌肉的恢复。⑤运动再学习：提供符合患者相应水平的作业或功能性活动，达到恢复随意控制的功能性活动。反复练习正确运动，不断变换训练环境，逐步运用于日常生活中。⑥神经发育疗法：通过特定的反射性抑制姿势使肌张力恢复正常并预防过度痉挛。

神经促进技术治疗效果目前存在争议，《中国脑卒中早期康复治疗指南》(2017) 推荐早期重视瘫痪肌肉的肌力训练，针对相应的肌肉进行渐进式抗阻训练，交互性屈伸肌肉肌力强化训练。

5）床上主动运动：增强患者的躯干控制能力，提高上下肢肌力和平衡协调能力，为床下活动，步态训练和生活自理能力训练做好准备。

A. 床上移动：①向健 / 患侧移动：患者双手交叉上举，双腿屈曲，抬臀向健 / 患侧移动，然后将头和肩向健 / 患侧移动，健腿放在患腿下，向健 / 患侧移动。②床上坐位前 / 后移动：患者直腿长坐位，交叉握手，先将重心转移到一侧臀部，不负重侧臀部向前 / 后移动，然后重心转移到该侧臀部，不负重侧臀部继续前 / 后移动，照顾者一手放在患者一侧大转子部位，另一手放在对侧肩部，协助患者移动。

B. 床上躯干训练：躯干为头、肩、髋的活动提供了一个稳定的固定点，是任何肢体活动的基础。①膝立位摆动：患者双手交叉上举，双腿屈曲，照顾者一手放在患侧膝盖上，另一手固定患足，和健肢一起，带动髋部左右摆动。②双桥训练：患者双手交叉上举，双腿屈曲，双足与肩同宽压床，慢慢抬起臀部，维持 5s 后放下。③抱膝躯干前后摇摆：患者仰卧位，双腿屈曲，叉手抱住双膝，将头抬起，身体尽量蜷缩，维持 10s 后放下。④直腿坐位下躯干旋转：治疗师双手各握住患者双手，引导患者旋转躯干，当向健侧旋转时，同时带动患侧躯干向前。此活动可从坐位缓慢躺下至仰卧位，然后复原。

C. 床上上肢训练：①交叉握手上举：健侧手与患侧手十指交叉置于胸前，患手的拇指置于健手的拇指之上，健手带动患手上举，肘关节完全伸直，上举过头，保持 10s 后复原。②交叉握手，前臂旋转：患者双手交叉放于胸前，双肘尽量向前伸直，然后向健侧转动，带动患侧肩胛骨充分前伸，然后复原。向患侧转动，然后复原。③环绕洗脸：健手抓住患手使其手掌伸展，在健手带动下作模仿洗脸动作，顺向转动和逆向转动。④上肢协调运动：伸直上肢，用手触摸身前照顾者的额头；弯曲手臂，触摸自己对侧肩，手悬空，放于照顾者指定位置。

D. 床上下肢训练：①左右立膝放倒：患者双手交叉上举，双腿屈曲，健侧下肢放倒，再立起。患侧下肢在照顾者协助下放倒，再立起。②直腿抬高（健侧帮助）：患者双手交叉上举，健侧下肢托住患肢，伸直抬高 30°，保持 10s。③髋关节控制训练：患者仰卧，髋、膝关节屈曲，全足底着床。治疗师坐床边，用腿协助控制患足，双手距离患者膝关节约 10cm，嘱患者用膝关节碰外侧手，再返回碰内侧手。④屈曲下肢易化训练：患者仰卧，治疗师一手控制住远端控制点足趾，另一手控制膝关节，然后下达“把腿屈曲抬起来”的口令，辅助其进行屈髋、屈膝、踝关节背屈和跖屈的运动。

6）坐位平衡：平衡训练先从比较稳定的体位转至不稳定体位，支撑面由大到小、重心由低到高。①静态训练：患者坐于无支撑的床边或椅子，髋、膝、踝关节均屈曲90°，足踏于地面，双足分开约一足宽，双手置于膝上，患者自己调整至中间位。②自动训练：转头、转身，观察躯体失衡情况。双手交叉，引向躯体前、后、左、右、上、下移动。健手从身体一侧取物，放置另一侧。Bobath球练习。③他动训练：诱发出患侧的保护性姿势反射，使患者在受到突然的外力推拉仍能保持平衡。

7）躯干控制

A. 肘支撑俯卧位：患者俯卧位，双侧肘关节与肩同宽支撑于桌面，主动抬头，伸展颈背部。

B. 四点跪位：①患者双手、双膝跪于垫上，上肢外旋，治疗师注意保护患侧肘部。嘱患者前、后、左、右转移重心。②患者健手脱离支撑，患者重心大部分转移至患侧上肢。③患者健侧下肢脱离支撑，患者重心大部分转移至患侧下肢。

C. 二点跪位：患者双膝跪于垫上，与肩同宽，上身直立，保持对称姿势。治疗师将双手置于肩胛带或骨盆带，引导患者做出正确反应。

D. 单腿跪位：患者一腿向前迈出，屈膝屈髋90°，脚平放于垫上，另一腿膝盖仍跪于垫上。治疗师将双手置于肩胛带或骨盆带，引导患者做出正确反应，健腿和患腿可轮流训练。

E. 跪位行走：两点跪位稳定后，可逐步进行跪位行走训练。行走时要注意上身挺直，两腿之间重心转移平稳，步幅等长，支撑相一致。

8）坐站转换：患者坐位，平视前方，双足平放地上与肩同宽。足跟后移，约在膝关节垂线后10cm处。双手手指交叉，上肢前伸，躯干伸直，重心前移至双脚，双下肢均匀持重，双臀部同时离床，保持数秒。当患者较容易进行该动作时，再引导患者从坐位至站立位。由站至坐转换时，顺序相反。

9）站位平衡

A. 静态训练：患者站起后，松开双手，上肢垂于体侧，治疗师放开患者，患者保持稳定后，重心逐步转向患侧。

B. 自动训练：①患者在站立位做抬头、低头、左右转头、左右头侧偏，左右侧偏躯干等。双手交叉朝不同方向前伸，并逐步增加距离。②健手从身体一侧取物，放置另一侧，并不断将物品放在更远处。③双手交叉握拳，拍打Bobath球，并保持平衡。④调节支撑面，增加训练难度。如双足并拢，一前一后。

C. 他动训练：诱发出患侧的姿势反射活动，使患者在受到突然的外力推拉仍能保持平衡。①治疗师将手置于患者肩胛骨或骨盆，进行一定方向的抗阻平衡训练；②抛接球。

10）步态

A. 迈步训练：在行走训练前，要求患者的患腿进行不同象限的迈步训练，如前方、后方、侧方等。以强化患者腰腹肌的协同作用。

B. 平行杠内步行训练：平行杠高度调整在与患者股骨大转子相同的位置，步行模式采取2点支撑步行，患者立于平行杠内，伸出健手握住平行杠，向前迈出患足，利用健手、患足两点支撑，迈出健足，按三个动作的程序练习。随着步行能力提高，手可以从握杠变为扶杠再变为手掌压杠。

C. 拄拐步行训练：平行杠内步行稳定的患者才能转为扶拐步行训练，常用方式有杖→患足→健足、杖，患足→健足两种。

D. 台阶训练：①上台阶：患者首先将重心转移到患侧下肢，健侧脚踏上一个台阶，然后重心转移至前面的健足上,治疗师将手置于患肢胫骨前面,协助患腿屈曲,并把患足放在第二个台阶上。治疗师手再置于患膝上,向前下方推压,使膝部前移至足的前方,将重心再转移到患侧下肢,健侧脚再上一台阶。②下台阶:患者首先将重心转移到健侧下肢,健足放稳后,治疗师协助患腿移向下一个台阶,患足放稳并开始负重时,治疗师一手帮助患者重心前移至患侧下肢,另一手控制并使膝部屈曲,然后让健足移向下一台阶。

11）肌力耐力:①肌力训练可根据不同年龄和体质,选择性地通过等张、等长、等速训练方法,来提高肌力,如弹力带、四肢联动等;②耐力训练包括肌肉耐力和全身耐力训练,如步行、慢跑、健身操、各种游戏活动等,提高肌肉耐力和心肺功能,适应生活活动需要。

12）电动起立床、部分减重支持系统:脑卒中患者在早期应积极进行抗重力肌训练,患侧下肢负重支撑、迈步训练及重心转移训练,以获得早期步行能力。电动起立床可增加双下肢尤其患侧下肢的负重,建立站位平衡,帮助患者站立。减重系统可以帮助患者进行躯干控制,促使患者进行步行训练。

13）机器人辅助治疗技术:通过智能化的机器辅助,帮助患者进行肢体的主被动训练。提供持续治疗,适合于高度重复性训练。

总之,运动治疗包括传统的肌力、关节活动度训练、神经促进技术,以及新康复技术如强制性运动疗法、减重步行训练、康复机器人辅助治疗等。对于治疗效果,没有证据表明一种治疗方法优于其他方法。治疗师应根据各自掌握的理论体系和患者的功能障碍特点,以具体任务为导向,综合实施康复治疗。

(2) 作业治疗

1）上肢作业治疗、上肢镜像训练、强制性使用疗法:患者健手带动患手训练,如推磨砂板、插木钉板等作业治疗,可以诱发分离运动、增强上肢肌力,增加手的协调能力和精细活动能力。镜像训练可以诱发患肢肌力的出现,促进正常运动模式的发育。强制性使用疗法采用短期内高强度的上肢重复性任务导向性训练和行为塑形技术,来增强运动控制能力,并将其融入日常生活活动中。

2）体位转移训练:

A. 仰卧位与坐位转换法:①患者仰卧位,双上肢置于身体两侧,肘关节屈曲支撑于床面上。②治疗师站于患者侧前方,以双手扶托患者双肩并向上牵拉。③患者利用肘的支撑抬起上身躯干后,逐渐改用手掌支撑身体而坐起。从平坐位到仰卧位,动作刚好相反。

B. 床边坐起:①健侧床边坐起:患者先向健侧翻身,健侧上肢屈曲置于身体下,用健侧腿带动患侧腿至床边,双腿垂于床边后,头向上方侧屈。用健侧上肢支撑床面,将身体撑起。②患侧床边坐起:患者先向患侧翻身,用健侧腿带动患侧腿至床边。用健侧上肢支撑床面,将身体撑起。

C. 从床转移到轮椅:①患者坐于床沿,将轮椅置于患者健侧,斜对着床(成 30°~45°),刹好手闸。②健侧上肢先支撑床面站起,然后伸向轮椅远侧扶手,健侧下肢向前挪一小步,并以此为轴转动身体。③臀部对准轮椅,躯干前屈,缓缓坐下。从轮椅转移到床顺序相反。

3）日常生活活动能力训练:老年人多有视力下降,光适应时间延长;双耳不对称的听力下降,确定声源位置困难,对危险的躲避反应下降,因此老人在日常活动中应注意视听功能下降的特点,避免危险发生。

A. 进食:如患者不能用手使用筷子或勺子,可对手进行精细动作训练,或为患者配置万能袖套或粗柄勺子。进食能维持老年患者的运动控制能力,应尽量鼓励老人自己进食。

B. 修饰:包括洗脸、刷牙、洗手、剃须、梳头、剪指甲等活动。修饰除了较好的平衡能力外,上肢与手的感觉与运动功能,运动控制能力非常重要,治疗师首先要评估患者的能力、患者的居住环境,进行针对性的康复治疗和环境改造。

C. 穿衣:偏瘫患者常通过健侧单手操作穿脱衣服,患者进行正确的步骤,不仅快捷,而且不会对患肢造成伤害,并能增加患者的关节活动度。常用的方法有:穿脱套衫、开衫、裤子、鞋袜等。

D. 洗澡:根据患者功能情况和个人习惯,选择淋浴或盆浴,再进行淋浴或盆浴的技能训练。老年患者坐浴较为安全。

E. 如厕:过程较为复杂,要求患者有轮椅至便器的转移技巧,坐位与站位的体位转移能力,解腰带、脱裤、带等上肢精细功能。因此要仔细评估,进行针对性技巧训练。此外,家庭环境改造,无障碍通道也要具备。

F. 居家活动:上下楼梯、家务活动、户外活动等训练,能提高日常生活和参与社会能力,同时产生成就感和患者的自信心。

4) 虚拟场景训练:由计算机生成的虚拟环境,让患者可以看见自己执行的任务,根据其沉浸程度和系统组成分为桌面式、大屏幕式、头盔式。可进行认知功能、平衡和协调能力、上下肢功能、行走以及日常生活活动能力训练。

(3) 物理因子疗法

1) 脉冲电疗法:低频有兴奋神经肌肉、镇痛、促进血液循环作用,常有经皮神经肌肉电刺激、功能性电刺激、肌电生物反馈治疗等。中频有兴奋神经肌肉、镇痛、促进血液循环作用,镇痛作用效果较明显。常用的有干扰电、等幅中频电等。高频治疗作用有热效应和非热效应,热效应包括改善局部循环、镇痛、消炎、促组织生长修复和降低肌张力;非热效应包括促使神经纤维再生、控制炎症等。常用长、中、短波、超短波、微波疗法。

2) 光疗法:主要是热效应作用,包括改善血液循环、镇痛、消炎、降低肌张力。常用红外线、激光疗法等。

3) 超声波疗法:具有镇痛、松解粘连、降低肌张力的作用。

4) 冲击波治疗:具有组织破坏机制、成骨效应、镇痛效应和代谢激活效应。对脑卒中患者的肌肉痉挛、关节粘连有一定的治疗效果。

5) 经颅直流电刺激(transcranial direct current stimulation, tDCS):通过产生仿真生物波,通过颅脑屏障,对大脑皮质进行刺激治疗,能改善脑循环,增加脑血供,保护脑神经细胞。

6) 重复经颅磁刺激(repetitive transcranial magnetic stimulation, rTMS):通过时变磁场作用于大脑皮质产生感应电流,改变皮质神经元的动作电位,能够促进神经元突触的可塑性变化。在脑卒中运动功能障碍的治疗中,能诱发肢体肌力的出现,促进正常运动模式的建立。

(4) 传统中医治疗:包括针灸、推拿、拔罐、拳操。针灸可以起到镇痛,改善运动功能、认知和言语功能等作用。特别是穴位结合药物注射治疗、结合物理因子治疗,可取得较好的效果。推拿手法,对脑卒中患者软瘫、痉挛、疼痛的肢体,粘连的关节,有良好的治疗效果。气功使身心松弛与安静,意念集中。太极拳能改善呼吸、循环和运动功能,提高患者的平衡、协调能力,下肢的肌力和耐力。

(5) 肢体辅助支具:目的是为了改善肢体功能,可为关节或整个肢体提供矫形、制动和支持。预防畸形或关节挛缩的发生,还可以帮助身体转移。

1) 上肢矫形器和自助支具:包括静态型和动态型,静态矫形器用来使受矫形部位得到支持或休息，牵伸挛缩的关节。动态矫形器有可活动的部分，使关节既有活动又控制在适当的范围内。常用的有肩托、分指板等。

2）下肢矫形器：提供身体的支撑，使站立相稳定，摆动相容易控制，提高步行能力。常用的有足托等。

3）移行辅助支具的使用：①手杖和步行器：可增大支撑面，减少下肢的负荷，提供额外的感觉信息；有助于调节运动速度。患者运用时可以改善平衡，代偿下肢无力，减轻下肢负重时的疼痛。②轮椅：可使患者尽早脱离病床，获得坐位的安全感，使患者有更大的独立。选择轮椅时要选用靠垫合适、方便移动、刹车可靠、不易倾倒的轮椅。老年患者要每年随访一次，维修保养轮椅，保持良好功能状况。

(6) 家庭环境的改造，社区康复：为使留有后遗症的老年脑卒中患者独立生活，家庭环境的改造是非常需要的。如去除门槛，方便轮椅进出；将床的高度降低，使患者能独立上下床；增加室内扶手，预防老人跌倒；拐弯墙壁上增加醒目标志，预防单侧忽略老人碰撞。

家属要鼓励老人坚持社区康复训练，也要学一些基本的康复技术，协助老人进行康复治疗。一些躯干控制训练、上肢精细运动训练，下肢的肌力和平衡训练以及日常生活活动训练都需要坚持，否则功能会减退或丧失。此外，还要鼓励老人积极参加社区活动，减缓认知功能的下降。通过参加适当的竞技活动，还可增加成就感，减少不良的情绪反应。

(7) 药物治疗：患者肢体的痉挛状态通过手法治疗和物理因子治疗后还得不到缓解，可加用药物治疗。

1）口服药物治疗：①中枢性抗痉挛药：地西泮、替扎尼定、巴氯芬。②周围性抗痉挛药：乙哌立松、丹曲林。

2）局部肌内注射治疗：A 型肉毒杆菌毒素，选择性地治疗脑卒中患者局部上下肢痉挛，降低肌张力，改善肢体的主动关节运动功能。

（三）吞咽功能障碍

1. 康复原则与目标

(1) 康复原则

1）对有意识障碍的脑卒中患者，先采用非经口摄取营养方法，一旦意识清楚，则进行全面检查，选择治疗方案。

2）无口腔、咽期障碍患者，可正常进食，如量不足，要用其他方法补充。

3）无误咽但伴有口腔期障碍患者，要进行口腔、颜面、颈部的 ROM 训练，促通舌运动训练以及摄食训练。

4）无误咽但伴有咽期为主的障碍患者，进行同 3）的训练，以及选择良好的体位。

5）有误咽患者进行同 3）的训练，以及防止误咽的训练（闭锁声门训练、声门上吞咽等）。进行上述训练 3 周后，如误咽减轻[最好进行视频荧光造影检查（VFG）评分确认]选择体位开始摄食训练，如无变化再进行上述训练。

(2) 康复目标

1）确定患者有否吸入的危险，预防将食物吸入肺部。

2）尽量减少鼻饲、食管、胃肠造瘘等不经口进食方式。

3）改善对不同稠度食物的吞咽能力，增加患者进食的独立性。

2. 康复方法

(1) 物理治疗

1）物理因子治疗

A. 冰刺激治疗：前咽门是刺激吞咽反射的最佳部位，可以诱发吞咽反射。

B. 低频电刺激：可以增强吞咽肌肌力，防止废用性萎缩。通过刺激舌下神经、喉返神经等与吞咽功能相关的神经，尽早产生肌肉收缩，建立吞咽反射，产生吞咽动作。

C. 重复经颅磁刺激（rTMS）、经颅直流电刺激（tDCS）：通过改变脑的兴奋性，诱导脑可塑性，结合吞咽训练对恢复吞咽功能，目前正处于临床研究与初步应用阶段。

2）运动治疗

A. 吞咽功能训练方法

a. 间接法：通过改善患者吞咽过程中吞咽肌肉的运动而治疗吞咽困难，并不要求真正的吞咽食物，达到不再发生误咽后再做直接训练。对口腔肌肉力量进行训练，如促下颌、促口唇、促面颊、促舌运动等，改善口腔期障碍。咽喉障碍期患者采用吸气后屏气，吞咽空气或唾液，呼气、咳嗽等一连串反复模拟吞咽的训练动作。咳嗽训练对预防误吸很重要。Pushing手法可诱发声门闭锁，即一面用双手推墙壁或桌子，同时做发音练习。

b. 直接法：直接口饲食物以改善吞咽行为的治疗方法。方法是利用不同的食物让患者做吞咽练习，以提高吞咽能力。治疗的患者要求意识清楚，无运动性失用，能引发吞咽动作。口饲食物顺序一般是软食、半固体、固体、最后过渡到液体。选择食物时，一定要充分利用视、听、触、味和嗅觉五种基本感觉功能。经过训练，80% 以上的老人都能达到不同程度的改善。

B. 补偿疗法

a. 体位调整：患者在坐位状态下，两腿分开，保持髋、膝、踝屈曲 90°，头部前倾。一般颈部前屈位易引起吞咽反射，躯干向后倾斜有防止误咽的作用。在体位调整状态下，控制食团大小和进食速度，必要时使用点头吞咽或重复吞咽动作。

b. 食物调整：改变食物稠度，如进食糊状食物或浓流质。食物的调整一般先进行试验性吞咽，然后逐步过渡。

C. 替代治疗

a. 鼻胃管进食：昏迷患者最初 1~2 天内禁食，病情稳定后进行鼻饲。最初给予少量牛奶，以后逐渐加量，混合其他营养素。许多患者随着病情的缓解，吞咽会有所好转。鼻胃管拔除指征：病情稳定，饮水试验基本正常，意识清楚并有一定的认知功能；有食训练中每餐可进食 200ml 以上，连续 3 天无不适，在常规体位或代偿体位下仪器检查未见严重误吸、重度口咽腔滞留。

b. 间隙口腔食管营养法：也是一种进食的替代治疗。将硅胶导管从口腔经口咽部插入食管，确定位置无误后，用灌洗器向导管内注入糊状食物，结束后拔除导管，每日 3~4 次。由于有吞咽管子的动作，故其有改善吞咽障碍的作用。但患者有意识障碍时不宜进行，可能增加吸入性肺炎的发生。

c. 经皮内镜胃造瘘术（percutaneous endoscopic gastrostomy，PEG）：鼻胃管长期运用会出现一些并发症，并影响吞咽功能的恢复。此外，鼻胃管管腔较小，不利于长期输注足够的营养。因此长期需要肠内营养（大于 4 周）的患者可采用 PEG，PEG 避免了鼻胃管的不足之处。通过穿刺技术进行的胃造瘘术，创伤小，并发症少，容易护理。

（2）康复辅助器具：选择杯子、勺子、吸管、缺口杯或运动水杯等进食辅助工具，应充分考虑安全、方便实用。

（3）心理干预：因不能经口进食、佩戴鼻饲管，患者容易产生抑郁、社交隔离等精神心理症状。

(4) 行为、环境改变

1) 采用行为策略来改良饮食过程,包括患者在进食前、中、后的情境策略,言语提示、书面提示和标志、身体提示、视觉提示等。

2) 环境的调节,如减少干扰、降低噪声、增亮照明、促进社交互动等可以改善进食体验。

3. 预防与临床治疗

(1) 预防

1) 口腔护理:能预防吸入性肺炎,方法是保持口腔处于一种舒适、洁净、湿润及没有感染的状态。不能经口进食的,2次/日的口腔护理;能够经口进食的,餐前、餐后要进行有效的口腔护理,清除口腔、咽喉部的痰液和残留物。

2) 服药的管理:吞咽障碍的患者服药时往往存在一定困难,通常所采用的方法是将药物碾碎,用水熔化,然后经过鼻饲管或者胃造瘘管送入胃内,但并不是所有药物都适合于碾碎后服用,这样可能会改变药物的药代动力学或者效能。

(2) 药物和传统医学治疗

1) 吞咽障碍患者,还要定期测体重,血红蛋白、白蛋白和热量的摄入,注意有无脱水和营养不良症状和体征,并给予相应药物治疗。

2) 针灸疗法可以疏通经络,行气活血,调节阴阳,扶正祛邪。针刺穴位具有兴奋或调节咽部神经功能的作用。并可加速吞咽反射弧的修复和重建。电针除了常规的中医穴位作用之外,还有电刺激作用。

(四) 失语症

1. 康复原则与目标

(1) 康复原则:是在正确评价言语功能障碍的基础上,根据患者的言语特征,采用特定的言语治疗技术,包括训练指导、手法治疗、辅助器具和替代疗法等方式。

1) 提高患者理解力,语句的表达能力以及使用姿势语来补充口语的能力。

2) 最大程度地恢复患者的交流能力,防止习得性废用和不适当的代偿行为。

(2) 康复目标:帮助患者交流能力的恢复,制订交流障碍的代偿方法,教育患者周围人群与患者进行交流,满足患者的愿望和需求。

1) 轻度障碍:目标是改善言语能力和心理障碍,适应社会参与活动。

2) 中度障碍:发挥残存能力,改善交流功能,适应社区生活。

3) 重度患者:发挥残存能力,通过替代方式,减轻照顾者负担。

2. 康复方法 失语症的恢复比运动功能的恢复时间更长,在卒中后6~12个月,甚至更长时间才能出现有意义的进步。强化言语治疗可使言语功能提高更明显。

(1) 康复治疗方法:一般将失语症的康复治疗方法分为三类,即传统法、实用法和代偿法。

1) 传统法:代表有Schuell刺激疗法,是失语症治疗的基础方法,包括6项核心内容。

A. 利用强的听觉刺激,这是刺激方法的基础。

B. 根据失语症的类型和失语程度,选择适当难度的语音刺激。

C. 听刺激与视、触、嗅等刺激结合,形成多途径的语言刺激。

D. 一次刺激得不到正确反应时,反复刺激能提高正确反应的机会。

E. 评价刺激是否恰当的方法是看刺激能否引出相应的反应。

F. 根据刺激后的反应对刺激进行强化和调整，反应正确要鼓励和肯定，反应不正确要调整刺激。

2）实用法：主要有实用交流能力训练，目的是使失语症患者最大程度地利用其残存的语言或非语言能力，有效地与周围人发生联系，遵循以下四项训练原则：

A. 重视常用：采用日常生活活动的内容作为训练题材。

B. 重视传递性：除口语外，还要利用手势语、书面语、图画等代偿手段传递信息。

C. 调整交流策略：让患者学会在不同场合，根据自身语言水平选择不同的交流策略。

D. 重视交流：选择更接近于实际生活的语言环境，引发患者的自发交流反应。

代表性的训练方法是 PACE 技术，有以下特点：交换新的未知信息，自由选择交换策略，平等承担会话责任，根据信息传递的成功度进行反馈。

3）代偿法：用于重度失语症患者。

A. 手势语：点头、摇头、指物等动作。具有标志、说明等功能。先由治疗师示范，患者模仿，然后进行实际应答练习。

B. 画图：优点在于画的图不会立即消失，让他人有充分的时间进行推敲，还可以补充。同时还可以并用其他传递手段。

C. 交流板：由常用的字、图或标志等组成，患者通过指的动作表达自己的意图。

D. 其他：辅助代偿装置，如触摸说话器、电脑说话器、环境控制器等。

(2) 常见失语类型的治疗重点

1）运动性失语：完全性运动性失语患者完全不能讲话，训练时先从单音元音开始，然后辅音，再用双音，然后再学句子，最好与视觉刺激相结合。不完全性运动性失语患者说话不流利、缓慢和重复，此类患者应采用重复刺激法，如复述句子、学绕口令。

2）感觉性失语：训练时可通过肢体语言，使患者通过视觉、听觉和触觉等刺激，来理解别人表达的意思。

3）混合性失语：患者既听不懂又不会说，训练时应将说、听、视、触摸等各种刺激结合起来。

(3) 康复治疗形式：患者在急性期，可在床旁进行训练。当可坐轮椅时，可在言语治疗室训练，治疗室要求隔音，摆放物件简单，以减少对患者视觉和听觉上的干扰。治疗形式包括一对一训练、集体训练、自主训练、家庭治疗、计算机辅助训练等。

(4) 物理因子治疗：重复经颅磁刺激（rTMS）：有利于脑卒中后失语症患者命名、语言表达和理解的改善。

(5) 药物治疗：目前用于治疗认知功能下降的药物，如乙酰胆碱酶抑制剂、N- 甲基 -D- 天冬氨酸（NMDA）受体拮抗剂，也被推荐用于失语症的治疗，但效果有待进一步观察。

（五）常见并发症

老年脑卒中后的并发症主要包括两类，一是先前已存在的慢性疾病的急性发作，如心肺疾病、2 型糖尿病、认知障碍等。另一类是新发生的病变，如废用综合征、肩关节疼痛、深静脉栓塞、营养不良等。如不及时处理，这些并发症会影响患者的康复，严重时导致死亡。

1. 心肺并发症 多达 75% 的脑卒中患者合并有心血管疾病，包括高血压和冠心病。患者常感觉体力下降、活动后气急，日常生活活动能力下降，需积极进行药物治疗。心力衰竭和心绞痛降低患者的有氧运动能力，使患者不能完全参与治疗项目。脑卒中后长期卧床不动，也可导致严重的心功能下降。国外有研究认为冠心病是脑卒中患者的主要死因。荟萃分析表明，脑卒中后给予心血管适应性训练是有益的，因此患者需要早期的运动锻炼，如四肢联动训练、活动平板、作业治疗、有氧操等。但对不稳定的冠心病患者，在训练时应注意控制运动负荷。

脑卒中伴有慢性阻塞性肺疾病的患者常有呼吸功能下降，活动后气急。脑卒中伴阻塞型睡眠呼吸暂停综合征影响患者康复治疗，给予连续正压气道通气治疗效果较好。在意识障碍及吞咽困难状态下发生的误吸是导致卒中相关性肺炎的最主要原因。肺炎也是脑卒中患者死亡最常见的原因，所以应尽早进行呼吸功能康复，包括腹式呼吸训练、肢体运动锻炼，有利于提高患者的呼吸功能，预防和治疗吸入性肺炎，减少气管切开的风险。

2. 废用综合征 患者长期卧床，全身活动减少引起认知下降、体位性低血压、心肺功能下降，局部活动减少导致肌肉萎缩、关节挛缩、骨质疏松等。脑卒中早期卧床患者，良肢位摆放、被动运动、体位转移、床上的主动训练，是预防废用综合征的有效方法。

3. 肩关节半脱位 由于患者患侧三角肌肌力下降，上肢受牵拉后很容易发生肩关节半脱位，患者可表现为肩痛，肩峰下可触及凹陷，发生率约 80%。半脱位患者坐位时使上臂置于臂槽内或膝板上，转移时避免牵拉，站立或步行时选用肩悬吊带。

4. 上肢复杂局域性疼痛综合征 亦称肩手综合征，在脑卒中发病后 1~3 个月很常见，表现为肩痛、手肿、皮温上升、指间关节粘连或畸形，一般认为与反射性交感神经营养不良有关，也有人认为与机械作用致静脉回流障碍导致。预防方法包括，肩关节经常做被动运动、按摩，使瘫痪上肢主动参与运动，可以明显降低发作频度。

5. 压疮 老年人皮下脂肪、血管、神经末梢减少，皮肤中胶原厚度和弹性下降，变得脆弱和易撕裂，约 9% 的住院患者会发生压疮。自主活动能力下降、糖尿病、感觉障碍、营养不良等为高危患者。压疮的干预措施包括：适当的体位、定时翻身和床上移动、及时清理大小便，改善全身营养状况，应用气垫床及海绵垫。

6. 深静脉血栓（deep vein thrombosis，DVT）和肺栓塞 是脑卒中后数周内非常严重的危险状况。卧床、感染、脱水等是危险因素，早期康复下床是预防 DVT 的有效方法。对高危患者可给予低分子肝素预防，使用 7~10 天后进行血小板计数检查。可用分级弹力袜或间隙气动压力装置进行辅助治疗。对有肺栓塞风险同时有抗凝禁忌的患者可考虑安置下腔静脉滤器。

7. 排尿障碍 脑卒中因尿路感染、尿潴留、尿失禁而影响患者排尿功能。老年患者发病前的排尿功能障碍（男性通常是由于前列腺炎引起，女性通常由压迫性尿失禁引起），由于发病后移动和交流障碍，使问题更为严重。在急性尿闭阶段，一般用导尿法，最宜采用无菌间隙性导尿，但临床很难做到，多数是用定期开放式长时留置导尿。因此易并发尿路感染，故导尿管应尽早拔除。

8. 睡眠障碍 包括失眠、嗜睡、昼夜睡眠节律障碍等。失眠与躯体、精神障碍和长期的药物使用有关。抗组胺药、抗抑郁药对治疗失眠有一定的效果。嗜睡最常见伴有睡眠相关性呼吸障碍，包括打鼾、低通气、呼吸暂停，会导致夜间低血氧，晨起头痛、疲倦，经鼻持续正压通气是目前有效的非手术疗法。昼夜睡眠节律障碍也很常见，与较少的日光接触和较少的活动有关。医院环境本身也可能打乱睡眠周期，如夜间的生命体征检查及给药，邻近患者的噪声。运动治疗、光照治疗和褪黑素有一定的治疗效果。

9. 骨质疏松 脑卒中患者长期卧床，负重减少会造成继发性骨质疏松，易导致骨折，常发生于偏瘫侧。骨质疏松后骨折发生率为 9%~13.5%。骨质疏松与患者使用药物和生活活动度有关,一些抗凝药、抗癫痫药、降血糖药会引起骨质疏松。进行骨密度检查,早期肌力训练、站立和行走训练,饮食调整和必要的药物治疗是预防和治疗骨质疏松的有效手段。

(六) 照顾者教育

老年脑卒中患者的康复,离不开照顾者的帮助,在患者康复的各个阶段,照顾者会有不同的健康知识和护理技巧需求,适时地对照顾者采取不同的支持和教育,能提高患者的康复效果。

急性突发期:对家属进行脑卒中及功能损害、在卒中发生时及以后康复治疗内容的知识宣讲,也可通过书面的形式介绍。稳定期:卒中后患者存留的躯体和认知功能和精神状态,可能的恢复程度。准备期:面临出院时,照顾者需要来自社会、家庭、朋友的支持,想学习照顾患者的日常生活活动技巧。家庭照顾期:患者开始在家庭环境中生活。照顾者在家里边试边学护理活动,时会感觉困难。适应期:患者的能力有所提高并趋于稳定,照顾者的重点转移到帮助患者参与社区活动,更重视从事社区康复治疗。

四、病例举例

病史:孟 ××,男性,75 岁,在家中无明显诱因突然出现左侧肢体活动不利,跌倒在地,同时伴有口齿不清。急查头颅 MRI,示“急性期脑梗死”。给予抗血小板聚集、稳定斑块,降压治疗后病情稳定,1 周后转入康复病房做进一步康复治疗。

体检和辅助检查:(略)。

功能评定:饮水试验 5 级,Brunnstrom 分级上肢 1 级,下肢 2 级,手 1 级,被动关节活动度无受限,Albert 试验示左侧单侧忽略。MMSE 16 分。

康复诊断:右颞叶大片,枕叶、顶叶小斑片状急性期脑梗死。高血压 3 级(极高危)。

功能诊断:左侧肢体运动功能障碍,构音障碍,吞咽障碍,左侧单侧忽略,血管性认知功能障碍。

近期目标:(略);远期目标:(略)。

早期康复:患者软瘫,意识清楚,不能自主进食,置鼻胃管。运动治疗:良肢位摆放,关节活动度维持和改善,PNF,电动站立床。作业治疗:床上翻身和转移。忽略侧视、听觉刺激,认知功能训练。言语治疗:改善构音障碍、吞咽障碍。物理因子治疗:患侧上下肢低频电刺激。

恢复期康复:经 1 个月康复治疗,患者已能自主床上翻身坐起,Brunnstrom 分级提高,上下肢肌张力开始增高,关节无粘连,坐位平衡 2 级。吞咽改善,已拔除胃管。仍有左侧空间忽略,MMSE 20 分。患者出现肩关节半脱位,肩关节疼痛。运动治疗:Bobath 神经促通技术,降低手、上下肢肌张力,诱发分离运动。上下肢、躯干运动控制训练,坐位和站位平衡训练,坐站转移训练,下肢机器人训练,步态训练。作业治疗:上肢助动和主动训练,虚拟场景训练,生活自理能力训练。认知训练:改善单侧忽略训练。言语治疗:继续改善构音障碍、吞咽障碍。物理因子治疗:患侧上下肢肌电生物反馈,中频、冲击波治疗降低肌肉痉挛,超声、激光治疗肩关节疼痛。

后期康复:经过 3 个月的康复治疗,患侧肢体仍肌张力增高,上肢能进行粗大运动,但患手还不能抓握。下肢在扶拐下面能进行行走,但患足内翻。日常生活如穿衣等还需要辅助。吞咽无困难,基本能言语交流,但仍有左侧单侧忽略。运动治疗:上下肢分离运动训练,平行杠内训练、拄拐训练、实用性步态训练。作业治疗:上肢精细动作训练,生活自理能力训练。

单侧忽略代偿训练。物理因子治疗:中频治疗降低肌肉痉挛,超声、激光治疗肩关节疼痛。辅助支具:下肢佩戴足托,纠正足内翻。

社区康复:患者经康复医院 6 个月的康复治疗,患侧肌张力仍偏高,上肢辅助手,下肢佩戴足托后能行走,仍有轻度单侧忽略,日常生活基本能自理。对家庭环境进行改造,建立无障碍通道,安装扶手,左侧通道安装警示标志。定期社区康复,测血压,服用药物,继续上肢精细训练,步态训练,ADL 训练。鼓励参加社区活动。

(王 凯)

第四节 老年帕金森病康复

一、概述

(一) 定义

帕金森病(Parkinson disease,PD)是第二大常见的中老年人神经系统退行性疾病,主要是选择性中脑黑质多巴胺能神经元丢失,黑质 - 纹状体系统多巴胺(dopamine,DA)含量显著减少,与乙酰胆碱递质失平衡,以及黑质、蓝斑有路易(Lewy)小体形成为其病理特点的中老年神经系统退行性疾病。

(二) 分类

帕金森病按病因可分为:①原发性帕金森病;②继发于感染、脑血管病、药物、中毒和脑外伤的帕金森综合征(Parkinson syndrome,PDS);③伴有其他神经系统疾病的症状性帕金森综合征(又称帕金森叠加综合征)。

(三) 流行病学

在西方人口中,50 岁以上老人中有 1% 患帕金森病。我国流行状况和发达国家类似,60 岁以上人群患病率为 1000/100 000,并随年龄增高有上升趋势,且男性多于女性。随着我国人口老龄化的到来,会越来越多的老人患帕金森病,PD 将是继阿尔茨海默病(Alzheimer disease,AD)之后最严重的疾病之一。目前认为,PD 是多种遗传和环境危险因素共同作用,在老化的影响下产生的一种复杂的疾病,是多因素作用的结果。

二、康复诊断与功能评定

(一) 康复诊断

帕金森病的诊断主要依赖于临床诊断。一般情况下,帕金森病患者可以分为两类:一类是以强直和运动不能为主要表现,少有或者没有静止性震颤;另一类则是主要表现为静止性震颤,其他症状和体征也可能同时存在。

1. 临床表现 多见于 60 岁以后发病,起病缓慢,逐步进展,症状多从一侧上肢开始,逐渐扩展至同侧下肢、对侧上肢和下肢。

(1) 主要运动症状:

1) 静止性震颤(static tremor):常为本病的首发症状,典型症状为“搓丸样”动作,肢体远端较近端重。部分高龄老人不出现此症状。

2）肌强直（rigidity）：发生于躯干和四肢肌群，同时累及屈肌和伸肌，呈“铅管样”强直；如患者合并有震颤，则呈“齿轮样”强直。老年患者常因肌肉强直而出现颈、腰痛，以及四肢关节疼痛，使患者不愿活动，并容易误诊为其他疾病。

3）运动迟缓（bradykinesia）：患者随意动作减少，起始运动困难。手指精细运动差，穿衣、扣纽扣等困难，严重影响患者的日常生活活动；由于手臂和手部肌肉强直，可表现书写困难，呈现“写字过小症”（micrographia）。常累及面部表情肌，呈“面具脸”（masked face）；累及咽喉肌，则声音低沉，音调平直；咀嚼和吞咽动作缓慢，唾液咽下困难。

4）姿势及步态异常：表现为步行启动困难、双侧支撑相时间延长、躯干转动受限，行走时躯干前倾、髋膝关节轻度屈曲、关节活动范围减小，踝关节于迈步相时无跖屈，双下肢交替迈步动作消失呈擦地而行，步长、跨步长缩短。由于躯干前倾，致使身体重心前移，为了保持平衡，患者呈小步幅快速向前行走，患者虽启动行走困难，而一旦启动却难于止步，不能随意骤停或转向，行走时上肢摆动几乎消失，这些异常步态使帕金森病患者容易失去平衡，跌倒风险加大。常见有两种步态模式：一种患者起步犹豫，突然不能抬起双脚，好像被粘在地上一样，称为“冻结步态”（freezing gait）；还有一种是躯干前倾，起步困难，迈开步后步短而前冲，不能及时停止及转弯，呈“慌张步态”（festinating gait）。

（2）非运动症状：帕金森病患者的非运动症状有时要早于运动症状，如嗅觉障碍，可能成为帕金森病的预测指标。非运动症状中的血压改变、疲劳感、痴呆、抑郁等，会严重影响患者的生活质量。如果仅仅基于临床特征而没有诊断试验，尤其是对多巴胺治疗的反应，帕金森的误诊率高达25%。

1）精神症状：抑郁、焦虑、认知障碍、幻觉、淡漠、睡眠障碍等。

2）自主神经症状：便秘、体位性低血压、出汗异常、性功能障碍、排尿障碍、皮脂分泌亢进等。

3）感觉障碍：嗅觉异常，肢体麻木、疼痛、痉挛、不宁腿综合征等。

2. 实验室检查 常规血、脑脊液检查多无异常。CT、MRI也无特征性改变。嗅觉检查多可发现PD患者存在嗅觉减退。

3. 功能显像诊断 采用单光子发射计算机断层成像（SPECT）或正电子发射断层成像（PET）进行特定的放射性核素检测，可显示多巴胺转运体功能显著降低，多巴胺递质合成减少。在疾病早期甚至亚临床期即可显示降低，可支持诊断。但此项检查费用较贵，尚未常规开展。

4. 原发性PD的诊断标准（国内）

（1）存在至少两个下列主征：静止性震颤、运动迟缓、齿轮样肌强直和姿势性反射障碍，但至少要包括前两项其中之一。

（2）没有可引起继发性帕金森病的病因：如脑外伤、脑血管疾病、病毒感染、金属中毒、一氧化碳中毒等。

（3）没有下列体征：眼外肌麻痹、小脑征、体位性低血压、锥体系损害以及肌萎缩。

（4）症状的非对称性、对左旋多巴治疗有效。

（5）确诊依赖于病理诊断。

（二）功能评定

1. 运动功能评定

（1）关节活动度（ROM）：PD患者要注意髋、膝关节屈伸，肩关节的灵活性，肘关节伸展，脊柱、颈部伸展和轴向旋转角度等。测量所用的仪器设备有：通用量角器、电子量角器、指关节测量器等。

(2) 肌力：通常采用徒手肌力检查法（MMT）来判断肌肉力量；其次可以运用等速运动测定仪。

(3) 肌张力：肌张力异常，在 PD 患者中较为常见，最常见的部位是足部，大多采用改良的 Ashworth 痉挛量表。

(4) 协调运动障碍：帕金森病患者会伴有强直、面具脸、手灵巧性下降、运动迟缓、震颤等运动障碍。评估方法：

1) 协调运动的神经学检查：指鼻试验、对指试验、轮替试验、跟膝胫试验、划线试验、固定或保持肢体位置等。

2) 粗大协调运动的评定：从仰卧位到俯卧位、从仰卧位到坐位、坐位保持与坐位平衡、站立动作、立位保持与立位平衡、步行、上下楼梯等。

3) 精细运动的评定：手功能准确性检查（Jebsen 手功能检查、Purdue pegboard 测试、上肢准确性测试等），手的灵巧性检查（Crawford 灵巧性检查、手灵巧度测试），日常生活动作检查等。

(5) 姿势控制和平衡：分主观评定和客观评定两个方面，主观评定以观察法和量表法；客观评定需借助于平衡测试仪。

1) 观察法：观察患者在静止和运动状态下能否保持平衡，如 Romberg 检查法、坐或站立时移动身体，在不同条件下行走等。

2) 量表评估：国内主要采用 Berg 平衡量表，另有 Tinnetti 活动能力量表、“站起 - 走”计时测试、功能性前伸和跌倒危险指数等。

3) 应用动静态平衡测试系统能对患者进行客观地定量评估。

(6) 步态和跌倒风险评估：临床上对步态评估常采用步态分析，对人体行走功能状态进行客观的定性和（或）定量分析。评估方法：目测分析法、三维步态分析仪、Hoffer/Holden 步行功能分级和分类，见表 3-4-1、表 3-4-2。

表 3-4-1　Hoffer 步行能力分级

分级评定标准	
Ⅰ不能步行	完全不能步行
Ⅱ非功能性步行	借助于膝 - 踝 - 足矫形器、手杖等能在室内行走，又称治疗性步行
Ⅲ家庭型步行	借助于踝 - 足矫形器、手杖等能在室内行走自如，但在室外不能长时间行走
Ⅳ社区行步行	借助于踝 - 足矫形器、手杖或独立可在室外和社区内行走，并进行散步、去公园、去诊所等活动，但时间不能持久，如需要离开社区长时间时仍需坐轮椅

表 3-4-2　Holden 步行功能分类

级别	特征	表现
0 级	无功能	患者不能走，需要轮椅或 2 人协助才能走
1 级	需大量持续性的帮助	需使用双拐或需要 1 个人连续不断地搀扶才能行走及保持平衡

续表

级别	特征	表现
2级	需少量帮助	能行走但平衡不佳,不安全,需1人在旁给予持续或间断的接触身体的帮助或需使用膝-踝-足矫形器、踝-足矫形器、单拐、手杖等以保持平衡和保证安全
3级	需监护或言语指导	能行走,但不正常或不够安全,需1人监护或用言语指导,但不接触身体
4级	平地上独立	在平地上能独立行走,但在上下斜坡、在不平的地面上行走或上下楼梯时仍有困难,需他人帮助或监护
5级	完全独立	在任何地方都能独立行走

药物是运动障碍的常见原因,在鉴别诊断运动障碍时应考虑在内。抗精神病药是其中最常见的可以直接引发运动障碍的药物。

2. 感觉功能评定 由于僵硬、制动,以及伴随的骨关节炎会导致患者抽筋样疼痛,以及弥漫性的周身不适。部分患者在服用多巴类药物后出现运动起伏,导致疼痛症状波动。具体评估应包括浅感觉在内的触觉、痛觉、温度觉的检查,深感觉在内的运动觉、位置觉和振动觉。振动觉可随年老而进行性丧失,检查时应考虑年龄因素。还有特殊器官感觉,如嗅觉检查。

3. 作业治疗评定 常用的作业治疗评定工具有运动和处理能力评价表(assessment of motor and process skills,AMPS)、加拿大作业表现测量表(Canadian occupational performance measure,COMP)、诺丁汉扩展日常生活活动评价表(Nottingham extended activities of daily living assessment)。作业治疗以患者需求为中心,如果ADL障碍不是患者的主要问题,那么应该先解决其他优先考虑的问题。

4. 认知功能评定 PD患者认知障碍症状的发展通常十分缓慢。最常受影响的是注意力、记忆力、执行功能和视觉空间能力。常用的测试量表有韦氏记忆量表、临床记忆量表、Rivermead行为记忆量表(RBMT)、简易精神状态量表(MMSE)、神经行为认知状态测试(NCSE)等。

5. 心理社会功能评定 高达40%的患者可有焦虑及惊恐发作,患者常感到莫名其妙的恐惧、害怕、紧张和不安,常坐立不安、心神不定、搓手顿足、踱来走去、小动作增多,注意力无法集中,自己也不知道为什么如此惶恐不安。严重者觉得有某种灾难降临,甚至有濒死感。30%~40%的帕金森病患者伴有抑郁症状,患者会变得经常哀伤、忧郁,对周围的事情漠不关心,易怒、易哭泣,感觉自己身体状况差,有较多不适感等。常用的焦虑和抑郁量表有:汉密尔顿抑郁量表(Hamilton depression scale,HAMD)、自评抑郁量表(self-rating depression scale,SDS);汉密尔顿焦虑量表(Hamilton anxiety scale,HAMA)、自评焦虑量表(self-rating anxiety scale,SAS);帕金森病患者睡眠量表(Parkinson disease sleep scale,PDSS)。

6. 言语功能评定 89%左右的帕金森病患者伴有不同程度的构音障碍(运动启动延迟、僵硬、震颤,呼吸控制不良),通常属于运动过弱型(锥体外系障碍),比较典型的表现有语言不清、音量过低、声音嘶哑、说话音调平淡、没有抑扬顿挫、发声控制能力下降等。其中,音量过低、说话音调平淡较为普遍。还有面部表情减少,缺乏眼神交流,手势减少;仓促和难于理解的语言,反应慢,难以跟上交流;使用电话困难。常使用Frenchay构音障碍评定法进行评估。

7. 吞咽障碍评定 高达 75% 的患者存在吞咽障碍，食管功能障碍也可同时发生。通常是由于舌的控制力下降，食团推动无力导致咽肌收缩延迟的结果。常用评定：

(1) 洼田饮水试验：由洼田俊夫在 1982 年提出，采用的方法是让患者坐位，像平常一样喝下 30ml 的温水，然后观察和记录所用的时间，有无呛咳，饮水状况等。

(2) 视频透视吞咽评估可以帮助确定吞咽受损的时期。

(3) 改良的吞钡透视可以显示吞咽异常时蠕动问题、咽下部食物淤滞、误吸和环咽肌迟缓。

8. 总体健康状态评定

(1) 功能状态检查：常通过 BADL、IADL 两方面内容进行评估，功能独立性评定（FIM）目前在全世界范围广泛使用，在反映残疾水平或需要帮助的量的方式上比巴塞尔指数（BI）更详细、精确、敏感，是分析判断康复疗效的一个有力指标。

(2) 生活质量调查表（social function-36，SF-36）：SF-36 作为简明健康调查问卷，它从生理功能、生理职能、躯体疼痛、一般健康状况、精力、社会功能、情感职能以及精神健康等 8 个方面全面概括了被调查者的生存质量。

(3) 帕金森病调查 39 问（Parkinson disease question-39，PDQ-39）：PDQ-39 着重于对帕金森病患者总体健康和偏好相关的生活质量、疾病对日常生活的影响程度进行评估。

(4) 综合评定

1) 统一帕金森病评分量表（unified Parkinson's disease rating scale，UPDRS）：由 Fahn 等人在 1987 年制定，该量表现在已广泛应用于帕金森病等临床研究和疗效评估。内容包括精神、行为和情绪，日常生活活动，运动检查，治疗的并发症四大项。前三部分每项分值 0~4 分，0 分为正常，4 分最严重，最后一项部分问题为全或无选项。评分越高说明功能障碍越重，反之则较轻。

2) 韦氏帕金森病评定量表：从帕金森病患者的手功能障碍、肌强直、姿势、上肢伴随运动、步态、震颤、面部表情、坐位起立、言语、生活自理能力 10 项表现进行评分。评定标准分为 0~3 分，0 为正常，1 为轻度，2 为中度，3 为重度。总分为将每项累加计分，0~10 分为轻度，11~20 分为中度，21~30 分为重度，见表 3-4-3。

表 3-4-3 韦氏帕金森病评定量表

临床表现	生活能力	评分
1. 手动作	无影响	0
	精细动作减慢，取物、系纽扣、书写不灵活	1
	动作中度减慢，单侧或双侧动作中度障碍，书写明显受影响，有"写字过小症"	2
	动作严重减慢，不能书写，系纽扣，取物显著困难	3
2. 强直	未出现	0
	颈、肩发现有强直，活动现象存在，但在用药后可逆转	1
	颈、肩中度强直，不服药时有静止性震颤	2
	颈、肩严重强直，服药后仍有静止性震颤	3

续表

临床表现	生活能力	评分
3. 姿势	正常	0
	开始有强直姿势，头有轻度前屈	1
	头有轻度前屈，站立时臂部肘关节屈曲，但双手的部位仍处于腰以下	2
	头有严重前屈，站立时肘关节屈曲明显，膝关节也屈曲，单或双手已处于腰以上位置，指间关节伸直	3
4. 行走时上肢摆动	双侧摆动自如	0
	手臂摆动幅度有肯定的减小	1
	一侧手臂没有摆动	2
	双侧手臂没有摆动	3
5. 步态	跨步距离正常，可自然转身	0
	跨步距离轻度缩短，走路时会一足拖地，转身缓慢	1
	跨步距离中度缩短，走路时两足底有明显的拖地现象	2
	步幅极小，拖曳步态，用脚趾尖走路，转身极慢	3
6. 震颤	未见	0
	静止或行走时在肢体或头部可见有轻度震颤现象	1
	手、头或其他肢体有较严重但不持续的震颤	2
	有严重且持续存在的震颤，无法自己进食和写字	3
7. 面容	正常	0
	表情有些刻板，口常闭合，开始出现焦虑或抑郁面容	1
	表情呆板，口唇有时分开，流涎、焦虑、抑郁表情明显	2
	面具样面容，平时口张开，有严重流涎	3
8. 坐、起立运动	正常	0
	坐、起立运动能单独完成，但比正常人差，需用一只手支撑完成	1
	坐、起立运动需用两手支撑完成	2
	坐、起立运动在双手的支撑下也不能完成，或仅能勉强完成	3
9. 言语	清晰、易懂、响亮	0
	讲话开始出现音量降低，音调平，但能听懂	1
	讲话声音明显降低，高低音不分，音节不变，开始有构音障碍，不易听懂	2
	讲话声音极低，呐吃、口吃严重，很难听懂	3
10. 生活自理能力	能完全自理	0
	能自我照料及独立生活，各种活动速度减慢，但尚能胜任工作	1
	活动明显减慢，有些动作要帮忙，如床上翻身、起坐等	2
	不能照料自己，生活不能自理，完全依赖他人照顾	3

3）Hoehn-Yahr 分级与生活功能程度：Hoehn-Yahr 分级是目前国际上较通用的帕金森病病情程度分级评定法。其中 1、2 级为日常生活活动能力一期，日常生活不需帮助；3、4 级为日常生活活动能力二期，日常生活需要部分帮助；5 级为日常生活活动能力三期，需全面帮助，见表 3-4-4。

表 3-4-4 Hoehn-Yahr 分级与生活功能程度

分期	日常生活活动能力	分级	临床表现
一期	正常生活不需帮助	1 级	仅一侧障碍，一般功能障碍很轻或不明显，相当于韦氏量表总分 0 分
		2 级	两侧肢体或躯干障碍，但无平衡障碍，相当于韦氏量表总分 1~9 分
二期	日常生活需部分帮助	3 级	出现姿势反射的早期症状，身体功能稍受限，仍能从事某种程度工作，日常生活有轻度障碍，相当于韦氏量表总分 10~19 分
		4 级	病情全面发展，功能障碍严重，虽能勉强站立、行走，但日常生活有严重障碍，相当于韦氏量表总分 20~28 分
三期	需全面帮助	5 级	障碍严重，不能穿衣、进食、站立、行走，无人帮助则卧床或在轮椅上生活，相当于韦氏量表总分 29~30 分

三、康复治疗

综合性的康复治疗方法可以改善症状，推迟药物的应用，减轻功能障碍的程度，改善患者的心理状况，维持或提高患者的活动能力，提高生活质量，预防并发症的发生。

（一）康复原则与目标

1. 康复原则

（1）综合治疗，每一例帕金森病患者都可以先后或同时表现出运动症状和非运动症状，我们应该对帕金森病的运动症状和非运动症状采取全面综合的治疗。

（2）药物治疗为首选，且是整个治疗过程中的主要治疗手段，手术治疗则是药物治疗的一种有效补充。

（3）目前应用的治疗手段，无论是药物或手术治疗，只能改善患者的症状，并不能阻止病情的发展，更无法治愈。

2. 康复目标

（1）短期目标

1）保持关节活动度，改善肌力，预防挛缩。

2）加强躯干旋转、重心转移和平衡训练，增强姿势稳定性，平衡意识，预防跌倒。

3）改善患者运动幅度、速度和灵活性，促进运动的启动过程和协调功能。

4）纠正异常姿势，改善步态和平衡。

5）改善患者心理状况以及适应生活方式的调整。

（2）长期目标

1）预防和减少继发性损伤的发生，如肌肉萎缩、骨质疏松、心肺功能障碍、压疮等并发症。

2）教会患者代偿技术。

3）提高患者生活质量，回归家庭和社会。

（二）康复方法

1. 物理治疗 物理治疗的作用是辅助治疗非手术的外科问题和肌肉骨骼问题。

（1）物理因子治疗

1）头皮电针治疗：对控制震颤一定疗效。

2）水疗：温水浸浴和旋涡浴对缓解强直有一定疗效。

3）热疗：光浴、红外线、短波透热、蜡疗等，对强直有缓解作用。

4）离子导入治疗：额 - 枕法钙或者镁离子导入，眼 - 枕法碘或溴离子导入，对调节中枢神经系统功能及改善脑部血流循环有作用。

5）神经肌肉电刺激：利用两组电流交替刺激痉挛肌及拮抗肌，可起到缓解痉挛的作用。

6）肌电生物反馈：松弛肌肉作用。

（2）运动治疗：针对帕金森病 4 大运动障碍，以及由此产生的继发性功能障碍采取相应治疗及预防措施。

1）放松训练：①温和的摇摆可用于放松，减轻强直。动作开始时要缓慢，要有节律，从被动运动过渡到主动运动；从小范围运动逐渐进行到全关节范围运动；柔缓的来回摇动和有节律的运动促使全身肌肉松弛，从而改善患者的运动模式，尤其是颈部和躯干的旋转能力。②本体感神经肌肉促进技术（PNF）中节律性技术（rhythmic initiation，RI），其中运动的进展从被动到助动或主动运动，是专门设计用来帮助克服对于帕金森病患者肌肉紧张的影响。患者可采取仰卧位，首先进行头部旋转动作；其次屈膝仰卧，双下肢进行相对于躯干的旋转运动；患者深呼吸运动配合上肢执行 PNF 中 D2 的屈曲模式，吐气配合上肢执行 D2 伸展模式进行放松训练。③压力管理技术是放松训练的一个重要的辅助手段。每天的计划需要变化，以适应疾病的限制和患者的功能需求。

2）ROM 与牵张练习：训练的主要重点是牵伸紧张的肌肉组织、防止挛缩的发生、维持正常的关节活动度，关节活动是每天不可缺少的项目。尤其是肘关节屈肌、髋关节屈肌、膝关节屈肌群和踝关节跖屈肌群等。以放置体位的方式伸展延展性较差的肌肉，例如：利用枕头置于欲伸展肌肉的对侧，以侧卧或仰卧方式进行牵张运动；或在俯卧下利用重量施于踝关节处，借以牵伸膝关节屈肌群。避免过度牵拉及出现疼痛，老年患者还要注意骨质疏松的可能，防止造成骨折。

3）姿势平衡障碍训练：姿势平衡障碍是帕金森病患者跌倒的最常见原因，尤其是在体位转移以及活动转换过程中。主要训练患者的转移技巧，以及训练患者如何增加支撑面积，必要时可使用辅助器具进行代偿。针对帕金森病患者重心转移困难，而难于坐直、跪直和站直，治疗师应有意识地训练患者的前后、左右重心转移；主动调整身体重心、踏步走、大步走、听口令、听音乐或者拍拍子行走或跨越物体等可能有益。训练时治疗师要注意随时纠正患者的站立姿势，防止异常姿势。要注意增加患者对自身姿势（利用姿势镜）与平衡方面所存在的问题的意识，给出预防跌倒的建议和方法。

4）步行训练：虽然 PD 患者能直线行走，但他们整体步态因运动功能减退、肌肉强直、姿势失衡或跌倒恐惧而受阻，尤其是到了疾病晚期，代偿机制也受损，强烈依赖于视觉提示。训练时应针对以上特点加以开展：①抬高脚和跨步要大，两上肢尽量在行走时作前后摆动，锻炼时最好有其他人在场，可以随时提醒和改正异常的姿势；②加快启动和步行速度，加大幅度及步伐基底宽度，确保躯干活动和上肢摆动交互交替的协调性，提高足跟 - 足趾步态模式及中心转移能力，调节行走的程序及练习高跨步等；③强调增加步幅、支撑面，增加髋关节屈曲度，减轻慌张步态，促进交替的上肢摆动，改善动作的启动、停止与转身；④用跑步机进行步态及反应性跨步训练，训练患者对跑步机突然开关的反应，反复对患者推、拉干扰的反应性跨步训练，为防止患者跌倒采用减重悬吊带进行保护；⑤针对晚期患者进行外界提示下的步行训练，如视觉提示、听觉提示和口头提示等。

5）有氧运动：游泳、散步、骑自行车等。易产生疲劳是帕金森病运动障碍的一大特点，患者表现为难以进行持久性活动，活动时间一长就全身无力，精神欠佳，有氧运动可以提高心肺功能，从而提高患者的运动耐力，改善易疲劳的状况。注意在运动过程中，治疗师需要实时观察患者的情况，监测血压以及心率，以保证患者的安全。

2. 作业治疗　作业治疗师应该全面了解帕金森病患者的普遍功能障碍才能更好地为帕金森病患者提供有效的治疗。作业治疗的干预措施应该包括：使用合理的评价工具来评价和测量患者的功能情况；利用提示技术改善运动作业表现，如视觉的、听觉的、认知的和本体感觉的输入；进行具有挑战的活动之前，利用内心演练作为准备；提供提示和特定的管理技术，如提示卡片来促进回想；利用适应性代偿策略和技术来促进患者的独立性和降低照顾者的压力。

（1）功能活动训练

1）上肢和手功能作业活动：牵张上肢进行 ROM 训练；旋前旋后作业；抓放作业；精细动作协调性训练，应用彩色积木或小球进行手的灵巧度训练；双手循环画圈有助于训练交互运动。

2）日常生活活动能力训练：早期尽可能通过调整患者的粗大和精细协调活动、肌力、身体姿势和心理状态实现生活自理，重点选择穿脱衣服、坐站转换、进出厕所、淋浴间等；中晚期患者活动能力受限，应最大程度地维持原有功能活动和能力，加强监督和安全防护，提供简单、易操作、省力的方法，如对衣服、鞋袜做适当调整，便于穿戴，可以选择系扣器、穿袜器等。

（2）代偿策略

1）促进交流的相关策略：尽量在安静环境；每次改变话题或结束话题时要给予提示，然后才开始一个新的话题；给予礼貌的言语提示来促进说话的最佳姿势、音量和清晰度；提供简短的书面提示作为辅助记忆的方法；鼓励坐下来打电话；对于淡漠缺乏积极性，治疗师可以用移情的表达方式，理解患者的感受有助于建立良好的医患关系，提供帕金森病相关的健康教育等。

2）提高注意力策略：应用内在提示策略鼓励患者树立积极态度和情绪，通过内心演练、内心对话如“迈大步，迈大步”，“扭住纽扣……找到孔……将纽扣推入孔内……拉出来”等可以有效地改善患者的动作。应用外在提示策略可以通过视觉环境，如使用地板标记、提示卡等和听觉提示实现。使用以上策略的目的是让患者将注意力集中在所做的作业上，让尽可能多的感觉参与进来。用支持性的方式如实反馈患者的表现，正性强化训练效果。

（3）改善日常生活活动能力策略：对帕金森病患者最有用的器具都是常见的辅助器具。使用原则是尽量让患者使用已经熟悉的、不太复杂的器具。如扶手，在走廊或者其他场合最实用的；可以用护理椅来保持平衡，方便在座位下进行手部活动；对使用筷子有困难的患者可以改用刀叉或者勺子或者两者结合的叉勺；长鞋拔、纽扣钩、防滑垫、拉环开启器、杠杆水龙头等也是比较常用的辅具。为防止畸形可以穿戴必要的矫形辅具;为防止患者跌倒可以使用助行稳定用具;尽量去掉房间里的地毯和垫子,防止患者被绊倒,卫生间尽量无障碍,墙壁上安装把手等。

3. 言语治疗 大约有 89% 的帕金森病患者有言语和发音障碍,包括咽部功能、呼吸和发音功能的障碍,交流能力减弱,进而影响家庭生活。常规治疗方法包括呼吸训练、放松训练、构音训练、克服鼻音化训练及韵律训练等。近年来,有一种叫做励 - 协夫曼语言训练(Lee Silverman voice treatment,LSVT),即持续的元音发音,逐步拉长,增强声带的闭合内收能力,增强呼吸力度,提高日常交流的音量。该方法可以显著改善患者的发音音量,改善音质、音调、清晰度。

4. 吞咽训练 有 40%~90% 患者存在吞咽障碍,吞咽困难可以出现在口腔期、咽期和食管期任何一个或多个环节,因为运动迟缓和肌肉僵硬导致舌肌和咀嚼肌运动障碍。治疗方法包括舌的灵活性训练、舌肌力量训练,这些训练可以帮助患者加快吞咽动作启动;可以通过教授口腔运动操和提供代偿策略来帮助患者防止渗漏和误吸;可以借助吸舌器对患者进行舌头的回缩运动训练以及口水吞咽训练;教授进食代偿方法以便安全地吞咽,当不能满足患者的热量和液体需要时考虑胃造瘘进食。

5. 认知训练 早期患者认知改变表现为执行功能下降、视空间障碍、记忆力下降、注意的转换能力下降。约 15%~30% 的患者晚期会发生痴呆。认知障碍的康复治疗是一个长期的过程,目前国内外还没有较为成熟的认知康复治疗方法。若患者记忆力出现障碍,我们可以利用外在记忆辅助工具的提示来帮助患者进行代偿,适用于记忆问题不太严重的患者。常用的辅助工具有以下几种:

(1) 记事本:一人一本,适合装在衣袋里,随身携带,放在固定的地点。

(2) 活动日程表:将有规律的每日活动制作成大而醒目的时间表贴在患者常出现的场所。

(3) 记忆提示工具如:清单、标签、记号、录音机提示等。

6. 家居训练方案 为使训练效果能长久保持,最好选择在患者运动功能障碍最容易发生的环境中进行,通常在患者家里卧室、浴室、厨房、客厅,或社区过马路、跨障碍物。如训练不能在家,在治疗室里应该尽量模拟家庭和社区环境,帕金森病患者特别适合特定任务训练,因为他们的运动功能障碍具有情景依赖性的特征,并且最受影响的是熟练的和复杂的运动技巧。

7. 心理干预 对帕金森病的治疗不仅需要关注改善患者的运动症状,而且要重视改善患者的抑郁等心理障碍,予以有效的心理疏导和抗抑郁药物治疗并重,从而达到更满意的治疗效果。常用的心理治疗方法有:合理情绪疗法、行为疗法、集体疗法和患者为中心疗法等。

(三) 预防、保健与临床治疗

1. 药物治疗 早期诊断、早期治疗,不仅可以更好地改善症状,而且可能会达到延缓疾病进展的效果;应强调个体化特点,不同患者的用药选择需要综合考虑患者的疾病特点和疾病严重程度、有无认知障碍、发病年龄、就业状况、有无共病、药物可能的副作用、患者的意愿、经济承受能力等因素,尽可能避免、推迟或减少药物的副作用和运动并发症。

(1) 抗胆碱能药:以苯海索为代表,能改善震颤,对无震颤患者不推荐应用。抗胆碱能药的副作用是可能会导致认知功能下降,大于 60 岁的老年人最好避免应用。闭角型青光眼及前列腺肥大患者禁用抗胆碱能药。

(2) 促多巴胺释放剂：以金刚烷胺为代表，对少动、强直、震颤均有改善作用，并且对改善异动症有帮助。肾功能不全者、癫痫、严重胃溃疡者和肝病患者慎用。

(3) 左旋多巴制剂：普通制剂，多巴丝肼片；缓释制剂，卡左双多巴控释片；为治疗帕金森病药金标准，能有效改善患者的运动症状，主要作用是控制肢体运动的力量和幅度，而不是提高自主性或节律性。用药一段时间后会出现运动并发症，如异动症、开关现象、剂末现象、精神症状、睡眠障碍等。活动性消化溃疡者慎用，闭角型青光眼、精神病患者禁用。

(4) 多巴胺受体激动剂：尤其适用于早发型帕金森病患者的病程初期。麦角类，代表药溴隐亭，因可能引起心脏瓣膜纤维化，该类药已停用。非麦角类，代表药森福罗，可改善运动症状和抑郁症状，早期可代替左旋多巴制剂，减少运动并发症，可能延缓疾病的进展。缺点是少部分患者会引起精神症状，睡眠障碍，与左旋多巴合用时，上述副作用会更明显。

(5) 单胺氧化酶 B 抑制剂：司来吉兰为代表，有轻度改善运动症状作用，与左旋多巴合用时可增加其疗效，并能预防和改善运动波动。此外此药被认为有神经保护作用，故推荐早期使用，勿在傍晚或者晚上服用，以免引起失眠。胃溃疡者慎用，与抗抑郁药 5- 羟色胺再摄取抑制剂禁止合用。

(6) 儿茶酚胺氧位甲基转移酶抑制剂：代表药托卡朋，能改善剂末现象和开关现象，减少左旋多巴 35% 左右。部分患者有肝毒性，故肝病为本药的禁忌证。

2. 中西医结合治疗 帕金森病隶属于中医颤证、震颤、振掉、痉证、内风等范畴，病变性质主要是本标虚实，以肝肾亏虚、气血不足为本。补肾中药能在一定程度上增加 PD 模型小鼠纹状体内多巴胺的含量。中药、针灸及常规多巴胺药物联合起来，能减少西药的不良反应并提高疗效的优点。但是，治疗帕金森病的急性发作和控制症状作用缓慢。

3. 手术治疗 晚期患者常表现出显著的运动并发症，不能单纯靠药物控制，因此外科手术治疗晚期患者又再度兴起。需要强调的是手术可以明显改善运动症状，但不能根治疾病，术后仍需应用药物治疗，但可相应减少剂量。手术需严格掌握其适应证，非原发性帕金森病的帕金森叠加综合征患者是手术的禁忌证。

(1) 帕金森病损毁术：包括苍白球毁损术、丘脑毁损术、底丘脑毁损术。

(2) 脑深部电刺激术（deep brain stimulation，DBS）：DBS 是通过立体定位仪，植入一个刺激电极到特定靶点（基底节神经核），通过高频电刺激该核团发挥治疗帕金森病的作用。DBS 最常选用的靶点是底丘脑核。针对既往对药物治疗有效，而目前对药物治疗症状控制不好的患者，正确把握适应证非常重要。

(3) 胚胎细胞、干细胞移植治疗：神经干细胞移植发挥干细胞的神经修复和替代作用，是帕金森病很有前途的治疗方法。

4. 预防与保健

(1) 一级预防：无病防病，包括以下措施：对有帕金森病家族史、环境中与农业化学毒素接触者等人群均视为高危人群。

(2) 二级预防：早发现、早诊断、早治疗。定期体检、早期发现、早期诊断，及早予以保护性治疗，延缓病情发展。

(3) 三级预防：延缓病情发展、防止残疾，提高生活质量。在进行药物治疗的同时积极进行康复治疗等综合治疗手段，对于长期卧床者，加强生活护理，注意个人卫生清洁，防止坠积性肺炎和压疮等并发症。注意饮食营养，PD 患者存在体重下降的风险，要密切关注。由于氨基酸和左旋多巴存在竞争吸收，所以要密切监测和限制蛋白质的摄入。医生可以建议患者餐前或者餐后 1h 再服用左旋多巴以利于吸收，晚期患者尤其要关注。对于营养不足且不平衡的患者应该考虑补充维生素。

总之，老年帕金森病的治疗没有绝对的固定模式，因为不同患者之间的症状可能会存在区别，对治疗的敏感度也存在一定差异。在临床实际应用时，需注意详细了解患者的病情(疾病的合并症、严重程度、症状类型等)、治疗反应情况(是否有效、起效时间、作用维持时间、“开期”延长和“关期”缩短时间、有无副作用或并发症)等，结合自己的治疗经验，既遵循指南，又体现个体化原则，以期达到更为理想的治疗效果。

（王 凯　何 雯）

第五节　老年运动神经元病康复

一、概述

（一）定义

运动神经元病（motor neuron disease，MND）是一组病因未明的选择性侵犯脊髓前角细胞、脑干运动神经元、皮层锥体细胞及锥体束的慢性进行性神经变性疾病。该病病因不明，一般认为随着年龄增长，特别是老年发病人群明显增多，由遗传因素和环境因素共同导致运动神经元病的发生。以进行性加重的骨骼肌无力、萎缩、肌束颤动、延髓麻痹和锥体束征为主要临床表现，最终可因吞咽困难、呼吸衰竭而死亡，生存期通常 3~5 年。运动神经元病是否为单一病因、表型不同的疾病尚不完全清楚，但肌萎缩侧索硬化（amyotrophic lateral sclerosis，ALS）是其中最为常见和最易识别的表型。故在对该病的各种研究中也多以 ALS 代表 MND 这一组疾病。

（二）分类

1. ALS　根据是否具有家族遗传性可以分为以下两种类型：①散发性 ALS（sporadic amyotrophic lateral sclerosis，sALS）：没有 ALS 家族史；②家族性 ALS（familial amyotrophic lateral sclerosis，fALS）：家族中存在 1 个以上 ALS 患者。根据遗传方式的不同，家族性 ALS 可分为常染色体显性遗传、常染色体隐性遗传和伴 X 染色体遗传。

2. 临床分型　临床上根据功能缺损分布（四肢或延髓肌）及性质（上或下运动神经元）可分为四种类型。

(1) 肌萎缩侧索硬化（ALS）：是最常见的类型，脊髓前角细胞、脑干后组运动神经核及锥体束受累，无论最初累及上运动神经元还是下运动神经元，最后均表现为肢体和延髓上、下运动神经元损害并存。肌萎缩侧索硬化多数从一侧上肢开始，缓慢发展为双侧，首发症状常表现为手指精细操作障碍，手指活动笨拙无力。后逐渐出现手部小肌肉萎缩，逐渐向前臂、上臂及肩胛带肌发展，萎缩肌群出现粗大肌束震颤。双上肢肌肉萎缩明显，肌张力不高，但腱反射亢进。双下肢痉挛性瘫痪，肌张力高，腱反射亢进，病理反射阳性。延髓麻痹通常晚期出现。患者意识始终清醒，一般无客观的感觉障碍，括约肌功能常保持良好。病程持续进展，多在 3~5 年内呼吸肌受累，并死于肺部感染。

(2) 进行性脊肌萎缩（progressive spinal muscular atrophy，PSMA）：仅损伤脊髓前角细胞，表现为肌无力、肌萎缩和肌束颤动等下运动神经元损害症状。隐袭起病，男性多见，多数从一侧上肢开始，逐渐向前臂、上臂及肩胛带肌发展，受累肌肉萎缩明显，肌张力低，腱反射减弱，病理反射阴性。一般感觉及括约肌功能一般正常。疾病进展缓慢，病程达10年以上，最后因呼吸肌麻痹或肺部感染而死亡。

(3) 进行性延髓麻痹(progressive bulbar palsy, PBP)：病变主要累及延髓和脑桥运动神经核。主要表现为构音障碍、吞咽困难、饮水呛咳、咀嚼无力，舌肌萎缩明显伴肌束震颤。皮质延髓束受累会出现下颌反射亢进、强哭强笑、真性与假性延髓麻痹共存。病程进展较快，预后不良，1~2年内死于呼吸肌麻痹及肺部感染。

(4) 原发性侧束硬化(primary lateral sclerosis, PLS)：临床上罕见，选择性损害锥体束，导致肢体上运动神经元功能损害。首发双下肢对称性痉挛性无力，缓慢进展，逐渐累及双上肢，出现四肢肌张力增高，腱反射亢进，病理反射阳性。无肌肉萎缩，不伴肌束震颤，感觉正常。皮质延髓束变性出现假性延髓麻痹，伴情绪不稳定、强哭强笑。多为慢性进行性病程。PMA和PBP通常都会最终进展为ALS。

（三）病理改变

运动神经元疾病最显著的特征是运动神经元选择性丢失。大脑运动皮质区的大锥体神经元数量减少，在其相邻的皮质，包括运动前区、感觉皮质和颞叶皮质也可见到神经元胞体萎缩和数量减少。脊髓前角运动神经元及脑干运动神经元明显减少，脑干运动神经核中主要累及舌下神经、舌咽神经、迷走神经和副神经核等核团。在残留神经元中，可以见到不同时相的变性现象，包括中央染色体溶解、空泡形成、噬神经细胞现象以及神经细胞模糊不清等。延髓以下的包括皮质脊髓束在内的神经纤维髓鞘分解脱失。

二、康复诊断与功能评定

（一）康复诊断

1. 诊断方法 ALS的早期临床表现多样，缺乏特异的生物学确诊指标。详细的病史、细致的体检和规范的神经电生理检查对于早期诊断具有关键性的作用。除诊断是否患有肌萎缩侧索硬化和专科疾病评定以外，还需要对患者是否有并发症、合并症进行评定，因为是否伴有并发症、合并症及其病情的严重程度直接影响康复治疗手段的选择和运动量的安排。

(1) 病史：病史的询问是证实疾病进行性发展的主要依据，包括年龄、性别、职业、起病时间、起病方式、主要症状、伴随症状、有无家族遗传等。从首发无力的部位开始，追问症状发展、加重以及由一个区域扩展至另一个区域的时间过程。注意询问吞咽情况、构音情况、呼吸功能、情绪状态以及有无感觉障碍、尿便障碍等。

ALS起病隐匿，缓慢进展，通常成年起病，散发性患者平均发病年龄56岁，具有阳性家族史患者平均发病年龄46岁。男女比例约为2∶1，不同亚型患者病程存在差异。ALS以肌无力、肌萎缩及活动障碍为主要特征，并呈进行性发展。多数患者以不对称的局部肢体无力起病，少数患者从下肢开始，有些以吞咽困难、构音障碍等症状起病。随着病情的进展，逐渐出现肌肉萎缩、肌束震颤，并扩展至全身其他肌肉。进入病程后期，除眼球活动外，全身各运动系统均受累，并累及呼吸肌，出现呼吸困难、呼吸衰竭等。

(2) 体格检查：在同一区域，同时存在上、下运动神经元受累的体征，是诊断ALS的要点。上运动神经元损伤表现为痉挛、反射亢进和病理反射阳性，下运动神经元损伤表现为肌无力、肌萎缩、肌张力降低、反射减弱和肌束震颤。由于ALS损害部位不同，临床表现为肌无力与肌萎缩、锥体束征的不同组合。进行性脊肌萎缩仅损害脊髓前角，表现为肢体肌无力与肌萎缩；进行性延髓麻痹单独损害延髓运动神经核而表现为咽喉肌和舌肌无力、萎缩；原发性侧束硬化仅累及锥体束征而表现为无力和锥体束征；肌萎缩侧束硬化损害上下运动神经元，表现为肌无力及肌萎缩及锥体束征。无客观感觉障碍。

(3) 实验室检查：怀疑 ALS 者需完善下述检查，以排除肌萎缩侧索硬化类疾病，并评估患者全身健康状态。检查包括全血细胞计数、肝肾功能、电解质、血糖、糖化血红蛋白、血脂、血清肌酶、血清铅、24h 尿铅、感染性疾病筛查（乙肝、艾滋病、梅毒等）；免疫及代谢指标的筛查[免疫五项、风湿三项、抗核抗体(ANA)、可提取性核抗原(ENA)、dsDNA、类风湿因子(RF)、维生素 B_{12}、叶酸、免疫球蛋白、补体、血沉、抗“O”、甲状腺功能]；怀疑恶性肿瘤则需检测 Hu 抗体；有家族史者则需行 DNA 检测 SOD1 突变等；腰穿脑脊液检查及心电图检查。ALS 患者一般血清肌酶、免疫球蛋白和补体在正常范围内，少数病例血清肌酶轻度升高，提示病变累及广泛并在进展。ALS 腰穿检查椎管通畅，脑脊液常规检查正常或蛋白轻度增高。

(4) 影像学检查：包括胸片、多普勒超声检查、脑 CT 检查、脑血管造影或数字减影脑血管造影（DSA），MRI 或磁共振脑血管造影（MRA）检查，部分 ALS 患者 MRI 显示受累脊髓及脑干萎缩变小。影像学检查不能提供确诊 ALS 的依据，但有助于 ALS 与其他疾病鉴别，包括椎管狭窄、脑卒中、中枢性神经系统肿瘤等。

(5) 神经电生理检查：神经电生理检查是重要的检测诊断手段，ALS 肌电图检查呈典型神经源性改变，神经传导速度正常。运动诱发电位有助于确定神经上运动神经元损害。

1) 神经传导测定：神经传导测定主要用来诊断或排除周围神经疾病。运动和感觉神经传导测定应至少包括上、下肢各 2 条神经：①运动神经传导测定：远端运动潜伏期和神经传导速度通常正常，无运动神经部分传导阻滞或异常波形离散。随病情发展，复合肌肉动作电位波幅可以明显降低，传导速度也可以有轻度减慢。②感觉神经传导测定：一般正常，当合并存在嵌压性周围神经病或同时存在其他的周围神经病时，感觉神经传导可以异常。③F 波测定：通常正常，当肌肉明显萎缩时，相应神经可见 F 波出现率下降，而传导速度相对正常。

2) 肌电图检查：肌电图（electromyography，EMG）检查在 ALS 的诊断中有重要意义。主要用来诊断或排除下运动神经元病变，肌电图可以证实进行性失神经和慢性失神经的表现。当肌电图显示某一区域存在下运动神经元受累时，其诊断价值与临床发现肌肉无力、萎缩的价值相同：①进行性失神经表现：主要包括纤颤电位、正锐波。当所测定肌肉同时存在慢性失神经的表现时，束颤电位与纤颤电位、正锐波具有同等临床意义。②慢性失神经的表现：运动单位电位的时限增宽、波幅增高，通常伴有多相波增多；大力收缩时运动单位募集减少，波幅增高，严重时呈单纯相；大部分 ALS 可见发放不稳定、波形复杂的运动单位电位。③当同一肌肉肌电图检查表现为进行性失神经和慢性失神经共存时，对于诊断 ALS 有更强的支持价值。在某些肌肉可以仅有慢性失神经表现，而无纤颤电位或正锐波。如果所有测定肌肉均无进行性失神经表现，诊断 ALS 需慎重。④肌电图诊断 ALS 时的检测范围：应对 4 个区域均进行肌电图测定。其中脑干区域可选择测定一块肌肉，如胸锁乳突肌、舌肌、面肌或咬肌。胸段可选择 T_6 水平以下的脊旁肌或腹直肌进行测定。在颈段和腰骶段，应至少测定不同神经根和不同周围神经支配的 2 块肌肉。⑤在 ALS 病程早期，肌电图检查时可仅仅出现 1 个或 2 个区域的下运动神经元损害，此时对于临床怀疑 ALS 的患者，需要间隔 3 个月进行随访复查。⑥肌电图出现 3 个或以上区域下运动神经源性损害时，并非都是 ALS。

电生理检查结果应该密切结合临床进行分析，避免孤立地对肌电图结果进行解释。

3）运动诱发电位：有助于发现 ALS 的上运动神经元病变，但敏感度不高。

（6）肌肉活检：ALS 肌肉活检呈现神经性肌萎缩的病理改变，目前主要用于临床相关疾病的鉴别诊断。

2. 诊断标准

（1）ALS 诊断的基本条件：目前 ALS 诊断仍根据病史、神经系统检查以及辅助检查，排除其他可能的原因后才能确诊为 ALS。

1）病情进行性发展：通过病史、体检或电生理检查，证实临床症状或体征在一个区域内进行性发展，或从一个区域发展到其他区域。

2）临床、神经电生理或病理检查证实有下运动神经元受累的证据。

3）临床体检证实有上运动神经元受累的证据。

4）排除其他疾病。

（2）ALS 的诊断分级：根据病变受累区域判断 ALS 的诊断确定性。

1）临床确诊 ALS：通过临床或神经电生理检查，证实在 4 个区域中至少有 3 个区域存在上、下运动神经元同时受累的证据。

2）临床拟诊 ALS：通过临床或神经电生理检查，证实在 4 个区域中至少有 2 个区域存在上、下运动神经元同时受累的证据。

3）临床可能 ALS：通过临床或神经电生理检查，证实仅有 1 个区域存在上、下运动神经元同时受累的证据，或者在 2 个或以上区域仅有上运动神经元受累的证据。

3. 鉴别诊断 早期诊断在利鲁唑等新治疗方法出现后变得很重要，由于起病隐袭，早期表现不典型，缺乏客观诊断指标，易误诊为其他疾病。中晚期的 ALS 诊断并不困难。

（1）脊髓型颈椎病：中年起病，表现手肌无力和萎缩，伴双下肢痉挛、感觉障碍，脊髓 MRI 或 CT 检查显示脊髓受压。但脊髓型颈椎病无舌肌萎缩及延髓麻痹，胸锁乳突肌肌电图检查正常。肌电图检查舌肌和胸锁乳突肌失神经现象强烈提示 ALS，超过一个神经根分布区的广泛性肌束颤动也支持 ALS 的诊断。

（2）脊髓空洞症：依据节段性分离性感觉障碍，伴肌肉萎缩及括约肌功能障碍，颈脊髓 MRI 见空洞影像可鉴别。

（3）脊髓肿瘤和脑干肿瘤：不同程度的传导束型感觉障碍，腰穿提示椎管阻塞。椎管造影、CT 或 MRI 显示椎管内占位性病变。

（4）包涵体肌炎：起病隐匿，缓慢进展，多数患者首发为下肢近端无力，也可四肢无力起病，常有明显的股四头肌萎缩伴上楼费力和起立困难，但无肌束颤动和上运动神经元损害体征，无感觉障碍和感觉异常。包涵体肌炎患者的肌肉活检可见镶边空泡和炎症浸润，可与 ALS 鉴别。

（5）多灶性运动神经病：是脱髓鞘性周围神经疾病，多数患者以手肌不对称的无力肌萎缩开始，逐渐波及前臂及上臂，病变发展可波及对侧上下肢，有明显的肌无力和肌萎缩伴肌束颤动，腱反射正常或活跃，神经电生理检查发现运动传导阻滞、运动神经活检发现脱髓鞘改变及静脉滴注人血丙种球蛋白试验性治疗有效支持多灶性运动神经病诊断。

（6）Kennedy-Alter-Song 综合征：是 X 连锁遗传下运动神经元病，中年起病，进行性肢体和球部肌肉无力和萎缩，伴有姿位性震颤、乳房肿大，无上运动神经元的症状，病程缓慢及近端对称性肌无力有助于鉴别诊断。基因分析有三核苷酸重复增多，确诊需进行基因检测。

(7) 氨基己糖苷酶缺乏症:又称 GM2 神经节苷脂累积病或 Tay-Sach 病。多为儿童或青少年起病,进展缓慢,有上下运动神经元损害的体征及小脑体征,有些患者可伴抑郁性精神病和痴呆。

(8) 良性肌束颤动:特点为广泛肌束颤动不伴肌无力、肌萎缩和腱反射异常。正常人在疲劳、寒冷、焦虑、剧烈运动及抽烟和喝咖啡时容易出现。EMG 有自发性电活动,但无运动单位的形状改变。

(9) 平山病:又称单肢脊髓性肌萎缩或青年上肢远端肌萎缩。特点为 20 岁左右起病,出现肌萎缩、肌无力、肌束颤动和痉挛,症状进展 1 年左右停止,MRI 可正常或见脊髓萎缩。

(10) 重症肌无力:有典型的肌无力和病态疲劳,休息后好转,新斯的明试验阳性,肌电图正常,重频刺激试验阳性。

(二) 功能评定

ALS 主要表现肌无力及肌萎缩,随着身体受累部位的增加,患者生活自理能力逐渐下降,以上肢活动为主要工作的患者,会影响工作的效率,参与生活活动也受到限制。当病变累及下肢时,由于步行能力下降、体力耐力受限,患者生活依赖性逐渐增加,不能继续从事工作,不能参加体育活动、娱乐活动,常常退出社会交往。进入病程后期,除眼球活动外,全身各运动系统均受累,运动功能、言语功能逐渐丧失,生活自理能力大部分依赖或完全依赖,社会交往能力基本丧失。

1. ALS 严重程度评定

(1) ALS 健康状态量表(ALS/HHS):根据受累及功能区域划分病情轻重(表 3-5-1)。

表 3-5-1 ALS 健康状态量表(ALS/HHS)

分期	程度	标准
1	轻度	新诊断者,仅一个区域轻度损害
2	中度	3 个区域轻度损害;或 2 个区域轻度损害 / 正常,一个区域中重度损害
3	重度	2~3 个区域需要帮助,构音障碍和(或)行走需要帮助(或)生活需要帮助
4	终末	至少 2 个功能区域无功能,另 1 个功能区域中 ~ 重度损害

注:三个功能区域情况指语言、上肢及下肢功能情况

(2) ALS 障碍程度分级:根据 ADL 的自理程度分级(表 3-5-2)。

表 3-5-2 ALS 障碍程度分级

分级	标准
1 级	肌肉萎缩,但日常生活无障碍
2 级	不能完成精细的动作
3 级	能独立完成一般的运动和日常生活动作
4 级	日常生活需要部分帮助
5 级	日常生活需要大部分帮助
6 级	卧床不起,日常生活完全需要帮助
7 级	需要精细的营养管理和呼吸管理

(3) 改良 ALS 功能评分量表(als functional rating scale-revised, ALSFRS-R):最广泛用于评定 ALS 功能状态的临床标准,可准确评估疾病严重程度,反映患者 ADL 能力,同时具有敏感、有效预测患者生存时间。依据评分结果将疾病分为四个阶段,根据疾病阶段及患者状态安排相应的康复治疗(表 3-5-3)。

表 3-5-3 改良 ALS 功能评分量表(ALSFRS-R)

检查项目	标准	评分
1. 语言	完全丧失语言能力	0
	无声交流	1
	重复表达可被理解	2
	可觉察到语言障碍	3
	正常语言过程	4
2. 流涎	唾液明显增多,嘴角明显流口水,需要手帕持续擦拭	0
	唾液明显增多并伴有嘴角流口水	1
	唾液中度增加;可伴有少量嘴角流口水	2
	唾液轻度增加;可出现夜间嘴角流口水	3
	正常	4
3. 吞咽	完全需要肠胃内或外的营养支持	0
	需要鼻饲饮食	1
	流质饮食	2
	轻度吞咽困难(偶尔梗噎)	3
	无任何吞咽障碍	4
4. 书写	不能拿笔	0
	不能书写任何文字但可拿起笔	1
	部分书写的文字不能识别	2
	书写速度减慢,但可看清所有的文字	3
	正常书写	4
5a. 使用餐具(未行胃造瘘)	需别人喂	0
	笨拙,需要帮助	1
	缓慢或笨拙但无须帮助	2
	有些缓慢或笨拙但无须帮助	3
	正常	4
5b. 使用餐具(行胃造瘘)	不能完成任何操作	0
	可协助看护者	1
	需帮助关闭和固定	2
	笨拙但无须帮助	3
	正常	4

续表

检查项目	标准	评分
6. 穿衣和洗漱	完全靠他人	0
	需经常帮助	1
	间断辅助或替代	2
	独立，费力、效率低	3
	正常	4
7. 床上翻身及整理被服	完全靠他人	0
	需经常帮助	1
	间断辅助或替代	2
	缓慢或笨拙但无须帮助	3
	正常	4
8. 步行	卧床，且无任何肢体动作	0
	卧床，但可有少量动作	1
	需要他人帮助方可步行	2
	轻度步行困难，但可自行完成	3
	正常	4
9. 爬楼梯	完全不能爬楼梯	0
	需要他人帮助	1
	不稳且易疲劳	2
	速度减慢	3
	正常	4
10. 呼吸困难	显著困难，考虑用辅助通气支持	0
	休息、坐或躺时均呼吸困难	1
	在所列之一或更多时发生：吃饭、洗澡、穿衣	2
	行走时发生	3
	无	4
11. 端坐呼吸	不能睡觉	0
	需要更多的枕头才能睡觉	1
	日常枕头不超过两个	2
	呼吸短促造成夜间睡眠困难	3
	无	4
12. 呼吸功能不全	气管插管或切开，侵入性机械通气	0
	白天和夜间持续性使用 BIPAP	1
	晚间持续性使用 BIPAP	2
	间歇性使用 BIPAP	3
	无	4

2. 精神、心理评定 随着病情发展，逐渐丧失运动功能、生活自理能力及社会交往能力将对患者的心理产生重大影响，常表现为不同程度抑郁、焦虑等负面心理反应，最终导致患者生活质量和运动功能进一步下降。对患者情绪状态的全面评估是干预患者负面情绪，尤其是药物治疗的前提条件。心理情绪可通过汉密尔顿抑郁量表和焦虑量表评定。

3. 认知功能评定 ALS 患者存在着一定程度的认知功能障碍，及时发现认知功能障碍并给予康复治疗能够显著提高患者的生存质量。

(1) 简易精神状态量表(MMSE)：MMSE 用于评价总体认知功能，包括时间定向，空间定向，语言能力中的复述、命名、理解指令及表达能力，记忆能力中瞬时记忆及短时记忆、心算能力和结构模仿能力，总分 30 分。依据不同教育程度作出的划界认知障碍标准：文盲组 17 分、小学组 20 分、中学或以上组 24 分，低于划界分为认知功能受损。不足之处是受教育程度影响大；对轻度认知功能障碍的检出不敏感；受语言的影响大；语言项目占绝大部分，非语言部分项目少。

(2) 蒙特利尔认知评估(MoCA)量表：是 Nasreddine 等根据临床经验及简易精神状态量表的认知项目设置和评分标准制定的简便快速的轻度认知功能损害筛查工具。MoCA 量表评定项目包括注意与集中、执行功能、记忆、语言、视结构技能、抽象思维、计算和定向力。满分 30 分。测查的基本原则是在安静的环境下，以患者没有抑制性心理，意识清楚为最基本前提。如果受试者受教育年限小于 12 年，在测试结果上加 1 分，校正受教育程度的偏倚，得分越高认知功能越好。总分≥26 分认知功能正常，总分 <26 分认知功能存在损害。MoCA 量表优势是项目容易理解，评定员经过短期培训即可掌握评定标准，操作性强，易于被患者接受，而且测试快捷，用时较短。

(3) 额叶功能评定量表(FAB)：评估受试者额叶执行功能，总分 18 分，12 分以下则额叶功能存在问题。发现有异常提示要进行额叶功能训练(表 3-5-4)。

表 3-5-4 额叶功能评定量表

项目	操作方法	评分
类比性理解(概念化能力)	下面两个或三个物体有什么类似 A. 香蕉和橘子 B. 桌子和椅子 C. 郁金香、玫瑰和月季	0 分 =0 题正确 1 分 =1 题正确 2 分 =2 题正确 3 分 =3 题正确
词汇流畅性(心理灵活性)	尽可能多的说以“一”或“大”字开头的词(60s)	0 分 =3 个以下 1 分 =3~5 个 2 分 =6~9 个 3 分 = 多于 9 个
运动序列测试(程序性控制)	检查者坐在患者面前，说“仔细看我如何做”，用左手做 3 次“拳 - 刀 - 掌”；“现在用你的右手先跟我做同样序列动作，然后再自己做”，3 次同时做后，让患者自己做	0 分 = 患者自己失败，同时做也无法达 3 次 1 分 = 患者自己失败，同时做次正确 2 分 = 单独连续完成 3~5 次 3 分 = 单独连续完成 6 次
不一致性指令(对干扰的敏感性)	我拍 1 下你就拍 2 下，试行 3 次，即 1-1-1；我拍 2 下你就拍 1 下，即 2-2-2；我们正式开始 1-1-2-1-2-2-2-1-1-2	0 分 = 连续像检查者一样拍起码 4 次 1 分 =3 个以上错误 2 分 =1~2 个错误 3 分 = 全部正确

续表

项目	操作方法	评分
Go-No-Go 试验（抑制性控制）	我拍 1 下你就拍 1 下，试行 1-1-1；我拍 2 下你不用拍，试行 2-2-2；我们正式开始 1-1-2-1-2-2-2-1-1-2	0 分 = 连续像检查者一样拍起码 4 次 1 分 =3 个以上错误 2 分 =1~2 个错误 3 分 = 全部正确
抓握行为（环境自主性）	坐在患者前，使其双手掌向上放在膝盖上，检查者不说任何话或看着患者，用双手触摸患者手掌，观察患者是否自动抓握，如果有则重新试一次，说“现在请别抓我的手”	0 分 = 再次抓握 1 分 = 患者毫不犹豫抓握 2 分 = 患者迟疑并问工作人员怎样做 3 分 = 患者没有抓手

4. **感觉功能评定** 评定内容包括浅感觉检查（触觉、痛觉、温度觉）、深感觉检查（压觉、关节觉、振动觉测定）及复合感觉检查（两点辨别觉、图形觉、实体觉、定位觉、重量识别觉）。ALS 无客观感觉障碍。

5. **吞咽功能评估** 吞咽困难是 ALS 最常见的临床症状，有效的吞咽功能是维持患者营养状态的必要条件。评估吞咽功能常用的量表有：①标准吞咽功能评定量表（standardized swallowing assessment，SSA）是南曼彻斯特大学医学院语言治疗科的 Smithard DG 及 Wyatt R 编写的医疗床旁评估量表，专门用于评定患者的吞咽功能，临床检查包括意识、头与躯干的控制、呼吸、唇的闭合、软腭运动、喉功能、咽反射和自主咳嗽；让患者吞咽 5ml 水 3 次，观察有无喉运动、重复吞咽、吞咽时喘鸣及吞咽后的喉功能等情况；如上述无异常，让患者吞咽 60ml 水，观察吞咽需要的时间、有无咳嗽等。该量表的最低分为 18 分，最高分为 46 分，分数越高，说明吞咽功能越差。②Gugging 吞咽功能评估表（Gugging swallowing screen，GUSS）是 Michaela Trapl 在藤岛一郎吞咽疗效评价标准等筛选吞咽障碍工具基础上研制的吞咽功能评估工具，全面评估了各种性状的食物，包括半固体、液体和固体食物的吞咽情况，并根据吞咽障碍程度推荐了详细的饮食指导，对吞咽障碍患者的护理有较大指导意义（表 3-5-5）。

表 3-5-5 Gugging 吞咽功能评估表

A. 初步检查 / 间接吞咽测试（患者取坐位，至少 60℃）

项目	标准
警觉（患者是否有能力保持 15min 注意力）	1 分 = 是　0 分 = 否
主动咳嗽 / 清嗓子（患者应该咳嗽 / 清嗓子两次）	1 分 = 是　0 分 = 否
成功吞咽口水	1 分 = 是　0 分 = 否
流口水	0 分 = 是　1 分 = 否
声音改变（嘶哑、过水声、含糊、微弱）	0 分 = 是　1 分 = 否
总计	0~5 分
分析	1~4 分进一步检查[1]；5 分进入第二步

B. 直接吞咽测试（材料：水、茶匙、食物添加剂、面包）

项目	标准	评分		
		糊状食物	液体食物	固体食物
吞咽	不能	0	0	0
	延迟（>2s，固体 >10s）	1	1	1
	成功吞咽	2	2	2
咳嗽（不自主）在吞咽前、吞咽时、吞咽 3min 后	是	0	0	0
	否	1	1	1
流口水	是	0	0	0
	否	1	1	1
声音改变（听患者吞咽前后声音）	是	0	0	0
	否	1	1	1
总计		0~5 分	0~5 分	0~5 分
		1~4 分进一步检查[1]；5 分继续用液体	1~4 分进一步检查[1]；5 分继续用固体	1~4 分进一步检查[1]；5 分正常
总合计（间接吞咽测试 + 直接吞咽测试）： 分 （总分 20 分）				

注：[1] 为透视做吞咽检查（VFES）；内镜做吞咽检查（FEES）

C. 测试评价

成绩		后果	建议
20 分	成功吞咽糊状、液态、固体食物	轻微的或没有吞咽困难，吸入性肺炎可能性小	1. 正常饮食 2. 定期给予液态食物（第一次在语言治疗师监督下进行）
15~19 分	成功吞咽糊状和液态食物，但不能成功吞咽固体食物	轻微吞咽困难，有很小的吸入性肺炎的风险	1. 吞咽障碍饮食（浓而软的食物） 2. 比较慢地摄入液态食物，一次一口 3. 使用透视或内镜做吞咽检查 4. 听语言治疗师指导
10~14 分	吞咽糊状食物成功，但不能吞咽液体和固体食物	有些吞咽困难，有吸入性肺炎的可能	1. 固态的如同婴儿食物，额外的静脉营养 2. 所有液态食物必须浓 3. 药丸必须研碎混入浆液 4. 禁用液态药物 5. 进一步吞咽功能评估（透视或内镜） 6. 语言治疗师的指导 补充包括经鼻胃管或静脉营养
0~9 分	初步调查不成功或吞咽糊状食物	严重吞咽困难，有较高吸入性肺炎的风险	1. 禁止经口进食 2. 进一步吞咽功能评估（透视或内镜） 3. 语言治疗师的指导 补充包括经鼻胃管或静脉营养

6. 言语语言功能评定 除了具有额叶皮层受损者外，大多患者语言功能本身保留完整，但几乎所有的 ALS 患者在疾病进展过程中都会出现运动性构音障碍。疾病早期出现语速下降、发音异常或构音不准；进展期出现构音严重、语言相关肌肉严重无力、发音明显受影响；后期 85%~90% 患者语音清晰度损伤，严重影响日常交流。语言交流障碍会极大地影响患者的生活质量，也给临床医生的处理造成困难，因此早期语言康复医生指导是非常重要。临床常采用 Frenchay 评估量表评定构音障碍的严重程度。

7. 运动功能评定 运动功能评定内容包括肢体周径、肌力、肌张力、关节活动度、步态、平衡功能等，目的是了解患者运动功能损伤程度以及残存功能。

(1) 肢体周径：常用皮尺测量肢体的周径，以了解患肢肌肉有无萎缩及萎缩程度。测量时，应注意皮尺与肢体纵轴垂直，松紧度适宜。一般情况下，ALS 患者四肢有不同程度的肌肉萎缩，但患者长期卧床时，应注意下肢有无肿胀、足背脉搏波动减弱或消失。

(2) 肌力测定：常用的方法是采用徒手肌力检查法对四肢、躯干及面部肌群进行评估。但它只是表明肌力的大小，不能代表肌肉收缩的耐力。

(3) 肌张力评定：当疾病累及下运动神经元时，肌张力降低；病变累及锥体束时，肌张力增高。临床上常采用改良 Ashworth 痉挛评定量表评估肌张力，检查者被动活动患者肢体，通过检查者的手感觉肌肉的抵抗，判断肌张力增高或降低，并与挛缩相鉴别。

(4) 关节活动度评定：目的是了解关节活动受限程度，判断其对患者日常生活的影响。早期关节活动受限不明显，随着病程的进展，肌痉挛限制患者的关节活动范围。临床上常用的方法是 180° 的通用量角器测量，轴心对着关节的中心，固定臂与相对固定的肢体纵轴平行，移动臂与活动的肢体纵轴平行。

(5) 步态分析：ALS 患者常常因为下肢肌张力增高、肌力降低等因素导致步态异常。常见的有剪刀步态、痉挛步态、跨阈步态等。步态分析既可以通过目测法进行定性分析，也可以由计算机摄像设备进行定量分析。

(6) 平衡功能检测：了解患者是否存在平衡功能障碍，并预测患者发生跌倒的危险性。随着疾病的进展，肌无力及肌萎缩逐渐累及四肢、躯干等部位，可导致患者平衡功能障碍。平衡功能可以通过观察法和量表法进行评定。观察法通过观察被评定对象能否保持坐位和站立平衡，以及在活动状态下能否保持平衡。量表法因评分简单、应用方便，在临床上普遍使用。量表法中信度和效度比较好的是 Berg 平衡量表和 Tinnetti 活动能力量表。Berg 量表满分为 56 分，低于 40 分有跌倒的危险性；Tinnetti 活动能力量表满分为 44 分，低于 24 分有跌倒的危险性。平衡功能也可以由平衡测量仪进行定量分析。

8. 呼吸功能评定 大部分 ALS 患者存在肺功能和呼吸肌功能异常，而呼吸肌功能下降比肺功能下降出现得更早。呼吸功能评定能及早发现有无呼吸功能受损，有助于临床判断病情的严重程度与预后，选择合适的治疗手段。一般每 3 个月评估一次。呼吸功能评估包括主观症状和客观检查两大类，在进行上述检查中必须考虑精神因素及呼吸系统状态两个重要影响因素：①主观症状评定：通常以有无出现气短、气促症状为标准。采用六级制，即按日常生活中出现气短、气促症状，分成六级。②肺功能检查：是临床上最常用的测试方法，主要包括肺活量（vital capacity，VC）、用力肺活量（forced vital capacity，FVC）及第 1 秒用力呼气量（forced expiratory volume in one second，FEV_1），其中 FVC 是最常用的指标，也是 ALS 患者生存率的重要预测指标，FVC 下降提示患者预后不良。美国神经病学院和欧洲神经病学会联盟的 ALS 治疗指南均将 FVC<50% 预计值列为无创通气（non-invasive ventilation，

NIV)的使用指标。③呼吸肌力检查:常用的检测指标包括最大吸气压(maximum inspiratory pressure,MIP)、最大呼气压(maximum expiratory pressure,MEP)及第0.1秒口腔闭合压($P_{0.1}$)。MIP反映全部吸气肌的综合吸气力量,同时反映呼吸肌收缩引起的胸腔压力变化。当MIP<30%预计值时,易出现呼吸衰竭。MEP反映全部呼气肌的综合呼气力量,也可以用于评估患者咳嗽、排痰能力。$P_{0.1}$是反映中枢驱动的指标,当排除呼吸系统疾病导致呼吸衰竭时,$P_{0.1}$升高提示ALS患者病情严重。④经鼻吸气压(sniff nasal inspiratory pressure,SNIP):对轻至中度呼吸肌力下降敏感,较FVC和MIP更早提示呼吸肌疲劳。⑤当夜间换气不足时,可以使用夜间血氧监测作为筛选指标。⑥膈肌肌电图:可早期发现膈肌失神经支配,但为侵袭性操作,该检查对不能配合标准肺功能检查的患者有一定的价值。⑦其他呼吸功能测定方法:U型管试验(Valsalva)、屏气试验、吹火试验、吹瓶试验等。这些方法较为粗略,但简单易行,可作为治疗前后对比观察。

9. 心功能评定 ALS患者由于肌无力导致运动不足,心功能较同年龄人降低,因此在实施运动训练前必须进行心功能测试,以保障医疗安全。临床上使用运动肺功能仪和活动平板试验实时分析患者运动中每一次呼吸的各项气体代谢和心电参数,主要指标有最大耗氧量(VO_{2max}),即峰值耗氧量(VO_{2peak})、最大心率(HR_{max})、最大氧脉搏(VO_2/HR_{max})和运动时间(t)。最大耗氧量(VO_{2max})是人的综合体力的重要指标,主要取决于心肺功能、肌肉的代谢能力。ALS患者运动强度一般要求40%~70% VO_{2max}范围内,起始可定为40% VO_{2max}。

10. 营养状态评估 ALS目前尚无有效的方法阻止病情发展,营养管理可能对延长患者存活期及提高生活质量有重要作用。准确反映ALS患者的营养状态是营养管理的基础。营养状态常用的评估方法有:①测定身体组成的临床营养评价方法(body composition assessment,BCA):1977年Blackburn所研究的BCA营养评价方法在临床得到应用,此后随着医学科学的发展BCA法得到不断完善,临床医生需对患者的身高、体重、三头肌皮褶厚度、血浆蛋白、氮平衡等客观资料进行综合分析,对患者的营养状态作出正确判断。此外,还可以通过测定血浆蛋白、肌酐-身高指数、尿羟脯氨酸指数、机体免疫功能检测、氮平衡等指标评估营养状况。不同参数从不同的侧面反映患者的营养状况,但均有一定的局限性,临床实际应用时应综合测定、全面考虑(表3-5-6)。②主观的全面评价方法(subjective global assessment,SGA):SGA营养评价法主要依靠详尽的病史和体格检查等资料对患者的营养状况做总的、全面的评估。另外,由于该方法不需要任何生化检查数据,便于临床医护人员掌握,故常被临床医生在生化试验前用作判断患者有无营养不良,但要得到完善的临床判断,最好能结合生化检验结果进行(表3-5-7)。

表3-5-6 综合营养评定法

参数	轻度营养不良	中度营养不良	重度营养不良
体重	下降10%~20%	下降20%~40%	下降>40%
上臂肌围	>80%	60%~80%	<60%
三头肌皮褶厚度	>80%	60%~80%	<60%
血清白蛋白(g/L)	30>35	21~30	<21
血清转铁蛋白(g/L)	1.50>1.75	1.00~1.50	<1.00
肌酐身高指数	>80%	60%~80%	<60%

续表

参数	轻度营养不良	中度营养不良	重度营养不良
淋巴细胞总数	(1.2~1.7)×10^9/L	(0.8~1.2)×10^9/L	<0.8×10^9/L
迟发性过敏反应	硬结 <5mrn	无反应	无反应
氮平衡(g/24h)	-5~-10*	-10~-15*	<-15*

注:* 表示轻、中、重度负氮平衡

表 3-5-7 SGA 营养评价标准

指标	A 级	B 级	C 级
1. 近期(2 周)体重改变	无 / 升高	减少 <5%	减少 >5%
2. 饮食改变	无	减少	不进食 / 低能量流质
3. 胃肠道症状	无 / 食欲不减	轻微恶心、呕吐	严重恶心、(持续 2 周计)、呕吐
4. 活动能力改变	无 / 减退	能下床活动	卧床
5. 应激反应	无 / 低度	中度	高度
6. 肌肉消耗	无	轻度	重度
7. 三头肌皮褶厚度	正常	轻度减少	重度减少
8. 踝部水肿	无	轻度	重度

注:上述 8 项中,至少 5 项属于 C 或 B 级者,可分别定为重度或中度营养不良

11. 环境评定 目的是评估患者在家中、社区和工作环境中的安全性、功能水平和舒适程度。早期患者对环境无特殊要求,后期受环境因素影响较明显,如上肢对于使用的器具有要求(门把手、厕所马桶拉手等),地面和行走的路段状况对于 ALS 患者的行走能力有较大的影响。若条件许可,康复专业人员可以按照患者自身的功能水平对其即将回归的环境进行实地考察、分析,找出影响其日常生活活动的因素,并提出修改方案,最大程度地提高其独立性。

(1) 环境评定方式:进行环境评定,通常采取物理治疗师和作业治疗师随患者去家里访问的方法,他们主要负责在家中评定患者的功能水平,包括两个内容:一是关于住所外部的情况,二是住所内部的环境。在评定中主要使用的工具是皮尺和家庭环境评定表。

(2) 家庭环境评估:完成家庭内部环境评定的常用方式是让患者模拟全天的日常活动,患者完成所有的转移、行走、自理和其他所能做的活动,并包括对出入口路线、入口、室内活动空间、地面、卧室、浴室、厨房等情况进行评估。

(3) 社区环境评定:主要是对人行道、路边镶边石、斜坡、扶手和台阶等进行评定,包括:①进入建筑物:考虑光线、台阶、楼梯、扶手、门宽;②建筑物内:过道是否整洁、防滑、有无障碍物、柜台高度;③公共厕所是否容易进出。

12. 日常生活活动能力 早期患者日常生活活动能力一般不受影响,随着病程进展,患者的日常生活常常受到影响,如不能抓握,不能上、下楼梯、上厕所等,此时应进行日常生活活动能力的评定,一方面了解其日常生活能力,另一方面根据评定的结果判断是否需要他人的照料。临床上最常用的量表是改良的 Barthel 指数,也可采用改良 ALS 功能分级量表进

行评估。

13. **生存质量评定** 生活质量与客观意义上的生活水平有关，ALS患者自我评估问卷（AQ-40）由牛津大学1999年设计完成，该量表可对ALS患者身体运动能力、生活自理能力、饮食、社会交往、情绪反应进行评价。量表调查的是患者对自己健康状况的了解，记录患者的自我感觉和日常生活状况。反映患者生活质量（表3-5-8）。

表3-5-8 ALS患者自我评估问卷（ALS AQ-40）

标准	评分		
5-从无 4-很少 3-有时 2-经常 1-总是/完全不能	第一次	第二次	第三次
身体运动能力			
1. 短距离行走困难			
2. 行走时会摔跤			
3. 行走时会摔倒			
4. 行走时会失去平衡			
5. 行走时必须集中精力			
6. 行走时使我精疲力竭			
7. 行走时腿痛			
8. 上下楼梯困难			
9. 站起来困难			
10. 从椅子上起来困难			
生活自理能力			
1. 使用臂和手困难			
2. 在床上翻身、挪动困难			
3. 拿东西困难			
4. 拿书或报纸或者翻页困难			
5. 书写困难			
6. 在房子周围做事困难			
7. 自己进食困难			
8. 梳头或刷牙困难			
9. 穿衣服困难			
10. 用脸盆盥洗困难			
饮食能力			
1. 吞咽困难			
2. 吃固体食物困难			
3. 喝液体困难			

续表

标准	评分		
5-从无 4-很少 3-有时 2-经常 1-总是/完全不能	第一次	第二次	第三次
社会交往能力			
1. 参加会话困难			
2. 我说话别人难以理解			
3. 说话时结巴			
4. 说话必须非常慢			
5. 我比过去说话少了			
6. 说话使我沮丧			
7. 说话害羞			
情绪反应			
1. 我感到孤独			
2. 我感到厌倦			
3. 在公共场合窘迫			
4. 感到将来没有希望			
5. 我担心成为别人的拖累			
6. 不知道为什么要活着			
7. 对生病感到愤怒			
8. 感到抑郁			
9. 担心病情将来对我的影响			
10. 感到没有自由			
得分			

（三）康复评估流程

ALS 的早期临床表现不典型，易误诊为其他疾病，应注意与颈部脊髓肿瘤、脊髓空洞症、脊椎病性脊髓病、包涵体肌病等疾病鉴别。而中晚期 ALS 诊断并不困难，患者一般存在多种功能障碍，体力差，容易疲劳，伴有不同程度呼吸困难，临床上应根据患者身体状态决定能否一次完成康复评定。对中重度患者，最好选项目分次进行。

1. 诊断 由康复科医师接诊患者，首先病史采集，了解起病时间、主要症状及治疗情况；既往史、家族史；患者家庭情况、教育情况、职业、经济状况；患者目前主要想解决的问题，并将问题按重要性进行排序。其次是完善相关辅助检查。根据病史、体格检查、神经生理学检查及相关疾病鉴别诊断，明确患者否为运动神经元疾病；根据神经缺失部位及性质判断 ALS 分型；根据 ALSFRS-R 评估结果确定 ALS 分期；同时还需要判断患者是否存在肺部感染、营养不良、压疮、深静脉血栓等并发症。

2. 康复功能评定 对患者进行认知功能、感觉功能、吞咽功能、言语功能、营养状态、呼吸功能、运动功能、ADL 功能、生活质量、心理状态及环境等方面评估，明确患者功能障碍的部位、范围及程度，并将结果如实记录下来。

3. 制订康复目标 根据患者的年龄、职业、文化背景、家庭经济状况，结合评估中发现的问题、心理状况、身体健康状况、职业计划及家庭环境等制订个性化的康复目标。康复目标分为短期目标和长期目标。长期目标是康复治疗结束时所期望的功能活动水平。短期目标是通过短期康复治疗达到的效果，是实现远期目标的基础和具体步骤。

4. 制订康复方案 通过对患者全面的评定，掌握其功能障碍情况，了解其需求，确定康复目标后，选择合适治疗手段，安排适当的治疗量，并提出注意事项。围绕康复目标制订康复治疗方案，并对患者定期随访，了解治疗效果，根据后续的康复评估结果，对治疗方案进行完善。

5. 注意事项

(1) 评定前要先用通俗的语言向患者及家属说明目的和方法，必要时给予示范，消除他们的不安，取得患者的配合。

(2) 评估既要全面，又要有针对性。对患者功能障碍的种类、部位、严重程度全面的认识以后，确定康复治疗目标，对影响患者生活自理能力最严重和患者感到最痛苦和最迫切希望解决的问题，应该予以优先考虑。有针对性地采取康复治疗措施。

(3) 评定常由一个人自始至终地进行，保持准确性。每次检查结束后准确记录检查结果、测定时所观察到的内容要记录在备案中，并记录检查日期及记录者的姓名。检查者要熟练掌握检查技巧。

(4) 评定信度受患者的合作程度、情绪、环境、整体健康水平、药物、疼痛、疲劳、体位及检查者的经验的影响，应尽量避免检查的干扰因素，选择合适的测试时机，如疲劳、运动后或饱餐后不宜进行评定检查。

(四) 评定内容的表达

1. 康复计划 在全面准确评定的基础上，根据患者年龄、职业、文化背景及经济状况，拟定不同康复目标，进行有效的康复训练。

(1) 日常生活自理期：ALS 功能评分 40~48 分，身体部位有一个以上的部位出现轻微变化，但是大部分的日常生活不受影响。临床表现为手突然无法握筷，或走路偶尔会无缘无故跌倒。严重的表现为手脚无力，甚至萎缩，生活虽尚能自理，但在职场上已发生障碍。该期应鼓励患者进行正常生活，主动的关节活动和伸展运动；最高强度以下的有氧运动（游泳、散步、骑自行车），但需避免过度疲劳；恰当告知患者及家属疾病进展及预后。鼓励患者参与到疾病的管理中，对于工作、学习、生活等开始重新规划。通过与其他病友交流，获得精神上的支持。

(2) 日常生活部分依赖期：ALS 功能评分 30~39 分，身体的几个部分出现变化，一部分事情靠自己的力量很难完成，需要他人的帮助。该期主要是使患者学会用新的方法代偿功能不全，增加患者在各种环境中的独立和适应能力。在患者能力范围内适当增加有氧运动；维持关节活动度，避免关节挛缩变形；采用辅助器具帮助患者日常步行及进食穿衣等；使用生活辅助工具，如电动菜刀、电动牙刷及刮胡刀等，减轻患者能量耗损，维持功能独立性；居家环境改造增强患者生活自理能力；远距离的旅行需要使用轮椅。

(3) 日常生活部分明显依赖期：ALS 功能评分 20~29 分，身体大部分的部位发生变化，大部分日常生活需要依靠他人的帮助才能完成。临床表现为生活已经无法自理，如无法自行走路、穿衣、拿碗筷，且言语已稍有表达不清楚。该期主要是防止废用性功能障碍，及时处理流涎、疼痛、肌肉僵直等合并症以及肺部感染、尿路感染等并发症。当患者存在明显吞咽困难、体重下降、脱水或存在呛咳误吸风险时，尽早采用鼻胃管或经皮内镜胃造瘘术；当患者咳嗽无力时，应使用吸痰器或人工辅助咳嗽，排出呼吸道分泌物；当无创通气不能维持血氧饱和度 >90%，CO_2 分压 >50mmHg 或分泌物过多无法排出时，选择有创呼吸机辅助呼吸；随着病情进展患者将面临语言困难，如患者手、腕尚有力量，可用写字板、手机编写信息及电脑进行辅助交流。

(4) 日常生活部分、完全依赖期：ALS 功能评分 19 分以下，大部分的生活在轮椅和床上度过，所有的日常生活需要依靠他人的帮助完成，临床表现为说话严重不清楚，四肢几乎完全无力。该期治疗目的是延长患者生存时间，提高患者生活质量。康复治疗重点是减轻患者不适，维持生命体征平稳。根据患者呼吸障碍程度，选择不同的呼吸辅助方式，呼吸支持主要有侵入和非侵入两种，随着呼吸功能恶化，发展为持续呼吸辅助；对有吞咽困难和饮水呛咳患者予以管饲（鼻胃管 / 鼻肠管 / 经皮内镜下胃造口）喂养；坚持被动的关节运动和温热治疗，防止肢体屈曲挛缩；加强护理，定期翻身拍背，协助咳痰，防止肺部感染、压疮等并发症；抬高下肢，预防静脉栓塞形成；注意缓解疼痛；患者不能言语且四肢不能运动者也可以尝试使用提示板交流，将患者经常用的词写在提示板上，放在患者方便看到的地方，一旦患者需要，就会用眼睛看着提示板，看护人员根据患者目光找到大概位置，通过询问的方式确定患者需求；多与患者沟通，帮助患者学会应用肢体语言、手势、表情等非语言性沟通方式表达需求，以缓解无助、焦虑等负面情绪，解除患者内心痛苦。

2. 康复医嘱

(1) 日常生活自理期医嘱

1) 护理医嘱：三级护理；吞咽功能正常采用均衡饮食；咀嚼或吞咽有困难则改变食谱，如软食、半流质饮食等。ALS 患者一般伴随高代谢状态，需要增加热量摄取。

2) 实验室检查：呼吸异常者应行呼吸功能检查；对肺部感染的患者应作痰培养、胸部 X 线或胸部 CT 检查。

3) 康复评定：常规评估外，注意认知功能、呼吸功能、吞咽功能、肢体有无萎缩、肌张力、肌力等及关节活动度的评定。

4) 药物：目前 ALS 尚无特殊有效的治疗方法，多采用综合性治疗方法。可选用能量合剂、维生素 E、辅酶 Q10、维生素 B 族等神经保护剂；利鲁唑；神经营养因子等药物治疗。

5) 康复治疗：鼓励患者进行正常生活，避免过度疲劳；进行关节运动度训练，强化正常肌肉的力量以代偿无力的肌肉；最高强度以下的有氧运动（游泳、散步、骑自行车），但需避免过度训练。恰当告知患者及家属疾病进展及预后。鼓励患者参与到自身的管理中，对于工作、学习等正在进行的事情开始重新规划。通过与其他患者见面，获得精神上的支持。

(2) 日常生活依赖期医嘱

1) 护理医嘱：根据病情可采用二级护理或三级护理；根据患者的吞咽障碍情况、营养状况及基础疾病等采用软食、半流质饮食或流质饮食等；对肺部感染痰多的患者注意体位排痰及机械振动排痰。

2) 实验室检查：有呼吸困难者行肺功能检查；对肺部感染的患者应作痰培养、胸部 X 线或胸部 CT 检查。

3) 康复评定：除外常规评估外，还需要注意并发症的评定，如痉挛、疼痛、睡眠障碍、抑郁焦虑等的评定。

4）药物：除神经保护剂、利鲁唑、神经营养因子等药物治疗外，针对性处理患者存在并发症。根据患者存在抑郁焦虑情况，选择相关药物。

5）康复治疗：辅助器具以辅助日常步行及进食穿衣等；使用生活辅助工具，以减轻患者能量耗损，维持功能独立性；居家环境改造增强患者生活自理能力；针对患者功能情况选择适合个人的功能活动，提高患者日常生活能力和适应社会生活能力。

6）家居环境改造：根据本人意愿，针对性地对家居环境进行评估，进行必要的家居环境改造，最大限度利用患者残存功能，提高患者独立程度和生活质量。

7）做好鼓励和心理疏导工作，以保证康复治疗顺利进行，还要做好家庭成员的咨询工作，让其了解疾病严重程度、可能发生的并发症，并简单介绍康复计划、方法和费用等。

(3) 日常生活明显依赖期医嘱

1）护理医嘱：根据病情可采用一级或二级护理；根据患者的吞咽障碍情况、营养状况及基础疾病等采用普食、半流质饮食、流质饮食等；对肺部感染患者予以吸痰护理，注意体位排痰及机械振动排痰；注意大小便管理。

2）实验室检查：有呼吸困难者行血气分析；对肺部感染、痰多的患者应作痰培养，胸部X线或胸部CT检查；有尿路感染者应作尿常规、泌尿系统彩超检查。

3）康复评定：常规评估外，还需要注意肺部感染、尿路感染、深静脉血栓等并发症的评定。

4）药物：及时处理并发症和合并症。由于各种功能逐渐消失，患者可能会出现不同程度的抑郁，务必及时使用抗抑郁药。

5）康复治疗：根据患者吞咽功能状况选择不同代偿方法；根据患者呼吸障碍程度，选择不同的呼吸辅助方式。

(4) 日常生活完全依赖期医嘱

1）护理医嘱：根据病情可采用一级或二级护理；根据患者的吞咽障碍情况、营养状况及基础疾病等采用普食、半流质饮食、流质饮食等；对痰多不易咳出伴呼吸困难患者应气管切开，加强吸痰护理；注意大小便管理。

2）实验室检查：有呼吸困难者行血气分析；对肺部感染、痰多的患者应作痰培养，胸部X线或胸部CT检查。泌尿系统B超，尿常规检查；双下肢动静脉彩超。

3）康复评定：常规评估外，注意痉挛、疼痛、睡眠障碍、流涎、大小便障碍、呼吸困难、吞咽障碍、肺部感染、压疮等评估。

4）药物：及时处理并发症。

5）康复治疗：康复重点是减轻患者不适。注意翻身，避免压疮；协助拍背、咳痰，以避免肺炎；抬高下肢，以预防静脉栓塞；四肢关节被动运动，防止肢体屈曲挛缩；帮助患者学会应用肢体语言、手势、表情等非语言性沟通方式表达想法和需求，解除患者内心痛苦。

三、康复治疗

尽管ALS治疗包括病因治疗、对症治疗、非药物性支持治疗及康复治疗，迄今尚无任何治疗能够改变疾病的转归。若合并严重营养障碍或呼吸困难，影响患者的生存，可以考虑手术治疗。但药物及综合性治疗有助于缓解疾病进程，减轻患者病痛和改善生活质量。

康复治疗对运动神经元变性引起的肌肉萎缩、肌无力及运动障碍虽然是无效的，但对于因四肢不能活动造成废用性运动功能低下,可以通过适当的康复治疗延迟运动功能减退。ALS 患者身体状态不断变化,决定了其康复是一个动态过程。因此,康复治疗人员最重要也是最困难的工作是判断病情进展。

(一) 药物治疗

1. 支持治疗 营养支持对于保证患者足够营养和改善全身状况非常重要,对有吞咽困难和饮水呛咳患者予以管饲(鼻胃管 / 鼻肠管 / 经皮内镜下胃造口)喂养,当患者体重下降超过基础体重 10% 需进行肠道营养补充。呼吸支持可以延长患者生命,当患者出现呼吸困难,可根据病情选择机械通气维持呼吸。

(1) 营养支持:根据患者吞咽功能状况选择不同代偿方法:①能够正常进食时,应采用均衡饮食;吞咽困难时宜采用高蛋白、高热量饮食以保证营养摄入;②对于咀嚼和吞咽困难的患者应改变食谱,进食软食、半流食,少食多餐,对于肢体或颈部无力者,可调整进食姿势和用具;③当患者吞咽困难明显、体重下降、脱水或存在呛咳误吸风险时,应尽早行经皮内镜胃造瘘术(PEG),保证营养摄取,延长生存期。建议 PEG 应在用力肺活量(FVC)降至预计值 50% 以前尽早进行,否则需要评估麻醉风险、呼吸机支持下进行。对于拒绝或无法行经皮内镜胃造瘘术者,可采用鼻胃管进食。

(2) 呼吸支持:随着呼吸肌无力逐渐加重而出现一系列肺通气功能下降的表现,并出现低氧血症和高碳酸血症。晚期大多数患者因呼吸衰竭和(或)严重肺部感染而死亡。一旦确诊 ALS,应该警惕呼吸衰竭的发生,尽量寻找呼吸功能障碍的早期症状,如音量和音调的变化、咳嗽无力,口中分泌物难以清除,呼吸时需要动用辅助呼吸肌,运动耐力下降等。如果出现上述症状应立即开始分阶段治疗:首先,采用简单措施减轻呼吸困难,防止肺部感染;其次,使用无创通气缓解呼吸困难;最后,考虑使用有创通气。

ALS 患者可以通过以下措施减轻呼吸困难,如症状轻微,患者睡眠时采用半卧位;通过改变食物质地、学习吞咽技巧、使用吸痰机等减少误吸风险;唾液过稠需要保持充足的水分,加用化痰药、抗胆碱能药等促进痰液稀释排出。唾液过多可采用阿米替林、东莨菪碱治疗;巴比妥类药物或安眠药在早期呼吸功能不全应时应避免使用;有效的营养支持对呼吸功能起间接保护作用。

通过定期肺功能检测了解患者的呼吸功能,根据呼吸障碍程度,选择不同的呼吸辅助方式:①无创机械通气:早期进行性低通气是影响 ALS 患者自然病程的重要因素。开始无创机械通气的指征包括端坐呼吸,或用力吸气鼻内压(sniff nasal pressure,SNP)<40cmH_2O 或最大吸气压力(maximal inspiratory pressure,MIP)<60cmH_2O,或夜间血氧饱和度降低,或 FVC<70%。ALS 常用的无创通气为双水平正压通气(bi-level positive airway pressure,BiPAP),研究表明 BiPAP 的早期使用能显著延长 ALS 的生存期。BiPAP 可设置多种通气模式,ALS 常用 S 模式(Spontaneous,自主呼吸模式)或 S/T 模式(Spontaneous/Timed,自主 / 时间控制模式)。通气参数的设置:开始时参数设置比较低,吸气压 8~10cmH_2O,呼气压 3~5cmH_2O,呼吸频率 6~8 次 /min,之后逐渐增高到合适的参数;②吸痰器或人工辅助咳嗽:患者咳嗽无力(咳嗽呼气气流峰值低于 270L/min),应使用吸痰器或人工辅助咳嗽,排除呼吸道分泌物;③有创呼吸机辅助呼吸:当无创通气不能维持血氧饱和度 >90%,CO_2 分压 >50mmHg 或分泌物过多无法排出时,可选择有创呼吸机辅助呼吸。当每日无创通气时间 >12h 或患者不能耐受无创通气,FVC<50%,呼吸困难症状持续存在,也可以考虑有创通气。有创通气可以延长患者寿命,但考虑到经济、生活质量等因素,应在与患者与家属充分沟通

后再做选择。

如果患者拒绝机械通气，应该向患者和家属提供有效控制终末期症状的姑息治疗，给予阿片类药物缓解呼吸困难症状；地西泮用于控制夜间症状，缓解焦虑。

2. 对症治疗 ALS常合并肌痉挛、疼痛、流涎等症状，对症处理可使患者在舒适性、功能和安全上得到实质性改善，对提高患者的生活质量非常重要。

(1) 肌痉挛：首先摆正姿势，使患者处于放松的体位；可选用Baclofen、替扎尼定、地西泮、氯唑沙宗等药物；口服药物后痉挛依然严重的患者，鞘内使用巴氯芬可能会有帮助；物理治疗是ALS痉挛的主要治疗手段，水疗、热疗、冷冻、超声、电刺激、化学去神经法和极少数的手术疗法也有使用。

(2) 疼痛：一般性的肌肉疼痛可以使用非甾体抗炎药治疗，比如布洛芬等；关节疼痛治疗原则是尽量使肢体处于功能位，保持关节活动度，尽量减轻关节的负重，尤其是肩、肘、膝、踝。日常家庭性辅助伸展活动可以减轻或者消除肌肉僵硬和抽筋；轻微的抽搐一般通过伸展活动或使用维生素E或镁治疗，也可以尝试左乙拉西坦，物理治疗、活动锻炼和(或)水疗可能会有帮助；疼痛严重时可选用卡马西平、苯妥英钠或吗啡类制剂。

(3) 流涎：流涎是ALS常见症状，可给予颈部支持、头位校正、控制口腔感染等治疗。阿托品、苯海索、东莨菪碱等抗胆碱能药物有效，由于药物治疗时间长，副作用多且严重，可以考虑局部放射治疗，但放射剂量需进一步研究；也可局部注射肉毒素治疗，但有关局部注射肉毒素方法剂量、固定的仪器设备在临床上尚无明确规定。此外，阿米替林也可以改善流涎症状。

(4) 呼吸困难：可表现为夜间无法平卧、活动后胸闷、气促及安静时呼吸困难等。绝大多数ALS患者死于呼吸衰竭，且通常合并不同程度的吸入性肺炎，为减轻患者痛苦可使用吗啡类药物。

(5) 吞咽障碍：鼓励患者吃自己觉得轻松舒适的食品，避免刺激性食物造成的咳嗽和憋气。巴氯芬因能减轻痉挛可帮助解决吞咽困难，应用剂量可达80~90mg，也可使用吡啶斯的明。指导吞咽障碍患者使用一些代偿方法，必要时采用鼻饲饮食或胃造瘘术，避免经口呛咳引起的呼吸道感染。

(6) 构音障碍：鼓励患者减慢讲话速度，巴氯芬能帮助患者减轻舌肌痉挛，对修复软腭及抬高软腭也有帮助。早期由语言康复医生指导非常重要。

(7) 睡眠障碍：治疗措施主要包括：①安眠药：可以改善症状，如苯二氮䓬类，但对呼吸抑制明显。新型安眠药佐匹克隆起效快半衰期短，对呼吸和呼吸肌肉储备能力无影响，可用于失眠治疗。②睡眠呼吸暂停低通气治疗：无创辅助通气可改善ALS的睡眠呼吸暂停和低通气，提高患者生活质量和生存率。③梦魇和REM睡眠行为障碍：梦魇药物治疗推荐使用哌唑嗪。REM睡眠行为障碍管理中预防性保护措施在ALS患者更为重要，包括移走卧室内潜在的危险品，撤除障碍物等。小剂量氯硝西泮和褪黑激素是目前治疗REM睡眠行为障碍最有效的药物，但氯硝西泮对呼吸肌有抑制作用。④运动相关睡眠障碍：周期性肢体运动障碍和不宁腿综合征的治疗基本一致，左旋多巴、卡比多巴等多巴胺类药物为一线治疗药物，也可以用多巴胺激动剂罗匹尼罗等。夜间腿痛性痉挛明显者左乙拉西坦疗效较好。

(8) 便秘：由于会阴肌无力，不恰当的饮食及使用抗胆碱能类药物和阿片制剂容易导致便秘。便秘可使用润滑剂、缓泻剂与灌肠等方法处理，同时增加食物中的纤维含量及水分摄入，腹部按摩也可促进排便。

(9) 抑郁及焦虑:从健康者走向运动神经元病终末期,每一位患者都要经历精神和心理的巨大挑战。正确处理与 ALS 相伴的神经心理反应,是 ALS 治疗中不可缺少的一部分。抑郁或焦虑症状明显时要及时使用抗抑郁、抗焦虑药物,常用治疗方法有阿米替林、帕罗西汀或氟西汀等药物以及心理辅导治疗。

3. 药物治疗 ALS 尚无特殊有效的治疗方法,利鲁唑是第一个能延长 ALS 患者生命的药物,其他尝试应用的治疗药物有谷氨酸受体拮抗剂、神经营养因子、抗氧化剂、钙通道阻滞剂等。目前主张多种药物联合应用。

(1) 神经保护剂:可选用能量合剂、维生素 E、辅酶 Q10、维生素 B 族等,维生素 E 可能对 ALS 患者有益。

(2) 抗谷氨酸药物:利鲁唑是 FDA 批准的第一种用于治疗 ALS 的药物,也是唯一被证实可以有效治疗 ALS 的药物,能够延缓疾病进展的速度和延长生存期,但不能改善患者的运动功能和肌力。利鲁唑主要通过抑制突触前谷氨酸的释放,阻滞兴奋性氨基酸受体以及抑制神经末梢和神经细胞体上的电压依从性钠通道而发挥效应。适用于轻中症患者,但价格昂贵。成人剂量 50mg 口服,每日 2 次,可能会出现恶心、谷丙转氨酶增高等不良反应,建议服药的前 3 个月每月检查肝功能,以后每 3 个月复查一次。美国神经病学学会推荐无须呼吸机的 ALS 患者使用利鲁唑。

(3) 神经营养因子:近年研究发现神经营养因子对特异性神经元具有保护效应,如动物实验发现胰岛素样生长因子 -1(insulin growth factor-1,IGF-1)能促进神经元修复,但目前临床数据不足以得出 IGF-1 对 ALS 疗效的确切评价。各种神经生长因子试验正在进行。

(4) 干细胞治疗及基因治疗:干细胞具有分化为神经元的潜力,替代受损的运动神经元,并产生多种营养因子保护神经元。干细胞治疗 ALS 实验和临床研究目前处于探索阶段,随着生物领域技术发展,干细胞治疗及基因治疗将成为运动神经元病治疗研究的重要方向。

4. 康复治疗 ALS 的康复治疗是综合性治疗的一个重要组成部分,根据 ALSFRS-R 评分结果将疾病分为四个期,疾病的不同类型以及病程的不同阶段,患者所面临的问题不同,治疗的目的和手段也不同。治疗措施应根据康复评定结果及患者身体状态,给予针对性治疗,如关节活动范围内的主动和被动运动是患者每日不可缺少的康复训练项目;呼吸训练,让患者放松,进行腹式呼吸训练;在日常生活中,鼓励患者做自己力所能及的生活活动,并进行转移训练、平衡训练及日常生活活动能力训练;选择适当的辅助设备,提高患者生活自理能力。鼓励患者尽可能坚持正常的生活,疾病后期加强护理,预防各种并发症。

(二) 认知治疗

流行病学数据显示 30%~51% 的 ALS 患者存在不同程度的认知和行为改变,从轻度的认知障碍或行为障碍到额颞叶痴呆(FTD),其中 3%~15% 完全符合 FTD 标准。认知功能损伤包括执行功能、记忆力、注意力的损伤。ALS 行为障碍主要表现为淡漠、感觉过敏、固执和脱抑制的性格。ALS 认知治疗主要包括记忆力训练、注意力训练及执行功能训练。

1. 记忆力训练 记忆力训练重点在重新训练和改善患者代偿性技巧上,即直接训练法和辅助训练法。直接训练法包括思维的运用,例如文字游戏、记名字、小组讨论、猜谜语等,可以利用视、听、触、嗅等多种感觉输入配合训练,启发患者发挥想象力,学习新单词或将姓名与面部特征结合起来学习姓名等。辅助训练法则利用身体外部的辅助物或提示来帮助记忆或提醒他们日常安排,常用的工具有日记本、时间表、地图、闹钟、手表、标签等。

2. 注意力训练 注意力是指人的心理活动指向和集中于某种事物的能力,包括注意的广度、注意的稳定性、注意的分配和注意的转移。保持良好的注意力是大脑进行感知、记忆、思维等认知活动的基础条件。注意力训练包括猜测游戏、删除游戏、数字顺序、代币法、时间感等。

3. 执行功能训练　颅脑损伤可以引起推理、分析、概括等多种认知过程的障碍，表现为解决问题能力下降。执行功能训练包括提取信息、排列顺序、问题状况的处理、从一般到特殊的推理、分类、做预算等。

近年来电脑辅助认知康复技术因刺激的标准化，生动的刺激方式、客观的数据记录及较好的灵活性，在临床上得到了广泛使用。而远程认知康复是电脑辅助认知康复在空间上的延续，远程认知康复技术能使患者更灵活、更积极地参与康复治疗（患者可以根据自身具体情况，灵活掌握训练时间、训练强度等）。虚拟现实（virtual reality，VR）技术是一项新型的技术，已经在认知康复评定、治疗等方面得到运用。在记忆康复中，VR 训练可以提高患者的学习能力及其在真实世界中的行为能力。在注意力训练中，VR 系统具有沉浸、交互和想象特点，患者在接受训练过程中，容易保持注意力集中。研究表明患者在虚拟环境下训练，学习能力、执行能力均可获得较大提高。如果认知功能影响到患者安全，有必要进行 24h 监管。

（三）吞咽治疗

吞咽障碍是 ALS 常见的并发症，具有如下特点：①个体差异大；②吞咽障碍合并言语障碍是疾病的典型表现；③吞咽障碍出现较早，发展迅速。疾病早期应加强唇、舌、颜面肌和颈部屈肌的主动运动和肌力训练；进食时多采用坐位，颈稍前屈曲有助于引起吞咽反射；进行摄食训练时先用糊状或胶状食物，少量多次，逐步过渡到普通食物；构音器官的运动训练有助于改善吞咽功能。随着病情进展，治疗将以代偿方法为主，包括姿势调整、感觉刺激、改变食物性状，以保存进食和吞咽运动所需要的力量。使用声门上和双重吞咽方法预防误吸和加强咽喉部清理。鼻饲是晚期患者必需的代偿方法，胃造瘘术留置胃管也是晚期患者常用的治疗方法。

（四）言语治疗

大多数 ALS 患者会出现语言交流的困难。ALS 构音障碍表现为混合性，既有痉挛型又有弛缓型成分。早期表现为软腭无力、闭唇不能、舌运动困难。后期出现声带麻痹和呼吸困难。ALS 患者说话常有呼吸音，音调单一，声音嘶哑，鼻音过重，后咽腔共鸣。语言康复医生的指导是非常重要的，局部冰敷减轻舌肌痉挛；进行舌肌、唇肌、面肌及语音、语言节奏等训练，但要注意训练强度，避免过度疲劳加重肌无力；上腭抬举训练有助于减轻鼻音；训练患者减慢讲话速度，增加停顿，提高讲话清晰度。语言治疗师应定期（3~6 个月 1 次）评估患者的交流功能，并提供适当的辅助交流工具如有图形和文字的指示板或计算机语言合成器等。

（五）物理治疗

1. 物理因子治疗　根据患者的具体情况选择电刺激疗法、冷疗降低痉挛，缓解疼痛，也可选择热疗，如蜡疗、热敷、中药熏洗、红外线和局部温水浴等。若病情需要，必要时可选择 2~3 种物理因子综合治疗。

2. 运动治疗　ALS 患者的运动训练包括灵活性训练、强化训练和有氧训练三个方面。

1）灵活性训练：包括伸展训练和关节活动度训练，有助于防止痛性痉挛的产生。治疗师指导患者及家属进行关节主动或被动活动，关节活动度训练可以在家中常规进行。

2）强化训练：强化训练的应用还存在争议，一般认为适中阻力强化训练（最大自主等长收缩负荷的 20%~40%）对疾病进展过程中肌肉轻度受累者具有强化作用。ALS 患者确诊后尽早开始强化运动，推荐进行等长肌力训练，训练的运动量以不影响日常生活为标准。确定实施最大自主等长收缩（maximal voluntary contraction，MVC）负荷的20%~40%的简单方法是患者能轻松完成20次的重量，每组8~10次，按此方法训练可以避免负荷过大造成肌肉过劳。

3）有氧训练：能够维持患者适当的心肺功能，保持良好的情绪、精神状态、食欲和睡眠。游泳、散步、骑自行车是提高有氧适能的常用方法，治疗师根据患者具体情况选择合适的运动模式。随着疾病进展，强化训练和有氧训练最终将不能继续。

3. 平衡训练 简单的直立平衡可以提高患者力量和协调能力，训练方式包括单足站立、足跟足趾行走、平衡行走、侧抬腿行走，动作简单到在家里都可完成，并且增加身体力量与平衡协调能力。平衡功能好的患者可以增加训练难度，如在一个或多个感觉系统被打扰的情况下进行。

4. 呼吸训练 包括取放松体位，减少呼吸肌氧消耗；经鼻吸气，呼气时将口缩紧，缓慢将气体呼出；咳嗽训练；呼吸肌训练等。膈肌是重要的呼吸肌，有研究表明膈肌肌力可以通过阻力性呼吸肌训练强化，从而改善患者最大通气量、最大吸气压和FVC。但很多患者不能耐受阻力性呼吸肌训练。

（六）作业治疗

ALS患者的作业治疗分早期和晚期。早期治疗目的是帮助患者应对每日或每周的功能变化，并与患者讨论生活方式和环境改良等。晚期治疗目的是维持患者功能独立。主要从自我照料、家务照料、工作和休闲活动等方面开展。

1. 自我照料 自我照料包括就餐、穿衣、行走、大小便等。ALS患者适宜穿宽大易穿脱的衣服，放在容易获取的地方，治疗师应教会患者容易穿脱的方法。随着穿衣独立性降低，治疗师需要找出合适的方法，使患者能独立或在照料者的帮助下完成穿衣；尽量培养患者独立进食的能力，建议使用长柄、轻型进餐用具，喝水用重量轻的广口杯；上肢无力者可选择有扶手的椅子增加患者的安全性。进食困难者可采用鼻饲进食，维持患者的营养；可适当使用防滑垫、横杠把手等辅助用具以及必要的洗澡自助具帮助患者洗澡，严重者可用升降机搬运患者到浴缸内洗澡；提供合适把柄的牙刷或电动牙刷保证患者能自己刷牙；如果患者下肢无力，可在厕座旁安装把手或者使用加高的厕座，随着病情发展，患者如厕会越来越困难，合适的坐便器与便纸夹持器对患者非常有用；治疗师应为下肢无力者提供合适的转移方式，如开始使用手杖、腋杖来支撑身体，以后在室内使用助行器，室外使用轮椅，最终选择轮椅代步。进入病程后期，为了容易地进行体位转移，可使用电控床和移动的升降装置。

2. 家务照料 鼓励患者完成以前所承担的家务，如洗菜、整理房间、拖地等，必要时配备搭档。随着病情的发展，通过家居环境改造来满足患者功能上的需求。教会患者如何才能容易完成家务活动，尤其是在无人帮助的情况下。指导患者在日常活动中建立能量节约概念，充分使用家用电器如微波炉、食物加工器、自动洗碗机、全自动洗衣机等。在疾病后期，患者完成家务的能力逐渐降低，建议患者与家人讨论并重新定位其家庭角色，鼓励患者尽可能履行家中的角色义务，并积极参与家庭计划。

3. 工作活动 包括与他人沟通、信息的传递、互联网的使用、驾驶或公共交通的使用。当患者的语言交流受到影响，帮助患者选择合适的交流辅助用具，如不同型号的电话，改良的电脑控制装置等。对严重构音障碍者则考虑变更交流方式，如语言交流板；对行走困难者，要提供适应性辅助器具，如教会患者使用拐杖、手杖、轮椅等；为了使患者能够继续工作，对其工作环境提出改良方案。

4. 休闲活动 包括读报、看电视、手机的使用以及符合当地文化习惯的娱乐活动。探索现有的、有可能对其进行一些改良患者就可以参加的娱乐活动，如打太极拳、跳舞、手工艺活动、钓鱼、骑改良自行车等；发展新的可能从事的娱乐、文体活动，如养花、下棋、玩牌、听音乐、电脑游戏等活动，摆脱生活的单调和乏味，提高生活乐趣；疾病后期，患者生活自理能力进一步下降，鼓励患者通过听音乐和看电视，保持与社会接触和精神上的享受。

（七）辅助器具

ALS患者远端肢体无力导致上肢使用日常用品困难，甚至写字、打字都无法进行，下肢无力导致行走困难、易跌倒等，这时非常需要各种支具改善功能。如颈部及脊柱伸肌无力需要佩戴颈托或头部支持器；万能袖套可帮助不能抓握的患者完成进食或写字、打字等任务。另外纽扣器、拉链器、双把杯、带护边的盘子、加长把手的进食、洗漱等自助用具对患者也很重要；对于行走困难者可使用踝足矫形器、拐杖、手杖、步行器，最终需要选择轮椅代步，为患者选择合适的、适用于室内或室外的轮椅是非常重要的。严重者可以选择电动轮椅，电动轮椅可以帮助部分患者在没有护理的情况下独立生活或参加工作。选择辅助器具时，要充分考虑其价格、外观以及患者和家属接受程度等因素。

（八）传统康复治疗

中医认为本病多因脾、肾、肝等脏腑虚衰，引起湿、瘀、热、风等内生，或虚感受湿热、风寒湿之邪而导致虚实夹杂。常采用针刺法，且多用补法，常选用曲池、合谷、内关、列缺、复溜、足三里、跗阳、绝骨、阳陵泉、委中、冲阳、公孙。依据虚实，灵活选用灸法、泻法等不同方法治疗。推拿可以增加局部的血液循环，改善关节的活动度。辅助治疗（中医食疗、太极、气功）及生活方式改变也能提供额外的益处。

（九）心理干预

ALS病因尚不明确，治疗缺乏有效性，致残率极高，患者部分或全部丧失生活、工作能力，但患者认知和智力影响不明显，加之治疗费用昂贵，给患者带来沉重的心理负担。ALS患者中存在心理健康问题显著高于正常人群，包括躯体化症状、强迫、抑郁、焦虑、敌意、精神病症状等，尤其是抑郁、焦虑情绪严重影响患者的生活质量。随着病情发展，生活自理能力丧失，患者抑郁程度会越来越高。后期大量并发症的出现，呼吸困难、长期慢性缺氧等也可导致情绪障碍的发生。保持患者良好的情绪状态是改善生活质量非常重要的一个方面。心理干预主要包括：①支持治疗：与患者建立良好的信任关系，合理地提供治疗信息，对病情做科学的、保护性的解释。耐心倾听并解释患者提出的问题，经常性地给予鼓励和支持。在与患者交流过程中，恰当运用解释、安慰、指导、暗示等支持性治疗方法，满足患者心理需求。社会支持是患者应对疾病和治疗过程中最有潜力的资源之一，而家庭支持是社会支持中最基本的支持形式。要加强对患者家属的指导，鼓励家属、亲友给予患者情感上的支持、照顾，让患者充分感受到亲情和家庭的温暖，在满足患者物质需要的同时，尽量满足患者的精神需求，有助于减轻患者的抑郁情绪，提高生活质量。②认知治疗：根据患者年龄、性别、文化背景不同，讲解ALS相关知识，包括发病机制、临床症状、药物剂量、注意事项及预后等，尤其是营养支持及呼吸管理基础知识，使患者对疾病有正确、全面、客观的认识，以积极的态度面对疾病，建立良好的治疗依从性，积极配合康复治疗。③行为干预：对患者的不良行为和不良生活习惯通过必要的宣教以及行为医学相关措施加以纠正。④放松治疗：指导患者每天进行一定时间的放松训练，使患者学会自我调节，通过身体放松使患者得到整个身体、心理的松弛，压力释放。⑤集体心理治疗：也可以采用讲座等集体活动的形式，详细介绍本病的特点和发病机制、康复知识以及心理因素对生活质量的负面影响，指导患者康复锻炼的方法及注意事项。⑥音乐疗法：通过选择合适的音乐改善患者负面情绪。

（十）营养治疗

ALS出现营养障碍的发生率是15%~55%，营养不良可使ALS患者死亡风险增加7.7倍。改善患者的营养状态，在ALS整体治疗方案的制定中日益受到医生的关注。

1. 营养不良的原因 病变累及脑干神经元造成咀嚼无力、吞咽困难、饮水呛咳；运动减少及社会心理因素导致食欲减低、进食减少；机体代谢率高，能耗增加，致使脂肪和肌肉分解供能，加速疾病进程。

2. 营养的支持管理 ALS属于消耗性疾病，患者营养需要量每天每千克体重30~40kcal，脂肪成分不高于总热卡的30%，碳水化合物不低于总热卡的55%，每日蛋白质摄入量为每千克体重0.8~1.2g。饮食以高热量高蛋白为主，膳食丰富，营养均衡，补充维生素、微量元素及必需氨基酸，富含必需氨基酸的食物有牛奶、肉类、鱼类、豆类制品、杏仁、花生、瓜子、芝麻和香蕉等。进食富含欧米伽-3脂肪酸的食物，如金枪鱼、鳟鱼、鲱鱼，适当的蔬菜、水果。

(1) 早期营养支持：当患者出现咀嚼或吞咽问题时，应改变食谱，少食多餐，进食软食而非流食。避免进食容易引起呛咳的食物，使用凝固粉改变食物质地，以便于舌控制食物。对因上肢无力或躯干姿势问题导致进食困难的，应避免处于进食不便的姿势，或提供合适的自助用具。

(2) 肠外营养：对肠内营养不能耐受或不能插胃管的患者可以选择肠外营养方式来提供有效的能量支持。肠外营养不受消化系统功能的影响，但长时间使用可以出现医源性的肠饥饿综合征，表现为肠蠕动减慢，黏膜萎缩，肠道黏膜屏障破坏。极少数患者需要肠外营养。

(3) 肠内营养：肠内营养包括经鼻胃管、鼻空肠管及胃造瘘管饲等。吞咽障碍严重时出现进食量减少，进食时间延长，饮水呛咳，吸入性肺炎等，往往加重营养不良。如果患者体重低于正常值的10%~15%，就要考虑使用胃管了。ALS吞咽障碍发生率高，而胃肠道功能良好，故多选肠内营养，肠内营养不仅可以改善患者营养状态，且有利于肠内黏膜屏障和胃肠动力维持，避免肠内黏膜萎缩和胃肠功能减退。鼻胃管能较好地解决短期内存在吞咽困难的营养问题，长期使用会导致鼻、食管黏膜糜烂，增加吸入性肺炎的发生率，不适合长期在家中肠内营养支持的患者，而PEG是长期维持营养较好的方法。

（十一）环境调整和改造

培养患者足够的安全意识，针对性地对家居、社区及工作环境进行评估，提出减少环境限制的具体办法，进行必要的家居环境改造，最大限度利用患者的残存功能，提高患者独立程度和生活质量。如室内地板不打蜡，地毯尽量除去，门开关把手改造成向外延伸的横向把手利于开关；轮椅行进时通道应宽于106.5cm，转弯处应宽于122cm，厕所浴室门应宽于81.5cm，马桶和洗手池中轴线间距不应少于68.5cm，与墙的距离不应少于45cm，否则轮椅不能靠近。洗手池底部不应低于69cm，否则坐轮椅时臀部不能进入盆底。水龙头最好是用摇柄式。马桶坐圈应当升高以便转移。沐浴头应采用手持式的方便患者使用，沐浴时使用沐浴椅。卧室内桌前、柜前以及床的一边应有1.6m的活动空间，以便轮椅作360°旋转，以应付各种需要，当然，若床与桌相近，周围空间可以共用；如床头一侧放床头柜，此侧离床应有81cm以使轮椅进入。由于坐在轮椅上手能触及的最大高度一般为1.22m，因此木柜内挂衣架的横木不应高于1.22m，衣柜深度不应大于60cm；坐在轮椅上时向侧方探的合适距离为

1.37m，因此柜内隔板和墙上架板不应大于此高度；墙上电灯开关也应如此，而且为了方便，低于92cm更好；侧方伸手下探时最低可达高度23cm或更小，因此最低层的柜隔板、抽屉不应低于此高度；墙上的电插座以离地30cm以上为宜；侧方水平或稍向外探时，能达到合适距离为60~65cm，合适高度为91.5cm，最大高度为117cm左右，设计落地台柜时要充分考虑。使用遥控装置，如灯、电视机的遥控器对患者十分有用。对工作环境应尽可能改良或改造，以使患者继续保持工作状态。

（王玉龙）

第六节 特发性正常压力脑积水康复

一、概述

（一）定义

正常压力脑积水（normal pressure hydrocephalus，NPH）是指成人发病，以步态/平衡障碍、认知障碍和尿失禁三联症为典型表现的临床综合征，影像学检查可见脑室扩大，腰穿脑脊液（cerebrospinal fluid，CSF）压力测定在70~200mmH_2O。

根据有无具体发病原因分为继发性正常压力脑积水（secondary NPH，sNPH）和特发性正常压力脑积水（idiopathic NPH，iNPH），如无特指，本文重点叙述iNPH。

sNPH是神经外科常见疾病。iNPH通常不受重视，容易被忽略，但其影响的人群大多是60岁以上的老年人，是引起老年人运动障碍的重要疾病。研究显示日本61岁以上人群iNPH患病率约为1.1%。德国及挪威的资料显示年发病率分别为1.36/10万人及5.5/10万人。我国暂缺乏iNPH流行病学资料，据估计与日本相当。随着老龄人口的增长，iNPH病例必将进一步增加。

（二）病因和发病机制

sNPH发病年龄不限，可继发于蛛网膜下腔出血、脑出血、脑外伤、脑膜炎、脑肿瘤等疾病。iNPH病因不明，一般发生于老年人，有研究认为年龄增长、高血压、糖尿病及遗传等因素可能是iNPH的危险因素。至今，iNPH的确切病理生理机制尚不明确。其中主要理论有整体流动理论、流体动力学理论，颅内静脉系统顺应性降低，CSF搏动性减弱和蛛网膜颗粒功能受损，从而影响了CSF的流动和吸收。脑室扩大，相应脑室旁白质间质水肿，脑血流减少，代谢障碍而产生临床症状。

（三）临床表现及功能障碍

认知障碍、步态障碍、尿失禁三联症是iNPH患者的典型临床表现。

1. 认知障碍 iNPH的认知障碍属于神经心理损伤的一部分，涉及认知、情绪情感、精神行为各个方面。临床表现为精神活动迟钝和无欲望，思维、言语、计算力障碍出现相对较晚，记忆定向障碍也常见，有时可达到精神病的程度。也可偶见言语动作减少、缄默、嗜睡和昏睡状态。上述症状多为进行性，也可有波动。有时可表现为焦虑、抑郁和兴奋攻击行为，偶见幻觉、妄想。

2. 步态障碍 轻者为步态缓慢、直线行走困难，摇摆不定、步高步长步速降低、双脚间距增宽、起步和转弯障碍，前冲，常被描述为碎步、磁性步态、黏性步态等，但行走时摆臂功能正常；严重者不能自己行走和站立。患者频繁跌倒，逐渐出现步基增宽，步态拖拉，肢体僵硬、动作缓慢，下肢出现痉挛步态。当病情发展达高峰时，步态失调和运动功能低下十分严重，以致所有的自主活动受到限制，瘫痪在床。iNPH 患者行走功能障碍不仅干扰患者行走的质和量，也给患者的心理上造成很大的压力和负面影响，使得跌倒的风险贯穿于疾病全过程。

3. 尿失禁 iNPH 的膀胱功能障碍属于神经源性，并伴有逼尿肌功能过度活跃，通常发生在精神和步态障碍之后，随着病情恶化，症状持久。早期表现为无法用泌尿系统疾病解释的尿频、尿急、夜尿增多，后期表现为尿失禁，更严重者大便失禁，生活质量低下。

此外，头晕、头胀、嗜睡、乏力、精神改变、性格改变、吞咽功能下降等均较常见，并在部分患者为主要症状。这些症状导致临床上 iNPH 极易被忽视或误认为其他疾病如阿尔茨海默病、帕金森病、脑白质病、血管性痴呆、脑梗、腰椎病、骨关节病等。

（四）实验室检查与影像学检查

1. 实验室检查 iNPH 患者的 CSF 常规及生化指标通常为正常范围，部分患者的蛋白定量指标可增高。有部分研究指出，Tau 蛋白、神经丝轻链蛋白等标记物可用于可 iNPH 的诊断及鉴别诊断，但有待于进一步研究。

2. 影像学检查 头颅 CT、MRI 等影像学表现为脑室扩大，Evans 指数（侧脑室前角最大距离与同一层面最大颅腔内径之比）>0.3，胼胝角改变，出现不成比例蛛网膜下腔扩大性脑积水（disproportionately enlarged subarachnoid space hydrocephalus，DESH）（图 3-6-1）。另外，有弥散张量成像（diffusion tensor imaging，DTI）、相位对比磁共振成像（phase contrast MRI，PC-MRI）等监测指标。

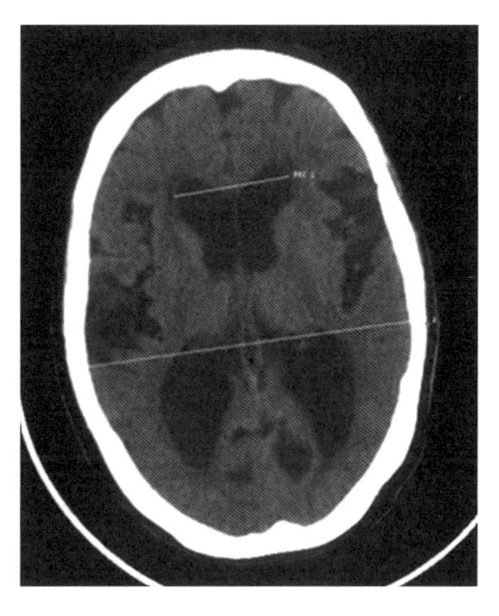

图 3-6-1 iNPH CT 平扫表现

二、康复诊断与功能评定

（一）诊断及标准

根据患者详细的病史、典型的症状、体征及影像学检查，诊断 iNPH 并不困难，但具有典型症状的患者病情往往较重，应提高早期诊断的可能。通过吸收 2005 年版美国 iNPH 指南、2012 年版日本 iNPH 指南等诊治经验，在 2016 年《中国特发性正常压力脑积水诊治专家共识（2016）》发表，并较为详细地列出了诊断级别（临床可疑、临床诊断、临床确诊）的标准。

1. 临床可疑

（1）成人起病并逐渐加重，症状可波动性加重或缓解；临床上有典型步态障碍、认知障碍和尿失禁三联症表现中的至少 1 种症状；

（2）影像学提示脑室增大（Evans 指数 >0.3），并且无其他引起脑室增大的病因存在；脑室周围低密度（CT）或高信号（MRI 的 T_2 加权像）征象；冠状位影像显示“DESH”征；

（3）腰椎穿刺（侧卧位）或脑室内颅内压（intracranial pressure，ICP）监测证实 ICP≤200mmH$_2$O；

（4）排除可能引起上述临床表现的其他神经系统和非神经系统疾患存在。

2. 临床诊断

(1) 符合临床可疑 iNPH 的诊断标准;

(2) 同时符合下列标准之一者:脑脊液放液试验测试后症状改善;脑脊液持续引流测试后症状改善。

3. 临床确诊 临床可疑或者临床诊断患者,经过脑脊液分流手术外科干预后疗效明显改善的患者为确诊。

4. 诊断试验 因操作安全、简便、创伤小而被广泛使用的是脑脊液腰穿放液试验(Tap test),它是指通过腰椎穿刺测压,释放 30ml 的脑脊液(当脑脊液释放不足时则放液至终压 0 为止),观察三联症等临床症状有无改善的一种方法,是诊断 iNPH 的有效方法,也是确定手术候选病例的关键步骤。放液试验阳性者可选择分流手术治疗,该试验阳性预测值很高。

(二) 功能评定

iNPH 患者步态、认知及排尿功能障碍的康复评定十分重要,尤其是腰穿放液试验前后的康复评定对于疾病诊断及治疗方式的选择具有决定性的作用。

1. 认知功能与精神心理评定 推荐使用 MMSE、MoCA、WMS 量表进行认知功能障碍的评估。其中,MMSE 简单便捷,应用更为广泛,但 MoCA 更加强调对执行功能和注意力方面认知功能的评估,可能有助于发现轻度认知功能障碍。

此外,iNPH 患者常伴有抑郁和焦虑的状态。对患者评估过程中,先观察患者的状态,交流中注意患者措辞,同时可通过心理评定量表进行评估。评定量表有汉密尔顿抑郁量表(HAMD)、抑郁自评量表(SDS)及焦虑自评量表(SAS)。

2. 步态功能评定 iNPH 的步态障碍轻者表现为步态缓慢、直线行走困难,严重者不能自己行走和站立。患者频繁跌倒,逐渐出现步基增宽,步态拖拉,肢体僵硬、动作缓慢,下肢出现痉挛步态。临床上对步态评估常采用步态分析,对人体行走功能状态进行客观的定性和(或)定量分析。评估方法包括目测分析法、量表法、三维步态分析。

(1) 目测法:一般采用自然步态的步态观察,参考第六章第一节。

(2) 量表法:Hoffer 步行能力分级、Nelson 步行功能评定、功能独立性评定(FIM)、Tinnetti 活动能力量表以及"站起 - 走"计时测试等评估 iNPH 的步态障碍。其中脑脊液引流或术后,"站起 - 走"计时测试的折返行走改善 10% 以上为阳性。

(3) 三维步态分析:参考第六章第一节。

3. 平衡功能评估 iNPH 的主要平衡功能障碍表现为共济失调,但没有小脑共济失调,其评估方法主要包括:

(1) 体格检查:①指鼻试验:嘱患者先伸直上肢,然后以其食指触自己的鼻尖。试验时,先睁眼、后闭眼做此动作,若某侧肢体动作缓慢笨拙,手指活动时发生摇摆或颤动,且不能准确地指触到鼻尖上,为阳性;②轮替运动试验:嘱患者两手做快速翻转运动,若某侧肢体动作缓慢笨拙,为试验阳性;③跟 - 膝 - 胫试验:患者仰卧,嘱其抬高一侧下肢,以足跟置于对侧下肢膝盖上,再沿胫骨前方向下滑动,若足跟不能准确地置于膝盖上,亦不能直线地沿胫骨向下滑动,为试验阳性;④描图试验:检查时患者仰卧,嘱其以足在空中描画三角形、圆形或正方形等图形,若不能完成此项运动者,为试验阳性。⑤闭目难立征实验:嘱患者立正,两足并拢,双手向前平伸,于其睁眼和闭眼时,注意观察其有无摇摆或倾倒趋势。若闭眼时有摇摆或倾倒现象者,为试验阳性。

(2) 观察法:观察患者的日常动作,如吃饭、穿衣或脱衣、解衣扣、拿东西、站立、行走等动作时肢体运动是否准确协调。观察中一般要观察下面三方面的平衡状况:①静态平衡(static balance)是指身体不动时维持身体于某种姿势的能力,如坐、站立、单腿站立、倒立、站在平衡木上维持不动;②动态平衡(dynamic balance)是指运动过程中调整和控制身体姿势稳定性的能力;动态平衡从另外一个角度反映了人体随意运动控制的水平;坐或站着进行各种作业活动,站起和坐下、行走等动作都需要具备动态平衡能力;③反应性平衡(reactive balance)当身体受到外力干扰而使平衡受到威胁时,人体做出保护性调整反应以维持或建立新的平衡,如保护性伸展反应、迈步反应等。

(3) 量表法:虽然属于主观评定,但由于不需要专门的设备,评定简单,应用方便,临床仍普遍使用。信度和效度较好的量表主要有 Berg 平衡量表(berg balance scale,BBS)。

(4) 平衡测试仪评估:包括静态平衡仪和动态平衡仪评估。平衡测试仪能精确测量人体重心位置、移动的面积和形态,评定平衡功能障碍或病变的部位和程度。测试结果可以保存,不仅可以定量评定平衡功能,还可以明确平衡功能损害的程度和类型,有助于制订临床治疗和康复措施,评价临床治疗和康复效果。同时,平衡测试仪本身也可以用作平衡训练,因此,临床应用范围广泛。

4. 排尿功能障碍评定 推荐使用排尿日记来评估患者的膀胱刺激症状,患者/照料者可通过记录排尿频率、急迫性尿失禁和实际尿失禁发作次数来评估患者的膀胱症状。可通过国际尿失禁咨询委员会尿失禁问卷表来询问患者及照料者,根据严重程度和发生频率进行评分。尿流动力学检查可为排尿功能障碍的诊断、治疗方法的选择及疗效评定提供客观的依据,常用的指标有尿流率、膀胱压力容积、尿道压力分布、括约肌功能等。

5. 吞咽功能评估 因 iNPH 常出现吞咽功能障碍,因此行吞咽评估至关重要。吞咽评估方法主要有误吸病史询问;洼田饮水试验、反复唾液吞咽试验;吞咽造影检查、电视内镜吞咽功能检查、超声检查和放射性核素扫描检查等。

6. 日常生活活动能力评定 iNPH 患者特征之一为尿失禁,其日常生活活动能力尤为重要。日常生活活动能力评定常用 Barthel 指数评估日常生活活动情况。

7. 社会参与能力评定 进行社会参与能力的评估十分重要,可采用 ICF、社会功能活动问卷、生存质量评定等。ICF 从功能、残疾和健康的角度评估身体功能、身体结构、活动与参与、环境因素以及个人因素。ICF 中活动指个体执行一项任务或行动,活动受限指个体整体水平的功能障碍(如学习和应用知识的能力、完成一半任务和要求的能力、交流的能力、个体的活动能力、生活自理能力等)。ICF 中参与是指个体参与他人相关的社会活动(家庭、人际交往、教育、工作就业等主要生活领域,参与社会、社区和公民生活的能力等),参与限制指个体的社会功能障碍。

8. 照料者负担量表 照料者负担量表(Zarit caregiver burden interview,ZBI)可以较为全面地评估 iNPH 患者照料者的情感、社会、身体及经济方面造成的影响。

9. 临床系统评分 临床系统评分建议采用日本学者应用的 iNPH 分级评分量表,见表 3-6-1。

三、康复治疗

(一) 康复治疗总则

1. 康复目标 康复的目标在于预防并发症,减少后遗症,促进运动功能恢复,预防关节

表 3-6-1　iNPH 分级评分量表

分级	定义
认知功能障碍	
0	正常
1	主诉记忆力下降、注意力分散，但客观检查无记忆及注意力损害
2	记忆力下降、注意力分散，但是无时间空间的定向障碍
3	存在时间空间的定向力障碍，但是可以交流
4	定向力障碍或者完全不能交流
步态障碍	
0	正常
1	主诉头晕或行走困难
2	步态不稳，但可以独立行走
3	借助辅助下行走
4	不能行走
排尿功能障碍	
0	正常
1	尿频或尿急
2	偶发尿失禁（1~3 次 / 周或以上，但 <1 次 / 天）
3	频发尿失禁（1 次 / 天或者多次）
4	膀胱功能几乎或者完全丧失

挛缩与肢体畸形。

2. 康复策略　通过脑脊液分流手术治疗，改善患者的病情。同时辅以步态、平衡、认知训练改善患者的预后以及后遗症，膀胱功能训练提高患者的生活质量以及社会参与能力。

（二）康复治疗方法

1. 手术治疗　脑脊液分流手术是治疗 iNPH 唯一有效的方法，故一旦诊断为 iNPH，经充分评估，排除禁忌证，可尽早手术治疗。早期手术可明显改善患者病情及预后，晚期手术亦可取得良好效果。

手术方式选择主要包括脑室 - 腹腔分流术（ventriculo-peritoneal shunt，VPS）、脑室 - 心房分流术（ventriculo-atrial shunt，VAS）、腰大池 - 腹腔分流术（lumbo-peritoneal shunt，LPS）及内镜下第三脑室造瘘术（endoscopic third ventriculostomy，ETV）等。以前有部分患者使用 VAS，但因其可造成感染、胸腔积液、肺动脉高压等严重并发症，目前已很少应用。有研究报道 ETV 治疗有效，但更多的研究表明其可能无效，故目前日本指南中不作为推荐的手术方式。VPS 技术成熟，操作简便，目前是西方国家 iNPH 的主要治疗方法。VPS 的缺点是行脑室穿刺时需要在脑部操作，有引起脑出血和癫痫的风险。

20 世纪 70 年代 LPS 技术从美国进入日本并获得改进，近年来在日本运用逐渐增多。LPS 的优点主要是操作简便，使用先进的抗磁阀门可以控制脑脊液流速，而且手术过程可以完全在颅外进行，可以最大限度地减少脑出血、癫痫的颅脑手术的并发症，易于被老年人接受。2011 年开始，在日本接受 LPS 治疗的 iNPH 患者超过了 VPS，充分体现了 LPS 的优势。中国也有部分大医院开展了 LPS 手术，近两年，复旦大学附属华东医院神经外科应用 LPS 治疗了百余例 NPH 患者，获得了良好的效果。随着接受 LPS 的医生和患者越来越多，对于 LPS 应该进行严格的禁忌证把握，如颅内占位性病变、脑脊髓蛛网膜炎、颅颈交界处的异常（Chiari 畸形或严重狭窄的椎管）。另外，每种手术方法都有其适应证，在进行手术之前应尽量告知患者各种手术方法的风险和益处。

2. 运动疗法 主要针对患者因共济失调导致的步态及平衡功能障碍，如：①改善患者运动的姿势基础，增强近端稳性，改善平衡调节，使患者学会小范围的运动；②改善主动肌、协同肌、对抗肌的协同，使患者的运动变得平稳和流畅；③在抗重力的位置上，让患者体验有目的的抗重力运动；④改善视固定和眼、手协调，使患者能利用视觉帮助肢体保持稳定；⑤在患者的运动中，引入旋转的成分，减轻患者因害怕失调而不自主地或自主地对其运动的限制；⑥训练患者恢复正常的中线感和垂直感，以使他们在运动中有返回中线的参考点。

3. 认知功能与精神心理训练 记忆训练可以集中在重新训练和改善或在代偿技能上。代偿技能可以是内部的或外部的，在教患者这些代偿技能之前，应先教患者用策略来组织和处理信息，这要比重复练习更具有功能促进的作用。根据患者注意力的水平，控制治疗环境对患者注意力的影响（具体参考第六章第二节）。

精神心理训练是指训练患者心理活动、言语交流、日常生活、职业活动和社会活动等方面的内容。根据病情发展的不同阶段，向患者及家属耐心说明当前病情及应主动配合的事项。鼓励患者参加力所能及的家庭、社会活动，根据自己的爱好进行体育活动，积极参加娱乐活动，增加对生活的兴趣。

4. 膀胱功能训练 包括括约肌控制训练、排尿反射训练、手法排尿试验、水出入管理制度、定时排尿、提示性排尿、盆底肌功能训练及生物反馈等。开始训练时，必须加强膀胱残余尿量的监测，避免发生尿潴留；避免由于膀胱过度充盈或者手法加压过分，导致尿液反流到肾脏；膀胱反射出现需要一定的时间积累，因此训练时注意循序渐进（参考第六章第八节）。

5. 药物治疗 具体发病机制至今尚未明确，西药等药物治疗并不能从根本上解除病症。祖国医药积累了一定的经验，中药方如：熟地黄、茯苓、山药、当归、白术、人参、甘草、泽泻、牡丹皮、牵牛子、商陆、防风、川芎、牛膝、山茱萸、僵蚕、钩藤、钟乳粉、半夏、陈皮。

6. 针灸治疗 针灸治疗脑积水有一定疗效，如百会透四神聪、风府透哑门、三焦俞透肾俞、三阴交透复溜、肾俞透气海、水分透中极、水分透气海、阴陵泉透三阴交、足三里透阴陵泉等。配穴：大椎、曲池、足三里。

（郑洁皎　毛仁玲　方旭昊）

第七节 周围神经损伤康复

周围神经损伤常见于外伤、慢性劳损或卡压等。周围神经损伤后，受该神经支配区的运动、感觉和营养均将发生障碍。诊断及评估包括病史、运动功能、感觉功能、神经肌电图及影像学检查等。康复目的在于促进神经再生，保持肌肉质量，增强肌肉力量和促进感觉功能恢复。早期康复可以消除炎症、水肿，促进神经再生，防止肢体挛缩。恢复期康复可以促进神经再生，恢复神经的正常功能，矫正畸形，重返工作岗位和进行力所能及的劳动，提高患者的生活质量。

一、概述

周围神经损伤是临床上常见的一类疾病,可由外伤、感染、压迫、缺血、肿瘤和营养代谢障碍等多种原因引起,可以是直接的,也可以是间接的。例如周围神经炎、外伤性神经挫伤或割断伤、神经卡压综合征等。周围神经系统的一个特征是,与中枢神经系统相比具有显著的再生能力,包括轴索及髓鞘组织的再生。鉴于周围神经与肌肉运动、感觉等一系列极为重要的功能相关,因而必须对周围神经的基础生理、解剖、对损伤的反应、临床症状及体征、肌电图及影像学有一个较为全面的了解,其中极为重要的是评定神经损伤类型及程度。

(一) 定义

周围神经损伤主要表现为由于各种原因引起受该神经支配的区域出现感觉障碍、运动障碍和营养障碍。周围神经损伤的原因有:牵拉损伤,如产伤等引起的臂丛损伤;切割伤,如刀割伤、电锯伤、玻璃割伤等;压迫性损伤,如骨折脱位等造成的神经受压;火器伤,如枪弹伤和弹片伤;缺血性损伤;肢体缺血挛缩,神经亦受损;电烧伤及放射性烧伤;药物注射性损伤及其他医源性损伤等。

(二) 神经解剖基础及分类

四肢周围神经由 3 大部分构成:①传导轴索;②有隔绝作用的施万细胞;③支撑轴索再生的周围结缔组织床。神经纤维由施万细胞包绕构成外鞘,另外有一层基质包绕施万细胞,它在支撑轴索再生时起关键作用,即神经内膜,神经束膜把神经纤维分隔成束,再由神经外膜包绕而成,无论是内层还是外层的神经膜中都包含有成纤维细胞、巨噬细胞、乳突细血管和脂肪,对临床神经轴索再生有重要意义。神经损伤的分类与神经损伤的程度主要取决于损伤的范围和时间。据此将周围神经损伤进行分类,即神经失用症、轴索断裂、神经断裂。神经失用症是周围神经损伤中最轻的一种,主要是传导的功能下降或阻滞,轴索的完整性保持,多源于直接的机械压迫、血管的缺血性因素、代谢紊乱和炎症引起的神经脱髓鞘,一旦病因去除,最快能在几天到数周内恢复。轴索断裂损伤较重,轴索已断裂,但周围的支撑结缔组织仍完整,可支持轴索的再生,远端轴索在几天后即发生变性,如果此时给予远端神经的残端直接电刺激不能引起神经传导及肌肉反应。施万细胞可沿纵轴繁殖,通过施万细胞轴索可再生。一般这样的恢复需数月时间,决定因素主要由轴索退变程度、再生及靶肌肉重新支配而定。按照一般规律,轴索的生长为 1mm/d 或 2.54cm/ 月,因此,越近端的损伤所需时间愈长。另外,有 2 种情况神经恢复的可能性更大一些:①神经分支少的神经;②单纯感觉支或运动支的损伤。

(三) 周围神经损伤的机制

创伤是四肢周围神经损伤最常见的因素,在上肢神经中桡神经最易损伤,其次为尺神经及正中神经,下肢神经中腓总神经最易损伤,其次为胫后神经及坐骨神经。大部分的急性损伤是由于闭合性创伤如牵拉、压迫等引起的周围神经损伤,其神经是完整的;开放性损伤如锐器或钝器伤可致神经部分或全部断裂;另外,解剖中神经常常与血管伴行,所以,血管肿瘤也会伴发邻近神经的损伤;虽然与中枢神经系统不同,周围神经相对能耐受缺氧,但如果牵拉或压迫时间过长,仍会导致神经缺血性损伤。另一方面,周围神经损伤的敏感性也还与其内部解剖结构和位置有关。神经牵张力主要由含弹力胶原纤维的神经束膜决定,在神经结构损伤前，神经可伸展，由于解剖位置表浅，在某些位置固定或跨越关节而致某些神经易受损伤。例如腓总神经和桡神经。如果将神经纤维纵向解剖时，会发现有弯曲，这有利于神经有一定范围内的活动度，尤其是跨越关节时。神经卡压综合征是最常见的慢性神经损伤，如腕管综合征。另外一些疾病也易于引起周围神经损伤，如糖尿病、痛风、系统性淀粉样变、甲减、肾衰等。

（四）临床表现

1. 运动功能障碍 周围神经损伤后，其所支配的肌肉瘫痪，肌张力消失。瘫痪的肌肉与相拮抗肌肉间失去平衡，出现不同畸形。正中神经损伤后，拇指呈“内收旋后”畸形；尺神经损伤后，呈“爪指”畸形；正中神经、尺神经同时损伤呈“猿手”畸形；桡神经损伤出现“垂腕、垂指”畸形；腋神经损伤致“方肩”畸形；肌皮神经损伤后，屈肘功能障碍。

2. 感觉功能障碍 周围神经损伤后，出现该神经支配区域皮肤的感觉减弱或消失。

3. 营养性功能障碍 周围神经具有交感自主神经纤维。神经损伤后，该神经支配区域的皮肤潮红，皮温增高，2 周后变苍白，汗腺分泌停止，皮肤干燥，后期萎缩。指腹扁平，指纹消失，指甲增厚呈脊嵴状，汗毛脱落，肌肉松弛、萎缩，骨质疏松等。

二、康复诊断与功能评定

1. 解剖定位 根据损伤的运动和感觉的主要影响平面来区分神经损伤的位置。

（1）桡神经损伤：①肘上平面：主要影响桡侧腕伸肌、肱桡肌及伸指总肌。手背皮肤感觉丧失（虎口区为桡神经绝对支配区）。垂腕垂指，拇指不能外展过伸，各掌指关节及指间关节不能过伸。②肘关节以下平面：能背伸腕关节，其余同肘部损伤。

（2）尺神经损伤：①肘部平面：手部尺侧一指半感觉丧失（掌侧及背侧）；所有手部的骨间肌，第 3、4 蚓状肌，小鱼际肌萎缩，小指外展不能内收，夹指试验（+）；拇指内收肌影响，拇食指对指受限；小指及环指为爪形指；尺侧腕屈肌及小指、环指指深屈肌活动受限；②腕部平面：手背尺侧一指半感觉正常；③肘部以上平面：爪形指畸形比肘部平面严重（因为指深屈肌正常）。

（3）正中神经损伤：①肘部平面：手掌桡侧、桡侧三指半及食、中指背侧远节皮肤感觉丧失；鱼际肌萎缩，拇指不能外展、对掌及对指；旋前障碍，屈肌功能下降及尺偏，拇、示指屈曲不能；②腕部平面同肘部的前两项。

（4）腋神经损伤：多见于肩关节脱位、肱骨近端骨折脱位及局部压迫。三角肌区皮肤感觉丧失；三角肌萎缩，肩外展乏力。

（5）肌皮神经损伤：前臂外侧皮肤感觉麻木。肱二头肌、肱肌等障碍致屈肘受限。

（6）腓总神经损伤：小腿外侧及足背皮肤感觉丧失。足下垂，踝关节不能背伸及外翻。足趾不能过伸。

（7）胫后神经损伤：足底及足趾面感觉丧失；踝关节不能屈及内翻；足趾不能屈。

（8）坐骨神经损伤：表现出胫后及腓总神经损伤的状。股二头肌麻痹，膝关节屈曲乏力。

2. 感觉功能障碍 由于传入纤维受损，表现出感觉迟钝、疼痛、温度觉、触觉、认知觉、本体觉的减退或消失，还可能有感觉异常。感觉评定包括浅感觉、深感觉、复合感觉等。

3. 影像学评估

（1）肌电图：临床的症状与体征只能了解神经丧失的功能，但无法明确损伤的程度、分类，尤其在急性期，除非在手术中有明确发现。在损伤早期，由于疼痛和水肿，肌电图检查很困难。一般来说，伤后早期肌电图目的是了解损伤部位及类型，以及是神经根还是更远端的损伤。随后的检查是决定程度及神经再生的概率。损伤后1周对感觉、运动的肌电图检查可将神经失用症与轴索断裂或神经断裂区分开来。

（2）周围神经损伤的影像学：以往用CT、MRI进行诊断，主要用于观察是否有肿块及神经异常，但从20世纪90年代开始，国际上开始用MRI评估各种类型的神经损伤及肌肉疾病。评估在各种周围神经损伤中肌肉的信号特征，发现在轴索损伤或完全断裂时STIR信号增加，这种肌肉失神经支配的信号改变可早至损伤后，比肌电图要敏感，而一旦肌肉再支配后，信号可恢复正常，而对于神经失用性病变，由于没有轴索丧失，则信号不变，尽管与肌电图一样不能明确区别轴索断裂与神经断裂，但由于它的非损伤性及敏感性，仍有助于临床早期诊断及制订合适的治疗方案。

三、康复治疗

（一）康复目标

1. 控制肿胀 肿胀可压迫神经组织也可导致关节僵硬。术后患肢抬高，在抬高位作向心性肌肉按摩，并对未固定关节做主被动运动训练，有改善静脉淋巴回流，消除肿胀，促进神经修复的作用。

2. 防止肌肉萎缩 主被动运动训练有助于改善失神经支配肌肉的血液循环，维持肌肉的正常代谢，防止肌肉失水，从而延缓失神经支配肌肉的废用性萎缩，为肌肉迎接神经的再支配创造条件。

3. 预防关节挛缩 主被动活动关节，可牵拉伸展肌肉、韧带和关节囊，有利于关节的血运和营养，保持关节的活动范围，防止关节挛缩，为后期功能训练奠定基础。

4. 促进功能恢复 肌力训练和作业训练，可不断增进手的握力、捏力及手的内在肌功能，恢复肌肉的协同作用和手的灵活性。

5. 做好心理护理 康复计划的实施及患者对治疗的合作态度，对神经修复和功能恢复都有重要影响。周围神经损伤所造成的运动、感觉功能的障碍和特有的畸形，给患者的工作生活带来诸多不便，患者表现为痛苦、焦虑，急切企盼手术恢复功能。对此，我们应进行耐心解释和正确疏导，说明手术只能建立神经的连续性，而功能必须依靠患者自身的、长期有效的训练才能恢复，使患者明确康复训练的重要意义，充分调动患者主动配合和自觉训练的积极性。

（二）康复方法

1. 早期（术后2周内） 术后患肢抬高，功能位妥善固定，避免牵拉。术后24h开始轻柔地、向心性按摩切口以下水平肌肉，每日数次，并适当被动活动关节。

2. 中期（术后2~4周） 被动运动训练：指导患者对未固定关节进行伸、屈运动训练，关节活动的同时也牵涉肌肉的运动。这种运动要求患者健手助力，随时随地进行，直至肌肉出现主动收缩。

3. 后期（4周后）

（1）主动运动训练：当肌肉出现主动收缩时，根据不同神经损伤制订训练方案，正中神经损伤需训练各指的伸、屈、抓捏运动和对掌功能；尺神经损伤需训练各指的外展、内收功能；桡神经损伤需训练水平伸腕、伸指功能；腋神经损伤需训练肩的伸、屈和外展功能；肌皮神经损伤需训练屈肘功能。训练过程要求健手助力，主动成分逐渐加大，以过渡到完全主动运动。

(2) 肌力训练：当肌肉有抗阻能力并能独立运动时，选用拉力器或其他固定物及器械训练前臂屈肌；用捏皮球和捏橡皮泥的方法训练手指屈肌和内在肌；用不同的握力训练屈腕、伸腕和屈肘功能。

(3) 感觉功能训练：给予不同质地和形状的物品进行训练，如纸张、金属、玻璃、条绒和丝绸等来训练手的实体感觉，提高辨认能力。

4. 作业训练 正中神经选用捡玻璃球的方法训练；尺神经选用夹纸、撕纸的方法训练；桡神经选用编织式或弹钢琴式的方法进行功能训练。

(三) 注意事项

1. 检查修正 各项训练不仅开始时要讲明道理、教会方法，在训练的过程中更要定期检查、及时调整，防止训练不当延误康复时间或因疼痛而疏忽训练的次数及强度，时间过久再发现恢复不佳时，已造成功能上不可挽回的损失。

2. 静与动 对神经吻合术后石膏固定的患处，要保持绝对制动，对未固定关节要进行充分的运动训练，否则，将影响后期功能训练。

3. 循序渐进 不可操之过急，如后期的抗阻力训练，其强度和数量要考虑患肢的承受能力。

神经修复后再生速度缓慢(1mm/d 左右)，大部分的功能训练要在家中完成。所以，针对每一位出院患者，都应根据其损伤神经、恢复程度和训练方式的不同做出详细的出院指导，要求患者不断提高自我康复能力，有效利用家庭环境和条件，有计划、有目的地进行康复训练，直至功能的完全恢复。

(郑洁皎　徐国会)

第四章　老年脏器疾病的康复

第一节　老年脏器系统生理功能和代谢变化

一、概述

老年人年老体衰是正常的自然规律，随着衰老，身体内的各个器官系统的功能都在下降，生理功能和代谢也在发生着变化。在衰老的过程中，组织器官也会发生不同程度的改变。

从整体上来看，每种器官老化起止的时间不一致，老化的速度也不一致。组织器官重量下降的程度分别为：肾脏 18.0%、肝脏 15.0%、心脏 2.3%、脑 12.8%、脾脏 49.1%、肺脏 6.6%、睾丸 20.4%、甲状腺 17.2%。生理功能下降最明显的是最大呼吸量和标准肾血浆流量，下降居中的是心脏指数、肾小球滤过率和肺活量等，下降幅度最小的是神经传导速度。

二、呼吸系统

人的肺脏在 20 岁以前，会经历一个发育成熟的过程。大部分人大约在 10~12 岁时肺泡数目达到顶峰，之后呼吸系统开始加速成熟。在随后的人生中，呼吸系统的生理功能随着增龄而逐渐下降。如果没有疾病的影响，一般情况下，呼吸系统是可以维持正常的气体交换活动。

随着增龄的变化，老年人的胸壁、气道、肺组织、呼吸肌等都会发生结构性变化，随之而来的通换气功能、防御功能、免疫功能都会发生变化。肺功能下降会导致血氧利用率降低，从而带来一系列的疾病，因此研究衰老时呼吸系统的改变很有必要。

（一）呼吸系统的结构变化

1. 胸壁的变化　随着年龄的增长，胸壁的顺应性是下降的。胸壁硬化的因素主要有肋骨及椎间关节的钙化及骨化、椎间隙狭窄等。对于老年人来说，骨质疏松是常见的多发病，长期的骨质疏松将会导致椎体的各种骨折。由于骨折的发生，原来的力学结构发生了改变，从而导致胸廓承受力不均，胸廓发生了变形。由骨折导致的脊柱侧凸，将会影响膈肌的收缩功能。同时，随着年龄的增加，胸膜的纤维组织开始增生，胸膜增厚，胸壁脏层和壁层可发生部分粘连。

2. 气道的变化　老年人的气管、支气管各层细胞萎缩，纤毛上皮细胞增生，有些甚至发生化生、萎缩。纤毛细胞转化为杯状细胞，黏液分泌增多，因此气道阻力增大。随着年龄的增长，上气道鼻黏膜出现萎缩、变薄，使上呼吸道加温湿化功能减退；上气道肌肉张力减退，舌后缩，软腭脱垂造成咽后壁解剖狭窄，因此老年人睡眠时容易出现打鼾和呼吸暂停的现象。因为气管和支气管有软骨环的支撑，形态变化不明显，但气管和支气管的黏膜易受损伤，导致老年气道反应性增高。小气道（直径 <2mm）由于无软骨的支撑，易受周围弹性组织影响和管腔内外压力变化的影响，容易发生阻塞和引流不畅。

3. 肺组织的变化 老年人的肺组织一直在发生退行性变化，主要是结缔组织的变化，研究显示肺组织的胶原和弹力蛋白的数量并没有随年龄发生变化。胶原由于分子间交互联结的增加变得更加稳定，弹力蛋白之间的交互连接发生改变导致老年人肺弹性回缩力发生下降，尤其在高肺容量时更加明显。也有研究表示，随着年龄的增大，肺的压力 - 容积曲线显示向左移位。此外，形态学研究显示 50 岁以上，呼吸性细支气管、肺泡管和肺泡周围的弹性纤维会发生扭曲和断裂，从而导致老年人肺泡管、肺泡囊、肺泡发生扩张。肺泡面积随着年龄增长而减小，30 岁时肺泡总面积为 $70m^2$，而 70 岁时为 $60m^2$，下降速度为 $0.27m^2/y$。同时小气道由于支撑结构的减少，易于塌陷。这种变化无结构的破坏，将其称之为“老年性肺气肿”。

4. 呼吸肌功能的变化 有研究表明老年人与青年人相比跨膈压下降，由于胸腔几何形态和胸壁顺应性的改变使老年人功能残气量增加，胸廓形态的改变和容量的改变可导致呼吸肌肉功能障碍；脊柱弯曲和胸廓前后径的增加会降低膈肌的收缩功能；呼吸肌力量的改变可能还与老年人营养缺乏有关。研究显示最大吸气压（MIP）和最大呼气压（MEP）与人体体重密切相关，营养不良组的呼吸肌力量和最大通气量与对照组比较明显降低。

呼吸肌需要足够的能量供给才能维持其正常功能，包括适当的血流、含氧量、碳水化合物和脂肪水平等，研究显示慢性心力衰竭的患者呼吸肌的能力下降，MIP 和 VO_{2max} 与体重明显相关。老年人呼吸肌功能降低尚受其他常见老年病，如帕金森病、脑血管病的影响。

5. 肺血管的变化 随着年龄的增长，肺血管的弹性组织逐渐减少，纤维组织逐渐增生，物理特性发生了变化，失去了对牵拉的伸展性。40 岁以后，几乎都有肺动脉粥样硬化（纤维化、肥厚、透明化），肺动脉压力增大。40 岁以后，肺静脉内膜硬化，以胶原增生为主。

（二）呼吸系统的功能变化

1. 肺容量的变化 不同状态下肺所能容纳的气体量称为肺容积，随呼吸运动而变化。通常肺容积可分为潮气量、补吸气量、补呼气量和余气量，它们互不重叠，全部相加后等于肺总量。肺容积中两项或者两项以上的联合气体量称为肺容量。肺容量包括深吸气量、功能余气量、肺活量和肺总量。

随着增龄的变化，呼吸器官逐渐发生退行性变在漫长的岁月里中又不断地经受了感染、大气污染等因子的损害，因此会出现肺泡及肺弹力纤维减少、胸廓顺应性降低、呼吸肌疲劳等情况，从而导致残气量的增加，比如从 20 岁到 70 岁可增加 50%，与此同时，肺活量却下降到最佳值的 75%。老年人椎间盘萎缩，胸廓前后径增大，肺泡弹力减退，呼吸肌退化变性、气道阻力增大等诸多因素，促使肺容积日益增大，肺气肿日益明显，目前已经得到研究证实。随着增龄，老年人的胸廓顺应性降低以及腹壁肌肌力降低，从而导致气体交换下降，肺活量下降。老年人残气量，功能残气量分别增加 10% 和 50%。60 岁人的残气量是 30 岁的 200%。

2. 通气功能的变化 肺通气主要指的是肺与外界环境之间的气体通气过程受呼吸肌的收缩活动、肺和胸廓的弹性特征以及气道阻力等多种因素的影响。第 1 秒用力呼气量（FEV_1）和用力肺活量（FVC）在女性 20 岁时，男性 27 岁时达到顶峰，此后就随着年龄的增加而逐渐减小，研究表明女性比男性下降的较慢，有气道高反应的患者下降的较快。25~39 岁每年平均下降 20ml，65 岁以上每年下降达 38ml，不吸烟的男性 FEV_1 每年递减 30ml，女性每年递减 23ml。不吸烟的男性 FVC 每年下降 14~30ml，女性每年下降 15~24ml。在通气功能基本正常的青年、中年和老年三组可以看到，VC、FVC、FEV_1 的平均每年下降值及其占初值的百分数随着增龄有着渐增的趋势，表明它们随着年龄的下降不是直线的。

3. 最大呼吸流速 - 容积曲线的变化 让受试者尽力吸气后，尽力尽快呼吸至余气量，同步记录呼出的气量和流速，即可绘制成最大呼吸流速随肺容积变化而变化的关系曲线，即最大呼吸流速 - 容积（maximal expiratory flow-volume，MEFV）曲线，肺容积的变化常用肺容积所占的肺活量的百分比（% 肺活量）表示。MEFV 曲线的升支较陡，在肺容积较大的时候，呼吸流速随着呼吸肌用力程度的增加而增大，曲线很快达到峰值。MEFV 曲线的降支较平坦，表示呼吸过程中不同肺容积时的最大呼气流速。一般正常人小气道阻力占总阻力的 20%，依据等压点学说，在用力呼气初期，肺处于高肺容量时，等压点位于较大气道，该处有软骨支撑，不易受压，故用力越大，流速也越大，称为 MEFV 用力无关部分，约相当于 75% 肺活量以上；但在呼气 75% 肺活量以下时，等压点转移到了较小气道，该处无软骨组织，易受压迫而萎缩，故用力越大，流速越小，称为 MEFV 用力无关部分。当小气道受损害时，小气道阻力增加，等压点转移到更小的气道，此时的阻力相当于正常呼气后期肺容量阻力，其流速下降。由于老年人呼吸器官的老化衰退，肺及气道顺应性随年龄增长而下降、肺组织萎缩、弹性回缩力降低，小气道疾患早期及慢性阻塞性肺疾病均以末期流速下降为主，MEFV 均随着年龄而下降。

4. 气道阻力的变化 当进行肺容积校正时，年龄对气道阻力并无明显的影响。

5. 呼吸肌力的变化 可通过无创性测量 MIP 和 MEP 来评价呼吸肌肉的力量。MIP 男性大于 80cmH_2O 或者女性大于 70cmH_2O，或经鼻吸气压（sniff nasal inspiratory pressure，SNIP）男性大于 70cmH_2O，女性大于 60cmH_2O 可除外呼吸肌无力，研究显示随着年龄增加，MIP、MEP 降低，营养状态（体重和体重指数）及四肢肌肉力量与 MIP、MEP 有相关性。

6. 动脉氧合和通气血流的变化 研究显示随着年龄增加，通气 / 血流比例失调增加，并引起动脉血氧分压的降低。有学者认为 65 岁以上动脉血氧分压（arterial partial pressure of oxygen，PaO_2）正常范围应该在 80~85mmHg。也有学者认为 PaO_2>70mmHg 时，在 70 岁以上的老年人即属于正常。

7. 弥散功能的变化 年龄增加导致通气血流比例失调增加，肺泡表面积减少，肺毛细血管减少，肺容量减少，引起弥散功能下降，40 岁以后较为明显。男性每年的肺 CO_2 弥散量下降速度为 0.2~0.32ml/（min·mmHg），女性为 0.06~0.18ml/（min·mmHg）。女性下降的速度较慢，可能与雌激素水平有关。

8. 通气 - 血流灌注比率失调 由于肺的微血管数量减少，弥散功能降低，功能残气量增加，吸入的氧在肺泡内过度稀释，使肺泡的氧分压降低，CO_2 分压增高。由于肺组织的弹性减弱，小气道闭塞，肺下部残气过多，压力增高，上部气道通畅，保持负压，结果是，通气时多在肺上部，而血流灌注一般都在肺下部。因此，老年人易患通气 - 血流灌注比率失调。

（三）呼吸系统调节的变化

呼吸运动是整个呼吸过程的基础，是呼吸肌的一种节律性舒缩活动，其节律起源于呼吸中枢。呼吸运动的深度和频率可随着体内外环境的改变而发生相应变化，以适应机体代谢的需要。如在运动时，代谢增强，呼吸运动加深加快，肺通气量增大，机体可摄取更多 O_2，排出更多的 CO_2。机体在完成其他某些功能活动（如说话、唱歌、吞咽等）时，呼吸运动也将受到相应调控，使其他功能活动得以实现。老年人中枢对高级感觉反应阈增高，识别能力差，但作为生命中枢的延髓发生老年变化最晚，70 岁以后才对 CO_2 通气反应降低。

1. 静息状态 正常老年人静息状态下每分通气量与年轻人相似，但潮气量减少，呼吸频率增快。年龄增加会引起心血管和呼吸对低氧和高碳酸血症的通气反应下降。研究表明，与健康年轻人相比，老年人(64~73岁)对低氧的通气反应降低51%，对高碳酸血症的通气反应降低41%。一般认为随着年龄增加，老年人从周围化学感受器或中枢化学感受器整合信息的能力下降，产生适当神经冲动的能力下降，使胸壁和肺的机械收缩效能下降，对于附加阻力或弹力负荷的感知能力下降。文献报道老年人与年轻人相比，对乙酰胆碱引起的支气管收缩反应的能力下降。

对低氧和高碳酸血症的通气反应和支气管收缩反应降低说明老年人的自我防护能力减退。因此与年轻人相比，老年人更容易罹患呼吸系统疾病如肺炎、慢性阻塞性肺疾病和睡眠呼吸暂停等而发生低氧血症和高碳酸血症。

2. 活动状态 机体的静息氧耗量在20~30岁之间达到高峰，然后每十年以9%的速度下降。氧耗＝心排出量 ×(动脉血氧含量－静脉血氧含量)，老年人氧耗量下降的主要原因是最大心排出量下降和四肢肌肉组织的减少。

老年人静息状态下对高碳酸血症的反应能力下降，但运动状态时对 CO_2 的反应却强于年轻人。一项对224例56~85岁人群的研究显示，对于特定的 CO_2 产生量，通气反应(VE/VCO_2)随年龄而增加。这种反应与缺氧或代谢性酸中毒的增加无关，可能与老年人无效腔与潮气量比值(VD/VT)的增加有关。因此老年人对于一定的VE需要更高的氧耗量。

3. 睡眠状态 在中老年人群中，据估计睡眠呼吸暂停综合征女性发病率为4%，男性为9%，而反复上呼吸道阻塞的发病率在老年人中为24%~75%。由睡眠引起的呼吸调节障碍可能与感知减退有关。老年人对上呼吸道阻塞的反应比年轻人明显下降。

三、循环系统

循环系统(circulation system)是一个相对封闭的管道系统，包括起主要作用的心血管系统(cardiovascular system)和起辅助作用的淋巴系统(lymphatic system)，本节主要介绍心血管系统的变化。心血管系统由心脏、血管和存在于心腔与血管内的血液组成，血管部分又由动脉、毛细血管、静脉组成。在整个生命过程中，心脏不停地跳动着，推动血液在心血管系统内循环流动，称为血液循环(blood circulation)。血液循环的主要功能是完成体内的物质运输：运送细胞新陈代谢所需的 O_2 到全身，以及运送代谢产物和 CO_2 到排泄器官。随着增龄，循环系统在各个方面发生改变，从而使得机体生理功能减退，对外界的适应减低，这种改变又称为老年心血管系统老化或者老年心脏改变，对循环系统发生的变化进行研究将有助于解释与心脏有关的老年病。

(一)结构的变化

1. 心脏的变化 研究表明，80岁左心室比30岁时增厚25%，心肌细胞的肥大而导致心脏增大。随着年龄的增长，心肌细胞间胶原结缔组织增多，发生纤维化改变，使得衰老心肌缺乏顺应性。衰老心肌细胞肌浆网摄取能力下降，舒张期钙离子回摄入肌浆网的时间显著延长，导致心肌舒张能力降低，使得脂褐素沉积，淀粉样变，心肌的兴奋性、自律性、传导性均降低。心脏瓣膜呈退行性病变和钙化，窦房结p细胞减少，纤维增多，房室结和束支都有不同程度的纤维化，导致心脏障碍。

2. 心脏血管的变化 血管随着增龄，动脉内膜增厚，中层胶原纤维增加，造成大动脉扩张而屈曲，小动脉管腔变小，动脉粥样硬化，由于血管硬化，可扩张性小，易发生血压上升及体位性低血压。

（二）功能的变化

1. 心脏功能的变化

（1）心肌收缩功能：成年以后，心脏做功每年下降 0.5%，心脏收缩力随着增龄每年下降 0.1%。由于老年人心肌收缩能力减退，从而导致左室射血期时间延长，进而导致左室内压最大上升速率减慢。至于老年人心肌收缩力下降的原因，一般认为可能是由于衰老的心肌肌浆网摄取、释放 Ca^{2+} 的速度减退的原因。

（2）心输出量下降：心输出量随着年龄呈直线下降，与 20~30 岁青年比，60~70 岁老人减少了 30%~40%，71~80 岁老人减少 40% 以上。老年人的心输出量，在一定范围内可以维持代偿作用，老年人最大的代偿能力是年轻人的 20%~30%。从静止到负荷高峰，射血分数与年龄成反比，多数老年人在运动时其射血分数是降低的。

生理学上，青年人主要通过升高心率和心肌收缩力来维持正常心输出量，而对于老年人来说，他们则主要通过 Frank-Starling 机制维持。虽然衰老人群的心脏收缩和舒张功能减退，但经过代偿机制的调节，健康的老年人静息和运动时心搏出量和心输出量并没有随着年龄的增加而出现降低，通常只有他们进行运动时，其最大运动能力出现降低，而舒张末期容量随着年龄的增加而增加。

（3）窦房结功能减退：由于窦房结的老化，老年人窦房结自律性降低，表现为最大心率和固有心率（交感和副交感神经封闭后的心率）随着增龄而降低，窦房结恢复的时间随增龄而延长。窦房结自律性降低，削弱了对心脏其他节律点的控制，因而易发生心律失常。

心律对运动的反应很迟钝，负荷增加使得最大心率达到 177 次 /min，显著低于年轻人的 190 次 /min。原因主要是传导系统的纤维化，肌纤维中儿茶酚胺受体减少，程度随着增龄显著增加。心电图中的改变是 QRS 波群，T 波随着增龄减低，p 波双向。

2. 心血管功能的变化

（1）大动脉弹性储备的能力下降：由于老年人的主动脉老化，其弹性储备作用降低，其静息血压随着年龄的增加而升高，收缩压升高较明显。研究表明，老年人进入老年以后，收缩压一直呈升高的趋势，到了 80~90 岁以后才趋于稳定，而对于舒张压，60 岁以后呈下降趋势，因此老年人的血压主要变现为收缩压升高，且脉压增大。

心脏收缩射血时，主动脉和大动脉被扩张，可容纳一部分血液，使得射血期动脉压不会升得过高。当进入舒张期以后，扩张的主动脉和大动脉依其弹性回缩，推动射血期多容纳的那部分血液流入外周，这一方面可将心室的间断射血转变为动脉内持续流动的血液，另一方面又可维持舒张期血压，使之不会过度降低。随着年龄的增长，大动脉和主动脉开始发生老化，随之而来的是弹性降低，延展性减退，大约在 20 岁以后，大动脉的延展率就将每增长 10 岁就下降 10%，因而老年人大动脉弹性贮备降低。因此，当心室射血时，主动脉不能相应地扩张，不能减缓左室传来的收缩压，从而造成动脉收缩压升高，而舒张压主动脉又无明显地弹性回缩，舒张压不升高，脉压增大，故老年人容易患单纯性高血压。

（2）体位性低血压：在机体内调节血压的机制有很多，而最为人所熟知的主动脉弓和颈动脉窦压力感受器调节的反射是瞬时调节。当血压降低时，压力感受器发动的冲动减少，抑制迷走神经，兴奋交感神经，从而增加心率，使动脉、静脉收缩，最终使得血压上升。老年人由于容易发生动脉粥样硬化，因此主动脉弓和颈动脉窦处的压力感受器敏感性降低，从而失去了瞬时、精细调节，这也是为什么老年人容易发生体位性低血压的原因。

(3) 毛细血管的代谢率下降：随着年龄的增长，毛细血管基底膜增厚，外膜纤维化，从而导致毛细血管代谢率下降，毛细血管老化成为了衰老的原因。毛细血管老化和功能性毛细血管数目减少的发生，使老年人易出现肌肉疲劳。

四、消化系统

消化系统的基础功能是消化食物和吸收营养物质，还能排泄某些代谢产物。人需要从外界摄入的物质有六大类，包括蛋白质、脂肪、糖类、维生素、无机盐和水，其中前三类是通常所说的营养物质，属于天然的大分子物质，不能被机体直接利用，需要通过消化后才能被吸收，后三类为小分子物质不需要消化就可以被吸收。

胃肠道有很大的代偿储备功能，因此增龄对于胃肠道的影响较小。因此临床上显著的胃肠道功能异常，并不能完全归结于增龄。但研究衰老过程中消化系统的生理变化和代谢变化有助于了解和辅助治疗这些疾病。

(一) 结构的变化

1. 牙齿的改变 口腔牙龈萎缩，齿根外露，齿槽管被吸收，牙齿松动，牙釉质丧失，牙易磨损，过敏。舌和咬肌萎缩，咀嚼无力，碎食不良，食欲下降，唾液腺分泌减少，加重下消化道负担。

2. 食管的变化 食管肌肉萎缩，收缩力减弱，食管颤动变小，食物通过时间延长。

3. 胃的变化 胃黏膜及腺细胞萎缩、退化，胃液分泌减少，造成胃黏膜的机械性损伤，黏液的碳酸氢盐屏障形成障碍，导致胃黏膜被胃酸和胃蛋白酶破坏，减低胃蛋白酶的消化作用和灭菌作用，促胰液素的释放降低，使胃黏膜糜烂、溃烂、出血、营养被夺，加之内因子分泌功能部分或者全部丧失，失去了吸收维生素 B_{12} 的能力，致巨幼细胞贫血和造血障碍。平滑肌的萎缩使胃蠕动减弱，排空延迟，这也是引发便秘的原因之一。

4. 肠的变化 小肠绒毛增宽而短，平滑肌层变薄，收缩蠕动无力，吸收功能差，小肠液分泌减少，各种消化酶的水平降低，导致小肠消化功能大大减退，结肠黏膜萎缩，肌层增厚，易产生憩室，肠蠕动缓慢无力，对水分的吸收无力，大肠充盈不足，不能引起扩张感觉等，造成便秘。

5. 肝、胆囊、胰腺的变化 肝细胞数目减少变性，结缔组织增加，易造成肝纤维化和硬化，肝功能减退，合成蛋白质的能力下降，肝解毒的能力下降，易引起药物性肝损伤。由于老年人的消化吸收能力差，易引起蛋白质等营养素缺乏，导致肝脂肪沉积。胆囊及胆管增厚、弹性减低，因含大量的胆固醇，易发生胆囊炎和胆石症。胰腺萎缩，胰液分泌减少，酶及活性下降，严重影响淀粉、蛋白、脂肪等消化、吸收。胰岛细胞变性，胰岛素分泌减少，对葡萄糖的糖耐量减退，增加了发生依赖胰岛素型糖尿病的风险。

(二) 功能的变化

如感觉功能(味觉等)变化，分泌功能(唾液、胃液、胰液、肝脏、胆汁)变化，动力变化(如试管动力、胃肠道动力、括约肌张力等)，吸收功能变化，其他功能变化。

五、泌尿系统

许多研究表明，在人类40岁以后肾脏的各种功能开始下降。老年人肾的代偿能力较弱，不易耐受外在因素的影响，但在一般情况下还可以维持正常的肾功能，而当并发感染、免疫反应、应激、药物、中毒或者其他重要器官衰竭时，很容易出现肾脏损伤。本节重点研究泌尿系统衰老的改变，以此来了解老年泌尿系统的衰老发生机制。

（一）结构的变化

1. 肾脏的变化 肾重量减轻，间质纤维化增加，肾小球数量减少，且玻璃样变、硬化，基底膜增厚，肾小管细胞脂肪变性，弹性纤维增多，内膜增厚，透明变性，肾远端小管憩室数随着增龄而增加，可扩大形成肾囊肿。肾单位在70岁以后可以减少1/3~1/2，并出现少尿。

2. 输尿管的变化 输尿管肌层变薄，支配肌肉活动的神经减少，输尿管收缩力降低，使泵入膀胱的尿液速度减慢，且易发生反流。

3. 膀胱的变化 膀胱肌肉萎缩，纤维组织增生，易发生憩室，膀胱缩小，容量减小，残余尿增多，75岁以上老年人的余尿量可达到100ml。

（二）功能的变化

1. 肾功能的变化 尿素、肌酐清除率下降，肾血流量减少，肾浓缩、稀释功能降低。肾小球分泌与吸收随着增龄而下降，肾小管内压增加，从而减少有效滤过，使肾小球滤过率进一步下降。肾调节酸碱平衡能力下降，肾的内分泌能力减退。

2. 排尿功能的变化 随着增龄，膀胱括约肌萎缩，支配膀胱的自主神经系统功能障碍，致排尿反射减弱，缺乏随意控制能力，常出现尿频或者尿液延迟，尿失禁等。尿道肌萎缩，纤维组织增生变硬，括约肌变弱，尿流变慢，排尿无力，致较多残余尿、尿失禁。尿道腺体分泌减少，男性前列腺增生，前列腺液分泌减少，使尿道感染发生率增加。

（郑洁皎 谢城 李聪聪）

第二节 老年心脏疾病康复

一、概述

（一）定义

心脏疾病是世界范围内严重威胁人类健康的疾病之一。我国已步入老龄化社会，人口老龄化将会伴随一系列心脏疾病的增加，如冠状动脉粥样硬化性心脏病（以下简称冠心病）、高血压性心脏病、瓣膜病、肺源性心脏病等，并且与多种危险因素及人口老龄化有关。其中动脉粥样硬化是缺血性心血管疾病的病理病生基础，也是老年人最常见的疾病之一，而心力衰竭是各种心脏疾病发展的最后阶段。因此老年心脏疾病以及老年冠心病是我们面临的重要课题。

（二）老年人的心血管病理病生变化

随着年龄的增加，老年人的全身血管弹性及顺应性会逐渐降低，导致中心动脉的顺应性也随之降低。对于心脏收缩期射血所产生的脉冲波，老龄化血管的缓冲能力明显减弱，继而引起主动脉及中心动脉的血流速度增快，并使得心脏的后负荷明显增加。因此老年人即使在没有严重冠状动脉粥样硬化病变的基础上，没有心肌耗氧增加的情况下，也会因心脏后负荷的升高而导致心肌缺血。由于老年人细胞正常凋亡的速度快于新生速度使得心肌数量逐渐减少、剩余细胞代偿性增大、成纤维细胞活性降低等因素使得心室顺应性降低，重塑能力下降,出现心功能障碍。老化的心脏会引起心脏传导系统纤维化,导致老年人运动后最大心率减慢。

其次,老年人细胞内液和总体液减少,脂肪组织增加、非脂肪组织减少,从而减少药物分布容积,加上心肌收缩无力,心血管灌注量减少,从而影响药物分布及疗效。

老年性心脏疾病不同于中青年心脏疾病,发病比较缓慢,症状不典型,甚至无症状,再加之老年人反应较差,常伴随有认知功能的下降,不能及时反馈出机体的不适,等发现时已是中晚期症状。其次老年性心脏疾病往往是多种病因合并存在,还时常以其他疾病的临床表现为主要症状,掩盖了心脏疾病的情况。这些都使得诊疗难度的增加,及疾病预后变差。

(三) 分型

老年冠心病的分型与非老年相同,分为:

1. **慢性心肌缺血综合征** 稳定型心绞痛、隐匿性冠心病和慢性心功能不全。
2. **急性冠脉综合征** 包括急性 ST 段抬高性心肌梗死、急性非 ST 段抬高性心肌梗死和不稳定型心绞痛。

老年心力衰竭的分型:

1. **收缩性心力衰竭** 是指心室收缩功能障碍使心脏收缩期排空能力减退而导致心输出量减少,其特点是心室腔扩大、收缩末期容积增大和左室射血分数降低。
2. **舒张性心力衰竭** 是指心肌松弛和(或)顺应性降低使心室舒张期充盈障碍而导致心输出量减少,其特点是心肌肥厚、心室腔大小和左室射血分数正常。

(四) 流行病学

《中国心血管病报告 2014》显示,我国心脑血管疾病现患人数为 2.9 亿,其中心肌梗死患者 250 万,并处于持续上升阶段。2014 年中国心脏疾病死亡率位居第二,仅次于脑血管疾病,高于肿瘤及其他疾病。农村心脏疾病死亡率从 2009 年起超过并持续高于城市水平。2014 年农村心脏疾病死亡率为 143.72/10 万,城市心脏疾病死亡率为 136.21/10 万人。随着生活水平的提高、饮食结构和生活方式的变化,以及人口老龄化等原因,高血压、血脂异常、糖尿病的患病率及肥胖率持续攀升,导致了我国老年人心脏疾病的患病率及总体死亡率的持续升高,2013 年较 1990 年的冠心病死亡人数增加了 90.9%。并且心脏疾病最终发展至心力衰竭的发病率也随年龄增长而增加,有研究表明,当机体步入老年后,年龄每增加 1 岁,心力衰竭的死亡率升高 2.8%。近年来随着诊疗水平的提高,我国带病生存人群数量增加,对于老年性心脏疾病(尤其是老年冠心病)的防治任务艰巨。

二、康复诊断与功能评定

(一) 康复诊断

1. **诊断方法** 通过询问患者病史、临床表现、体征、心肌损伤标志物、心电图、超声心动图、放射性核素、冠状动脉 CT、心脏磁共振、介入检查等明确老年心脏疾病的临床诊断。

(1) 病史:询问患者是否出现胸部不适、胸闷、胸痛(包括部位、性质、诱因、时限、频率、服用硝酸甘油效果)、心悸;咳嗽、哮喘、气促、咳泡沫痰、呼吸困难、干咳,白天站立位或坐位时较轻,平卧或夜间卧床后加重,睡眠中突然胸闷憋气,垫高枕头或坐起感觉呼吸顺畅,喜右侧卧位,难以用呼吸道感染解释;恶心、呕吐、腹胀、腹痛;发绀、低血压、烦躁、神志迟钝、晕厥;发热、疲乏、不愿活动;白天尿量减少,夜尿增多,体重增加。

(2) 体格检查

1) 心脏体征:心脏浊音界可正常也可轻度至中度增大、心包摩擦音、心率、心律、肺动脉瓣区第二心音亢进及舒张期奔马律、三尖瓣关闭不全的反流性杂音、各种心律失常等。

2) 血压:起病前有高血压者,血压可降至正常,且可能不再恢复到起病前的水平。

3) 水肿:出现于身体最低垂部位,常为对称性可压线性。

4) 颈静脉征:颈静脉波动增强、充盈、怒张,肝颈静脉反流阳性更有特征性。

5) 肝脏肿大:持续慢性右心衰竭可导致心源性肝硬化,晚期可出现黄疸、肝功能受损及大量腹水。

(3) 实验室检查

1) 一般检查:急性心肌梗死起病 24~48h 后,白细胞可增至(10~20)×10^9/L,中性粒细胞增多,嗜酸性粒细胞减少或消失;红细胞沉降率增快;C 反应蛋白增高可持续 1~3 周。

2) 心肌坏死标记物:肌钙蛋白(cardiac troponin,cTn)为心肌梗死的特异性生物标记物,包括肌钙蛋白 T(cardiac troponin T,cTnT)和肌钙蛋白(cardiac troponin I,cTnI),cTnT 或 cTnI 起病 3~4h 后升高,cTnI 于 11~24h 达高峰,7~10 天降至正常,cTnT 于 24~48h 达高峰,10~14 天降至正常。cTn 具有良好的临床敏感性和特异性,可重复性好,cTn 的出现和升高表明心肌出现坏死,cTn 水平升高程度和预后相关,其动态变化过程与心肌梗死发生的时间、梗死的范围、再灌注治疗等因素有关。老年人当临床症状和心电图不典型时 cTn 升高超过正常值的三倍,可考虑为非 ST 段抬高心肌梗死。

肌红蛋白在急性心肌梗死后出现最早,起病后 2h 升高,12h 内达到高峰,24~48h 恢复正常,但其特异性差,临床常用来作为胸痛的筛查。

肌酸激酶同工酶(creatine kinase-MB,CK-MB)起病后 4h 升高,16~24h 内达到高峰,3~4 天恢复,其增高程度可反映梗死的范围,其高峰出现时间是否提前有助于判断溶栓治疗是否成功。

肌酸磷酸激酶、门冬氨酸氨基转移酶、乳酸脱氢酶在诊断心肌梗死的特异性低,目前不再推荐采用。

(4) 心电图:心电图是发现和诊断心肌缺血的重要方法,ST 段压低提示心肌缺血;T 波可以高耸或倒置,T 波高耸提示高钾血症或心肌缺血;T 波倒置,可提示心肌缺血、心肌梗死、心肌肥厚等;ST 段抬高提示急性心肌损伤,持续性 ST 段抬高是透壁性心肌梗死后形成的心室壁瘤的征象。

急性心肌梗死特征性心电图改变表现为:动态演变过程;病理性 Q 波宽而深; ST 段呈抬高,弓背向上行;T 波倒置,常宽而深,两肢对称。心电图可确定梗死部位及范围。

(5) 超声心动图检查:超声心动图检查可观察心脏各腔室的大小,室壁厚度、室壁运动和左室收缩和舒张功能等,诊断室壁瘤、附壁血栓、瓣膜反流、心肌腱索断裂、心包积液等。心肌梗死患者超声心动图可有室壁变薄,室壁节段性运动异常等表现。

(6) 心肌核素显像:心肌血流量、代谢与功能活动之间保持着密切的关系,核素心肌灌注检查是一种无创性、敏感、有效、安全的诊断冠心病的方法。通过负荷态和静息态心肌灌注断层显像比较,反映缺血的部位、病变范围和严重程度,准确诊断冠心病。

(7) 冠状动脉 CT 造影检查:冠状动脉 CT 造影(CTA)通过无创的方法观察冠状动脉的解剖形态、分布走行、直径大小、内径改变以及冠脉壁的斑块。

(8) 心脏核磁检查:心脏磁共振(cardiac magnetic resonance,CMR)显像技术近年来发展迅速，主要由于 CMR 的分辨率高，一次检查可完成心脏结构、功能、室壁运动、心肌灌注、冠状动脉显影及血流评估等多项内容，被称为心脏的“一站式”检查方法。对检测冠心患者心肌缺血状况、判断存活心肌和梗死心肌、急性冠脉综合征患者的危险分层和心功能的诊断有着不同的意义并越来越多广泛地应用于临床。

(9) 介入检查：冠心病的介入检查即冠状动脉造影检查，目前仍是识别冠脉狭窄情况的“金标准”，为患者选择冠心病治疗方法，如单纯药物治疗，或加以导管介入治疗或冠脉旁路移植术提供最可靠的依据。

2. 诊断标准 由于老年人临床症状不典型，合并疾病较多，需详细询问老年患者的病史，了解各种冠心病危险因素和合并的其他疾病，借助心电图、超声心动图、心肌核素显像、冠脉 CT 造影，或直接进行冠状动脉造影检查等辅助检查，进行综合分析判断。

(1) 老年冠心病分为慢性心肌缺血综合征（包括稳定型心绞痛、隐匿性冠心病和缺血性心肌病）和急性冠脉综合征（包括急性 ST 段抬高性心肌梗死、急性非 ST 段抬高性心肌梗死和不稳定型心绞痛）。急性冠脉综合征为内科急症，老年人的症状不典型，且就诊较晚，预后较差。不稳定型心绞痛和非 ST 段抬高心肌梗死的症状和心绞痛类似，但程度更重，持续时间更长。

1）根据心绞痛的严重程度及其对体力活动的影响，采用加拿大心血管学会分类方法将稳定型心绞痛分为 4 级：

Ⅰ级：日常体力活动不会引起心绞痛，如步行、上楼梯等，工作或娱乐中激烈、快速或长时间劳累可致心绞痛发作。

Ⅱ级：日常活动轻度受限，可诱发心绞痛情况包括爬坡，快步行走或上楼，饱餐、寒冷、迎风、情绪激动时或睡醒后很短时间内步行或上楼，一般情况下，常速平地步行超过 2 个街区，或在普通楼梯上 1 层楼以上时刻诱发心绞痛。

Ⅲ级：日常体力活动明显受限，一般情况下，常速平地步行 1~2 个街区，或在普通楼梯上 1 层楼时可诱发心绞痛。

Ⅳ级：从事任何体力劳动均有不适症状出现，休息时亦有出现心绞痛表现。

2）不稳定型冠心病严重程度分级（Braunwald 分级）：

严重程度：

Ⅰ级：严重的初发型或恶化型心绞痛，无静息痛。

Ⅱ级：亚急性静息型心绞痛（就诊前一个月发生）但近 8h 内无发作。

Ⅲ级：急性静息型心绞痛，在 48h 内有发作。

临床环境：

A 级：继发性不稳定型心绞痛，在冠状动脉狭窄的基础上，存在加重心肌缺血的冠脉以外的诱发因素：①增加心肌耗氧的因素，甲状腺功能亢进或快速性减少冠脉血流的因素，如低血压；②血液携氧能力下降，如贫血和低氧血症。

B 级：原发性不稳定型心绞痛，无引起或加重心绞痛发作的心脏以外的因素，是不稳定型心绞痛最常见类型。

C 级：心肌梗死后心绞痛，发生于心肌梗死后 2 周内的不稳定型心绞痛。

3）急性心肌梗死后的心功能分级多采用 Killip 分级方法：

Ⅰ级：无明显心功能损害证据。

Ⅱ级：轻、中度心功能不全，查体肺底可闻及啰音，范围小于 50% 肺野，听诊有 S3，或胸片有上肺淤血表现。

Ⅲ级：重度心功能不全（肺水肿），查体听诊啰音大于 50% 肺野。

Ⅳ级：合并心源性休克。

(2) 老年人心力衰竭的早期诊断较困难，下列情况有助于老年人心力衰竭的早期诊断：轻微体力劳动即有胸闷、心慌、气短、乏力、不愿活动；干咳，以平卧和夜间时为著，白天站立位或坐位时较轻；喜右侧卧位，睡眠中突然胸闷憋气，高枕或坐起时呼吸顺畅，难以用呼吸道感染解释；夜尿增多，白天尿量减少，体重增加；休息时脉搏增加 20 次 /min，呼吸增加 5 次 /min；双肺底部细湿啰音，为移动性；颈静脉充盈，肝脏肿大；心电图出现 V1 导联 P 波终末向量阳性，ST-T 动态改变，期前收缩增多；X 线胸片提示双肺纹理增粗，心影增大或见到 Kerley B 线。

老年心力衰竭患者血浆脑钠肽（brain natriuretic peptide，BNP）、N 端脑钠肽前体（N-terminal pro-brain natriuretic peptide，NT-proBNP）浓度明显高于非心力衰竭患者。收缩性心力衰竭特点是心室腔扩大、收缩末期容积增大和左室射血分数降低。舒张性心力衰竭的诊断标准：①充血性心力衰竭的症状或体征，包括劳力性呼吸困难、疲乏、肺部啰音、肝大、踝部水肿等。②正常和轻度异常的左室收缩功能：左心室射血分数（left ventricle ejection fraction，LVEF）>50%，同时左室舒张末期容积指数≤97ml/m^2 和左室收缩末期容积指数≤49ml/m^2。③舒张功能不全，其中有创性检查测定指标包括左室舒张末压 >16mmHg，或平均肺小动脉楔压 >12mmHg，或左室舒张时间指数 >48ms，或左室僵硬度常数 >0.27。非创伤性血流测定指标：①舒张早期二尖瓣流速与二尖瓣环间隔处心肌舒张速度比值 E/E’>15；②若 8<E/E’<15，则需要其他辅助诊断，包括超声测定指标：二尖瓣舒张早期与舒张晚期血流速度比值 E/A 比值 <0.5，或减速时间 >280ms，或左房容积指数 >40ml/m^2，或左室质量指数 >122g/m^2（女）或 >149g/m^2（男），或心房颤动；NT-proBNP>220pg/ml 或 BNP>200pg/ml。若 NT-proBNP>220pg/ml 或 BNP>200pg/ml，合并 E/E’>8 或超声测定相关指标异常则提示左室松弛、充盈、舒张期扩张度或僵硬度异常。

（二）功能评定

1. 心电图运动试验 心电图运动试验是指通过逐步增加运动负荷，以心电图为主要测试手段，并通过实验前、中、后心电图和症状以及体征的反应来判断心肺功能的试验方式。

(1) 适应证和禁忌证

1) 适应证：凡是有下述需求辅助诊断冠心病、鉴定心律失常、鉴定呼吸困难或胸闷性质、判定冠状动脉病变严重程度及预后、判定心功能和体力活动能力程度、评定康复治疗效果、确定患者运动的安全性、制订运动处方、协助患者选择必要的临床治疗（如手术）等，同时病情稳定，无明显骨关节异常，无感染及活动性疾病，患者精神正常以及主观上愿意接受检查，并能主动配合者均为适应证。

2) 禁忌证：绝对禁忌证包括急性心肌梗死（7 天内）；不稳定性心绞痛；未控制的心律失常，且引发症状或血流动力学障碍；心力衰竭失代偿期；Ⅲ度房室传导阻滞；急性非心源性疾病，如感染、肾功能衰竭、甲状腺功能亢进；运动系统功能障碍，影响测试进行；患者不能配合。相对禁忌证包括左主干狭窄或类似情况；重度狭窄性瓣膜病；电解质异常；心动过速或过缓；心房颤动且心室率未控制；未控制的高血压[收缩压 >160mmHg 和（或）舒张压 >100mmHg]。

(2) 运动负荷试验终止指征：达到目标心率；出现典型心绞痛；出现明显症状和体征：呼吸困难、面色苍白、发绀、头晕、眼花、步态不稳、运动失调、缺血性跛行；随运动而增加的下肢不适感或疼痛；出现 ST 段水平型或下斜型下降≥0.15mV 或损伤型 ST 段抬高≥2.0mV；出现恶性或严重心律失常，如室性心动过速、心室颤动、R on T 室性期前收缩、室上性心动过速、频发多源性室性期前收缩、心房颤动等；运动中收缩压不升或降低 >10mmHg；血压过高，收缩压 >220mmHg；运动引起室内传导阻滞；患者要求结束运动。

(3) 心电图运动试验的方法

1) 上肢心电图运动试验：采用手摇车运动，运动起始负荷 150~200（kg·m)/min 每级负荷增量 100~150（kg·m)/min，时间 3~6min，适用于各种原因导致下肢功能障碍的患者，如有血管疾病、神经系统疾病、骨关节疾病等。

2) 下肢心电图试验：运动平板试验：本试验患者身体相对固定，运动负荷主要取决于平板的速度和坡度，能量消耗的增加是自动标准化的，最常用的是 Bruce 运动平板试验方案(表 4-2-1)，该方案容易实施，但对于身体状况较差的患者，其开始时的运动强度明显过高，因而不适用。于是便在此基础上降低了初始运动的强度，使之适合所有的心脏病患者，此即改良的 Bruce 运动平板试验方案（表 4-2-2)。另外，伴有心力衰竭患者更适合采用 Naughton 方案（表 4-2-3)。踏车运动试验：采用固定式功率自行车，有半卧位和座位两种方式，该方法可用于平衡功能不好和视觉功能不好的患者。运动负荷男性从 300（kg·m)/min 起始，每 3min 增加 300（kg·m)/min；女性从 200（kg·m)/min 起始，每 3min 增加 200（kg·m)/min。

表 4-2-1 Bruce 方案

时间 /(3min/ 阶段)	速度 /mph	坡度 /%	时间 /(3min/ 阶段)	速度 /mph	坡度 /%
00:00	1.7	10	12:00	5.0	18
03:00	2.5	12	15:00	5.5	20
06:00	3.4	14	18:00	6.0	22
09:00	4.2	16			

表 4-2-2 改良的 Bruce 方案

时间 /(3min/ 阶段)	速度 /mph	坡度 /%	时间 /(3min/ 阶段)	速度 /mph	坡度 /%
00:00	1.7	0	12:00	3.4	14
03:00	1.7	5	15:00	4.2	16
06:00	1.7	10	18:00	5.0	18
09:00	2.5	12			

表 4-2-3 Naughton 方案

时间 /(2min/ 阶段)	速度 /mph	坡度 /%	时间 /(2min/ 阶段)	速度 /mph	坡度 /%
00:00	1	0.0	08:00	2	10.5
02:00	2	0.0	10:00	2	14.0
04:00	2	3.5	12:00	2	17.5
06:00	2	7.0			

(4) 心电图运动试验阳性评定标准:符合下列条件之一可评为阳性,运动诱发典型心绞痛;运动中及运动后(2min 内出现)以 R 波为主的导联出现下垂型、水平型、缓慢上斜型(J 点后 0.08s),ST 段下移≥0.1mV,并持续 2min 以上。如果运动前有 ST 段下移,则在此基础上再增加上述数值。运动中收缩期血压下降(低于安静水平)。

2. 心肺运动试验 心肺运动试验指在特定的运动负荷下对受试者的心肺功能进行联合测定和综合评估,通过监测机体在运动状态下的气体代谢指标及心电变化情况,可综合评价人体呼吸系统、心血管系统、血液系统、神经生理以及骨骼肌对同一运动应激的整体反应,全面客观地把握患者的运动反应、心肺功能储备和功能受损程度的检测方法。心肺运动试验可用于跟踪随访病情发展情况,监测康复治疗疗效,并可制订个性化的运动治疗方案,是唯一将心与肺偶联,在运动中同时对他们的储备功能进行评价的科学工具。

心肺运动测试系统由运动系统(踏车或平板)、心电负荷试验检测系统和气体代谢分析系统组成。

(1) 适应证和禁忌证:同于心电图运动试验。

(2) 运动负荷试验终止指征:同于心电图运动试验。

(3) 心电图运动试验的方法:踏车运动和平板运动。

常用的平板运动方案有 Bruce 方案、Naughton 方案(同于心电图运动试验)。踏车运动方案采用分级递增运动方案(Ramp 方案,图 4-2-1),包括静息状态、热身运动、递增功率运动、运动后恢复 4 个阶段。静息状态时受试者静坐于踏车上≥3min;热身运动阶段受试者以转速 60r/min,无负荷踏车≥3min;递增功率运动阶段以递增功率 10~50W/min,转速 60r/min,踏车至最大极限状态;运动后恢复期先以转速 10~20r/min,无负荷踏车 30s,之后静坐,该阶段≥5min。

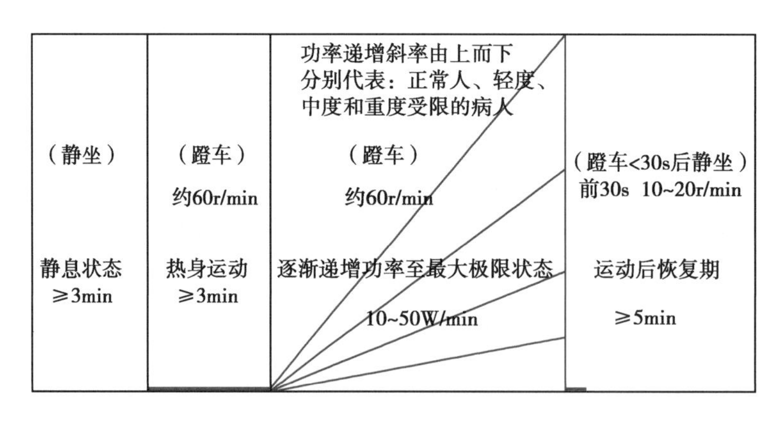

图 4-2-1 Ramp 方案

在心肺运动试验过程中,为了患者的安全,在其尚未达到症状限制前,若出现下列危险征象中的一种或多种时,可考虑提前终止运动。①头晕、眼花或眩晕等中枢神经系统症状;②运动中血压不升反降,下降超过基础静态血压 20mmHg;③心电图出现病理性 Q 波,或严重心律失常,如多源频发的室性心律失常;④严重过高血压反应(如收缩压 >300mmHg)。

(4) 心肺运动测试的重要参数:

1) 氧耗量 VO_2:反映机体运动负荷的指标,作为运动能力指标之一被广泛应用。氧耗量＝每搏搏出量 × 心率 × 动静脉氧差＝心搏出量 × 动静脉氧差。

2）最大氧耗量（VO_{2max}）、峰值氧耗量（peak oxygen uptake，peakVO_2）：VO_{2max} 是指人体在极量运动时最大氧耗能力，它也代表人体供氧能力的极限水平，当运动负荷增加，VO_2 不再增加而形成平台。实际测试中，有的受试者不能维持功率继续增加而达到最大的运动状态，但没有平台出现，这种情况被称为 peakVO_2，通常以 peakVO_2 代替 VO_{2max}。VO_{2max} 与有氧运动能力关系（表 4-2-4）。

表 4-2-4　VO_{2max} 与有氧运动能力关系

功能分级	VO_{2max}	有氧运动能力
Ⅰ级	>20ml/（min·kg）	正常或轻度受损
Ⅱ级	16~20ml/（min·kg）	轻度至中度受损
Ⅲ级	10~15ml/（min·kg）	中度至重度受损
Ⅳ级	<10ml/（min·kg）	重度受损

3）无氧代谢阈值（anaerobic threshold，AT）：运动负荷增加到一定程度后，组织对氧的需求超过循环所能提供的氧供量，组织必须通过无氧代谢提供更多的氧。有氧代谢与无氧代谢的临界点称为 AT，也称为乳酸代谢域值，正常值大于 40%peakVO_2，一般在 50%~65% peakVO_2，其值大小受长期有氧训练等个体因素的影响。相对 peakVO_2 而言，AT 更能反映肌肉线粒体利用氧的能力。由于 AT 所代表的是亚极量运动负荷，不受患者主观因素影响，因此把 AT 和 peakVO_2 结合在一起判断患者的运动耐力。

4）CO_2 通气当量斜率（VE/VCO_2 slope）：VE/VCO_2 是通气量（VE）与 CO_2 排出量（VCO_2）的比值，通气量是生理死腔与肺胞通气量之和，VE/VCO_2 常根据运动中所有数据由线性回归计算得出，以斜率 VE/VCO_2 slope 表示，表明肺换气效率。

5）代谢当量（metabolic equivalents，METs）：METs 是心脏康复中重要的指标，可用于各种活动定量及运动强度判断，1MET=3.5ml/（kg·min）。

6）氧脉搏（oxygen pulse）：氧脉搏由 VO_2 除以同时间的心率，是一次心脏搏动摄入肺血液的氧量，等于每搏搏出量与动 - 静脉血氧含量差的乘积，单位：ml/beat。

7）运动心率：运动时的心率变化，通常 VO_2 每增加 3.5ml/（kg·min）心率增加 10 次 /min。心脏病患者的心率受服用 β 受体阻滞剂因素的影响，因此最大心率不是运动负荷的终极目标，当心率达到 85% 最大预测心率时可考虑停止运动试验。

8）运动血压：收缩压一般随运动量增加而升高，舒张压增加不明显，VO_2 每增加 3.5ml/（kg·min），血压增加 10mmHg，若血压随运动负荷增加反而下降，往往提示有严重的心功能障碍。

3. 超声心动图试验　运动超声心电图是在常规运动心电图试验的基础上加做超声心动图检查，可提供休息和运动时室壁运动异常的信息。运动超声心动图可在半卧位踏车上进行检查。运动后的超声心动图比静态超声心动图更能获得潜在的信息，提高检查的敏感性。为了减少运动的干扰，一般采取卧位踏车的方式，以保持超声探头在运动时稳定在胸壁上操作。

4. 6min 步行试验　6min 步行试验是一简单的运动功能检查，是测定在特定的时间内一定水平过程中受试者可步行的距离，主要用来评价机体的功能状态和治疗效果，作为一种生理储备指标，6min 步行试验可以预测死亡的危险性或者手术治疗的预后。其优点在于需用的设备少，结果重复性好，并且适用于不能进行平板或者功率自行车运动试验者或者严重虚弱者，而且结果与最大运动试验的耗氧量相关，与功能状况相关。通过 6min 步行距离以估测心功能，若 6min 步行距离 <150m，表明为重度心功能不全；150~425m 为中度；426~550m 为轻度心功能不全。

5. NYHA 心功能临床分级（1928 年美国纽约心脏病学会提出）

Ⅰ级：体力活动不受限，一般体力活动不引起疲劳、心悸、呼吸困难或心绞痛。

Ⅱ级：体力活动稍受限，休息时正常，但一般体力活动可引起疲劳、心悸、呼吸困难或心绞痛。

Ⅲ级：体力活动明显受限，休息时尚正常，但轻度体力活动可引起疲劳、心悸、呼吸困难或心绞痛。

Ⅳ级：不能从事任何体力活动，休息时仍有心力衰竭症状，任何体力活动均可使症状加重。

NYHA 心功能分级和活动水平的关系，见表 4-2-5。

表 4-2-5 心功能分级和活动水平的关系

心功能分级	活动时代谢当量水平（MET）	心功能分级	活动时代谢当量水平（MET）
Ⅰ级	≥7	Ⅲ级	2~5
Ⅱ级	5~7	Ⅳ级	<2

6. **行为类型评定** 1974 年 Friedman 和 Rosenman 提出了行为类分型评定，其特征如下。

（1）A 类型：工作主动、有进取心和雄心，有强烈的时间紧迫感（同一时间总是想着做两件事），但往往缺乏耐心、易激惹、情绪易波动。此类型应激反应较强烈，因此需要将应急处理作为康复的基本内容。

（2）B 类型：平易近人、耐心、充分利用业余时间放松自己，不受时间驱使，无过度竞争性。

7. **康复治疗危险程度评定** 美国心脏学会制定了冠心病危险分层标准，对判断康复治疗的危险程度有指导意义（表 4-2-6）。

表 4-2-6 美国心脏学会冠心病危险分层标准

分层	运动危险性	患者病情	临床特征	活动准则	ECG 和血压监测	医学指导
A 级	无	状似健康人	年龄 40 岁以下，无症状，无心脏病史，无主要心脏危险因素	除基础原则外，无其他限制	不需要	不需要
B 级	参加剧烈活动危险性低，但高于状似健康人的患者；中等强度不增加危险性	有稳定型心脏病：①病情稳定的 CAD 患者（心肌梗死、冠状动脉分流术后、冠状动脉气囊扩张术后、心绞痛、运动实验异常和冠状动	①心功能（NYHA）1~2 级。②运动能力 >6METs。③无心力衰竭表现。④安静时或运动实验负荷 <6METs 时心肌缺血或心绞痛。⑤运动血压上升正常。⑥无运动诱发	根据专业人员制订的个人运动处方活动；无运动处方时，只可作步行运动	如果患者可以自我控制运动强度，则由医务人员指导按运动处方活动	其他运动由非医务人员指导

续表

分层	运动危险性	患者病情	临床特征	活动准则	ECG 和血压监测	医学指导
B 级		脉造影异常)，并符合以下临床特征。②瓣膜性心脏病。③先天性心脏病。④心肌病。⑤运动实验异常但不符合以下 C 或 D 类的标准	的室性期前收缩。⑦可以自我监控运动强度			
C 级	参加剧烈活动危险性低，但不能自我调节运动或不能理解医生所建议的运动水平	有稳定型心脏病，病情与 B 类相同	除不能自我调节水平外，其余与 B 类相同	根据专业人员制订的个人运动处方，可在经过基本心肺复苏技术训练非医务人员监护或家属电子监护条件下运动	在运动处方性运动时需要医务人员的指导	在其他运动时可由非医务人员指导，帮助协调运动水平
D 级	运动时有发生中至高度心脏并发症危险的患者	具有以下临床特征的 CAD 患者。①心肌病；②瓣膜性心脏病；③运动实验异常(与心肌缺血无直接联系)；④有室颤或心脏骤停史(发生时没有急性心肌缺血，没有心脏侵入性操作)；⑤复杂性心律失常，以药物治疗，在低~中等运动时仍不能控制；⑥三支血管或左主干病变；⑦射血分数过低(<30%)	①心梗≥2 次，心功能(NYHA)≥3 级；②运动能力 <6METs；③ ST 段水平或下垂型下移≥4.0mm 或运动诱发心绞痛；④运动时收缩压下降；⑤有生命危险的其他情况；⑥曾有原发性及心脏骤停史；⑦运动负荷≤6METs 时发生室性心动过速	必须由专业人员指定的针对性运动处方	在安全性确立之前，康复活动需连续监护。安全性必须在 12 次训练课以上才能确立	在安全性确立之前应在所有康复活动中加以医学指导
E 级	活动受限的不稳定型心脏病	①不稳定性心肌缺血；②失代偿性心力衰竭；③未控制的心律失常；④严重的有症状主动脉瓣狭窄；⑤其他可因运动而恶化的疾病		不做任何健身性活动，应集中力量治疗疾病使其恢复 D 级		日常活动的水平应该由主管医师确定

8. 职业能力评定 通常以METs作为工作种类选择的客观标准。不同的工作种类对身体的要求不同,办公室人员体力消耗小,能量一般要求在3个METs以下;室外的体力工作,需要7~10个METs,不适合心功能较差的患者。恢复工作前可进行模拟工作环境试验,通过准确的功能和能力评估、训练,确定患者能够适应的工作环境和种类,保证顺利回归到工作岗位。

三、康复治疗

心血管疾病的康复是综合性心血管病管理的医疗模式,不是单纯的运动治疗,而是包括药物治疗、运动治疗、合理饮食、生活方式的改变、双心健康在内的心理-生物-社会综合医疗保健。

(一) 药物治疗

1. 冠心病药物治疗

(1) 减轻症状、改善心肌缺血:主要包括β受体阻滞剂、硝酸酯类药物和钙拮抗剂。

1) β受体阻滞剂:能够抑制心脏β_1肾上腺素能受体,减慢心率,降低血压,减弱心肌收缩,减少心肌耗氧,减少老年人心绞痛的发作率,增加运动耐量,同时降低心肌梗死后稳定性心绞痛患者的死亡率和再梗死风险。但无固定狭窄的冠状动脉痉挛造成的心肌缺血不宜使用β受体阻滞剂,应首选钙拮抗剂药物。

2) 硝酸酯类药物:为内皮依赖性血管扩张剂,能减少心肌耗氧,改善心肌灌注,缓解心绞痛症状。但硝酸酯类药物会反射性增加交感神经兴奋性,加快心率,因此常常联合钙拮抗剂和β受体阻滞剂治疗。由于硝酸酯类药物同时可以降低心脏前负荷,减少左室容量,对于严重主动脉瓣狭窄或肥厚型梗阻性心肌病引起的心绞痛不宜使用。

3) 钙拮抗剂:主要改善冠状动脉血流和减少心肌耗氧,缓解症状,是变异性心绞痛或以无固定狭窄的冠状动脉痉挛为主的心绞痛的首选。临床应用需注意,钙拮抗剂联合β受体阻滞剂时易发生传导阻滞和心肌收缩减弱明显,因此老年人需极其慎用。

(2) 预防心肌梗死、改善预后:主要药物包括阿司匹林、氯吡格雷、他汀类、血管紧张素转化酶抑制剂(angiotensin converting enzyme inhibitor,ACEI)或血管紧张素Ⅱ受体拮抗剂(angiotensin Ⅱ receptor blockers,ARB)。

1) 阿司匹林:抑制环氧化酶(cyclooxygenase,COX)和血栓烷A2的合成,从而起到抗血小板聚集的作用。

2) 氯吡格雷:为P2Y12受体抑制剂,通过选择性不可逆地抑制血小板二磷酸腺苷(adenosine diphosphate,ADP)受体而阻断ADP依赖激活的血小板膜糖蛋白Ⅱb/Ⅲa复合物,从而减少ADP介导的血小板激活和聚集。主要用于冠状动脉支架置入后及阿司匹林禁忌患者。

3) 他汀类:通过降低胆固醇和LDL-C水平,减少心血管事件。《中国成人血脂异常防治指南(2016年修订版)》中强调,人群血清胆固醇水平的升高将导致2010—2030年期间我国心血管病事件约增加920万,降低LDL-C水平,可显著减少冠心病的死亡率,并推荐老年患者同年轻患者一样接受他汀类药物治疗。

4) ACEI或ARB:2016年中国专家共识中提到ACEI不仅仅是单纯的降压药,更能显著降低冠心病患者的死亡率和再发心血管事件的风险,是冠心病预防和治疗的重要药物之一。并强调:冠心病患者应用ACEI应遵循3R原则,即:Right time(早期、全程和足量);Right patient(所有冠心病患者只要可以耐受,ACEI均应使用);Right drug(选择安全、依从性好的ACEI药物)。老年人,尤其是慢性心力衰竭患者,在使用ACEI时需注意电解质,避免高钾血症的情况。

2. 心力衰竭药物治疗 根据2016年欧洲心力衰竭诊疗指南中推荐。

(1) 利尿剂:推荐所有具有容量负荷症状/体征的心力衰竭患者使用袢利尿剂,静脉使用时常规监测症状、尿量、肾功能和电解质。对于新发急性心力衰竭或未使用口服利尿剂的慢性失代偿心力衰竭患者,呋塞米起始推荐剂量为20~40mg静脉使用。

(2) 血管舒张药:血压高的心力衰竭患者可静脉使用血管舒张药物作为起始治疗。对于收缩压>90mmHg(且无症状性低血压)的老年人在静脉使用血管舒张药时需频繁监测症状和血压。

(3) 正性肌力药物:常用药物多巴酚丁胺、多巴胺、左西孟旦和磷酸二酯酶Ⅲ抑制剂,以增加心输出量和血压,来改善外周灌注。

(4) 血管升压药:对于心源性休克患者首选去甲肾上腺素。

(5) 血栓栓塞预防药物:推荐使用低分子肝素减少深静脉血栓和肺栓塞风险。

(6) 其他药物:地高辛和(或)β受体阻滞剂作为心力衰竭伴房颤心室率控制的一线用药。酌情使用阿片类药物缓解重度呼吸困难急性心力衰竭患者呼吸困难和焦虑情绪。

(二) 运动治疗

心血管疾病的康复治疗一般分为三个时期,即院内康复期、院外早期康复或门诊康复期以及院外长期康复期。

1. 第1期(院内康复期)

(1) 康复治疗目标:缩短住院时间,促进日常生活及运动能力的恢复,增加患者自信心,减少心理痛苦,减少再住院;避免卧床带来的不利影响(如运动耐量减退、低血容量、血栓栓塞性并发症)。

(2) 适应证:患者生命体征平稳,无明显心绞痛,心肌损伤标志物水平没有进一步升高,无新发严重心律失常或心电图改变,无明显心力衰竭失代偿征兆。

(3) 禁忌证:血压异常,严重心律失常,心源性休克,心力衰竭,不稳定型心绞痛,新近出现的心肌缺血改变,体温超过38℃,急性心肌炎,心包炎,新近发生的血栓,糖尿病控制不良,手术切口异常,患者不配合康复治疗。

(4) 康复治疗方法:患者生命体征稳定后、无并发症即可开始。治疗从小量开始逐渐增加,根据患者的自我感受,采取能够耐受的日常活动。康复运动内容包括:①床上活动,由肢体活动开始,活动顺序由远端到近端,由不抗阻力运动过渡到抗阻力运动;②呼吸训练,主要是腹式呼吸训练,呼气和吸气要均匀连贯;③坐位训练,先抬高床头进行有支托的坐位训练,逐渐进行独立坐位训练;④步行训练,从站立训练开始,无不适感后进行心电监护下床边步行训练,此时注意控制训练量;⑤顺利排便,保持大便通畅十分重要,要注意调整饮食结构,养成排便习惯,必要时使用通便剂;⑥上下阶梯,注意控制速度,保持呼吸平稳,无不适感。当患者可连续行走200m无症状、无心电图异常可出院。

2. 第2期(院外早期康复或门诊康复期) 一般在出院后1~6个月进行,本期康复计划增加了每周3~5次、每次持续30~90min、心电和血压监护下的中等强度运动,包括有氧运动、阻抗运动及柔韧性训练等。

（1）康复治疗目标：完成康复治疗及教育计划，帮助患者掌握防病、治病知识；改善心功能、控制血压、心律失常等；提高运动能力及日常生活活动能力；改善心理状态；适应家庭及社会生活。

（2）心脏康复运动危险分层

1）冠心病患者运动的危险分层：综合冠心病患者既往史、本次发病情况、冠心病的危险因素、常规辅助检查（如心肌损伤标志物）、超声心动图、运动负荷试验以及心理评估等对患者进行评定及危险分层（表 4-2-7）。

表 4-2-7 冠心病患者的危险分层

危险分层	运动或恢复期症状及心电图改变	心律失常	再血管化后并发症	心理障碍	左心室射血分数	功能储备（METs）	血肌钙蛋白浓度
低危	运动或恢复期无心绞痛症状或心电图缺血改变	无休息或运动引起的复杂心律失常	AMI 溶栓血管再通，PCI 或 CABG 后血管再通且无合并症	无心理障碍（抑郁、焦虑等）	>50%	≥7.0	正常
中危	中度运动（5.0~6.9METs）或恢复期出现心绞痛症状或心电图缺血改变	休息或运动时未出现复杂室性心律失常	AMI、PCI 或 CABG 后无合并心源性休克或心力衰竭	无严重心理障碍（抑郁、焦虑等）	40%~49%	5.0~7.0	正常
高危	低水平运动（<5.0METs）或恢复期出现心绞痛症状或心电图缺血改变	休息或运动时出现复杂室性心律失常	AMI、PCI 或 CABG 后合并心源性休克或心力衰竭	严重心理障碍	<40%	≤5.0	升高

注：低危指每一项都存在时为低危，高危指存在任何一项为高危；AMI：急性心肌梗死，PCI：经皮冠状动脉介入治疗，CAGB：冠状动脉旁路移植术

2）慢性心力衰竭患者运动的危险分层：慢性心力衰竭的心脏运动康复存在着一定的风险，在运动康复之前，首先根据心脏康复禁忌证排除标准进行筛选，对于符合标准的患者必须进行危险分层（表 4-2-8），以最小风险获得最大收益。

（3）心脏运动康复禁忌证：美国运动医学会规定的心脏运动康复禁忌证：不稳定型心绞痛；静息时收缩压 >200mmHg 或静息时舒张压 >110mmHg，应逐个病例评估；体位性血压降低 >20mmHg，并伴随症状；严重主动脉狭窄（收缩压峰值梯度 >50mmHg，且对于中等体型的个体主动脉瓣口面积 <0.75cm^2）；急性全身系统疾病或发热；未控制的房性或室性心律失常；未控制的室性心动过速（>120 次 /min）；失代偿的心力衰竭；Ⅲ度房室传导阻滞（未安装起搏器）；活动期的心包炎或心肌炎；近期栓塞史；血栓性静脉炎；静息时心电图表现 ST 段移位 >2mm；未控制的糖尿病（静息时血糖 >400mg/dl）；严重的体位改变性、导致禁止运动的问题；其他代谢问题，如急性甲状腺炎、低钾血症、高钾血症或血容量不足。

表 4-2-8 美国心脏协会(AHA)危险分层标准

危险级别	NYHA	运动能力	临床特征	监管及 EKG 监测
A			外表健康	无须
B	Ⅰ、Ⅱ	≤6METs	无充血性心力衰竭表现,静息状态无心肌缺血或心绞痛,运动实验≤6ME Ts 时 SBP 适度升高,静息或运动时出现阵发性或非阵发性心动过速,有自我调节运动能力	需在制订的运动阶段初期进行指导,6~12 次 EKG 和血压监测
C	≥Ⅲ	≤6METs	运动负荷 <6METs 时发生心绞痛或缺血性 ST 段压低,运动时 SBP 低于静息 SBP,运动时非持续性室速,有心脏骤停病史,有可能危及生命的情况	运动整个过程需要医疗监督指导和心电及血压监测,直到安全性建立
D	≥Ⅲ	<6METs	失代偿心力衰竭,未控制的心律失常,可因运动而加剧病情	不推荐进行以增强适应为目的的活动,应重点恢复到 C 级或更高级

(4) 康复治疗程序:经典的运动康复程序包括 3 个步骤。

1) 热身运动:多采用低水平有氧运动,持续 5~10min。目的是放松和伸展肌肉、提高关节活动度和心血管的适应性,预防运动诱发的心脏不良事件及预防运动性损伤。

2) 训练阶段:包含有氧运动、阻抗运动、柔韧性运动等,总时间 30~90min。其中,有氧运动是基础,阻抗运动和柔韧性运动是补充。

A. 有氧运动:有氧运动形式包括步行、跑步、游泳、蹬车等。常用的确定运动强度的方法有:心率储备法,临床上最常用,目标心率 =(最大心率 – 静息心率)× 运动强度 %+ 静息心率;无氧阈法,无氧阈水平相当于最大摄氧量的 60% 左右,此水平的运动是冠心病患者最佳运动强度;目标心率法,在静息心率的基础上增加 20~30 次 /min,体能差的增加 20 次 /min,体能好的增加 30 次 /min,自我感知劳累程度分级法:多采用 Borg 评分表(6~20 分),通常建议患者在 12~16 分范围内运动。

B. 阻抗运动:主要增加心脏的压力负荷,从而增加心内膜下血流灌注,获得较好的心肌氧供需平衡。

C. 柔韧性运动:骨骼肌最佳功能需患者的关节活动维持在应有范围内,保持躯干上部和下部、颈部和臀部的灵活性和柔韧性尤其重要,柔韧性训练运动对老年人也很重要。训练原则应以缓慢、可控制的方式进行,并逐渐加大活动范围。

3) 放松运动:有利于运动系统的血液缓慢回到心脏,避免心脏负荷突然增加诱发心脏事件。放松方式为慢节奏有氧运动的延续或是柔韧性训练,根据患者病情轻重可持续 5~10min,病情越重放松运动的持续时间宜越长。

(5) 安全监控:低危患者运动康复时无须医学监护,中危患者可间断进行医学监护,高危患者需严格进行连续医学监护。对于部分低、中危患者,可酌情使用心率表监护心率,同时应密切观察患者运动中表现。教会患者识别可能的危险信号。运动中有如下症状时,如胸痛,并有放射至臂部、耳部、颌部、背部的疼痛;头昏目眩;过度劳累;气短;出汗过多;恶心呕吐;脉搏不规则,应马上停止运动,停止运动上述症状仍持续,特别是停止运动 5~6 min 后,心率仍增加，应进一步观察和处理。

3. 第3期（院外长期康复期） 为心血管事件1年后的院外患者的康复治疗，本阶段部分患者已恢复到可重新工作和恢复日常活动。此期是第2期康复的延续，为减少心肌梗死或其他心血管疾病风险，强化生活方式改变，关键是维持已形成的健康生活方式和运动习惯。

（三）合理膳食

指导患者和家属养成健康饮食习惯，每天摄入蔬菜300~500g，水果200~400g，谷类250~400g，鱼、禽、肉、蛋125~225g（鱼虾类50~100g，畜、禽肉50~75g，蛋类25~50g），相当于鲜奶300g的奶类及奶制品和相当于干豆30~50g的大豆及其制品。食用油<25g，每日饮水量至少1200 ml；每天食盐摄入在5g以内；每天钾盐>4.7g。

（四）多重危险因素控制

彻底戒烟，并远离烟草环境，避免二手烟的危害，严格控制酒精摄入；控制体质量，使体重指数（body mass index，BMI）维持在18.5~23.9kg/m^2；腰围控制在男性≤90cm、女性≤85cm；控制血压<130/80mmHg；调节血脂；控制血糖，糖化血红蛋白≤7%。

（五）心理教育、情绪管理

评估患者的精神心理状态，了解患者对疾病的担忧、患者的生活环境、经济状况、社会支持，通过一对一方式或小组干预对患者进行健康教育和咨询；促进患者伴侣和家庭成员、朋友等参与患者的教育和咨询。轻度焦虑抑郁治疗以运动康复为主，对焦虑和抑郁症状明显者给予对症药物治疗，病情复杂或严重时应请精神科会诊或转诊治疗。

（杨 坚 李 擎 袁文超）

第三节 老年呼吸系统疾病康复

一、概述

（一）老年人呼吸系统的影响

人体呼吸系统在20~25岁发育至功能的顶峰，随后伴随着年龄的增长而出现结构的改变与功能的衰退，但其储备仍能维持相应生命活动的需求。当个体罹患各种疾病时，呼吸系统功能储备出现相对或绝对不足，进而出现各种呼吸系统相关症状，造成功能的缺失，最终影响其活动能力与生存质量。

1. 呼吸系统结构改变 呼吸系统结构改变首先表现在胸壁的骨性结构上，出现肋骨及其相应关节的钙化结节、肋软骨骨化，骨关节间隙变窄、活动度下降，胸廓顺应性降低。若合并脊柱椎骨压缩性骨折、肿瘤、结核等疾病将导致胸廓变形。

其次，呼吸相关肌群也受到老龄化影响而导致肌肉体积下降、肌肉纤维比例改变等。而胸部肌群与腹部肌群功能的变化将进一步诱导胸廓结构改变，特别是在合并慢性呼吸系统疾病时，膈肌穹窿扁平化，颈部辅助呼吸肌代偿性肥大。

再者，老龄化也导致呼吸道黏膜萎缩、变薄，气道黏膜感受器敏感性下降、咳嗽反射减退、气道反应性升高，舌根后缩，软腭脱垂加重，更易出现呼吸道感染与分泌物排出不畅。

最后，老龄化虽然并不能改变肺组织胶原和弹力蛋白的比例，但它能使前者结构趋于更加稳定，而弹力蛋白则因交互联结而导致个体肺顺应性下降，小气道支撑结构减少，气体陷闭加重,出现“老年性肺气肿”。

2. 呼吸系统功能改变 由于胸壁与肺组织顺应性下降,个体肺残气量与功能残气量将随年龄增长而逐渐增加,肺活量与潮气量相应降低,呼吸相关氧耗及做功增加。小气道结构改变也导致肺闭合容积增加,生理死腔比例升高,肺换气功能下降。

人群调查也显示,男性在 27 岁、女性在 20 岁之后均出现不同程度的用力肺活量与第 1 秒用力呼气量下降,其下降幅度随年龄增长而进一步增加,因此,部分学者提出老年人通气功能评价的参考范围应与年轻人相区别。此外,呼吸肌收缩功能下降,最大吸气压与呼气压降低,这一变化与胸廓外形和呼吸肌结构改变有关。

在肺换气功能方面,由于死腔通气量的增加、血管结构与功能的改变,个体将出现通气 / 血流比例增加,动脉氧分压下降。

3. 呼吸中枢调节功能改变 在静息状态下,老年人的分钟通气量并没有出现显著变化,但潮气量减少,呼吸频率升高,外周化学感受器与中枢化学感受器整合信息能力降低,对低氧与 CO_2 潴留的反应性降低,自我防护能力衰退,在合并呼吸道疾病时相关呼吸道症状表现不典型。睡眠时,老年人因上呼吸道结构改变更易出现睡眠呼吸暂停综合征。

在活动状态下,由于心输出量、外周肌肉用氧能力与肺通气、换气储备功能降低,老年人最大氧耗量出现下降,同时还出现运动呼气受限、无效通气量增加。

(二) 分类

根据呼吸系统疾病的特点,可以将呼吸系统疾病分为以下种类,但各类之间可能存在一定的交叉。

1. 阻塞性肺疾病 阻塞性肺疾病根据阻塞部位可分为上气道与下气道阻塞性疾病,前者包括急性上气道阻塞,后者则包括慢性阻塞性肺疾病、支气管哮喘等;这些疾病均表现为不同程度、可逆或不可逆性气道气流受限。

2. 限制性肺疾病 限制性肺疾病表现为肺容量下降为主,气道气流无明显受限,常见疾病包括肺水肿、肺间质纤维化、肺尘埃沉着病(尘肺)、多发性肋骨骨折、严重的胸膜疾病等。

3. 血管性肺疾病 常见的血管性肺疾病包括肺动脉高压、肺栓塞、累及肺部血管的结缔组织病等。

4. 感染性肺疾病 各种感染性疾病均可能累及呼吸系统。

5. 胸膜源性疾病 常见疾病包括结核性胸膜炎、气胸、胸腔积液、胸膜瘤等。

6. 肿瘤性疾病 常见疾病包括原发性肺癌、纵隔肿瘤、巨大甲状腺肿瘤或转移瘤等。

(三) 流行病学

根据《国家卫生年鉴》资料数据,近年来我国城乡居民呼吸系统疾病死亡率(图 4-3-1)与老年人不同年龄段常见呼吸系统疾病死亡率(图 4-3-2)分别如下。总体而言,我国呼吸系统疾病死亡率呈下行趋势,但慢性呼吸系统疾病的致死率仍居高不低,这种趋势也随年龄增长而愈加明显。因此,老年呼吸系统疾病的康复诊治工作任重而道远。

二、康复诊断与功能评定

(一) 康复诊断

老年呼吸系统疾病患者受呼吸系统结构与功能异常的影响,常出现一系列的功能异常,可分为下述的康复诊断。

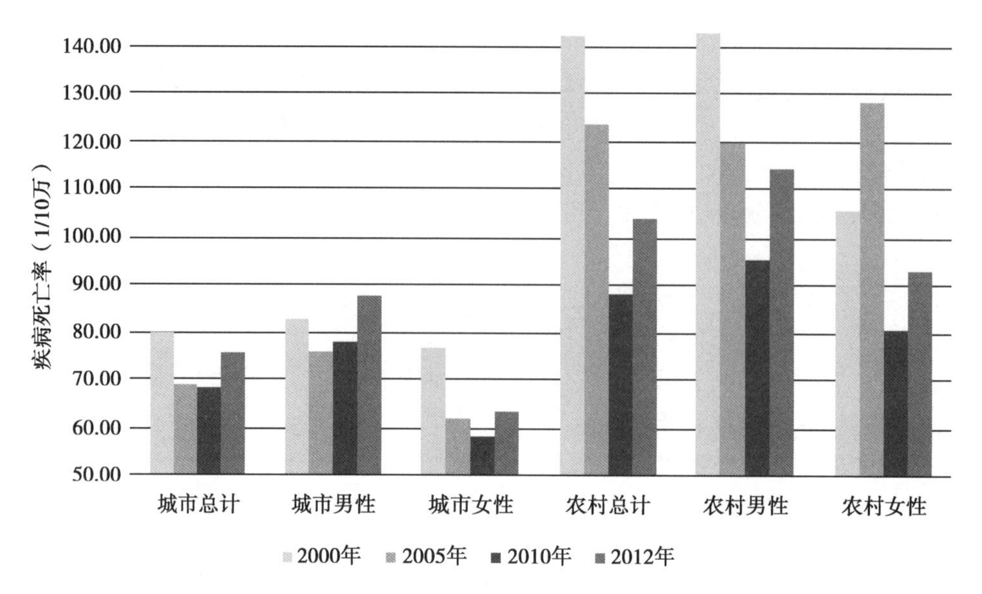

图 4-3-1 2000 年以来我国城乡居民呼吸系统疾病死亡率

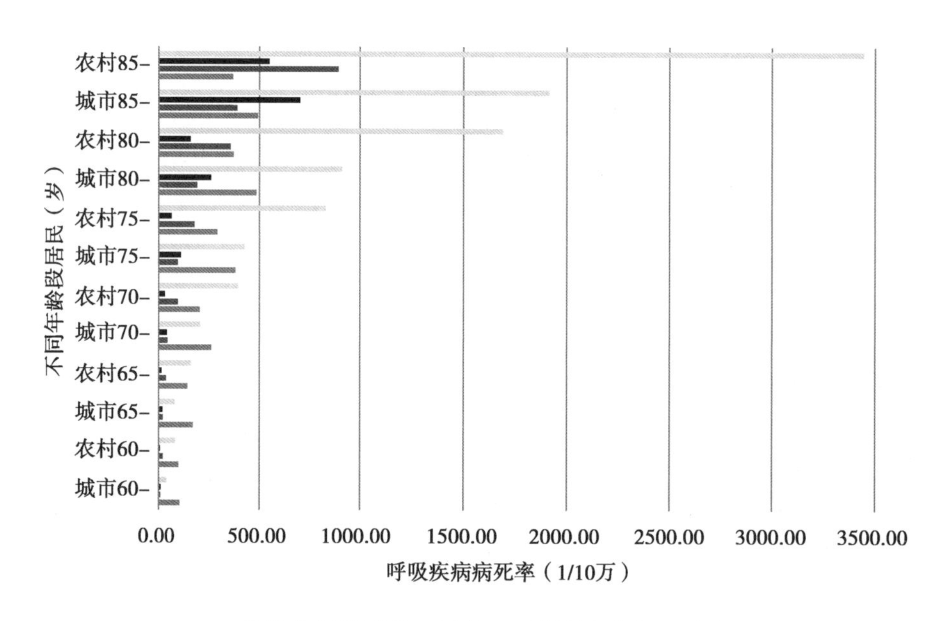

图 4-3-2 老年人不同年龄段常见呼吸系统疾病死亡率

1. **功能障碍**

(1) 运动功能障碍：表现为不同程度的劳力性呼吸困难、运动耐受能力下降、肌肉消耗、肌力下降等。

(2) 心理功能障碍：表现为不同程度的焦虑、抑郁等。

2. **结构异常** 主要表现为桶状胸、辅助呼吸肌肥大、肺残气量增加、外周肌肉体积下降等。

3. 活动受限 慢性阻塞性肺疾病导致不同程度的日常生活活动受限,涉及患者的日常生活与其他社会活动。

4. 参与受限

(1) 社会交往受限:各种活动受限与公共场合中使用药物等因素都可能影响其社会交往。

(2) 休闲娱乐受限:上肢活动更容易引起患者呼吸困难症状加重,因此其休闲娱乐活动受限更明显。

(3) 生存质量下降:由于症状的反复出现、进行性加重,对患者生理与心理造成不良影响,其生存质量下降显著。

(二) 功能评估

针对上述的康复诊断,老年呼吸系统疾病患者采用以下的康复功能评估措施。

1. 病史采集 采集内容包括患者一般情况、现病史、既往史、个人史、家族史等,注意患者呼吸系统症状的表现形式、诱发因素、加重与缓解情况、既往诊疗史,特别是与康复治疗相关的病史情况。

2. 体格检查 严谨的体格检查能为医务人员提供详尽的第一手资料,特别是患者的呼吸相关体征,如胸廓外形、呼吸方式、咳嗽力量、辅助呼吸肌募集情况、肺部啰音的性质与分布部位、胸廓活动度与弹性等。这些资料将为康复治疗处方的制订提供不可或缺的信息。

3. 胸部影像学检查 可根据临床需要,为患者选择行胸部平片、CT、MRI、超声波或核医学检查,为医务人员提供患者肺部病变与肌肉功能等方面的情况。

4. 呼吸困难评估 呼吸困难是呼吸系统疾病患者最常见的主诉症状,也是导致运动终止的主要原因之一。呼吸困难具有强烈的主观色彩,容易受到不同种族、性别、年龄、文化宗教背景的影响,在评估时应充分考虑上述的因素,尊重患者的主观感受,避免越俎代庖。评估一般采用问卷形式完成。

常用的呼吸困难问卷分为单维性与多维性,前者仅关注呼吸困难本身的严重程度,如Borg呼吸困难指数,或通过可诱发呼吸困难的活动强度的高低来表示其严重性,如改良医学研究委员会气短测量量表,通常用于记录瞬间或某一时点的症状严重程度。后者则将呼吸困难纳入整体的功能评价中,记录某一时间段内其呼吸困难的严重程度及其影响,一般用于回顾性调查问卷中。常见量表有基线与变化的呼吸困难指数(BDI/TDI)。该量表包括个体的功能受损程度(日常活动量减少)、工作的大小(个体所能完成的体力活动水平)、用力的大小(可诱发出呼吸困难症状的用力程度)三个维度的基线水平与变化情况进行测量,得分范围分别为“0~12”及“-9~+9”,分值越低说明患者基础情况越差或病情加重越显著。除此之外,多维性测量工具还包括一些生存质量评定工具,如圣乔治医院呼吸问卷(SGRQ),量表由受试者自行完成,包括53道问题,涵盖个体的症状、活动、影响三及整体评价四个维度。

5. 运动能力评估 所有影响呼吸系统结构与功能的生理性或病理性改变都有可能降低个体的活动能力,特别是老年人。精确的运动能力评估不仅关系到疾病严重程度、预后好坏的判断,还是制订个体化、科学的运动处方的基础。临床常用的运动能力评估包括场地测试与仪器测试。

6min步行试验是最常见的场地测试方式。其具体的评估方法可参照美国胸科学院相关指南。在测试过程中注意患者测试前宣教确保其了解测试目的与流程,在测试过程中使用标准用语在减少无关因素影响的前提下充分调动患者的主观能动性,同时加强监护,避免出现不良事件。在测试后尽快完成相关指标采集，并继续观察3~5min，观察患者是否在测试终止后出现不适反应。对于测试结果的分析解读，目前尚没有统一的预测公式，其主要影响因素包括性别、身高与配合意愿等，国内有部分专著提供了数个参考公式。在测试结果的前后比较方面，多个研究认为其最小临床有意义改变值(MCID)为25~50m不等。

除此之外，场地运动测试还包括登梯实验、递增式往返步行测试、耐力往返步行测试等。其中，登梯实验认为如果患者能快速、连续登上3层楼梯，则能耐受肺叶切除手术，而能登上5层楼梯，则可耐受全肺切除手术。而往返步行测试需要相应的音频设备，在国内应用较少。

在仪器测试方面，心肺运动测试是无创性运动功能测试的金标准。个体在连续递增或持续恒定的负荷下进行运动，并同步记录其心血管、呼吸、能量代谢、神经体液调节等器官系统的响应情况与变化趋势，从中获取机体的功能水平与储备情况，为评估个体运动能力、预测运动风险、制订个体化运动处方等提供全面、详尽的信息。常用的测试方式包括运动平板、功率自行车、手摇车等。测试前需对个体进行风险评估，其绝对禁忌证与相对禁忌证见表4-3-1。同时进行宣教，解释测试的必要性，争取受试者的最大配合，并讲解测试流程与注意事项，确保个体在出现显著不适症状时能及时报告医务人员与终止测试(终止标准见表4-3-2)，还要告知其测试风险，并签署知情同意书。以分钟持续递增功率自行车运动测试为例，其过程一般分为静息期、热身期、负荷期与恢复期等5个阶段，个体在完成设备仪器佩戴后安静端坐于自行车上，坐垫高度以下蹬至最低点时膝关节仍保留轻微屈曲为宜，待2min后呼吸平顺时进入3min的无负荷热身期，令其逐渐适应踏车运动方式，其后为踏车阻力逐渐增加的负荷期，在达到测试目的或个体出现终止指征时快速进入恢复期。一般根据个体的运动能力高低与测试目的，调节负荷水平，令负荷期控制在8~12min内，而恢复期则一般设为3~5min。

表4-3-1 心肺运动测试禁忌证

绝对禁忌证	近期内心肌梗死
	休息时ECG变化提示近期有过急性心脏事件
	不稳定型心绞痛
	尚未控制的心律失常，如室上性或室性心动过速，特别是已影响心排出量
	严重主动脉狭窄及降主动脉瘤
	急性充血性心力衰竭
	活动性或怀疑有急性心包炎或心肌炎
	近期有动脉栓塞或肺栓塞
	急性发热性疾病
	未装起搏器的Ⅲ度房室传导阻滞
	肺水肿或明显肺源性心脏病
	残疾人或不能配合者
相对禁忌证	高血压(静息下收缩压大于200mmHg，舒张压大于110mmHg)
	静息状态下，心动过速(心率大于120次/min)
	频发室性期前收缩或房性期前收缩
	中度主动脉狭窄
	中度到重度肺动脉高压
	重度瓣膜性心脏病

续表

相对 禁忌证	室壁动脉瘤 尚未控制的代谢性疾病(糖尿病、甲状腺毒症、黏液性水肿) 慢性感染性疾病(单核细胞增多症、肝炎、艾滋病) 电解质异常(低钾血症、低镁血症) 严重贫血

心肺运动测试的数据结果包括能量输出、运动心功能、运动肺通气功能、运动肺换气功能、酸碱平衡系统等众多指标。如果结合静息肺通气功能测试与运动通气-容积等相关数据,还能获取呼吸力学方面的数据。对其各项参数的分析需从整体角度出发,结合病史、静息心肺功能检查等综合考虑。一般认为体能的正常参考范围是最大摄氧量大于预测值的84%。

表 4-3-2 心肺运动测试终止指征

绝对 指征	急性心肌梗死或怀疑心肌梗死 中-重度心绞痛发作 随功率增加,血压下降低于运动前标准,或收缩压大于220mmHg,舒张压大于115 mmHg 严重心律失常,如Ⅱ、Ⅲ度房室传导阻滞,持续室性心动过速,频发室性期前收缩,快速房颤等 末梢循环不良,面色苍白,皮肤湿冷 明显气促,呼吸困难 中枢神经系统症状,如眩晕、视觉障碍、共济失调、感觉异常、步态异常、意识障碍等
相对 指征	心电图显示ST段水平压低或下斜型压低大于2mm,或ST段抬高大于2mm,或J点后80ms评价ST变化 胸痛进行性加重 主动表达严重疲乏或气促 喘鸣音 下肢痉挛或间歇性跛行 不太严重的心律失常,如室上性心动过速 运动诱发束支传导阻滞未能与室性心动过速相鉴别

6. 外周与呼吸肌肉功能评估 肌肉活动需要能量供应,呼吸系统疾病可不同程度地影响肌肉的氧气供应,导致肌肉收缩功能异常。此外,慢性阻塞性肺疾病、肺部恶性肿瘤等疾病还可通过慢性全身性炎症反应等途径进一步影响外周肌肉功能,而胸廓形状变化则可改变呼吸肌群所处的长度-张力曲线位置,使其收缩效能下降。

外周肌肉功能的评估内容包括肌肉围度与体积、肌肉力量与耐力。肌肉围度测量通常选择上臂(肘伸展位围度、肘屈曲位围度)、前臂(最大围度、最小围度)、大腿、小腿等部分,通过直接测量其大小,间接反映其体积。肌肉体积测量则可通过双能X线吸收法或生物电阻抗法进行,其中生物电阻抗法操作简单,且所需设备购置费用较低,方便携带,适合于大范围人群调查或上门数据采集。部分研究项目因其数据精度要求较高,也可采用CT或MRI等影像学手段进行。肌肉力量评估方面,通常采用徒手肌力检查法进行半定量测量。但该方法不能充分反映肌肉力量与耐力的细微变化,有条件的单位可以考虑应用仪器进行力量与耐力测试,包括握力计、等速肌力测试仪等。

呼吸肌群的解剖位置比较特殊,不能直接测量其力量的大小,通常采用吸气压和呼气压间接反映其大小。测量参数可选择最大经口(或经鼻)吸气压、用力嗅气吸气压压、最大经口

(或经鼻)呼气压、用力咳嗽呼气压。耐力方面,一般采用膈肌张力时间指数表示,其反映的是膈肌收缩强度与膈肌收缩持续时间的综合指标,该指标越高,个体将在越短的时间内出现肌肉疲劳。此外,采用超声、肌电图、MRI 等技术对膈肌进行活动能力的评估已经成为近年研究的热点,相关技术的应用价值正在不断被挖掘。

7. 心理状态评估 慢性疾病患者常合并心理障碍,老年性呼吸系统疾病患者也不例外。如慢性阻塞性肺疾病患者常合并焦虑、抑郁障碍等。常用的评估量表有汉密尔顿量表、抑郁 / 焦虑自评量表。除此之外,部分生存质量量表中也涉及心理状态维度的评估内容。

8. 健康相关的生存质量评估 健康相关的生存质量是患者对自身疾病与治疗产生的躯体、心理和社会反应的一种实际的、日常的功能性描述。其结果受到社会、个体、疾病等多重因素的影响,是观察病情严重程度、干预治疗效果的重要指标。目前,临床常用的评估量表分为普适性量表与疾病专用量表。其中普适性量表有世界卫生组织生活质量评定量表(WHOQOL-100)、SF-36,疾病专用量表有针对慢性阻塞性肺疾病的圣乔治医院呼吸问卷(SGRQ)、针对肺癌的欧洲癌症研究与治疗组织生命质量测量量表(EORTC-QLQ-C30&LC-13)等。

9. ICF 评估 ICF 是由 WHO 于 2001 年正式命名并在国际上使用的分类标准,它提供了能统一和标准的反映所有与人体健康有关的功能和失能的状态分类,作为一个重要的健康指标,广泛应用于卫生保健、预防、人口调查、保险、社会安全、劳动、教育、经济、社会政策、一般法律的制定等方面。目前国内已经翻译并出版了慢性阻塞性肺疾病患者的 ICF 核心要素。

三、康复治疗

(一) 康复原则与目标

老年呼吸系统疾病患者康复治疗原则与目标是采用多学科联合的手段,根据患者的实际情况,制订个体化治疗方案,将药物治疗与非药物治疗有机结合,调动患者积极性,充分发挥家庭与社会的作用,最大程度地改善或恢复其呼吸功能,减轻症状,改善活动能力,提高生活自理水平与生存质量。

(二) 康复方法

1. 有氧运动 有氧运动训练是目前临床证据最充分、有效的康复手段之一。患者通过科学的、个体化有氧运动训练能显著减轻活动相关呼吸困难、增加运动耐受力、改善焦虑抑郁等异常心理状态、改善体质、降低慢性呼吸系统疾病急性发作次数与严重程度、降低住院费用与滞留时间、提高生存质量等,同时也能通过有氧运动降低其他并存老年性疾病的不良影响。

个体化有氧运动处方的制订有 4 个核心要素,分别是频度(frequency)、强度(intensity)、持续时间(time)、种类(type),康复医师或治疗师应根据相应的评估结果、患者个人意愿及家庭、社区环境条件进行设置。

(1) 运动频率:是指每周进行运动的天数,一般认为每周应安排 3~5 天的规律运动,低于 3 天时,有氧运动获益将随之减弱,而高于 5 天时,运动获益并没有显著增加,反而提高了老年人运动损伤的发生率。

(2) 运动强度:是指个体在有氧训练持续过程中的负荷水平,在实际应用中运动强度有多种不同的表示方法(表 4-3-3)。大多数研究认为中等以上强度(40%~60%)均能使患者不同程度获益,但更高强度运动(≥60%)获益更明显,而针对老年呼吸系统疾病患者需要特别注意获益与风险间的权衡。

表 4-3-3 不同的有氧运动强度表示方法

强度表示方式	内涵
主观感觉疲劳法	0~10 分别代表最低至最高的疲劳强度
心率储备法	靶心率 =(最大心率 – 静息心率)× 强度 %+ 静息心率
峰值心率法	靶心率 = 最大心率 × 强度 %
峰值摄氧量法	靶摄氧量 = 最大摄氧量 × 强度 %
储备摄氧量法	靶摄氧量 =(最大摄氧量 – 静息摄氧量)× 强度 %+ 静息摄氧量
峰值代谢当量法	靶代谢当量 = 峰值代谢当量 × 强度 %

注:最大心率可以通过实测(极量或次极量运动测试测量)或推测(220– 年龄,女性再乘系数 0.85 得出

(3) 运动持续时间:用一段时间内进行的体力活动总时间或总的能量消耗量来表示,如每天或每周 150min 或 1000kcal 等。这些活动可根据训练需要分多次进行。

(4) 运动种类:有氧运动的种类并没有特殊的要求,康复医师或治疗师在制订时需充分尊重患者的习惯爱好、家庭经济条件与社区康乐设施等因素,根据前 3 个核心要素选择适当的运动项目。

针对老年呼吸系统疾病患者的特点,我们一般建议先从中低强度(40%)开始进行数次有氧运动训练,同时密切监视患者的各项身体反应,在确认该强度负荷的耐受性与安全性后,再逐步增加训练强度。若安排患者在无监视下进行运动训练,需适量下调 10% 的训练强度以确保安全。强度的设置最好从心肺运动测试结果中获取,无条件的单位也可以根据 6min 步行距离计算平均步行速度,再根据训练的强度、持续时间、患者依从性等因素进行调整。一般在规律训练 4 周,且患者耐受良好的情况下,可逐步增加训练强度或持续时间等,以取得更显著的获益。

2. 力量训练 老年人群常合并肌肉质量与功能的下降,若合并慢性呼吸系统疾病则更加明显。力量训练通过上调肌纤维蛋白合成,同时抑制肌纤维蛋白分解速度等途径延缓、逆转肌肉力量与耐力的下降。

常用的外周肌群训练处方为每周进行 3~5 天,每天至少 10min,中强度(50%~60% 的最大肌力),每组肌群运动 2~4 组,每组 8~12 次,组间休息 2~3min,4 周后每 2 周调整 1 次训练强度。呼吸肌群力量训练目前也推荐采用抗阻训练方式,在条件容许的情况下,采用 30% 最大吸气压或呼气压以上的阻力作为起始训练强度,逐渐增加至 60%,但超过 60% 后有可能因呼吸肌收缩速度降低而导致获益的下降。训练频率为每天 1~2 次,每周 5~7 天,在训练 4~6 周后需每 2 周调整 1 次训练强度。此外,连续的吸气肌 - 呼气肌抗阻训练并不能带来更多的获益。

3. 呼吸控制 呼吸控制是使用最低程度的主观用力、轻柔的呼吸,同时使上臂得到支撑、肩及双手得到放松,强调治疗师引导患者重新获得对呼吸的控制,并以一种轻柔、放松、平静的方式完成呼吸活动。其目的在于降低呼吸做功、改善肺泡通气、提高气道廓清能力、增加呼吸肌群收缩力量与协同性、引导放松、改善胸廓活动度与呼吸深度、提高患者在患病时的自我控制感和舒适度,而不是将关注点放在完成呼吸活动的部位。广义的呼吸控制包

括深慢呼吸、腹式呼吸、缩唇呼吸等。

当患者出现明显的呼吸浅促时，一些简单的技巧可帮助其恢复对有效呼吸方式的控制。如支气管哮喘患者出现呼吸频率明显加快和喘息时，治疗师可要求患者先进行缓慢的缩唇呼气，并注意避免用力呼气，这一活动有助于患者延长呼气时间。如果患者无法掌握这一技巧，还可在患者面前放置一根点燃的蜡烛，或想象有根点燃的蜡烛，指导其缓慢、不用力地吹动火苗（不需要吹灭），这一技巧同样能减慢患者的呼吸频率。当患者呼吸频率逐渐下降后，治疗师继续要求患者在缓慢深吸气后屏气 1~2s，再缓慢呼气，这样将进一步减慢其呼吸频率。最后，患者再将上述的技巧连贯使用，即缓慢呼气 - 缓慢吸气 - 屏气 - 再缓慢呼气，从而实现对呼吸活动的有效控制。

在部分重度或极重度慢性阻塞性肺疾病患者中，常常可发现部分人在呼吸困难发作时自发使用缩唇呼吸来缓解症状。这一技巧能有效地延长呼气时间，增加气道内压，使气道等压点前移，避免小气道过早关闭，增加呼气量。在实际的应用中，治疗师应强调避免用力、过快的呼气，而应采用缓慢、平静、不费力的形式完成这一活动，并保持颈部、胸部及口周肌群的放松。

进行腹式呼吸时，首先，患者应取舒适放松体位，如支持下半仰卧位或半侧卧位，膝关节屈曲，骨盆轻微后倾，腹部肌群放松；治疗师将手掌置于患者剑突下腹部，要求患者缓慢轻松地呼吸，手掌跟随腹部起伏上下活动数个呼吸周期，感受其呼吸方式；在患者自主呼气末期，治疗师的手向患者前胸部方向给予缓慢轻柔的挤压，再要求患者缓慢、轻松地向手掌挤压的方向吸气，并同步减少挤压力量；在患者连续进行数个周期的引导呼吸后，可逐渐减少手部的挤压和放松动作，改为单纯使用言语指令继续引导患者完成膈肌呼吸活动；当患者已经能够比较熟练地完成正确的膈肌呼吸方式后，将患者双手置于治疗师手部上方，要求患者自行感受膈肌呼吸时腹部肌群的募集方式。如果患者仍可保持正确的呼吸方式，再将患者双手直接置于上腹部，强化其感受，并要求其记住“吸气时腹部缓慢上抬、呼气时腹部缓慢回缩”。在引导期间，应避免强调深呼吸或用力呼吸，这将使患者过度关注腹壁的上下活动，而造成不必要的肌群募集和呼吸氧耗增加。同时，还要注意呼吸过程中颈部肌群的募集、上胸部的起伏与躯干位置的变化。另外，当患者在改变体位或结合各种功能活动时，治疗师需提醒其应将呼吸时间比保持在 1∶（1~2），原发性呼吸功能障碍，如慢性阻塞性肺疾病者，可延长至 1∶3 或 1∶4。

4. 气道廓清治疗 呼吸道分泌物增多是患者的常见主诉症状之一，常常导致咳嗽费力、增加氧耗，情况严重时还能加重病情，延长住院时间，增加医疗支出。常用的气道廓清技术有体位引流、胸壁震动与叩拍、高频胸壁震动等。在进行老年呼吸系统疾病患者的体位引流时，需注意患者的血流动力学情况，对合并高血压、心功能不全患者慎行头高脚低位的引流。施行胸壁震动与叩拍技术时应注意对胸壁施加的力度，避免造成骨折，特别是老年女性。高频胸壁震动会对患者胸壁施加持续、快速震动，部分患者可能出现胸闷不适，注意进行监测。

5. 氧疗 指南推荐，在动脉氧分压不超过 55mmH$_2$O 或动脉血氧饱和度不超过 88%、动脉氧分压在 55~60mmH$_2$O 或动脉血氧饱和度低于 89% 且合并肺动脉高压、心力衰竭或红细胞增多症（血细胞比容大于 55%）者需进行长期家庭氧疗。氧疗的方式可通过制氧机、氧气瓶等多种方式，吸氧浓度根据病情需要及血氧饱和度滴定测试结果而定。其目的是使患者静息状态下，动脉氧分压不低于 60mmH$_2$O 和（或）动脉血氧饱和度高于 90%。

6. 物理因子治疗 在常用的各种物理因子中，可针对患者的具体病情及功能障碍，选择低频神经肌肉电刺激、超短波、热疗等。如低频神经肌肉电刺激能有效地预防因制动、糖激素使用等因素造成的骨骼肌肌肉质量下降、肌纤维类型改变等，特别适用于因显著的劳力性呼吸困难而不能耐受主动运动的患者，或作为急性加重期的替代治疗措施。超短波可促进肺部炎症渗出吸收，可用于各种肺部感染性疾病。

7. 不同疾病的呼吸康复重点 在各种老年患者中，不同疾病患者的康复治疗侧重点可能存在一定的差异。如针对慢性阻塞性肺疾病患者，康复计划应更加注重呼吸肌肉力量与耐力训练、生理性呼吸方式的重建。限制性肺疾病患者，特别是换气功能障碍者，有氧运动训练可能效果更佳。而对于以呼吸道分泌物排出障碍为主的患者，气道廓清技术的指导就显得尤为重要。

（三）预防、保健与临床治疗

老年呼吸系统疾病患者的预防工作重点在于避免或减少有害刺激气体（香烟、生物燃料烟雾、粉尘、刺激性化学气体等）的接触，注意保暖，避免着凉，预防性接种肺炎链球菌疫苗等。而适度的运动训练有助于提高患者抵抗力。

临床治疗方面，可根据病情需要，选取各种祛痰药物、支气管舒张剂、免疫增强剂等，合并感染时应加用抗生素。

（张鸣生）

第四节 老年功能性便秘康复

功能性便秘（functional constipation，FC）是多种原因引起的老年人常见病症之一。FC可导致腹胀、腹痛、头痛、头晕以及食欲不振等。老年人如果排便用力，还可使腹内压增加，心脏负荷加重，出现心肌缺血、氧耗增加，从而导致心律失常、脑卒中等严重心脑血管并发症，严重者可致死。长期滥用通便药还可造成泻药结肠，即大肠黑变病，有报道称便秘导致的病死率约为18.12%。

结肠传输减慢，排便动力障碍及肠神经肌肉病变是老年FC的主要原因。老年患者因年老体弱，肠平滑肌萎缩、张力减退或膈肌、腹肌、提肛肌萎缩，导致结肠无力或排便动力缺乏。其次，老年人运动减少，对渴、饿的反应下降，饮水及进食明显减少，再加之咀嚼能力差，食物中纤维素缺乏，本身活动又减少，使肠壁缺乏刺激，使肠内容物传输减慢。

本病物理因子治疗应用广泛。如超声可增加肠神经和平滑肌细胞的胞质流动，产生细胞震荡，从而产生细胞“内按摩”作用。较低能量的超声（$0.5W/cm^2$）可以刺激肠道壁内和肌间神经丛，促进平滑肌细胞运动，调节FC患者肠道功能有巨大的优势。中频电疗亦具有镇痛、消炎、松解粘连的作用。超声合并间动电或音频电中频治疗，效应可以叠加，可明显增加平滑肌收缩功能。合适的运动治疗有利于改善肠道动力平衡，尤其是振动训练的治疗效果，是近期在康复医疗领域里研究的热点。低频振动可以调节FC患者肠道的压力平衡，并可能和肠道蠕动产生共振，促进肠道传输功能，从而减轻FC的临床症状。

一、概述

（一）定义

功能性便秘又称慢性功能性便秘（chronic functional constipation，CFC），是指除外肠道或全身器质性病因以及药物因素，以结直肠及肛门功能性改变为特征的排便障碍，其病程至少达到6个月。临床表现主要以排便困难、排便次数减少、粪质变硬或有排便不尽感为特征。流行病学资料显示，北京地区18~70岁成年人慢性便秘的发病率为6.07%，女性是男性的4倍以上，且精神因素是高危因子，随年龄的增长，便秘的发生率和程度也随之增加。便秘已严重影响了现代人的生活质量，且在结肠癌、肝性脑病、急性心肌梗死、脑血管意外等疾病的发生中有重要作用，因此早期预防和合理治疗便秘将会大大减轻便秘带来的严重后果和社会负担。

随着社会的老龄化、现代生活节奏和饮食习惯的改变、疾病谱的变化等对疾病的影响，便秘已成为影响现代人生活质量的重要因素之一，而且与大肠癌发病关系密切。便秘，可由许多原因引起，如神经源性、全身疾病等，称继发性便秘。如便秘不存在引起便秘的器质性病变称功能性便秘，以往曾认为是单纯性便秘、习惯性便秘或特发性便秘等。便秘患者滥用泻剂导致的泻剂性肠病和结肠黑变病已引起大家的关注，因为结肠黑变病与结肠癌有关，因此功能性便秘的治疗越来越受到重视。

近10年来，国内外对FC的关注程度日益增高。慢传输型便秘（slow transit constipation，STC）患者肠神经元及神经递质异常、Cajal间质细胞和肠神经胶质细胞减少有关，还与结肠黏膜氯离子通道功能障碍有关，氯离子通道与跨上皮细胞膜的氯离子和液体转运有关。

治疗多以对症为主，包括一般治疗（日常护理、排便训练、饮食指导）、药物治疗（促肠动力药、轻泻药、膨松剂）或联合药物治疗，但药物治疗种类、疾病分型复杂，规范较难统一。

我国传统医学在STC研究方面已取得一定进展。中医学认为STC病机总属腑气不通，大肠传导失司。现已有报道内服“益气养阴汤”“行气活血汤”“用芍药甘草汤”等中药对便秘的改善作用；针刺支沟穴、中脘、下脘、气海、关元、天枢等穴，张北平等采用腹针，彭随风等采用电针，或耳穴贴压耳廓直肠、大肠、肺、三焦、脾、皮质下、交感对便秘有不同程度的疗效；陈萌等采用药线穴位埋线法，显示了一定的效果。在中药脐敷方面，辛世勇等用通腑逐瘀汤配合中药贴敷治疗老年慢传输型便秘，彭德忠等以推拿治疗老年女性STC，均有一定的效果。

尽管目前针对STC的中西医治疗方法多样，且改善便秘的效果有一定文献支持，但在具体应用中仍存在一定问题。如药物治疗最为普遍，但临床上滥用泻药现象较突出，仅在胃肠病门诊，就有约70%以上便秘患者存在滥用泻剂，长期用药致使药物的毒副作用增加，造成胃肠道紊乱、肠黑变等；生物反馈技术是一种物理治疗，虽取得一定疗效，但由于此项研究起步晚，其临床价值缺乏大样本的支持，对老年便秘患者应用的有效性和安全性有待循证，且由于经济等因素多数患者无法承受；针灸治疗、耳穴贴压等尽管无毒副作用，但操作人员技术水平参差不齐，电疗仪器设备短缺等问题在现有条件下难以保证。

现代医学的进步，迎来了康复医学的蓬勃发展。以功能恢复为核心的理念已逐渐植入肠道康复中，康复治疗将是肠道相关功能障碍的优势选择。运动疗法，作为康复治疗的主要手段，在一定程度上避免了上述弊端。但目前的文献针对老年慢传输型便秘患者的专门性研究较少，运动疗法（垂直律动）缺乏规范，运动处方中强度、时间、频率等运动参数还有待界定。因此有必要结合中西医理论，制定标准化操作规范，评价干预效果、安全性，研发面向社区和家庭、适用于老年群体的 STC 康复干预技术，以拓展国内 STC 康复技术水平。

1. 发病机制 便秘可以看作不同病理生理过程的最终症状表现。排便过程需外周神经兴奋，将冲动传到初级排便中枢和大脑皮层，引起结肠、直肠和肛门括约肌及盆底肌肉的协调运动而完成。任何一个环节发生障碍都可导致便秘。

(1) 结肠：结肠运动形式中蠕动最为重要。是由一些稳定向前的收缩波组成。还有一种进行很快且推进很远的蠕动，即集团性蠕动。集团蠕动常见于餐后，由十二指肠 - 结肠反射所引起。肠道内容物的移动由餐后结肠各部分压力梯度决定，集团蠕动是维持肠道正常功能所必需的。

(2) 直肠肛管：正常排便时，当粪便进入直肠便产生便意，肛门内括约肌松弛，对包绕其外的肛门外括约肌环形成扩张作用，直肠收缩使直肠腔内压力超过肛管压力的同时排便反射发生，肛门内括约肌松弛使粪便排出。肛管内压超过直肠内压而引起排便困难是出口梗阻型便秘的常见动力障碍。盆底痉挛综合征患者排粪造影显示肛管直肠角缩小，用力排便时不增大，盆底直肠前突深度和直肠排空时间相关。耻骨直肠肌痉挛综合征的肌电图表现为矛盾性耻骨直肠肌收缩。另一个重要的病理生理机制是盆腔底功能失调，其特点是结肠通过正常或轻微减慢，但粪便残渣在直肠中潴留延长，其主要缺陷是不能从直肠排出其内容物。这种功能性缺陷还有许多其他名称(出口梗阻、大便困难、松弛不能、盆腔底协同失调)。对导致不能将粪便从直肠排出的这一推论性病理生理的理解尚不深。最简单的可能分类为：①肌肉高张力(松弛不能)；盆腔底不完全松弛以及试图排便时盆腔底和肛门外括约肌的矛盾收缩。②肌肉低张力，有时伴有巨直肠和盆腔底过度降低。这些综合征是多因素的，有些尚不甚了解。

(3) 肠壁肌层及肌间神经丛的病理改变：许多研究资料显示，便秘患者的结肠壁有肌纤维变性、肌肉萎缩、肠壁肌间神经丛变性、变形、数量减少等病理改变。

(4) 肠壁内神经递质的变化：研究表明，STC 患者乙状结肠肌间神经丛内血管活性肠肽(soactire intestinal peptid，VIP)、P 物质(substance P，SP)、一氧化氮合酶(nitric oxide synthase，NOS)等多种肠神经递质分布或含量异常。VIP 是肠神经系统中主要的抑制性神经递质，SP 是重要的兴奋性递质。结肠 SP 含量明显降低，SP 免疫反应性降低，可能是结肠动力减弱的原因之一。多数研究发现，抑制性的神经递质 VIP 含量降低，但这与结肠传输减慢的结果并不矛盾。在结肠巨大迁移性收缩向下传播时，必须伴随有远侧肠管的松弛，肠内容物才会向下移动，称之为上行性兴奋，下行性抑制。VIP 含量降低可能影响下行性抑制，从而导致巨大迁移性收缩传播障碍。一氧化氮(nitric oxide，NO)是肠神经系统中主要的抑制性神经递质之一，在体内必须通过 NOS 的作用才能生成，而肌间丛和黏膜下丛 NOS 免疫反应性均明显升高，其机制可能是神经丛内大量的 NOS 神经元释放 NO，导致结肠推进性收缩受抑制。

2. 临床表现 由于粪块在乙状结肠与直肠内过度停滞，患者有时左下腹胀感，常有里急后重欲便不畅等症状。痔疮常作为便秘的继发症出现。在习惯用泻药或洗肠的患者，由于胃肠运动功能的紊乱可出现上腹饱胀不适、嗳气、反胃、恶心、腹痛、腹鸣、排气多等主诉。长期便秘在部分患者可出现轻度"毒血症"症状，如食欲不振、口苦、精神萎靡、头晕乏力、全身酸痛等。造成轻度贫血及营养不良者较为少见。少数病例有臀部、大腿后侧隐痛与憋胀感觉，是由于粪块压迫第三、四及五脊神经根前支所致。对于头痛、疲倦、失眠等神经衰弱症状，与其说是功能性便秘的后果，不如说是它的原因。

粪便性状常成为患者的特有主诉。直肠便秘者排出的粪便多为粗大块状,而结肠便秘则多为小粒,类似羊粪状。硬便的机械性刺激引起直肠黏膜分泌黏液,常覆在硬粪的表面及缝隙间,有时呈黏液膜状排出。便秘患者有时于排便过程中,突然腹痛发作。开始排出硬便,继之有恶臭稀便排出称为"假性腹泻"。

多数患者体征不明显。在痉挛性便秘时往往可扪及痉挛收缩的肠管。直肠便秘时在左下腹常可触到粪块,肛门指诊时触到坚实粪块,排便后指诊发现因直肠壶腹扩张四处空旷,而不易触到肠壁。

在罗马标准定义中,排便频率仅是6种基本特征(包括摒力、大便坚硬和排便不尽感)之一。患者定义包含的症状是(重要性次序):摒力、大便过度坚硬、大便急而无效、大便次数少以及排便不尽感。症状评定应包括针对特异症状的病史。必须列出完整的处方和非处方药物。便秘副作用在常用药物中很广泛。大多数便秘患者为缓解其症状,常自己应用非处方药物。人群研究显示,轻泻药的使用和滥用分别为7%和4%。

(二)分类

为了便于临床治疗功能性便秘方案和药物的选择,目前大多采用根据结肠动力学特点而进行的分型,分为慢传输型便秘、功能性出口梗阻型便秘和混合型便秘。这种分型的依据是以结肠或肛门直肠动力障碍特点为基础的。

1. 慢传输型便秘 是最常见的类型,系指由于结肠动力障碍,使内容物滞留于结肠或结肠通过缓慢的便秘,结肠测压显示结肠动力降低,导致结肠内容推进速度慢,排空迟缓。同时可能伴有其他自主神经功能异常所致的胃肠功能紊乱如胃排空迟缓或小肠运动障碍。患者主诉多为排便次数少、粪便质地坚硬、无便意。用闪烁照相术或不透X线标记物法检查提示结肠通过时间延缓可确立诊断。因此有人称之为结肠无力,它是功能性便秘最常见的类型。治疗上首选促肠动力剂。

2. 出口梗阻型便秘 具有正常的结肠传输功能,由于肛、直肠的功能异常(非器质性病变)如排便反射缺如、盆底肌痉挛综合征或排便时肛门括约肌不协调所致。包括横纹肌功能不良、直肠平滑肌动力异常、直肠感觉功能损害、肛门括约肌失协调症以及盆底痉挛综合征等。患者主诉是排便困难,肛门直肠阻塞感,排便时需要用手协助。多发生于儿童、妇女和老年人。治疗上可选择生物反馈治疗。

3. 混合型便秘 具有结肠慢传输特点,也存在肛、直肠功能异常,或二者均不典型,治疗上因人而异。该型可能是由于慢传输型便秘发展而来,也有人认为长期的出口梗阻影响了结肠排空继发结肠无力。

功能性便秘的病因学并不十分明确,可能是多因素的影响。研究表明功能性便秘老年人发病率高,与进食量、老年性胃肠道功能下降如肠管分泌消化液减少、肠管张力蠕动减弱以及参与排便肌肉张力低下有关。某些主诉功能性便秘的患者,可能有明显的食物因素,如低渣饮食。食物中增加30g/d植物纤维可明显增加肠蠕动,称为纤维素样效应。精神心理因素也占主要地位,功能性便秘患者忧郁、焦虑明显增多,存在自主神经功能异常。功能性便秘患者中,可能伴有全胃肠的功能障碍,如胆囊和胃排空及小肠运转缓慢等。

(三)流行病学

据流行病学统计,老年人的患病率远高于各年龄段的平均患病水平,约为20%,对18~70岁人群进行的随机、分层调查表明,慢性便秘患病率6.07%,60岁以上人群慢性便秘患病率为7.3%~20.39%。在2013年出版的《中国慢性便秘诊治指南》报道,中国成人便秘患病率为4%~6%,60岁以上为22%。其中长期卧床的老年患者患病率高达80%。

FC随着增龄患病率有逐年增高的趋势。虽然老年FC不直接导致死亡,但便秘是诱发脑卒中、心梗等意外死亡的危险因素,且长期便秘可引起结肠憩室、肛周疾病、结肠黑变病、泻剂结肠,还可因肠内毒素吸收入血诱发或加重结肠癌、老年痴呆等。此外,由于老年FC一般属慢性疾病,长期用药增加了医疗费用。据统计,美国每年约有10亿美元用于便秘的治疗,其中用于导泻药物的费用超过2000万美元,85%的便秘都需要泻药治疗,每年OTC泻药的花费在8亿美元以上,给社会和家庭造成经济负担。尽管我国尚无相关卫生成本数据报道,但发挥我国中西医结合康复服务的成本优势,实施简便价廉的适用于老年慢传输型便秘干预技术,提高老年人生活质量,优化卫生资源配置仍是主要趋势。

2000年美国国际胃肠病学会议将功能性便秘列为四大胃肠动力异常疾病之一。中华医学会消化病学分会于2003年9月召开了全国便秘专题讨论会,并制定了我国的"慢性便秘的诊治指南",对功能性便秘的诊治起到了积极的推动作用。2007年,在扬州召开了关于罗马Ⅲ标准国内第一次修订,2009年对慢性便秘的中医诊疗达成了共识。随着功能性便秘的诊疗进展,中华医学会消化病学分会胃肠动力学组专家2013年于武汉再次修订我国慢性便秘诊治指南,提出了明确的定义、分型及三级诊疗流程,有力地促进了便秘诊疗技术的发展。

二、康复诊断与功能评定

(一)康复诊断

1. 诊断标准 罗马Ⅲ功能性便秘的诊断标准。

(1)必须符合以下2项或2项以上:

1)至少25%的排便感到费力。

2)至少25%的排便为干球状便或硬便。

3)至少25%的排便有肛门直肠阻塞感或梗阻感。

4)至少25%的排便需要手法帮助(如用手指助便、盆底支持)。

5)至少25%的排便感到费力。

6)便次<3次/周。

(2)在不使用泻药时很少出现稀便。

(3)没有足够的证据诊断肠易激综合征(IBS)。

便秘型肠易激综合征(constipation-predominant irritable bowel syndrome,C-IBS)的诊断要点:患者有腹痛和(或)腹胀症状,并与排便关系密切,发作时排便频率及粪便性状改变有关。

2. 辅助检查

(1)胃肠X线检查:根据钡剂在胃肠道内运行的情况来了解其运动功能状态。在张力减慢性便秘者,可看到钡剂到达结肠后运行明显减慢,在左侧结肠内长期停滞,特别显出扩张的直肠壶腹。在痉挛性便秘者,可见结肠内钡剂被分成小块,并可见到由于逆蠕动,使到达降结肠或乙状结肠的钡剂,有时又可逆行到横结肠。胃肠X线检查的更大意义在于排除肿瘤、结核、巨结肠症、梗阻等器质性病变造成的便秘,这对确立功能性便秘的诊断是非常重要的。

(2)直肠镜、乙状结肠镜及纤维结肠镜检查:可直接诊视肠黏膜状态,必要时采取活组织检查。在功能性便秘患者,由于硬粪的滞留和刺激,结肠黏膜特别是直肠黏膜常有不同程度的炎性改变。表现为充血、水肿、血管走向模糊不清等。在挛缩性便秘者,除炎性改变外,有时肠镜下可见到肠管的痉挛性收缩。表现为肠壁向腔内聚拢,肠腔收缩变窄,推进肠镜困难,同时患者感到腹痛。稍停片刻挛缩即可缓解,肠腔开放,腹痛消失。

(3) 排粪造影:是一种形态与动态相结合评价肛门直肠区功能的方法。采用X线造影技术,测静坐、提肛、强忍、用力排便各时相的肛门直肠角、肛上距、乙耻距。用于诊断解剖畸形(直肠脱垂、直肠突出等)和肠道远端局部功能障碍(功能性出口梗阻、直肠乏力等),在便秘中有重要价值,并可为选择治疗方法提供依据。

(4) 肛门直肠测压:对功能性便秘的病因诊断及治疗也是很有帮助的。肛管、直肠测压在诊断慢性便秘中有十分重要的作用,借助于此项检查可区分终末性和其他类型的便秘。常用的参数有肛管内括约肌压力及长度、肛管最大缩窄压、直肠敏感性及直肠肛门反射等。

(5) 肛管直肠感觉检查:用电流刺激法测肛门感觉。将通电探针与肛门黏膜接触,分别测肛门括约肌上、中、下三处,逐渐增加电流量,直到患者出现烧灼感或麻刺感,记录阈值,计算平均阈值。正常值为2.0~7.3mA。用气囊扩张法测直肠敏感性。Kamm等报道采用电流刺激法更为精确,避免了气囊压力、直肠内径和顺应性差异。两种方法测得结果有显著相关性。但后者易接受且可重复性好。

(6) 肛门括约肌肌电图:将针状电极或柱状电极插入肛门外括约肌皮下束记录肌电活动。便秘患者最常见的EMG改变为耻骨直肠肌矛盾收缩。用EMG可区分盆底随意肌群肌肉和神经功能异常,77%患者排便时盆底肌肉不能松弛,对出口梗阻型便秘的诊断有重要意义。

(7) 结肠转运功能检查:系利用不透X线标志物,口服后定时拍摄腹部平片,追踪标志物在结肠运行中的情况,为判断结肠内容物运行速度及受阻部位的一种方法。

(8) 肛肠动力学检查:利用压力测定装置,检查内外括约肌、盆底、直肠功能状态及它们之间的协调情况,对判断便秘与上述结构的功能失常是否相关有重要意义。

(9) 盆底肌电图检查:应用电生理技术,检查盆底肌、耻骨直肠肌、外括约肌等横纹肌的功能状态及其支配神经的功能状态。由于该项技术对检查者的要求较高,检查结果亦较难判断,所以目前仅用于观察模拟排便时盆底横纹肌有无反常放电的情况。使用针电极者,因系创伤性检查,易诱发保护性反射而造成假阳性,尤其在同时使用多根针电极时,经验不足者常判断失误,应引起注意。

(10) 球囊逼出试验:将球囊置于直肠壶腹部,注入温水50ml,嘱受试者取习惯排便姿势,尽快将球囊排出。正常在5min内排出。

(11) 组织学检查:疑为先天性巨结肠时,应进行活检。过去常在齿线上方2~3cm取材,但有人认为取材以在齿线以上1~15cm为好,因过高部位的取材可能遗漏"超短段巨结肠"。

3. 功能性便秘的诊断 须依靠病史,分析便秘的原因,配合指诊可做出便秘的诊断。必要时可进行胃肠道X线钡剂或(和)结肠镜检查,以排除器质性疾病,确定功能性便秘的诊断。

一般对于有便秘症状的患者来说,若他以便秘为主诉,则在诊断上应解决三个层次的问题。第一层次是症状诊断。即患者主诉是否符合便秘的定义,亦即自然便次减少或排出困难、伴有不适症状,只有符合定义才能认定其有便秘症状。第二层次是功能诊断。即通过肠道转运功能检查,将其分为肠道正常转运型(全肠道通过时间≤3天)或肠道慢转运型(全肠道

通过时间 >3 天)。正常转运型主要表现为出口型便秘,通过肛肠动力学、盆底电生理、排粪造影检查,可发现内括约肌、外括约肌(亦包括耻骨直肠肌、提肛肌)、直肠、内生殖器官、泌尿器官的异常。第三层次是病因诊断,即按照病因分类表逐步排除,确定最主要的病因。

首先必须弄清患者所称便秘的确实含义,有许多人误认为只有每天排便 1 次才算正常,也有人因内痔脱垂,引起肛门异物感而误认为排便不全。在询问大便是否干硬时应明确粪便的物理性状,因为有些患者在回答"大便干燥"时,实际上只是略干的成形便而已。也有些慢性便秘患者,经常服用缓泻剂排便,如不详细询问,可误以为便次正常。故只有自然排便(非服用泻剂排便)少于每周 3 次,或大便干硬,或大便不干硬而排出困难,并伴有不适,才能认为是便秘。

起病时间对诊断有一定意义,幼年起病提示病因与先天因素有关,而近期发病则多为肠道器质性病变或饮食环境因素所致。伴有排便疼痛者提示肛管附近有病变,而排便无痛却伴有血和黏液者则多为结、直肠腔内病变。对中年以上的患者,排便习惯一向规律,逐渐发生顽固性便秘时,则必须给予及时和彻底地检查,以便除外结肠癌。

不良饮食习惯如进食量少、饮水少、偏食、不喜食蔬菜及不良排便习惯如经常忽视便意等常可直接提示初步的诊断,如有的商店营业员、纺织厂的女工,因上班有意少饮水甚至不饮水而造成慢性便秘。逐步升级地滥用泻药是造成顽固性便秘难以纠正的另一大原因,必须详细询问用药种类、使用方法、起止时间及用药效果。因其他疾病而长期服用某种可致便秘的药物是常易遗漏的病因。

腹部及会阴手术史应予记录并问明与便秘发生的关系。一些较为特异的表现如排便时间延长,反复过度用力,直肠胀满,排便不全,手助排便(即用手指伸入肛门或阴道以协助排便)常提示盆底出口病变。粪便的物理性状有时也能帮助判断病变部位,长期排板栗状干硬便提示便秘可能是结肠性的,而软便排出困难、粪块变细者则提示便秘的原因可能在直肠、盆底。

由于便秘不是一种独立的疾病,而是多种病因引起的一组症状,故对便秘的诊断应重在病因诊断,而不是症状诊断,诸如"慢性便秘""习惯性便秘"等。仅做出症状诊断是不完整甚至危险的,并有误诊、漏诊重大病变的可能。接诊者应按常规对患者进行全面、系统的检查,尤其在导致便秘的原发病的特征性表现尚不明显,而首先表现为便秘症状时,这一点特别重要。作者曾见数例被诊断为"慢性便秘"的患者,未作常规检查,在等待特殊检查的过程中发生便血、肠梗阻,经常规检查诊断为直肠癌、结肠癌。过去亦曾有手术疗效不好的便秘患者,最后被确诊为糖尿病、系统性硬化症等。

便秘作为症状之一,可见于各种疾病所造成的排便动力的不足。如长期慢性消耗性疾病造成的恶病质、衰弱、营养不良、妊娠、腹水、巨大卵巢囊肿的压迫、慢性肺气肿等常可引起腹肌、提肛肌以及平滑肌的无力,都有可能引起便秘。脊髓及马尾部损伤常造成排便反射障碍。肛裂、痔、肛周的炎症等引起肛门括约肌的痉挛以及肛门短暂性狭窄等,均可引起便秘。至于铅、砷、汞、磷等中毒,碳酸钙、氢氧化铝、阿托品、鸦片等药物的使用,各种原因造成的肠道狭窄等情况,虽然都可发生便秘,但它常掩盖不了原发病的主要表现,因此与功能性便秘作鉴别常无困难。

因此,便秘一词,不应成为独立的诊断,在其项下,应列出可能的病因。对一时难以明确原发病的患者,必须先排除已知的重大器质性病变。只有在全面系统检查后仍未能发现已知的器质性病变时,才考虑进行有关功能检查,如肠道转运、肛肠动力学、排粪造影、盆底肌电图等。

（二）康复评定

1. 便秘患者生活质量自评量表 采用问卷形式完成生活质量自评量表(Chinese version of patient assessment of constipation quality of life scale, PAC-QOL)（中文版）的填写。PAC-QOL 量表包括 28 个条目，分别采用从 4 个维度，即生理(条目 1~4)、社会心理(条目 5~12)、担忧(条目 13~23)、满意度(条目 24~28)方面对生活质量进行综合测评。采用 5 级评分，按程度从“不全是”“有点”“中度”“较严重”到“重度”，分别给予 1~5 分，最后取各项目的平均分(表 4-4-1)。

表 4-4-1 便秘患者生活质量自评量表（PAC-QOL）

PAC-QOL 是反映过去 2 周内便秘对您日常生活的影响情况

下列问题与便秘的症状有关	年 月 日	年 月 日	年 月 日	年 月 日
1. 感到腹胀?				
2. 感到疼痛?				

下列问题关于便秘与日常生活	年 月 日	年 月 日	年 月 日	年 月 日
3. 感到身体不舒服?				
4. 有便意但排便困难?				
5. 与他人在一起感到不自在?				
6. 因为便秘吃的越来越少吗?				

下列问题关于便秘与日常生活	年 月 日	年 月 日	年 月 日	年 月 日
7. 必须关心吃什么				
8. 食欲下降				
9. 担心不能随意选择食物(如在朋友家)				
10. 出门在外，因在卫生间时间太长而感到不自在				
11. 出门在外，因频繁去卫生间感到不自在				
12. 总是担心改变生活习惯(如旅行、外出门等)				

下面问题与便秘的感觉有关	年 月 日	年 月 日	年 月 日	年 月 日
13. 感到烦躁易怒				
14. 感到不安				
15. 总是困扰				
16. 感到紧张				
17. 感到缺乏自信				
18. 感到生活失去控制				

下面问题与便秘的感觉有关	年 月 日	年 月 日	年 月 日	年 月 日
19. 为不知何时排便而担心				
20. 担心不能够排便				
21. 因不排便而影响生活				

下列问题关于便秘与日常生活	年 月 日	年 月 日	年 月 日	年 月 日
22. 担心情况越来越糟				
23. 感到身体不能工作				
24. 大便次数比想象的要少				

下面问题关于满意度				
25. 对大便次数满意吗?				
26. 对大便规律满意吗?				
27. 对事物经过肠道的时间满意吗?				
28. 对以往治疗满意吗?				

2. 疼痛强度的评估 通常采用视觉模拟评分法(VAS),将疼痛的程度用0~10数字表示,0分表示无痛,10分表示最痛,患者根据自身疼痛程度选择11个数字表示疼痛程度。0~3

分以下:有轻微的疼痛,能忍受;4~6 分:患者疼痛并影响睡眠,尚能忍受;7~10 分:患者有渐强烈的疼痛,疼痛难忍,影响食欲与睡眠。

3. Bristol 粪便性状量表 以问卷形式分别记录治疗前及治疗结束后 1 周内的排便情况。大便性状参考 Bristol 粪便性状量表进行分型,共 7 型,依次记为 1~7 分。1 型:坚果状;2 型:腊肠状,多块的;3 型:腊肠状,表面有裂隙;4 型:蛇状,光滑而柔软;5 型:柔软团块,边缘清楚,容易排出;6 型:软片状,边缘毛糙,或糊状粪;7 型:水样粪,无固形成分。

三、康复治疗

功能性便秘的治疗宜采取综合措施和整体康复治疗,以改善或恢复正常的排便,达到缓解各种症状的目的。在整体治疗和起效时间已不符合现代治疗的要求,同时还应考虑治疗药物能否长期使用,安全性如何以及能否预期患者对药物具有良好的耐受性。

根本的治疗在于去除病因。对于功能性便秘者,应建立合理的饮食和生活习惯。纠正不良习惯、调整饮食内容,增加富含纤维素的蔬菜和水果,适当摄取粗糙而多渣的杂粮,如标准粉、薯类、玉米、大麦米等。油脂类的食物、凉开水、蜂蜜均有助于便秘的预防和治疗。

合理安排工作和生活,做到劳逸结合。适当的文体活动,特别是腹肌的锻炼有利于胃肠功能的改善。对于长期脑力劳动,久坐办公室少活动者更为有益。

养成良好的排便运动习惯。建立每日按时排便的习惯,使直肠的排便运动产生条件反射。对那些有神经衰弱的患者,可适当服用安慰剂调节自主神经中枢的功能。对有肛裂、肛周感染、子宫附件炎的患者,应及时给予治疗,消除其以反射方式影响排便,造成便秘。

应针对便秘的病因和发病机制进行治疗,对不存在器质性病变的便秘患者,保守治疗的原则是:①增加摄取膳食纤维;②养成定时排便习惯;③避免使用泻药;④治疗个体化。

(一) 运动疗法

1. 医疗体操 促进肠道生理运动:每天坚持餐后手膝位俯卧,柔和前后晃动 2min,左右晃动 2min,然后以腹部为中心顺时针转动 3min,每次间隔休息 1min,1 个循环为 1 组,2 组 / 次,5 次 / 周。

2. 律动疗法

(1) 中西医结合律动疗法:有朱氏一指禅:主要应用一指禅推法、摩法、按揉法、擦法等手法,具体如下:

1) 取穴:中脘、关元、气海、大横、膈俞、肝俞、肾俞、大肠俞、长强、八髎、合谷、三阴交、足三里。

2) 手法:推摩、推、拿、按、摩、搓、揉。

3) 操作步骤:嘱患者仰卧床上,医者先以腹部为主,在中脘、关元、气海、大横推摩手法,每穴各 1min。在下肢足三里、三阴交推之按之。再嘱其起床正坐,先在上肢合谷拿揉,继在背部膈俞、肝俞、肾俞、大肠俞、长强、八髎推之。最后在腰部加以揉搓。使脏腑气机通畅,积滞即能转动,大便自然利解。治疗时间:每次 20min,每周 5 次,4 周为 1 个疗程,共 3 个疗程。

(2) 垂直律动治疗:全身律动机共有 1~7 档,垂直律动频率为 3~10Hz,振幅 4mm。受试者全身放松,双腿自然站立于律动平台上。

本研究全身垂直律动处方采用中低强度,共分为 5 种。①处方 1:初次治疗从 1 档开始,3Hz,5~15min(根据受试者耐受程度逐渐增加治疗时间)。②处方 2:1 档(3Hz,5min)开始 -2

档(4Hz,5min)-1 档(3Hz,5min)循环模式治疗。③处方 3:1 档(3Hz,2min)-2 档(4Hz,3min)-3 档(5Hz,5min)-2 档(4Hz,3min)-1 档(3Hz,2min);④处方 4:1 档(3Hz,2min)-2 档(4Hz,2min)-3 档(5Hz,2min)开始 -4 档(6Hz,3min)-3 档(5Hz,2min)-2 档(4Hz,2min)-1 档(3Hz,2min)。⑤处方 5:1 档(3Hz,1min)-2 档(4Hz,1min)-3 档(5Hz,1min)开始 -4 档(6Hz,2min)-5 档(7Hz,5min)-4 档(6Hz,2min)-3 档(5Hz,1min)-2 档(4Hz,1min)-1 档(3Hz,1min)。处方内档位变换间隔可休息 30s。有效律动时间 15min,1 次 / 天,5 次 / 周。每一种处方持续治疗时间大约 2 周。处方 1 治疗 2 周后,受试者如无不适,可进入处方 2 的治疗模式,以此模式序贯治疗,最高阶段可进入 5 模式。如有不适,则返回上一级处方模式,暂停向下进展。

(二) 物理因子治疗

超短波、短波、水疗、矿泉水浴、高压静电治疗等理疗方法作为辅助治疗可有帮助。本病临床上无理想治疗方法,目前临床广泛采用的常规导泻剂虽然有效,但均有不同程度的副作用,如干扰肠道正常活动和吸收,降低肠壁感受细胞的应激性等,还可造成患者对药物的依赖性,长期使用可造成便秘的恶性循环。而物理因子治疗功能性便秘避免了以往治法的弊端,完全突破了以泻治秘的常规疗法,取得满意效果,高于常规导泻方法。在总便次数、软便次数的增加及无便日、硬便次数、排便时间减少的五项指标上,无论是治疗期,还是停疗期均较常规导泻法有显著性差异($P<0.01$)。从物理因子治疗的角度探讨其治疗机制,包括以下四方面:①刺激作用(振动效果):它对活跃细胞、调节神经功能等都有影响;②电离作用:施加高电位因电离的作用,膜的通透性增加,提高了失神经肌纤维膜对钾的通透性;③自主神经的调节作用:物理因子治疗可以减轻副交感神经的紧张和调节自主神经的功能;④水解作用:在人体内起着运输营养、氧,排泄废物作用的水,物理因子治疗后活动加剧。上述四方面的作用最终达到调节肠道的功能,加强肠管节律性推进,促进肠蠕动而排便,且以软便为主。

1. 超声治疗 采用频率在 800~1000kHz 的超声能作用于粘连部位或腹部肠功能异常部位,移动式,$1W/cm^2$,10min/ 次,1 次 / 天,5 次 / 周。

2. 音频电刺激治疗 于粘连部位或腹部肠功能异常部位两侧并置,耐受剂量,20min/次,1 次 / 天,5 次 / 周。

3. 生物反馈 生物反馈治疗的实质是利用声音和影像的反馈,刺激训练患者正确地控制肛门外括约肌的舒缩,达到正常排便。生物反馈治疗法是一种纠正不协调排便行为的训练法,主要用于治疗肛门括约肌失协调和盆底肌、肛门外括约肌排便时矛盾性收缩导致的功能性出口梗阻型便秘(functional outlet obstruction constipation,FOOC),有人报告其疗效可达 96%,该法与药物治疗相比具有无药物副作用、成本低、非创伤性等优点,目前国内已开展此项疗法。生物反馈疗法对功能性便秘有确定的疗效,无副作用,治疗费用低。Faliakou 等报道对 100 例功能性便秘患者(65% 为结肠慢传输,59% 为反常性盆底肌痉挛)历时 4 年的研究结果显示,生物反馈疗法对慢传输型、出口梗阻型、混合型便秘患者均有效。Glia 等对 26 例功能性便秘患者,其中 10 例为结肠慢传输,16 例为反常性盆底肌痉挛进行生物反馈治疗,6 个月的随访结果表明,生物反馈疗法对出口梗阻型便秘患者有较好疗效。

(1) 生物反馈疗法的具体步骤:生物反馈疗法强调动员患者大脑的调控功能,强调医生与患者之间良好的沟通,这一思想贯穿于生物反馈疗法的各个步骤。

首先,在治疗前,要向患者详细讲解人体结肠、直肠、肛门和盆底肌的正常解剖和生理功能,讲解正常排便的机制;还要向患者讲解清楚生物反馈治疗的机制和目的以及生物反馈仪器的使用。将治疗仪与患者连接好后，安排患者坐或躺在治疗仪和治疗师的右侧，面对治疗仪和治疗师。向患者讲解清楚仪器上所显示的曲线的意义，并指出患者在静息、屏气和用力排便时的异常所在。耐心告诉患者如何调控括约肌的舒缩，鼓励其尝试，患者的每一次尝试都会在仪器上显示，一旦有正确的活动，仪器便会以悦耳的声音和动感的图像刺激患者，治疗师亦会给予鼓励。最后，患者在无治疗师帮助的情况下，面对仪器自行练习，直至连续三次正常排便为止。

(2) 生物反馈疗法的时间安排：进行生物反馈治疗者绝大多数为门诊患者，一般安排患者每周治疗 2 次，持续 5 周以上。

(3) 生物反馈疗法的几种形式

1) 肌电图介导的生物反馈方式（EMG-based biofeedback method）：是目前最为常用的生物反馈方式。有两种系统较为常用：带有温度和呼吸传感器的大型治疗系统和便携式家用小型治疗系统。

2) 压力测定介导的生物反馈方式（manometry based biofeedback method）：其机制为使用肛门括约肌探头进行括约肌压力测定，通过压力变化行生物反馈治疗。

3) 其他生物反馈方式：Fleshman 等发明了一种可以上下摆动，同时也可以发出声音信号的光棒来训练患者。首先，将带电极的塞子插入直肠，记录静息、屏息及用力排塞时的肌肉活动，然后指导患者控制肌肉的活动。

（三）康复护理

1. 情志护理 对虚证患者多采用移情暗示导引法。通过护理人员的语言、表情、姿势、态度、行为及气质等来影响和改善患者的情绪。

2. 指导患者改善饮食结构 嘱患者每日清晨饮一杯温开水或盐开水，保证充足的水分摄入，软化大便；每日摄取膳食纤维丰富的粗粮、蔬菜和水果，如玉米、芹菜、香蕉等。

3. 帮助患者建立正常的排便习惯 指导患者每日晨起或早餐后排便，早餐后易引起胃 - 结肠反射，即使无便意，也应坚持每日如厕 10~20min，排便时不宜听音乐或看报纸、杂志。定时排便能防止粪便堆积，这对于粪便嵌塞的患者尤其重要。注意在训练前，宜先清肠，可用生理盐水清洁清肠，每日 2 次，共 3 日。清肠后摄腹部平片，确定肠内已无粪便嵌塞。近年来也有报道口服电解质平衡液，可达到清肠目的。清肠后可给轻泻剂，大便次数至少达到 1 次 / 天。并鼓励患者早餐后解便，如仍不排便，还可鼓励晚餐后再次解便。使患者恢复正常排便习惯。一旦餐后排便有规律地发生，且维持 2~3 个月以上，可渐停用泻药。如在过程中有 2~3 天不排便，仍要清肠，以免再次发生粪便嵌塞。这种通过清肠，服用轻泻剂并训练排便习惯的方法，常用于治疗功能性便秘，其成功率可达到 70%~80%，但也有不少患者复发。对于直肠括约肌功能紊乱的便秘患者，可应用生物反馈（biofeedback）来纠正排便时盆底肌和肛门外括约肌的不合适的收缩，在儿童和成人的功能性便秘中已获成功的例子，但对精神抑郁的便秘患者，疗效较差。

（四）营养治疗

食疗膳食纤维能改变粪便性质和排便习性，纤维本身不被吸收，能使粪便膨胀，刺激结肠动力。这对于膳食纤维摄取少的便秘患者，可能更有效。肠梗阻或巨结肠以及神经性便秘患者，则不能用增加膳食纤维来达到通便的目的，应减少肠内容物，并定期排便。

饮食宜选用含粗纤维丰富的蔬菜和水果及富含 B 族维生素的食物，如粗粮、豆类等。可选用芝麻、蜂蜜、松子、杏仁、山萸、核桃仁、竹笋、土豆、萝卜、香蕉、银耳、花生、玉米、菠菜、蕹菜、芹菜、麦麸、荞麦、葵花子、植物油、无花果、荸荠等食物及桑葚、决明子、生首乌、当归、火麻仁、郁李仁、肉苁蓉等药食兼用之品。忌食酒、烟、浓茶、咖啡、大蒜、辣椒等刺激性食物。在食物调治方面可选择以下几例食疗方：

1. 芝麻桃仁白糖粉 黑芝麻500g，核桃仁250g，绵白糖100g。先将黑芝麻、核桃仁去除杂质，晒干，炒熟，研成细末，调入绵白糖，拌匀，装入瓶罐内，备用。2次/天，15天/次，或早晚各嚼食15g。本食疗方适用于各型功能性便秘。

2. 柏子仁炖猪心 柏子仁20g，猪心1个（约500g）。先将猪心放入清水中浸泡片刻，洗净，切成薄片。将柏子仁洗净盛入碗中。砂锅中加清水适量，置火上，加猪心片，大火煮沸，烹入料酒，加葱花、姜片及柏子仁，改用小火煨炖1h，待猪心熟烂，停火，加精盐、味精、五香粉各少许，拌和均匀即成。佐餐当菜。本食疗方适用于血虚便秘。

3. 三仁粥 柏子仁20g，松子仁15g，郁李仁20g，粳米100g。先将郁李仁打碎，入锅，加水煎煮20min，去渣取汁。将柏子仁、松子仁敲碎，除去外衣，与淘净的粳米同入砂锅，加水适量，先用大火煮沸，缓缓加入郁李仁煎汁，改用小火煨煮成稠粥，即成。早晚2次分服。本食疗方适合各型功能性便秘。

4. 黄芪火麻仁蜂蜜饮 蜜炙黄芪20g，火麻仁10g，蜂蜜15g。先将生火麻仁打碎，与蜜炙黄芪同入锅中，加水煎煮30min，去渣，取浓汁，趁温热加入蜂蜜，调匀即成。每日早晨空腹顿服。本食疗方对气虚型便秘尤为适宜。

5. 番泻叶决明子茶 番泻叶3g，决明子30g。将番泻叶、决明子同放入有盖杯中，用沸水冲泡，加盖，闷15min即可饮用。当茶，频频饮用，一般可冲泡2次。本食疗方对热积型便秘尤为适宜。

（五）药物治疗

通过上述方法达不到疗效时可考虑药物治疗，对于STC患者，首选是促动力剂，西沙必利作为一种全胃肠道促动力剂，对某些STC患者有效。一种新型特异性促肠动力药普卡必利晚近已问世，该药系苯并呋喃族化合物，特异性作用于5-HT_4受体，可望成为一种理想的治疗功能性便秘的药物。常用泻剂有：①容量性泻药：硫酸镁、硫酸钠、甲基纤维素、琼脂等；②刺激性泻剂：番泻叶、蓖麻油、双酯酚汀等；③粪便软化剂：液状石蜡、乳果糖等；④直肠内给药：甘油栓、开塞露等。应避免长期滥用泻剂而导致泻剂性肠病。

1. 容积性泻药（纤维素） 能加速结肠或全肠道转运，吸附水分，使大便松软易排出，缓解便秘及排便紧迫感；果胶、车前草、燕麦麸等可溶性纤维有助于保持粪便水分；而植物纤维素、木质素等不可溶纤维素可增加大便量。

纤维素制剂的优点在于其经济、安全、适用于各级医疗机构；但摄入纤维素制剂较多时会发生胃肠胀气，对于结肠乏力的患者应该慎用。

补充纤维素后并不能立即显效，应用7~10天后根据具体情况适当加减用量。

2. 盐类泻剂（硫酸镁） 口服硫酸镁在肠道内不易吸收，留在肠腔内形成高渗状态，导泻作用强且迅速，一般口服2~6h后即可排出水样或半流体粪便。但可引起严重不良反应，临床上应慎用。目前通常用于全结肠镜或钡剂灌肠等检查前的肠道准备工作。

3. 刺激性腹泻（番泻叶、鼠李、酚酞、蓖麻油等） 长期使用刺激性泻剂可损害患者的肠神经系统，而且很可能是不可逆的。

(1) 酚酞：口服后在肠内形成可溶性钠盐，刺激结肠黏膜促进蠕动；并阻止肠液被肠壁吸收而其导泻作用。一般用药后4~8h可排出半流动性软便，导泻与肠腔内液体酸度有关。对阑尾炎、肠出血、心肾功能不全、高血压、肠梗阻及婴幼儿、孕妇禁用。临床应用每次1~4片，临睡前服用。对全结肠镜检查前、X线检查或术前做肠道准备者，应提前8h服用。

(2) 比沙可啶：口服后经肠内细菌分解的产物及药物本身对肠壁均有较强的刺激作用，能增加肠蠕动，促进解便；同时可抑制结肠内 Na^+、Ca^{2+} 及水分的吸收，从而使肠腔内容积增大，引起反射性排便。临床上对急、慢性便秘有效率较高。还可用于分娩前、手术前、腹部X线检查或内镜检查前的肠道排空，手术后、产后恢复正常的排便习惯。服用后可引起腹痛，偶可发生剧烈的腹部痉挛。急腹症、痉挛性便秘、重症硬结便、肛门破裂或痔疮溃疡患者禁用，孕妇慎用。

4. 渗透性泻剂(聚乙二醇4000)、乳果糖等 乳果糖是人工合成双糖，在胃及小肠内不被分解和吸收，到达结肠后，通过渗透作用使水和电解质保留于肠腔内；并被肠道正常菌群分解为乳酸和醋酸等，并进一步提高肠腔内渗透压，产生导泻作用；阻断氨的吸收；其酸性代谢产物能刺激肠黏膜，增加肠蠕动，促进排便。由于乳果糖在体内分解产生气体，故部分患者会有腹胀、排气增多等胃肠胀气表现。用量过大会产生恶心、腹胀、腹泻和低钾血症、高钠血症等。禁用于胃肠道阻塞、糖尿病或低糖饮食者。慢性便秘患者治疗剂量为每天1~2次，每次5~10g，每日保持2~3次软便为宜。临床用于慢性功能性便秘，包括老人、儿童、婴儿和孕妇各个年龄组的患者，安全性高。对于肝性脑病患者，应用乳果糖后，不仅具有保持大便通畅的作用，还可减少氨的吸收，有利于肝性脑病的恢复。

5. 促动力药 如西沙必利，是临床上广泛应用的胃肠道促动力药，属于苯二氮䓬类药物，其促动力效应直接作用于上段结肠。它曾用于便秘的治疗，但疗效并不肯定。对于结肠乏力即STC患者，选用促动剂改善肠神经和特异选择性作用于结肠平滑肌的促动力药，如 $5\text{-}HT_4$ 受体激动剂、西沙必利、普卡必利，以及 $5\text{-}HT_4$ 部分激动剂，特异作用于结肠的替加色罗(tegaserod)等，后者多用于C-IBS。此外，米索前列醇、阿片类拮抗剂纳洛酮(naloxone)也可改善某些患者的便秘症状，但对功能和梗阻型便秘的排便功能，尚未能证实其确切疗效。

6. 润滑性泻剂(开塞露、液状石蜡)

(1) 开塞露(含硫酸镁、甘油、丙二醇)：能润滑并刺激肠壁，软化大便，使其易于排出，成人20ml/次，主要适用于硬结便患者，尤其是老年患者。

(2) 液状石蜡：在肠道内不被吸收或消化，润滑肠壁，使粪便易于排出。对年老体弱、长期卧床的便秘患者使用时应注意其有引起脂质性吸入性肺炎的可能，长期服用可致脂溶性维生素缺乏。成人15~30ml/次，用药后6~8h产生效果，一般于睡前服用。

7. 微生态制剂 含有双歧杆菌、乳酸杆菌、肠球菌等肠道正常菌群。是一种良好的微生态调节制剂，直接补充正常生理性菌群，改善肠道微生态环境。但应避免与抗生素合用。

调节肠道微生态的制剂还有口服酪酸梭菌活菌散剂、口服双歧杆菌活菌制剂等。可作为便秘的辅助治疗。

8. 中药泻剂 就中医而言，便秘分为实秘、虚秘。热秘以清热润肠为主，可服麻仁丸；气秘应理气导滞，以苏子降气汤加味。虚秘又分气虚，以益气润肠为主，用补中益气汤加减；血虚则宜养血润燥，四物汤可用；寒凝则应温通开秘，以温脾汤加味。

临床上常用的中药制剂应注意，制剂中大都含有大黄、芦荟等刺激性泻剂成分的药物，故不主张长时间应用。简言之，在慢性便秘治疗中，选用不恰当的泻剂或泻剂应用剂量不合理等，均可能引起患者脱水、电解质平衡紊乱等到不良反应。对有高血压、心脏病、糖尿病、肾功能不全合并便秘的患者，应选用安全的通便药物，如聚乙二醇 4000。

（六）外科治疗

当应用轻泻药、纤维和促动力药进行积极的、延长疗程的结肠惰性治疗失败时，其治疗应考虑全结肠切除、回 - 直肠吻合术。该手术是设计用来治疗便秘症状（排便困难或频率稀少）。其他症状（腹痛和腹胀）可能不会缓解。结肠切除至骶骨岬水平，在末端回肠和直肠上端之间进行吻合。进入骶前区时需注意保留交感神经。

回 - 直肠吻合较回肠 - 乙状结肠吻合术式更为成功。如果任何部位留下乙状结肠，便秘可能复发，相反，吻合口低于距肛门边缘 7~10cm 水平可能导致无法接受的高排便频率，有时甚至大便失禁。回 - 直肠吻合术后仍持续便秘的患者可能有盆腔底功能异常。

1. 排空异常的外科治疗 切断耻骨直肠肌的后纤维被认为可能对排便时该肌肉呈矛盾收缩的患者有益。然而并非如此，无论是切断耻骨直肠肌的后部或侧面疗效都令人失望。将耻骨直肠肌肉纤维在中线任何一边切断，7 名患者中仅 1 人症状改善，而将侧面肌肉切断在 15 名患者中仅 3 人症状改善。

2. 会阴下降综合征 会阴下降综合征患者也会发生便秘，这种患者排便时无止境地摒力但直肠不能完全排空。可以观察到会阴明显鼓出坐骨结节平面，这种会阴异常下降可能继发于分娩，或是排便时长时间摒力造成的骶神经损伤引起。不完全排空导致更加摒力，对神经的牵拉更强，以及肛门外括约肌和耻骨直肠肌的进行性去神经支配。这种情况会造成大便失禁，从而增加患者的痛苦。手术不能纠正该问题，最佳的治疗方法是生物反馈，尽管成功率只有 50%。

3. 结肠造口术 患者有时因便秘而要求作结肠造口。结肠造口是一个好的选择，因其能回复。另外，仔细选择患者极为重要。结肠造口容许做结肠冲洗的可能性，但一些作者报道因造口近端的持续结肠惰性或更全面的动力紊乱，导致造口效果不满意。

最近描述的一种称为“自制结肠导管”的手术可能是对某些患者的解决方法。通过在中点横断乙状结肠，将之用作自制结肠导管。该手术能成功地减少患者的排便时间，增加排便次数。该手术是可逆性的，但较为复杂。

因此，在许多诉有便秘的患者中只有一小部分将从手术中得益，约占经高度选择的转诊患者的 5%。

（郑洁皎　徐国会）

第五节　老年泌尿系统疾病康复

老年泌尿系统疾病可涉及泌尿系统各器官，如肾脏、输尿管、膀胱和尿道，并可以波及整个系统，其主要表现既可以在泌尿系统本身，如排尿改变、尿的改变、肿块、疼痛等，也可以表现为高血压、水肿和贫血等。目前老年泌尿系统疾病康复主要为排尿障碍的康复和尿毒症康复，本节主要阐述前者，后者在国内尚不普及。

尿形成以后，经过肾盂和输尿管流入膀胱。当膀胱内尿液充盈到一定容量时，膀胱壁神经感受器兴奋，产生冲动，冲动经骶髓排尿中枢传入大脑皮层而产生尿意，继而大脑皮层中枢发出冲动致膀胱逼尿肌收缩而引起排尿。正常的排尿需有健全的泌尿系统和完整的神经支配。当两者其中之一有病变，即可引起排尿异常（abnormal micturition），在临床上常表现为少尿与无尿、多尿、尿频、尿急与尿痛、尿潴留、尿失禁和尿流异常等现象。而控制膀胱的中枢或者周围神经发生病变后引起的排尿功能障碍，称为神经源性膀胱功能障碍，是康复医学的常见并发症之一。

一、神经源性膀胱

神经源性膀胱(neurogenic bladder)是一类由于神经系统病变导致膀胱、尿道功能失常，进而产生一系列下尿路症状及并发症疾病的总称。

(一) 膀胱尿道的神经支配

1. 排尿的中枢神经系统　与排尿相关的中枢神经系统如下。

(1) 大脑皮质：大脑额叶近中央前回的两侧叶上部的相关区域与排尿功能有关。该区域拥有两个中枢：①额叶上部的逼尿肌中枢；②感觉运动皮质区的尿道外括约肌运动中枢。两个中枢接受逼尿肌和尿道括约肌的传入冲动和脑干排尿中枢的传入冲动，传出冲动到脑干的排尿中枢。在排尿储尿过程中，大脑主要起抑制性作用，见图 4-5-1。

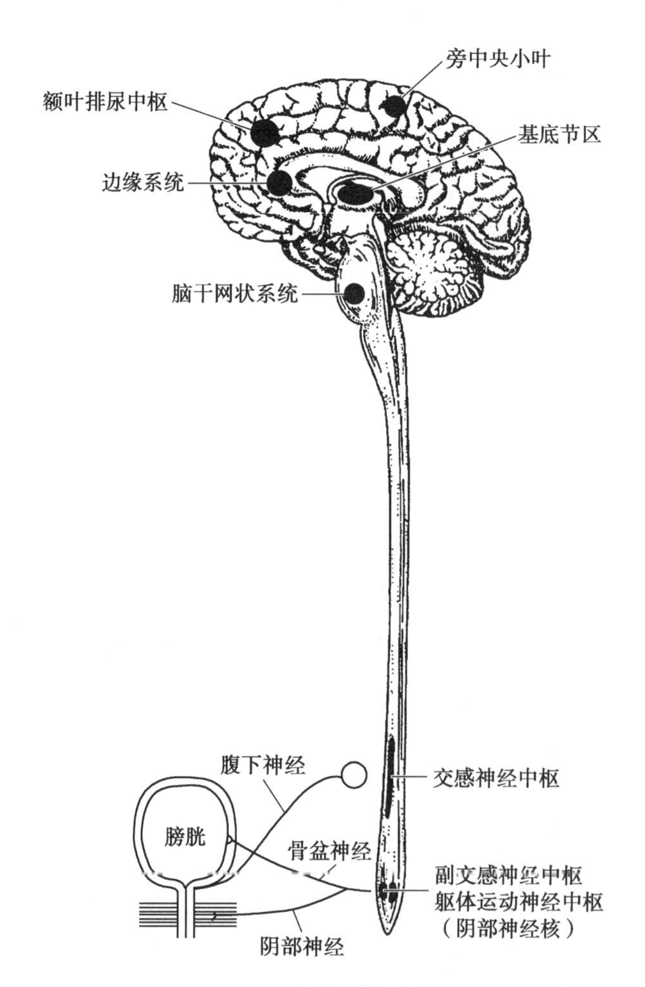

图 4-5-1　正常排尿的神经调控

(2) 丘脑:丘脑是对称性分布于第三脑室两侧的大卵圆形灰质复合体。皮质的传出和传入冲动均经过丘脑核,并且接受内外环境刺激而来的外周感受冲动和本体感受冲动。膀胱的感觉和脑桥排尿中枢的传入冲动通过丘脑核传送到大脑皮质中枢。尿道外括约肌感受器的冲动经丘脑的腹侧核交接后再传递到大脑皮质中枢。丘脑与脑桥排尿中枢的联系是排尿受情绪和内环境影响的解剖学和功能基础。

(3) 基底神经节:基底神经节由尾状核、壳核、屏状核和杏仁核复合体构成。尾状核和壳核参与锥体外系的构成,对逼尿肌收缩有控制能力。

(4) 边缘系统:包括边缘叶及其相关结构,是内脏包括膀胱传出的冲动与体神经传出冲动的会合处。边缘系统与排尿控制和尿失禁有关。

(5) 小脑:小脑是协调控制整个运动神经活动的重要中枢,也是从膀胱逼尿肌和尿道外括约肌来的感觉冲动的主要传导通路。主要通过四种方式对排尿进行协调控制:①维持尿道外括约肌和盆底肌的张力;②控制尿道外括约肌收缩节律和强度;③与脑桥一起对逼尿肌收缩产生抑制作用;④参与逼尿肌和尿道外括约肌收缩的协调;⑤可能参与排尿的情绪影响。

(6) 下丘脑:下丘脑由乳头体、灰白结节、漏斗和垂体后叶组成。它是全身自主功能活动的中枢,上、下视丘、结节和乳头体等神经核与逼尿肌有关,具有调节膀胱功能的作用。视前区也与决定排尿的开始有关。

(7) 脑干:排尿有赖于位于脑干腹侧区的脑桥排尿中枢和 Barrington 核中继的脊髓 - 延髓 - 脊髓反射。脑桥存在排尿中枢(M 区)和储尿中枢(L 区):① M 区直接兴奋膀胱运动神经元,并通过脊髓中的抑制性神经元,间接抑制外括约肌运动神经元;② L 区直接控制包括尿道外括约肌在内的盆底肌群的运动神经元。中脑导水管周围灰质区接受膀胱上传的感觉冲动,再传递到 M 区和 L 区。

(8) 脊髓中枢:脊髓中枢是逼尿肌和尿道外括约肌的下级中枢,大脑和皮质下中枢传出和传入的必经之路。脊髓中枢功能在于调控逼尿肌、括约肌和盆底肌的功能。脊髓丘脑侧束中有传达膀胱和尿道感觉的上行通路和激发排尿的下行通路;切断上下行通路可使膀胱的感觉消失和排尿活动停止。

2. 排尿的外周神经系统 支配膀胱和尿道的神经主要有三条:盆神经、腹下神经和阴部神经。储尿和排尿活动的完成建立在支配排尿的自主神经与躯干神经的共济调节的基础上。

(1) 盆神经:由 S_2~S_4 脊髓灰质中间外侧的逼尿肌核发出,主要为副交感神经,换神经元后分布于膀胱的逼尿肌和内括约肌,兴奋时引起逼尿肌收缩,内括约肌松弛使膀胱排空。

(2) 腹下神经:由 T_{11}~L_3 脊髓灰质的中间外侧细胞柱发出,为交感神经。其纤维分布于膀胱与尿道内括约肌。兴奋时逼尿肌松弛,内括约肌收缩抑制膀胱排空。

(3) 阴部神经:为躯干神经,由 S_2~S_4 的前角发出,直接受大脑皮层意识和反射控制。兴奋时引起外括约肌收缩,抑制排尿。

(二) 神经源性膀胱的特点

1. 上运动神经元损伤的主要症状 包括:①膀胱感觉缺失;②可能出现逼尿肌过度活跃;③可能有膀胱顺应性下降;④括约肌在充水时功能正常,在排尿时可能过度活跃;⑤排尿表现为反射性。

2. 下运动神经元损伤主要症状 包括:①膀胱感觉缺失;②逼尿肌不能收缩;③膀胱顺

应性下降;④括约肌功能低下;⑤排尿需要辅助用力。

3. **神经系统疾病的主要排尿功能异常** 包括:①逼尿肌反射亢进;②功能性膀胱出口梗阻。

二、排尿

(一) 正常排尿

排尿反射(micturition reflex)是一种复杂的反射活动,经常在高级中枢控制下进行。在正常情况下,膀胱逼尿肌在副交感神经紧张冲动的影响下,处于轻度收缩状态,使膀胱内压经常保持在 0.98kPa,因为膀胱具有较大的伸展性,因此内压稍升高后可以很快回降。当膀胱内贮尿量达到一定程度(400ml 左右)时膀胱内压才超过 0.98kPa(图 4-5-2),膀胱被动扩张,使膀胱壁内牵张感受器受到刺激而兴奋,冲动沿盆神经传入纤维传到骶髓的排尿反射初级中枢;同时由脊髓再把膀胱充胀的信息上传至大脑皮层的排尿反射高级中枢,并产生尿意。如果膀胱内尿量增加到 700ml,膀胱内压随之增加至 3.43kPa 时,逼尿肌便出现节律性收缩,排尿欲也明显增加,但此时还可有意识地控制排尿。当膀胱内压达到 6.86kPa 以上时,便出现明显的痛感以致不得不排尿。

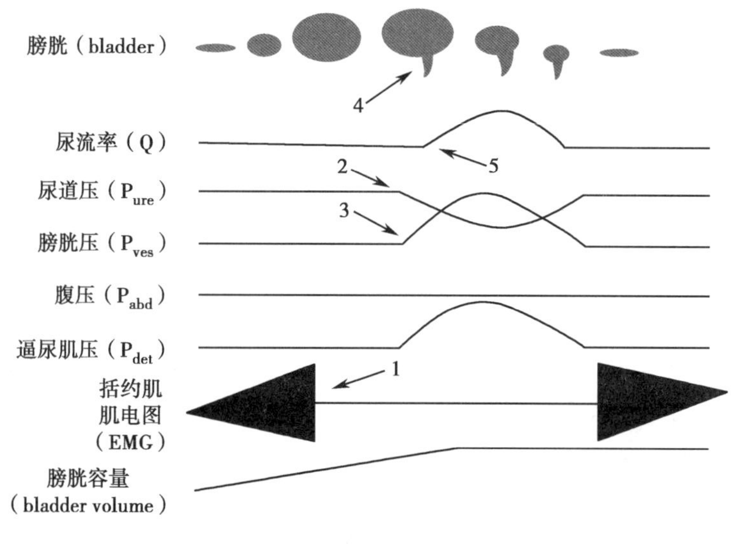

图 4-5-2 排尿反射示意图

当膀胱尿量充盈到一定程度时(400~500ml),膀胱壁的牵张感受器受到刺激而兴奋。冲动沿盆神经传入,到达骶髓的排尿反射初级中枢。同时,冲动也到达脑干和大脑皮质的排尿反射高位中枢,并产生排尿欲。排尿反射进行时,冲动沿盆神经传出,引起逼尿肌收缩、内括约肌松弛,于是尿液进入后尿道。这时尿液还可以刺激尿道的感受器,冲动沿阴部神经再次传到脊髓排尿中枢,进一步加强其活动,使外括约肌开放,于是尿液被高达 14.7kPa(150cmH_2O)的膀胱内压排出。尿液对尿道的刺激可进一步反射性地加强排尿中枢活动,这是一种正反馈。它使排尿反射一再加强,直至尿液排空为止。

在排尿末期,由于尿道海绵体肌肉收缩,可将残留于尿道的尿液排出体外。此外,在排尿时，腹肌和膈肌的强大收缩也产生较高的腹内压，协助克服排尿的阻力。

大脑皮质等排尿反射高位中枢能对脊髓初级中枢施加易化或抑制性影响，以控制排尿反射活动。小儿大脑发育未臻完善，对初级中枢的控制能力较弱，所以小儿排尿次数多，且易发生夜间遗尿现象。

（二）异常排尿

排尿或贮尿任何一方面发生障碍，均可出现排尿异常。临床上常见的有尿频、尿潴留和尿失禁。排放次数过多者称为尿频，常常是由于膀胱炎症或机械性刺激（如膀胱结石）而引起的。膀胱中尿液充盈过多而不能排出者称为尿潴留。尿潴留多半是由于腰骶部脊髓损伤使排尿反射初级中枢的活动发生障碍所致。但尿流受阻也能造成尿潴留。当脊髓受损，以致初级中枢与大脑皮质推动功能失去联系时，排尿便失去了意识控制，可出现尿失禁。

（三）膀胱输尿管反流

膀胱输尿管连接部能预防膀胱输尿管反流。当膀胱壁增生肥厚，使得膀胱输尿管连接部从正常时斜行通过变成了垂直通过，连接部位功能丧失而出现反流。反流进一步并发感染及肾、输尿管积水，最终导致肾衰竭。因此，维持膀胱正常压力，预防及处理好反流是治疗神经性膀胱功能障碍的重要问题。

三、神经源性膀胱评定技术

（一）分类

神经源性膀胱根据尿流动力学和功能分类如下。

1. 尿潴留 指膀胱充盈而尿液不能自主排出。潴留时膀胱容积可达 3000~4000ml，膀胱膨胀可至脐部，患者下腹胀痛。常见于脊髓损伤。

2. 尿失禁 指排尿失去意识控制，尿液不自主地由尿道流出。

(1) 真性尿失禁：膀胱稍有一些存尿便会不自主地流出，膀胱处于空虚状态。主要由于脑损伤、截瘫等疾病导致排尿反射活动失去大脑皮质的控制，膀胱逼尿肌出现无抑制性收缩。

(2) 假性尿失禁：膀胱内充满尿液，当膀胱充盈到一定压力时不自主溢出少量尿液，多见于脊髓病变。

(3) 压力性尿失禁：咳嗽、打喷嚏或运动使腹压突然升高时不自主排出少量尿液。多见于排尿功能低下的中老年女性。

（二）病史和体检要点

1. 排尿愿望 属本体感觉，起源于逼尿肌张力感受器，通过骶神经传入纤维经脊髓后索到达脑干的逼尿肌中枢及大脑皮质，此感觉异常时可产生尿意。应注意有无残余尿，因残余尿量增加可出现尿频。

2. 急迫的排尿感 属膀胱与体神经的联合感觉。尿意急迫常常是在膀胱容量阈值较低时出现的一种强化了的不正常排尿愿望。排尿时尿液通过尿道的感觉主要是尿道黏膜的体神经感受器刺激而合成的感觉，神经传导是通过阴部神经传入脊髓，经后柱与脊髓丘脑束到达脑部。当尿道炎症时，此感觉可强化产生尿痛。

3. 外界刺激感觉 在尿生殖膈以下尿道的主要传入纤维是通过阴部神经，经脊髓后柱及脊髓丘脑束上传，传递疼痛、冷热及触觉；膀胱黏膜及肌肉的痛触觉感受器，由骶副交感神经与胸腰交感神经传递。

4. 排尿起始 了解排尿起始的情况对诊断神经源性膀胱尿道功能障碍很重要。突然排尿包括尿意急迫性尿失禁，说明输入感觉、副交感及阴部神经功能仍然存在，常为不完全性骶髓以上病变。反射性排尿，无任何感觉的反复膀胱收缩则为完全性骶髓以上病变的特征。需要用腹压或者手压排尿，或在增加压力时尿流亦随之增加则为骶髓病变的排尿方式。

5. 排尿中断 通常排尿完毕自行停止，正常人亦能有意识的主动中断排尿。如在没有意识控制的情况下出现尿流中断，常为骶上病变的表现。与此相反，当停止手压排尿时尿液出现被动性中断，则见于骶髓病变。

6. 尿失禁 尿液不能控制而自行外溢现象。

7. 自主神经反射亢进 常发生在胸部以上的完全性脊髓损伤的患者。膀胱或直肠的充胀可诱发脊髓交感神经反射，产生内脏与下肢小动脉收缩，出现高血压并再通过颈部压力感受器迷走神经传导发生心动过缓，临床上患者常有鼻塞、头颈部及上半身出汗、面部潮红、头痛及严重的高血压。

8. 大便史 注意有无大便习惯、频次的改变。有无大便失禁，有无排便意愿，能否辨认通过肛管的是粪便还是气体；能否起始与中断排便，排便的愿望主要是通过骶神经丛的副交感传入纤维传导，肛管感觉及辨认通过的内容物是气体或是粪便主要是通过阴部神经的传导。排便功能的恢复预示排便功能可达到较满意的平衡状态。

9. 性活动史 正常男性的性活动过程包括勃起、射精、性欲及性欲高潮。阴茎勃起有两种类型：即心理性勃起与反射性勃起。前者由大脑皮质活动并经胸腰段交感传出神经所调节，后者则是通过 S_2~S_4 副交感神经中枢的勃起神经所传导和集成的。在 S_2~S_4 反射活动损害时，患者仍可能有心理性勃起。骶上病变（T_8~T_9 以上）的患者则可有反射性勃起；如果病变在 T_9~L_1，患者可能同时有心理性和反射性勃起。

10. 体格检查 除注意有无痴呆、感觉、运动、反射的变化外，骶反射的检查特别重要，可较简单地通过肛门外括约肌的检查来进行。肛门外括约肌是会阴部横纹肌的一部分，肌张力及患者随意收缩括约肌的能力，可以通过肛门指诊检查。肛门随意收缩存在，表明盆底神经支配完整，即节段神经和骶上神经完整。不能随意性收缩，但肌张力仍存在者，提示骶上神经损伤。肌张力减退表明骶神经或周围神经损害。挤压阴茎头以刺激阴茎背神经，可出现尿道海绵体及肛门括约肌的收缩；或牵拉留置的水囊导尿管刺激膀胱尿道黏膜，亦可引起肛门括约肌的收缩，球海绵体肌反射的存在说明骶反射弧完整，该反射的中枢位于 S_2~S_4。

（三）实验室和影像等检查

1. 尿分析 尿液标本检查。包括常规检查、镜检和细菌培养。

2. 放射性检查 腹部及盆腔的平片。较复杂的病例可做 CT 扫描、磁共振检查。

3. 静脉尿路造影 如果存在血尿或平片有异常发现则要进行静脉尿路造影。

4. 排尿期膀胱尿道造影 可检查排尿过程中才能表现出的病变。

5. 内镜检查 包括膀胱镜和尿道镜检查。对膀胱疼痛、血尿或有影像学异常等情况可考虑用内镜检查。

6. 超声波检查 可替代腹部平片作为主要的筛选性检查。

（四）尿动力学检查

尿动力学（urodynamics）是借助流体力学及电生理学方法研究尿路输送、贮存及排泄尿液功能的学科，可为排尿障碍的诊断、治疗方法选择及疗效评价提供客观依据。常用的尿动力学检查主要包括：

1. 尿流率测定 尿流率为单位时间内排出的尿量。反映排尿过程中逼尿肌与尿道括约肌之间的协调功能，可用于判断有无膀胱出口梗阻及逼尿肌收缩性。因方法简单、无创、价廉故应用十分广泛，见图 4-5-3。

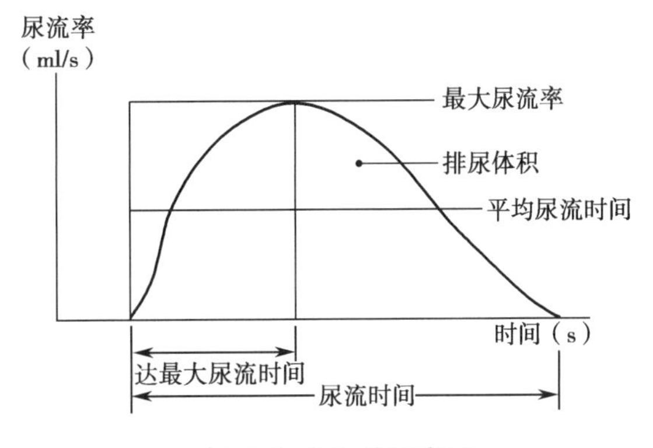

图 4-5-3 尿流率示意图

(1) 原理：尿流率测定术是利用尿流率计测定排尿速度的方法，尿流率，即单位时间内膀胱经尿道口排出的尿量，以 ml/s 表示。尿流率计传感器采用间接测定法，有测量尿流通过磁场或电场所产生的磁场或电场密度改变进行计算的；有通过连续测定所排出尿液重量进行计算的，简称重量法；有通过测定由尿流所致的转盘转速的减少值而计算尿流率的，电能维持转盘保持恒定转速，尿流冲击转盘致转速减慢时电能自动增加以维持速度，以此增加数推算尿流率，简称转盘法。国内所用仪器均采用重量法及转盘法原理。

(2) 常用参数：主要有最大尿流率、排尿量、排尿时间、平均尿流率及最大尿流时间。

1) 最大尿流率：是所测的尿流率的最大值。

2) 排尿量：是经尿道排出的总液体量。

3) 排尿时间：是整个排尿过程中所用的时间。

4) 平均尿流率：是排尿量除以尿流时间所得到的值。

5) 最大尿流时间：是由排尿开始到尿流率最大时所持续的时间。

成年男性为 25.7ml/s ± 2.4ml/s；女性 28.3ml/s ± 1.8ml/s。当膀胱容量在 200~400ml 时最大尿流率应大于 15ml/s。

(3) 适应证：临床上多用作神经性或梗阻性病变引起排尿障碍患者的筛选性检查，并用于随诊下尿路药物或手术治疗效果。尿流率差可以是各种膀胱出口梗阻的结果，也可由于逼尿肌收缩无力所致，需进一步加以区别。

(4) 常见尿流率曲线类型：主要有以下 4 种。

1) 正常尿流率曲线：大体上呈平滑的抛物线形状，年轻人呈丘柱状，老年人呈圆丘状，尿量较多时为高丘斜坡状曲线，少数尿道阻力较低的正常人或女性压力性尿失禁患者亦可出现高尖形排尿曲线。

2) 低平梗阻性尿流率曲线：随程度不同可呈低丘斜坡曲线、不规则低平曲线或重度低平曲线，此类曲线亦可提示逼尿肌收缩功能不全。

3) 间断尿流率曲线：依赖腹肌用力才能排尿者尿流常呈间断性，提示逼尿肌无力、严重膀胱出口梗阻或神经性膀胱（逼尿肌外括约肌协同失调）。

4) 平台形尿流率曲线：呈平台形，不易判断曲线峰值，多提示尿道狭窄。

2. 膀胱压力容积测定 用膀胱测压仪（图 4-5-4）测得膀胱压、直肠压和逼尿肌压从而研究膀胱的压力 - 容量之间的关系。目的是了解贮尿期与排尿期逼尿肌与尿道的功能。

(1) 原理：膀胱压力容积测定术是在膀胱的匀速充盈过程中记录压力与容积的关系以反映膀胱功能的方法，用于评价膀胱在充盈过程中的顺应性、逼尿肌功能、中枢神经系统对逼

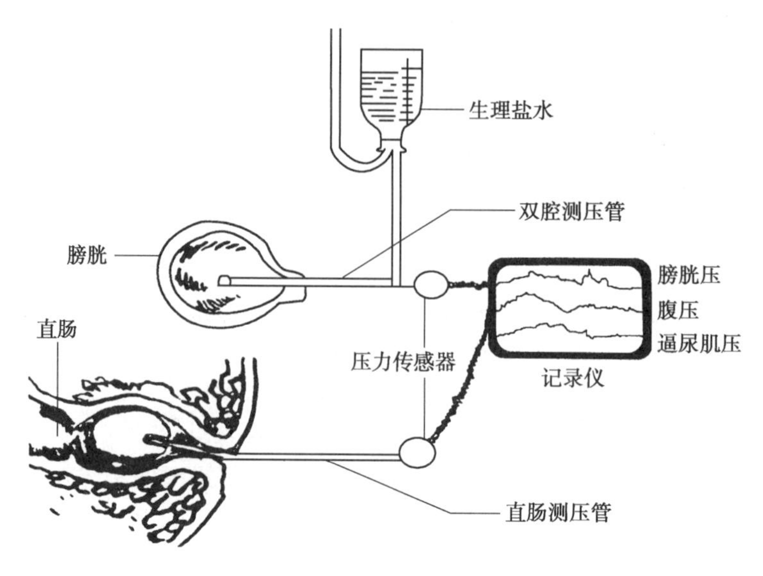

图 4-5-4 膀胱测压仪

尿肌反射的控制和膀胱的感觉功能。充盈剂有液体和气体，前者如生理盐水和造影对比剂，后者如 CO_2，现多用液体，影像尿流动力学检查时用对比剂。正常人膀胱剩余尿量少于 50ml，最大膀胱容量 200~400ml，达此容量前膀胱内压 <20cmH_2O，顺应性良好，不出现无抑制性逼尿肌收缩，无逼尿肌外括约肌协同失调，排尿起始不等待，随意启动逼尿肌收缩排尿，维持排尿不用力，结束排尿不淋漓。

(2) 常用参数：膀胱剩余尿、初尿感容量、强烈尿意、急迫尿意及最大膀胱容量及逼尿肌压力，逼尿肌顺应性，是否出现无抑制性逼尿肌收缩，等容性逼尿肌收缩压。

最大膀胱容量小可以提示高度敏感膀胱（需与感觉性尿急迫区别），常见于间质性膀胱炎、女性特发性尿频综合征等患者，其顺应性良好、逼尿肌稳定，亦可随意起始排尿，压力流率测定无膀胱出口梗阻表现。

(3) 适应证：膀胱压力容积测定反映贮尿期和逼尿期的功能状态，适用于各种类型的尿失禁及遗尿症、非尿路感染性尿频尿急者、神经系统疾患及精神心理障碍（如脑血管意外、多发性硬化、糖尿病等）引起的膀胱尿道功能障碍、各种伴有膀胱排空障碍的非神经源性疾患（膀胱出口梗阻、前列腺增生症、女性尿道综合征等）、各类盆腔脊柱手术（前列腺、结肠、直肠、子宫、腰骶椎手术）后引起的膀胱排空障碍。

膀胱压力容积测定术的影响因素有膀胱出口功能不全、膀胱输尿管反流、灌注速度过快及患者欠合作。前者多见于脊柱裂小儿及压力性尿失禁的女性，灌注后易漏尿，用带有气囊的导尿管堵塞膀胱内口后方能完成检查。膀胱输尿管反流可由影像尿流动力学检查显示。

3. 尿道功能测试 由尿道测压仪可测得尿道各相应部位的压力。

(1) 原理：尿道的压力是贮尿期膀胱内尿液不漏出的重要因素，尿道压力分布测定术即对其可控制段的压力分布形态及数值进行分析，对排尿梗阻及控制状况提供重要信息。

(2) 适应证：此检查适用于膀胱出口器质性或功能性梗阻、各种类型尿失禁、神经性膀胱、尿道功能测定、尿道及盆腔脏器交感神经兴奋性测定等。

(3) 常用参数：包括：①尿道的解剖长度；②尿道的功能长度；③最大尿道压相当于尿道

外括约肌部位反映尿道控制排尿的能力;④最大尿道关闭压为最大尿道压与膀胱压之差;⑤控制带指最大尿道压与尿道内口之间的尿道是控制尿失禁的部位。

4. 括约肌肌电图 与排尿功能障碍诊断有关的、最常用、最重要的、能在尿动力学室进行的电生理学测定的肌电图(EMG)测定术。此项检查是膀胱压力容积测定术及压力流率测定术的一部分,是诊断下尿路神经性病变以及鉴别膀胱尿道功能性障碍的重要手段。

5. 排尿期膀胱尿道造影 是评价下尿路功能的动态放射学检查,常与尿流动力学联合使用。检查时,将无菌的15%泛影葡胺溶液缓慢注入膀胱,经荧光屏观察膀胱充盈及排尿情况。检查时最好能分别进行立位及卧位的检查。

6. 压力-EMG同步检查 可反映膀胱容量、逼尿肌张力、尿道外括约肌的控制能力。

(王玉龙)

第六节 老年糖尿病康复

老年糖尿病发病率随年龄而增加,2型糖尿病是我国老年糖尿病的主要类型。老年糖尿病患者的听力、视力、认知能力、自我管理能力、运动耐力均下降,老年糖尿病慢性并发症多,应进行全面而细致的并发症筛查;老年糖尿病患者对低血糖耐受性差,易出现无症状性低血糖及严重低血糖,反复低血糖发生会加重老年糖尿病的认知障碍,甚至诱发严重心脑血管事件;老年糖尿病患者可伴有多种代谢异常、部分同时罹患肿瘤或其他伴随疾病。老年糖尿病的治疗与康复不仅是对血糖的管理,更重要的是改善糖尿病并发症(包括微血管和大血管并发症、视网膜病变、神经病变、糖尿病肾病、糖尿病足、皮肤病变等)与提高其生活质量,运动康复是其中不可缺少的治疗手段,广义的康复包括有运动治疗、患者宣教、营养管理,但运动导致的低血糖反应是康复中需要避免的。

一、概述

(一) 定义

糖尿病(diabetes mellitus,DM)系一组由于胰岛素分泌缺陷及(或)其生物学作用障碍引起的以高血糖为特征的代谢性疾病,老年糖尿病是指年龄≥60岁的糖尿病患者,包括60岁以前诊断和60岁以后诊断的糖尿病患者。目前常用的诊断标准和分类有世界卫生组织(WHO)1999年标准和美国糖尿病学会(American Diabetes Association,ADA)2003年标准。我国采用WHO(1999年)糖尿病诊断、糖代谢状态分类标准(表4-6-1、表4-6-2),为降低糖尿病的漏诊率,建议同时检查空腹血糖及餐后2h静脉血浆血糖值,2010年ADA指南将糖化血红蛋白(hemoglobin A1c,HbA1c)≥6.5%作为糖尿病诊断标准之一。此外,急性感染、创伤或其他应激情况下可出现暂时性血糖增高,若没有明确的糖尿病病史,就临床诊断而言不能以此时的血糖值诊断糖尿病,需在应激消除后复查,再确定糖代谢状态。

(二) 分类

根据世界卫生组织(WHO)的病因学证据将糖尿病分4大类,即1型糖尿病、2型糖尿病、妊娠糖尿病和特殊类型糖尿病,老年人主要是2型糖尿病。1型糖尿病显著病理学特征是胰岛β细胞数量显著减少和消失所导致的胰岛素分泌显著下降或缺失;2型糖尿病为胰岛

表 4-6-1 糖代谢状态分类(WHO 1999)

糖代谢分类	静脉血浆葡萄糖(mmol/L)	年龄(岁)
	空腹血糖(FPG)	糖负荷后 2h 血糖(2hPG)
正常血糖	<6.1	<7.8
空腹血糖受损(IFG)	6.1~<7.0	<7.8
糖耐量减低(IGT)	<7.0	7.8~<11.1
糖尿病	≥7.0	≥11.1

注:IFG 和 IGT 统称为糖调节受损

表 4-6-2 糖尿病的诊断标准

诊断标准	静脉血浆葡萄糖水平(mmol/L)
典型糖尿病症状(多饮、多尿、多食、体重下降)加上随机血糖检测	≥11.1
空腹血糖(FPG)检测	≥7.0
葡萄糖负荷后 2h 血糖检测 无糖尿病症状者,需改日重复检查	≥11.1

注:空腹状态指至少 8h 未进食热量,随机血糖指不考虑上次用餐时间,一天中任意时间的血糖,不能用来诊断空腹血糖受损或糖耐量异常

素调控葡萄糖代谢能力的下降(胰岛素抵抗)伴随胰岛 β 细胞功能缺陷所导致的胰岛素分泌减少(或相对减少);妊娠期糖尿病是在妊娠期间被诊断的糖尿病或糖调节异常,不包括已经被诊断的糖尿病患者妊娠时的高血糖状态;特殊类型糖尿病是病因学相对明确的高血糖状态。糖尿病诊断成立后,并排除妊娠和其他特殊类型糖尿病,且同时满足胰岛自身抗体阳性、年龄大于 18 岁、诊断糖尿病后至少半年不依赖胰岛素治疗这三项,则成人隐匿性自身免疫糖尿病(latentautoim-munediabetesinadults,LADA)诊断成立,LADA 介于 1 型糖尿病和 2 型糖尿病之间,属于免疫介导型 1 型糖尿病的亚型,我国 LADA 患病率高于经典 1 型糖尿病。

老年糖尿病患者也可分为老年前患糖尿病和老年后新发糖尿病两种情况,与进入老年前已患病者比较,老年后患糖尿病者更多表现为明显胰岛素抵抗和胰岛素代偿性高分泌。老年糖尿病人群中 40%~70% 患有高血压,30%~50% 患有血脂紊乱,而无上述各项者不到 10%。

(三)流行病学

1. 2 型糖尿病的流行病学 近 30 年来,我国糖尿病患病率显著增加,2010 年中国国家疾病控制中心和中华医学会内分泌学分会调查了中国 18 岁以上人群糖尿病的患病情况,应用 WHO1999 年的诊断标准显示糖尿病患病率为 9.7%,若同时以糖化血红蛋白(HbA1c) >6.5% 作为糖尿病诊断标准之一,则其患病率为 11.6%。老年人群糖尿病患病率也明显增加,2007—2008 年全国糖尿病调查报告数据显示 60 岁以上老年人中糖尿病患病率为 20.4%,估算约为 3538 万,占总患病人数的 38.1%。老年糖尿病患者的知晓率、诊断率、治疗率均不高,老年糖尿病以餐后血糖升高为多见,尤其是新诊断的患者,即使是联合空腹血糖和糖化血红

蛋白（HbA1c）做筛查时，仍有1/3比例的餐后高血糖患者漏诊。我国糖尿病患者血糖总体控制水平不理想，在中老年（年龄 >45岁）人群的2项全国多省市糖尿病患者调查中，以HbA1c<6.5%为标准，达标率分别为20.3%（2009年）和16.8%（2010年）。

2. 糖尿病并发症的流行病学 糖尿病的并发症分为微血管并发症和大血管并发症，其发生与遗传、年龄、性别、血糖控制水平、糖尿病病程等因素相关。中华医学会糖尿病学分会（CDS）糖尿病慢性并发症调查组报告，在三甲医院中住院的2型糖尿病患者并发症患病率分别为高血压34.2%、脑血管病12.6%、心血管病17.1%、下肢血管病5.2%。下肢动脉病变表现为动脉狭窄、闭塞，常累及股深动脉及胫前动脉等中小动脉，主要病因为动脉粥样硬化，我国50岁以上糖尿病患者下肢动脉病变的患病率高达19.47%~23.80%，糖尿病患者下肢截肢的相对危险是非糖尿病患者的40倍。糖尿病视网膜病变是导致成人失明的主要原因，在2型糖尿病成人患者中，20%~40%出现视网膜病变，8%视力丧失。糖尿病肾病在亚太地区的患病率较高，2001年我国住院患者的回顾性分析显示，2型糖尿病并发肾病的患病率为34.7%。糖尿病诊断后10年内常有明显的临床糖尿病神经病变，60%~90%的患者有不同程度的神经病变，其中30%~40%的患者无症状，在吸烟、年龄超过40岁以及血糖控制差的糖尿病患者中神经病变的患病率更高。

二、康复诊断与功能评定

（一）康复诊断

诊断标准 糖尿病的诊断采用WHO（1999年）标准，糖代谢状况分类标准及糖尿病诊断（表4-6-1、表4-6-2）依据静脉血浆血糖的检测结果，空腹血糖≥7.0mmol/L或75g口服葡萄糖耐量试验（oral glucose tolerance test，OGTT）糖负荷后的2h血糖值≥11.1mmol/L可诊断。

（1）低血糖：对非糖尿病患者来说，低血糖症的诊断标准为血糖 <2.8mmol/L。而接受药物治疗的糖尿病患者只要血糖水平 <3.9mmol/L就属低血糖范畴。低血糖分类：①严重低血糖：需要他人帮助，常有意识障碍，低血糖纠正后神经系统症状明显改善或消失。②症状性低血糖：血糖 <3.9mmol/L，且有低血糖症状。③无症状性低血糖：血糖 <3.9mmol/L，但无低血糖症状。此外，部分患者出现低血糖症状，但没有检测血糖（称可疑症状性低血糖）。

（2）糖尿病肾病：糖尿病肾病的诊断：1型糖尿病所致肾损害分为5期，2型糖尿病导致的肾损害也参考该分期。Ⅰ期：肾小球高滤过，肾体积增大。Ⅱ期：间断微量白蛋白尿，患者休息时晨尿或随机尿白蛋白与肌酐比值（ACR）正常（男 <2.5mg/mmol，女 <3.5mg/mmol），病理检查可发现肾小球基底膜轻度增厚及系膜基质轻度增宽。Ⅲ期：早期糖尿病肾病期，以持续性微量白蛋白尿为标志，ACR为2.5~30.0mg/mmol（男），3.5~30.0mg/mmol（女），病理检查肾小球基底膜增厚及系膜基质增宽明显，小动脉壁出现玻璃样变。Ⅳ期：临床糖尿病肾病期，显性白蛋白尿，ACR>30.0mg/mmol，部分可表现为肾病综合征，病理检查肾小球病变更重，部分肾小球硬化，灶状肾小管萎缩及间质纤维化。Ⅴ期：肾衰竭期。糖尿病肾病为慢性肾病变的一种重要类型，对糖尿病肾病应计算eGFR，采用肾脏病膳食改良试验或Cockcroft-Gault（C-G）公式进行估算。

（3）糖尿病视网膜病变：糖尿病视网膜病变是糖尿病高度特异性的微血管并发症，依据散瞳后检眼镜可观察的指标来分级：

1）轻度：仅有微动脉瘤；

2）中度：微动脉瘤，存在轻于重度非增殖性糖尿病视网膜病变的表现；

3）重度：出现下列任何一个改变，但无增殖性糖尿病视网膜病变表现。①任一象限中有多于 20 处视网膜内出血；②在两个以上象限有静脉串珠样改变；③在一个以上象限有显著的视网膜内微血管异常。

（4）糖尿病神经病变：糖尿病神经病变可累及中枢神经、周围神经，以后者为常见。糖尿病中枢神经病变是指大脑、小脑、脑干及脊髓的神经元及其神经纤维的损伤。糖尿病周围神经病变（diabetic peripheral neuropathy，DPN）是指在排除其他原因的情况下，糖尿病患者出现周围神经功能障碍相关的症状和（或）体征，如糖尿病远端对称性多发性神经病变是具有代表性的糖尿病神经病变。DPN 诊断如下：

1）糖尿病远端对称性多发性神经病变的诊断：诊断标准：①明确的糖尿病病史；②诊断糖尿病时或之后出现的神经病变；③临床症状和体征与 DPN 的表现相符；④有临床症状（疼痛、麻木、感觉异常等）者。5 项检查（踝反射、针刺痛觉、振动觉、压力觉、温度觉）中任 1 项异常；无临床症状者，5 项检查中任 2 项异常，临床诊断为 DPN。排除诊断：需排除其他病因引起的神经病变，如颈腰椎病变（神经根压迫、椎管狭窄、颈腰椎退行性变）、脑梗死、吉兰 - 巴雷综合征，排除严重动静脉血管性病变（静脉栓塞、淋巴管炎）等，尚需鉴别药物尤其是化疗药物引起的神经毒性作用以及肾功能不全引起的代谢毒物对神经的损伤。如根据以上检查仍不能确诊，需要进行鉴别诊断的患者，可做神经肌电图检查。

2）糖尿病性自主神经病变的诊断：诊断标准：①心血管自主神经病变：表现为直立性低血压、晕厥、冠状动脉舒缩功能异常、无痛性心肌梗死、心搏骤停或猝死。目前尚无统一诊断标准，检查项目包括心率变异性、Valsalva 试验、握拳试验（持续握拳 3min 后测血压）、体位性血压变化测定、24h 动态血压监测、频谱分析等。②消化系统自主神经病变：表现为吞咽困难、呃逆、上腹饱胀、胃部不适、便秘、腹泻及排便障碍等。检查项目可选用胃电图、食管测压、胃排空的闪烁图扫描（测定固体和液体食物排空的时间）及直肠局部末梢神经病变的电生理检查，有助于诊断。③泌尿生殖系统自主神经病变：临床出现排尿障碍、尿潴留、尿失禁、尿路感染、性欲减退、勃起功能障碍、月经紊乱等。超声检查可判定膀胱容量、残余尿量，神经传导速度检查可以确定糖尿病尿道神经功能。④其他自主神经病变：如体温调节和出汗异常，表现为出汗减少或不出汗，从而导致手足干燥开裂，容易继发感染。

（5）下肢动脉病变：糖尿病患者下肢动脉病变指下肢动脉粥样硬化病变（lower extremity atherosclerotic disease，LEAD），糖尿病性 LEAD 的诊断：

1）如果患者静息踝肱指数（ankle brachial index，ABI）<0.90，无论患者有无下肢不适的症状，应该诊断 LEAD；

2）运动时出现下肢不适且静息 ABI>0.90 的患者，如踏车平板试验（让患者在高度为 $10°\sim12°$ 的踏车上以每小时约 3.2km 的速度行走，当患者出现小腿症状）后 ABI 下降 15%~20%，应该诊断 LEAD；

3）如果患者静息 ABI<0.40 或踝动脉压 <50mmHg 或趾动脉压 <30mmHg，应该诊断严重肢体缺血。

（6）糖尿病足：WHO 的定义是与下肢远端神经异常和不同程度的周围血管病变相关的足部感染、溃疡和（或）深层组织破坏。糖尿病足是一组足部的综合征，应当具备如下要素：第一是糖尿病患者，第二是应当有足部组织营养障碍（溃疡或坏疽），第三是伴有一定下肢神经或(和)血管病变,三者缺一不可,否则就不能称其为糖尿病足。糖尿病足一般分为三种类型,即神经型、缺血型和神经缺血型(也称混合型)。目前,我国糖尿病足以混合型为主,其次为缺血型,而单纯神经型比较少见。

(7) 代谢综合征:代谢综合征是一组以肥胖、高血糖(糖尿病或糖调节受损)、血脂异常[高甘油血症和(或)低 HDL-C 血症]以及高血压等聚集发病、严重影响机体健康的临床症候群。我国 CDS 的 2013 年标准如下:

1) 腹型肥胖:腰围男性 >90cm,女性 >85cm;

2) 高血糖:空腹血糖 >6.1mmol/L 或糖负荷后 2h 血糖 >7.8mmol/L 和(或)已确诊为糖尿病并治疗者;

3) 高血压:血压 >130/85mmHg 及(或)已确认为高血压并治疗者;

4) 空腹 TG>1.70mmol/L;

5) 空腹 HDL-C<1.04mmol/L。以上具备三项或更多项即可诊断。

(8) 糖尿病胃轻瘫:糖尿病引起的一种胃排空延缓的疾病,鉴于胃轻瘫者多数胃部症状较轻或无胃部症状,体格检查也可无特殊异常发现,故必须结合胃动力学检查加以确诊,最可靠的方法是核素胃排空检查,其次是胃电图及其他胃动力的方法。

(9) 糖尿病皮肤病变:包括皮肤感染、皮肤瘙痒、糖尿病大疱、糖尿病性黄瘤、糖尿病性皮疹、黑棘皮病、糖尿病性硬肿病等。

(10) 糖尿病勃起功能障碍:诊断通过病史询问、体检、实验室检查,及多普勒阴茎动脉血流检查、骶髓生殖反射、生殖皮质诱发电位等特殊检查。

(二) 功能评定

1. 血糖及胰岛功能评定

(1) 血糖测定:测定静脉血糖,空腹血糖(fasting plasma glucose,FPG)在 6.1~7.0mmol/L、餐后 2h 血糖(2hPG)<7.8 mmol/L 为空腹血糖受损(impaired fasting glucose,IFG);空腹血糖<7.0mmol/L、餐后 2h 血糖 7.8~11.1 mmol/L 为糖耐量减低(impaired glucose tolerance,IGT)。正常血糖空腹血糖 <6.1mmol/L,餐后 2h 血糖 <7.8mmol/L。成人血糖控制目标:空腹血糖 4.4~7.0 mmol/L,餐后血糖 10.0mmol/L,HbA1c<7.0%。

(2) 糖化血红蛋白:糖化血红蛋白是血红蛋白生成后与糖类经非酶促反应结合而形成的产物,可反映近 2~3 个月内血糖水平,正常值为 4%~6%。

(3) 糖化血清蛋白(果糖胺):血清白蛋白及其他肽链 N 端为缬氨酸的蛋白质非酶糖基化后形成高分子酮胺化合物,其结构类似果糖胺,反映 2~3 周的血糖平均水平。

(4) 自我血糖监测(self-monitoring blood glucose,SMBG):SMBG 指糖尿病患者在家中开展的血糖检测,用于了解血糖的控制水平和波动情况。这是调整血糖达标的重要措施,也是减少低血糖风险的重要手段。采用便携式血糖仪进行毛细血管血糖检测是最常用的方法。

(5) 胰岛 β 细胞功能:胰岛 β 细胞分泌胰岛素和 C 肽,空腹血浆胰岛素值为 6~26mU/L(43~186pmol/L),餐后 <180mU/L(1291.5pmol/L)。C 肽正常基础值为 0.5~3.0ng/ml,葡萄糖负荷后 C 肽值超过基础值 150%~300%,正常人空腹时 C 肽 / 胰岛素比值为 5,在存在胰岛素抗体、应用胰岛素治疗时适合测定 C 肽。

(6) 其他:尿糖、尿酮、血酮、电解质等检查,对整体评定患者情况也是必要的。

2. 糖尿病相关病变评定

（1）糖尿病周围神经病变评定：进行感觉神经、运动神经检查，包括体征检查或神经电生理检查，临床症状如疼痛、麻木、感觉异常。糖尿病性自主神经病变表现为如直立性低血压、晕厥、上腹饱胀、胃部不适、便秘、排尿障碍、尿失禁、出汗减少等。

（2）糖尿病视网膜病变的评定：通过眼底检查，了解视网膜情况，观察微血管瘤、视网膜内出血、硬性渗出、棉绒斑、视网膜内微血管异常、静脉串珠、新生血管、玻璃体积血、视网膜前出血、纤维增生等。

（3）糖尿病肾病：评定项目有血清肌酐、肾小球滤过率、尿微量蛋白、血和尿 β_2 微球蛋白、尿 β 乙酰氨基葡萄糖苷酶，对糖尿病肾病应计算 eGFR，采用肾脏膳食改良试验或 Cockcroft-Gault 公式进行估算。

（4）糖尿病下肢动脉病变：体检进行下肢皮肤温度测定、间歇性跛行试验、股动脉杂音检查、足背及胫后动脉检查，踝肱指数（ABI）、趾臂指数、动脉脉搏波传导速度（pulse wave velocity，PWV）、血管彩色多普勒超声、血管造影、ABI 运动负荷试验。诊断成立后可进行 Fontaine 分期，Ⅱ期无症状，Ⅱa 期轻度间歇性跛行，Ⅱb 期中到重度间歇性跛行，Ⅲ期缺血性静息痛，Ⅳ期缺血性溃疡或坏疽。

3. 糖尿病足的评定

（1）糖尿病足病的危险因素评估：国际糖尿病足工作组（the international work group on the diabetic foot，IWGDF）评估标准（表 4-6-3）。

表 4-6-3　高危足与足溃疡及截肢发生率

分类	危险因素	溃疡发生率	截肢发生率
0	无神经病变和（或）血管病变	2%~6%	0
1	感觉神经病变	6%~9%	0
2	感觉神经病变、足畸形或周围血管病变	8%~17%	1%~3%
3	既往足溃疡或截肢史	26%~78%	10%~18%

（2）糖尿病周围神经病变（DPN）的评定：筛查工具：①大头针、10g 尼龙单丝、128Hz 音叉、皮温计、叩诊锤等简单工具；②震动感觉阈值测定，需要专用的测定仪器，有条件者开展；③肌电图，可进行四肢神经感觉神经传导速度和运动神经传导速度测定。肌电图神经传导速度（nerve conduction velocity，NCV）测定：虽然曾被认为是诊断 DPN 的金标准（阳性：上肢神经 NCV<50m/s，下肢神经 NCV<40m/s，累计 3 支及 3 支以上神经）。每种筛查工具反映的神经功能。

（3）周围血管病变：糖尿病周围血管病变包括慢性下肢静脉疾病（chronic venous disease，CVD）、微血管病变和动脉病变。

1）CVD 病情严重程度分级：受累小腿的临床体征被分为 C0~C6 7 个等级（表 4-6-4）。

2）糖尿病性微血管病变：表现为糖尿病视网膜病变、糖尿病肾病及糖尿病神经病变。糖尿病患者皮肤微循环障碍不仅可导致患者皮肤营养不良，出现毳毛脱落、趾甲变厚、皮肤菲薄、蜡样光泽、皮肤温度降低等，还可促进溃疡愈合减慢甚至不愈。经皮氧分压测定是评估皮肤微血管病变的常用方法之一，正常水平常在 60mmHg（1mmHg=0.133kPa）以上。

3）糖尿病周围动脉病变：表现为下肢发凉，间歇性跛行、静息痛、足背动脉或胫后动脉搏动减弱或消失、血管杂音、骨骼肌萎缩甚至出现干性坏疽是糖尿病周围血管病变常见的临床表现。踝肱指数（ABI）、动脉彩色超声、经皮氧分压、节段性压力测定、脉搏容量记录、踏车运动试验、6min 步行试验、计算机断层扫描血管造影、磁共振血管成像（MRA）等，数字减影血管造影（DSA）为金标准。

表 4-6-4 小腿慢性下肢静脉疾病的临床分类

分级	定义	注释
C0	无可视或扪及的静脉疾病体征	
C1	毛细血管扩张，网状静脉，踝部潮红	毛细血管扩张被定义为真皮内直径 <1mm 的小静脉，网状静脉被定义为直径≤3mm 的不可扪及、扩张的皮下静脉
C2	静脉曲线	
C3	水肿，但无皮肤表现	
C4	由静脉疾病导致的皮肤改变	
C4A		色素沉着，静脉性湿疹或两者兼备
C4B		脂性硬皮病，白色萎缩症，或两者兼备
C5	溃疡愈合伴皮肤改变	
C6	皮肤改变伴活动性溃疡	

(4) 糖尿病足足部体检评定：常见的足畸形和关节活动障碍包括高弓足、扁平足、拇外翻、爪形趾、锤状趾、胼胝和夏科关节病。夏科关节病是严重糖尿病神经病变不伴血管病变，常有局部无菌性炎症，并引起不同程度与不同模式的骨骼损坏、关节半脱位(或脱位)和畸形。畸形特点是中足塌陷、下沉，形成“弧底”足，故又称为“舟状足”。足底压力测试系统可以进一步检查。

1）视诊：①从足趾到足跟顺次检查，观察是否存在皮肤损伤、胼胝、水疱、皲裂、溃疡及其他任何不正常的情况；②观察皮肤是否菲薄、光亮，毛发有无脱落；③观察趾甲是否变薄或增厚、嵌甲、指甲长度及是否存在真菌感染；④检查鞋袜是否合适。详细记录检查结果并确定患者下一次筛查的时间。

2）触诊：①触诊足背动脉和胫后动脉的搏动情况；②检查皮肤温度及湿润度；③检查足踝反射。

(5) 糖尿病足溃疡分级评定：Meggitt（1976 年）/Wagner（1981 年）分级：0 级，有发生糖尿病足溃疡的危险因素，目前无溃疡；1 级，表浅溃疡，无感染；2 级，较深溃疡，常合并软组织炎，无脓肿或骨感染；3 级，深部溃疡，有脓肿或骨髓炎；4 级，局限性坏疽；5 级，全足坏疽。另外，有 Texas 法、S（AD）SAD 分级、DEPA 评分、DEPA 评分、PEDIS 分级系统。

三、康复治疗

糖尿病患者要做到早发现、早治疗，康复治疗需要在充分的康复评定的基础上进行，力求康复目标的准确性和可操作性。糖尿病患者的近期目标首先控制血糖，使血糖达到或接近正常水平，纠正糖代谢紊乱及其他代谢异常；预防心、脑、肾、血管、神经、眼等并发症；远期康复目标是改善糖尿病患者的生活质量，使之尽快参与正常社会劳动和社交活动，并保持健康的心理状态，降低致残率和死亡率，提高生活质量，回归家庭或社会。

老年糖尿病血糖控制标准不同于青少年和中年人，美国糖尿病学会（ADA）针对老年糖尿病提出分层标准：① HbA1c<7.5%：适用于预期生存期 >10 年、较轻并发症及伴发疾病，有一定低血糖风险，应用胰岛素促泌剂类降糖药物或以胰岛素治疗为主的 2 型和 1 型糖尿病患者；② HbA1c<8.0%：适用于预期生存期 >5 年、中等程度并发症及伴发疾病，有低血糖风险，应用胰岛素促泌剂类降糖药物或以多次胰岛素注射治疗为主的老年糖尿病患者；③ HbA1c<8.5%：如有预期寿命 <5 年、完全丧失自我管理能力等情况，HbA1c 的控制标准可放宽至 <8.5%，尚需避免严重高血糖（>16.7mmol/L）引发的糖尿病急性并发症和难治性感染等情况发生。

（一）运动治疗

运动治疗是糖尿病治疗中的一个重要组成部分。老年糖尿病的预防已经明确了饮食与运动干预的有效性，但对于老年患者而言，尚需注意一些特殊问题。人体进入老年阶段后，代谢水平随着年龄的增长而逐渐下降，同时运动功能也逐渐降低，导致瘦体重逐年减少。运动有促进全身血液循环的作用，运动疗法对糖尿病的作用表现为：①增加外周组织对胰岛素的敏感性，减轻胰岛素抵抗，促进葡萄糖的利用，降低血糖。②纠正脂肪代谢紊乱，加快脂肪组织分解，减轻体重。③在降低血压、血糖、血脂的同时，有利于心脑血管等并发症的改善，对糖尿病的防治有着重要作用。④增强体质，增加抵抗力，减少感染。⑤调整心理状态，改善焦虑、抑郁等不良状况，有利于身心疾病的恢复，提高生活质量。

老年糖尿病患者的运动疗法要与饮食治疗、药物治疗等相配合，对每位患者进行全面评估，确定合理的运动处方，开展有效的康复治疗。

1. 运动时间和频率　运动时间是准备活动、治疗运动、放松活动三部分的时间总和。老年糖尿病患者开始运动的时间要短，从 10min 开始，经过 4~6 周的适应阶段过渡到每次 30~40min。运动时间过短，达不到治疗效果；运动时间过长，易产生疲劳，不利于机体代谢，加重病情。运动频率是指每周的运动次数。一般认为，老年糖尿病患者每周 3~4 次运动较适宜。如果身体状况较好，每次运动后不感觉疲劳，可坚持每天 1 次进行不间断治疗。由于老年糖尿病患者身体个体差异较大，每次运动时间要根据身体状况、对运动的耐受程度、主观运动强度来定，以感受到“稍感费力”为宜。老年糖尿病患者运动应分准备活动期、治疗运动期、放松活动期，分阶段进行。准备活动期，一般是 5~10min，可选用缓慢步行、打太极拳、保健操等形式，达到适应运动、提高运动效应的目的。治疗运动期是达到治疗目的的核心部分，多采取有治疗作用的有氧运动。放松活动期是 5~10min，采用的运动形式是以放松为主的慢走、自我按摩等运动。

2. 运动强度　运动强度指身体练习对人体生理刺激的程度。运动强度是运动疗法的重要部分，并决定运动效果。运动强度是构成运动量的因素，运动强度 × 运动时间 = 运动量。老年糖尿病患者适宜中等运动强度或低于中等强度。运动强度过低，达不到治疗作用。运动强度过高，无氧代谢的比例增大，失去治疗作用，甚至造成机体损害。运动强度可根据运动中的靶心率确定。靶心率是通过运动试验测得，取运动试验中最高心率的 60%~80% 作为靶心率，如果无条件做运动试验可通过下面公式计算，靶心率 = 安静心率 + 安静心率 ×

(50%~70%)或170-年龄(岁)。除了靶心率外,还可以利用代谢当量(METs)、主观劳累计分和最大摄氧量(VO_{2max})等作为运动强度指标。

3. 运动方式 运动方式以有氧运动和个人兴趣为主,如步行、慢跑、太极拳、健身操、气功、游泳、骑自行车、上下楼梯、打乒乓球、打篮球、有节奏的全身运动等。正常体型患者选择轻度运动,如散步、购物、做饭、平地自行车等。肥胖体型患者选择中等强度运动,如慢跑、上楼梯、快步走等。偏瘦体型患者应选择长跑、游泳、打球等项目。

4. 运动注意事项 需要注意的是糖尿病患者运动治疗前应进行全面体格检查,了解糖尿病程度和并发症情况,选择合适的运动时间、运动频率、运动强度、运动方式。运动不要在空腹和胰岛素或口服降糖药作用最强的时候进行,以避免发生低血糖,宜在饭后50min进行。运动时要观察心率、血压、心电图、血糖变化、自我感受等,保证治疗安全、有序进行。如血糖>6.6mmol/L,可进行运动。如血糖在6.0mmol/L左右,应先进食10~15g碳水化合物,再运动。如低于6.0mmol/L则要进食30g碳水化合物后方可运动。长时间、大量运动后降糖作用持久,如爬山、郊游等,应及时增加进食量。另外,运动强调持之以恒,长期坚持才能达到运动治疗效果。有研究表明,运动所产生的积极作用,在运动后1~2周即可表现出来,但若不坚持运动,再经1~2天就会很快消失。在坚持康复运动的同时,要循序渐进,更不可急于求成。

(二)物理因子治疗

1. 糖尿病足 糖尿病足是糖尿病患者致残、致死的主要原因之一。采用综合物理因子手段对糖尿病组患者进行早期干预及治疗,会改善其患肢血流。

物理治疗方法参考如下,对Wagner 0级糖尿病足患者采用短波、红外线治疗,灯距30~50cm,每次治疗20min,每天1次,12~24天为1个疗程;同时还加用气血循环仪治疗,设置治疗压力为50~70mmHg,每次30min,每天1次,心、肾功能不佳者慎用或不用。对1级糖尿病足患者的治疗措施包括:①超短波治疗,波长1~10m,频率30~300MHz,电极于患部对置,无热量,治疗时间为8~10min/次,每天治疗1次,6~12天为1个疗程;②紫外线Ⅲ级红斑量(8~10MED)照射,隔天1次,6~10天为1个疗程;③对2~3级糖尿病足患者主要采用气血循环仪、超短波及紫外线治疗,同时还加用足部下肢旋涡浴水疗仪辅助治疗,水温控制在38~42℃,治疗时将喷水嘴对准治疗的重点部位,在旋涡浴液中加入灭滴灵注射液250ml或根据实际治疗需求加入适当抗感染药物,每天治疗1次,每次20~30min,治疗15~20次为1个疗程,间歇10~15天后可重复治疗直至溃疡愈合;④对患者腐烂组织较严重的创面需每天清创处理,如果分泌物较多,则需采用超强红斑量紫外线(10~20MED)进行局部照射;对已经没有血液供应的干性坏疽足趾,经X线检查后如未发现有骨髓炎可直接采用CO_2激光治疗仪进行切除;⑤高压氧治疗:适用于0~3级糖尿病足溃疡患者,但接受此项治疗的患者必须没有高压氧治疗禁忌证,采用多人氧舱进行治疗,均匀加压20min至0.2MPa,患者带面罩吸氧60min,中间休息10min,随后匀速减压20min后患者出舱,每天治疗1次,10~24天为1个疗程。

2. 糖尿病周围神经病变

(1)脉冲电磁场疗法:是一种定向电磁波辐射疗法,可形成脉冲磁场。电磁场主要发挥消炎、止痛作用,改善血液循环,促使神经肌肉兴奋性,促进周围神经和脊髓损伤的修复,刺激DPN患者神经再生。每次治疗20min,每日治疗1次。

(2)单频红外光线照射仪治疗:在红外光照射下,神经内皮细胞和血细胞中的血红蛋白释放出一氧化氮,应用红外光照射仪照射可增加微循环血液灌注量。

(3) 电针:是针刺与电刺激相结合的一种方法,可使神经细胞的各种酶类活动性增加,有利于神经再生。每次治疗 15~25min,每日治疗 1~2 次。

(4) 温热疗法:应用热敷、蜡疗、红外线照射等,改善微循环,促进神经的恢复。治疗时要注意温度适宜,尤其是患者局部感觉障碍或血液循环差时,以免热伤。治疗时间 30~40min,10~20 次为 1 个疗程。

(5) 激光疗法:临床氦-氖激光或者半导体激光照射病损部位或在神经走行上照射穴位。每个穴位照射 5~10min,治疗 1~2 次 / 天,有消炎和促进神经再生的作用。

(6) 电流电场法:体表电极形式的低频脉冲电流或直流电,治疗时将阳极放在病损处的近端,而阴极放在病损处的远端,电流强度宜小,刺激时间可稍长。治疗时间 20~60min,治疗 1~2 次 / 天。

3. 糖尿病眼底病变 早期、症状轻者可以选用扩张血管、改善血液循环、促进神经恢复的物理引子治疗,严重者需用激光手术治疗。①超短波疗法:小圆电极置于患眼,距离 2cm,微热量,10~15min,1 次 / 天;②直流电离子导入疗法:可用碘离子、维生素 B_1 等药物导入。③超声波疗法:适用于视网膜炎和视神经萎缩,用脉冲式 1MHz,剂量 0.4~0.6W/cm^2,5min/次。1 次 / 天。

(三) 药物治疗

1. 降糖药物

(1) 非胰岛素促泌剂

1) 二甲双胍:2 型糖尿病患者控制高血糖的首选或一线用药,较少的低血糖风险对于老年人有一定的益处,但是药物带来的胃肠道反应与体重减轻对于瘦弱的老年患者可能不利。双胍类药物本身没有肾毒性,因以原型从肾脏排出,如果估算的肾小球滤过率(estimated glomerular filtration rate,eGFR)在 45~60ml/min 之间,则二甲双胍应该减量,如果 eGFR<45ml/min 二甲双胍则不能使用。

2) α-糖苷酶抑制剂:α-糖苷酶抑制剂包括阿卡波糖、伏格列波糖和米格列醇。主要降低餐后血糖并且低血糖的风险较低,对于以碳水化合物为主要能量来源的老年糖尿病患者更为适合,服药后的胃肠道反应可能会影响这类药物的使用,单独服用本类药物通常不会发生低血糖。

3) 格列酮类:包括罗格列酮和吡格列酮,增加胰岛素敏感性作用明确,有延缓糖尿病进程和较长时间稳定血糖的临床疗效。但有增加体重、水肿、加重心力衰竭、骨折的风险,在老年人中的应用还存在一定的负面影响。除老年早期或有特殊需求者外,一般不推荐在老年糖尿病患者中使用。

(2) 肠促胰素类

1) DPP-4 抑制剂:通过延长体内自身胰高血糖素样肽 -1(glucagon-like peptide-1,GLP-1)的作用改善糖代谢。主要降低餐后血糖,低血糖风险很小,耐受性和安全性比较好,不增加体重,对于老年患者有较多获益。

2) GLP-1 受体激动剂:GLP-1 受体激动剂以降低餐后血糖为主,低血糖风险较低,经其他降糖药治疗血糖控制不佳、肥胖或贪食者可考虑本药。但是这类药物可能导致恶心等胃肠道不良反应及体重减轻,对于比较瘦弱的老年患者不适合应用。肾功能不全时药物需要减量,有胰腺炎病史者须慎用。目前尚缺少老年人应用的经验。

(3) 胰岛素促泌剂

1) 磺脲类:是胰岛素促泌剂类中临床应用经验多、价格相对便宜的降糖药物。对老年患者来说这类药物的低血糖风险相对较大,格列本脲的低血糖风险最大,不宜用于老年患者。缓释(格列齐特)和控释(格列吡嗪)的包装剂型,每天服用1次,且体内药物浓度平缓,低血糖发生少,推荐老年患者选用。有轻中度肾功能不全的患者,可考虑选择格列喹酮。

2) 格列奈类:为非磺脲类短效胰岛素促泌剂,以降低餐后血糖为主,需餐前服用,起效快、半衰期较短。在相同降糖效力的前提下,格列奈类药物低血糖的风险较磺脲类药物低。

3) 瑞格列奈:从胆汁排出较那格列奈受肾功能影响更小。

(4) 钠-葡萄糖协同转运蛋白-2(SGLT2)抑制剂:SGLT2抑制剂通过增加肾脏葡萄糖的排出量而改善糖尿病患者的高血糖状态,且降糖效果不依赖于胰岛β细胞功能。除降低血糖外,SGLT2抑制剂还具有减轻体质量、降低血压、耐受性良好、低血糖风险低,能使肾脏和心血管获益。但SGLT2抑制剂在泌尿生殖道感染、肾脏安全性、血容量不足、静脉血栓栓塞、恶性肿瘤等方面存在一定的安全性问题,需进一步评估。现有恩格列净、卡格列净、达格列净等药物。

(5) 胰岛素制剂:现有胰岛素制剂分为动物胰岛素、人胰岛素和胰岛素类似物,按皮下注射后起效时间分为速效、短效、中效、长效和超长效,及根据需求配制的不同比例短(速)中效预混制剂。

胰岛素的强化治疗方案:①餐时+基础胰岛素法和每日3次预混胰岛素类似物法;②胰岛素泵治疗,用胰岛素泵以更接近生理性胰岛素分泌模式泵入速效胰岛素或速效胰岛素类似物。

2. 其他降血糖治疗 干细胞治疗和胃肠道手术治疗是近年来在糖尿病治疗领域发展迅速的降血糖治疗方法,目前尚没有在老年糖尿病患者应用的适应证。

3. 老年糖尿病合并多种代谢异常的综合治疗 老年糖尿病患者常合并其他代谢异常,在综合评估治疗风险的基础上,应根据老年糖尿病的特点,选择合适的血压、血脂、血尿酸及体重的控制目标。

(四) 其他治疗

医学营养治疗是临床条件下对糖尿病的营养问题采取的特殊干预措施,包括对者进行个体化营养评估、营养诊断、制订相应的营养干预计划并在一定时期内实施及监测,各营养素如下:

1. 脂肪 膳食中由脂肪提供的能量不超过饮食总能量的30%,饱和脂肪酸摄入量不应超过饮食总能量的7%,尽量减少反式脂肪酸摄入。单不饱和脂肪酸在总脂肪摄入中的供能比宜达到10%~20%。多不饱和脂肪酸摄入不宜超过总入的10%,适当增加富含n-3脂肪酸的摄入。食物中胆固醇摄入量 <300mg/d。

2. 碳水化合物 膳食中碳水化合物所提供的能量应占总能量的50%~60%。

3. 蛋白质 推荐蛋白质的摄入量占供能比的10%~15%,保证优质蛋白质摄入超过50%。

4. 饮酒 女性每天饮酒的酒精量不超过15g,男性不超过25g,每周不超过2次。

5. 膳食纤维 豆类、富含纤维的谷物类(每份食物 >5g 纤维)、水果、蔬菜和全麦食物均为膳食纤维的良好来源,糖尿病患者达到膳食纤维每日推荐摄入量,即14g/1000kcal。

6. 盐 食盐摄入量限制在每天6g以内,合并高血压患者更应严格限制摄入量。

7. 微量营养素 糖尿病患者容易缺乏B族维生素、维生素C、维生素D以及铬、锌、硒、镁、铁、锰等多种微量营养素,可根据营养评估结果适量补充。

8. 膳食模式 不同的膳食干预模式,无论是地中海膳食、素食还是低碳水化合物饮食、低脂肪低能量饮食抑或高蛋白质饮食均在短期有助于体重控制。

(杨 坚 毛旭东 范 利)

第五章 老年精神心理康复

第一节 焦虑与抑郁康复

一、概述

（一）定义

焦虑（anxiety）和抑郁（depression）是老年期常见的心理障碍。

焦虑是以持久而典型的烦躁不安和情绪容易激动为主要表现，担心失去控制和预感危险或不幸的到来，发作时常伴有紧张不安，注意力集中困难，记忆力差和无法放松，有头晕、胸闷、心悸、呼吸困难、口干、尿频尿急、出汗、震颤和运动性不安等症状；其紧张惊恐程度往往与现实不相称。

抑郁是一种常见的心境障碍，以显著而持久的心境低落为主要临床症状，且心境低落与其处境不相吻合，临床表现可以从闷闷不乐到悲痛欲绝，甚至发生木僵；部分病例有明显的焦虑和运动性激越；严重者可出现幻觉、妄想等精神病性症状。多数病例有反复发作的倾向，每次发作多数可以缓解，部分有残留症状或转为慢性。

（二）分类

广义的焦虑障碍包括广泛性焦虑障碍(generalized anxiety disorder，GAD)、惊恐障碍(panic disorder，PD)、强迫障碍（obsessive-compulsive disorder，OCD）、社交恐惧症（social phobia，SP）、创伤后应激障碍（post-traumatic stress disorder，PTSD）、躯体化障碍（somatization disorder）和疑病症（hypochondria）等。本章所说的老年期焦虑障碍是狭义的，主要是指焦虑性神经症，临床分为 PD 和 GAD。

抑郁障碍主要包括：抑郁症、恶劣心境、脑或躯体疾病患者伴发抑郁、精神活性物质或非成瘾物质所致精神障碍伴发抑郁等。有研究认为：老年人抑郁症患者焦虑、自杀观念、疑病、偏执、记忆力减退、迟缓症状较突出，而抑郁心境、睡眠障碍不典型。

（三）流行病学

焦虑障碍是老年人常见的心理障碍，老年期焦虑的发生率高达近 20%，且各种焦虑障碍发生的可能性都有。曾认为老年人焦虑较年轻人少见，但现研究证实两者患病率相近。所有焦虑障碍患病率为 3.5%~18.6%，GAD 0.7%~7.3%，PD 0.1%~1.0%，OCD 0.1%~3.5%，SP 1.0%~4.8%，PTSD 与年轻人相当。上海市 2000 年流行病学调查资料显示，老年人中神经症患病率为 6.4%，其中焦虑症为 1.9%。本病患者男女比例相差不大，年龄跨度较大，病程从 1 个月到数年，平均约 6 个月。

国内外研究显示，老年期抑郁的患病率在 5%~42%。老年重性抑郁患病率无论是在慢性病疗养机构还是急性疾病治疗医院中均高于社区，新入院的老年患者中一年内患病率为 20%，精神卫生中心的老年病房中有一半是抑郁症。在此人口中，回顾性调查发现 23%~31% 的人存在明显抑郁症状。老年期抑郁患者性别与国内外资料较为一致，女性高于男性，约为

2∶1。抑郁症的患病率至少在工业发达国家还会呈上升趋势。

焦虑与抑郁可单独出现，也可以共病形式出现，57% 抑郁症患者伴发焦虑，而 28% 焦虑患者会伴发抑郁，焦虑和抑郁共病率可达 50% 左右。

二、康复诊断与功能评定

（一）康复诊断

焦虑与抑郁的诊断应根据病史、病程、临床诊断、躯体检查、神经系统检查和实验室检查等综合分析得出。实验室诊断包括心电图、尿常规、血常规、甲状腺功能以及维生素 B、叶酸和药物水平检测。当前仍无特异性诊疗手段。由于《国际疾病分类》第 10 版（International Classification of Diseases，ICD-10）、《精神障碍诊断与统计手册》第 4 版（diagnostic and statistical manual of mental disorders，DSM-Ⅳ）和《CCMD-3 中国精神障碍分类与诊断标准（第三版）》均没有把焦虑和抑郁作为一个独立的疾病单元，因此，目前只能参考现行的情感障碍分类与诊断标准。根据《国际疾病分类》第 10 版（ICD-10）关于焦虑、抑郁的分类与诊断标准。

1. 焦虑障碍

（1）广泛性焦虑障碍（GAD）：基本特征为泛化且持续的焦虑，不局限于甚至不是主要见于任何特定的外部环境（即"自由浮动"）。如同其他焦虑障碍，占优势的症状高度变异，但以下主诉常见：总感到神经紧张、发抖、肌肉紧张、出汗、头重脚轻、心悸、头晕、上腹不适。患者常诉及自己或亲人很快会有疾病或灾祸临头。这一障碍在女性更为多见，并常与应激有关。病程不定，但趋于波动并成为慢性。

1）诊断要点：一次发作中，患者必须在至少数周（通常为数月）内的大多数时间存在焦虑的原发症状，这些症状通常应包含以下要素：①恐慌（为将来的不幸烦恼，感到"忐忑不安"，难以集中注意力等；②运动性紧张（坐卧不宁、紧张性头痛、颤抖、无法放松）；③自主神经活动亢进（头重脚轻、出汗、心动过速或呼吸急促、上腹不适、头晕、口干等）。

出现短暂的（一次几天）其他症状，特别是抑郁，并不排斥广泛性焦虑作为主要诊断，但患者不能完全符合抑郁障碍、恐怖性焦虑障碍、惊恐障碍、强迫障碍的标准。

2）分类：包含焦虑神经症、焦虑反应。

（2）惊恐障碍（PD）：基本特征是严重焦虑（惊恐）的反复发作，焦虑不局限于任何特定情境或某一环境，因而具有不可预测性。如同其他焦虑障碍，占优势的症状因人而异。但突然发生的心悸、胸痛、梗噎感，头晕和非真实感（人格解体或现实解体）是常见的。同时，几乎不可避免地继发有害怕死亡，失去控制或发疯。一次发作一般仅持续数分钟，但有时长一些，发作频率和病程都有相当大的变异性。处于惊恐发作中的患者常体验到害怕和自主神经症状的不断加重，这使患者十分急切地离开他或她所处在的场所。如果这种情况发生在特定情境，患者可能回避这些情境。同样，频繁的、不可预测的惊恐发作可导致害怕独处或害怕进入公共场所。一次惊恐发作常继之以持续性地再次发作。

1）诊断要点：发生在确定情境的惊恐发作被视为恐怖严重度的表现，因此优先考虑恐怖的诊断。仅当不存在恐怖性焦虑障碍时，才把惊恐障碍作为主要诊断。

要确诊应在大约 1 个月内存在几次严重的植物性焦虑：①发作出现在没有客观危险的环境；②不局限于已知的或可预测的情境；③发作间期基本没有焦虑症状（尽管预期性焦虑常见）。

2）分类：包含惊恐发作、惊恐状态。

2. 抑郁发作 在ICD-10中,抑郁发作不包括发生于双相情感障碍中的抑郁状态。因此,抑郁发作只包括首次发作抑郁症或复发性抑郁症。抑郁发作的症状分为两大类,可粗略分为核心症状和附加症状。

(1) 抑郁发作一般标准

1) 抑郁发作持续至少2周。

2) 在患者既往生活中,不存在足以符合轻躁狂或躁狂标准的轻躁狂或躁狂发作。

3) 不是由于精神活性物质使用或任何器质性精神障碍所致。

(2) 抑郁发作的核心症状

1) 抑郁心境,对个体来讲肯定异常,存在于一天中大多数时间里,且几乎每天如此,基本不受环境影响,持续至少2周;

2) 对平日感兴趣的活动丧失兴趣或愉快感;

3) 精力不足或过度疲劳。

(3) 抑郁发作的附加症状

1) 自信心丧失和自卑;

2) 无理由的自责或过分和不适当的罪恶感;

3) 反复出现死或自杀想法,或任何一种自杀行为;

4) 主诉或有证据表明存在思维或注意能力降低,例如犹豫不决或踌躇;

5) 精神运动性活动改变,表现为兴趣减少或迟滞(主观感受或客观证据均可);

6) 任何类型的睡眠障碍;

7) 食欲改变(减少或增加),伴有相应的体重变化。

(4) 分类:

1) 轻度抑郁发作:具有核心症状中的至少两条,核心与附加症状合计至少四条。

2) 中度抑郁发作:具有核心症状中的至少两条,核心与附加症状共计至少六条。

3) 重度抑郁发作:分为不伴精神病性症状和伴有精神病性症状两型,其抑郁表现需具有全部三条核心症状,核心与附加症状共计八条。

(二) 功能评定

评定是针对患者的功能及功能相关的状况进行描述、分级、归纳、分析的过程。目的是对患者的功能状况、功能受限的水平进行评价,以指导患者的治疗、评价患者的疗效,对预后进行推测。量表是临床心理或精神评估和研究的常用方法,评定量表具有数量化、客观、可比较和简便易用等特点。

1. 症状评定量表 症状自评量表(self-reporting inventory),又名90项症状清单(symptom check list-90,SCL-90)。该量表共有90个反映常见心理症状的项目组成,从中分出10个症状因子,用于反映有无各种心理症状及其严重程度。10个因子分别是:躯体化、强迫症状、人际关系敏感、抑郁、焦虑、敌对、恐怖、偏执、精神病性及睡眠和饮食状况等。

适用于检查某人群中哪些人可能有心理障碍,某人可能有何种心理障碍及其严重程度如何。每个项目后按照“没有、很轻、中等、偏重、严重”等级以1~5(或0~4)五级选择评分,由被试者根据自己最近的情况和体会对各项目选择恰当的评分,见表5-1-1。

续表

表 5-1-1 90 项症状清单(SCL-90)

评定项目	没有	很轻	中等	偏重	严重
1. 头痛	1	2	3	4	5
2. 神经过敏,心中不踏实	1	2	3	4	5
3. 头脑中有不必要的想法或字句盘旋	1	2	3	4	5
4. 头晕或晕倒	1	2	3	4	5
5. 对异性的兴趣减退	1	2	3	4	5
6. 对旁人责备求全	1	2	3	4	5
7. 感到别人能控制您的思想	1	2	3	4	5
8. 责怪别人制造麻烦	1	2	3	4	5
9. 忘性大	1	2	3	4	5
10. 担心自己的衣饰整齐及仪态的端正	1	2	3	4	5
11. 容易烦恼和激动	1	2	3	4	5
12. 胸痛	1	2	3	4	5
13. 害怕空旷的场所或街道	1	2	3	4	5
14. 感到自己的精力下降,活动减慢	1	2	3	4	5
15. 想结束自己的生命	1	2	3	4	5
16. 听到旁人听不到的声音	1	2	3	4	5
17. 发抖	1	2	3	4	5
18. 感到大多数人都不可信任	1	2	3	4	5
19. 胃口不好	1	2	3	4	5
20. 容易哭泣	1	2	3	4	5
21. 同异性相处时感到害羞不自在	1	2	3	4	5
22. 感到受骗,中了圈套或有人想抓住您	1	2	3	4	5
23. 无缘无故地突然感到害怕	1	2	3	4	5
24. 自己不能控制地大发脾气	1	2	3	4	5
25. 怕单独出门	1	2	3	4	5
26. 经常责怪自己	1	2	3	4	5
27. 腰痛	1	2	3	4	5
28. 感到难以完成任务	1	2	3	4	5
29. 感到孤独	1	2	3	4	5
30. 感到苦闷	1	2	3	4	5
31. 过分担忧	1	2	3	4	5
32. 对事物不感兴趣	1	2	3	4	5
33. 感到害怕	1	2	3	4	5

续表

评定项目	没有	很轻	中等	偏重	严重
34. 您的感情容易受到伤害	1	2	3	4	5
35. 旁人能知道您的私下想法	1	2	3	4	5
36. 感到别人不理解您、不同情您	1	2	3	4	5
37. 感到人们对您不友好，不喜欢您	1	2	3	4	5
38. 做事必须做得很慢以保证做得正确	1	2	3	4	5
39. 心跳得很厉害	1	2	3	4	5
40. 恶心或胃部不舒服	1	2	3	4	5
41. 感到比不上他人	1	2	3	4	5
42. 肌肉酸痛	1	2	3	4	5
43. 感到有人在监视您、谈论您	1	2	3	4	5
44. 难以入睡	1	2	3	4	5
45. 做事必须反复检查	1	2	3	4	5
46. 难以做出决定	1	2	3	4	5
47. 怕乘电车、公共汽车、地铁或火车	1	2	3	4	5
48. 呼吸有困难	1	2	3	4	5
49. 一阵阵发冷或发热	1	2	3	4	5
50. 因为感到害怕而避开某些东西、场合或活动	1	2	3	4	5
51. 脑子变空了	1	2	3	4	5
52. 身体发麻或刺痛	1	2	3	4	5
53. 喉咙有梗塞感	1	2	3	4	5
54. 感到前途没有希望	1	2	3	4	5
55. 不能集中注意力	1	2	3	4	5
56. 感到身体的某一部分软弱无力	1	2	3	4	5
57. 感到紧张或容易紧张	1	2	3	4	5
58. 感到手或脚发重	1	2	3	4	5
59. 想到死亡的事	1	2	3	4	5
60. 吃得太多	1	2	3	4	5
61. 当别人看着您或谈论您时感到不自在	1	2	3	4	5
62. 有一些不属于您自己的想法	1	2	3	4	5
63. 有想打人或伤害他人的冲动	1	2	3	4	5
64. 醒得太早	1	2	3	4	5
65. 必须反复洗手、点数	1	2	3	4	5
66. 睡得不稳不深	1	2	3	4	5
67. 有想摔坏或破坏东西的想法	1	2	3	4	5
68. 有一些别人没有的想法	1	2	3	4	5
69. 感到对别人神经过敏	1	2	3	4	5
70. 在商店或电影院等人多的地方感到不自在	1	2	3	4	5
71. 感到任何事情都很困难	1	2	3	4	5
72. 一阵阵恐惧或惊恐	1	2	3	4	5

续表

评定项目	没有	很轻	中等	偏重	严重
73. 感到公共场合吃东西很不舒服	1	2	3	4	5
74. 经常与人争论	1	2	3	4	5
75. 单独一人时神经很紧张	1	2	3	4	5
76. 别人对您的成绩没有做出恰当的评价	1	2	3	4	5
77. 即使和别人在一起也感到孤单	1	2	3	4	5
78. 感到坐立不安心神不定	1	2	3	4	5
79. 感到自己没有什么价值	1	2	3	4	5
80. 感到熟悉的东西变成陌生或不像是真的	1	2	3	4	5
81. 大叫或摔东西	1	2	3	4	5
82. 害怕会在公共场合晕倒	1	2	3	4	5
83. 感到别人想占您的便宜	1	2	3	4	5
84. 为一些有关性的想法而很苦恼	1	2	3	4	5
85. 您认为应该因为自己的过错而受到惩罚	1	2	3	4	5
86. 感到要很快把事情做完	1	2	3	4	5
87. 感到自己的身体有严重问题	1	2	3	4	5
88. 从未感到和其他人很亲近	1	2	3	4	5
89. 感到自己有罪	1	2	3	4	5
90. 感到自己的脑子有毛病	1	2	3	4	5

2. 焦虑自评量表(SAS) 由20个与焦虑症状相关的条目组成。用于反映有无焦虑症状及其严重程度。适用于焦虑症状的成人,也可用于流行病学调查。

评分:主要评定依据为项目所定义症状出现的频度,分为四级:①很少有该症状;②有时有该症状;③大部分时间有该症状;④绝大部分或全部时间有。项目5、9、13、17、19为反向评分题,按4~1计分。由被试者进行自我评定。

总分:将所有项目评分相加,即得到总分。总分超过40分可考虑筛查阳性,即有可能有焦虑存在,需进一步检查。分数越高代表焦虑程度越重,见表5-1-2。

表5-1-2 焦虑自评量表(评定时间为过去一周)

评定项目	很少有	有时有	大部分时间有	绝大部分或全部时间有
1. 我感到比往常更加容易过敏和焦虑	1	2	3	4
2. 我无缘无故地感到害怕	1	2	3	4
3. 我容易心里烦乱或觉得惊恐	1	2	3	4
4. 我觉得我可能将要发疯	1	2	3	4
5. 我觉得一切都很好,也不会发生什么不幸	4	3	2	1
6. 我手脚发抖打颤	1	2	3	4

续表

评定项目	很少有	有时有	大部分时间有	绝大部分或全部时间有
7. 我因为头痛、颈痛和背痛而苦恼	1	2	3	4
8. 我感觉容易衰弱和疲乏	1	2	3	4
9. 我觉得心平气和,并且容易安静坐着	4	3	2	1
10. 我觉得心跳很快	1	2	3	4
11. 我因为一阵阵头晕而苦恼	1	2	3	4
12. 我有晕倒发作或觉得要晕倒似的	1	2	3	4
13. 我呼气吸气都感到很容易	4	3	2	1
14. 我手脚麻木和刺痛	1	2	3	4
15. 我因为胃痛和消化不良而苦恼	1	2	3	4
16. 我常常要小便(尿意频数)	1	2	3	4
17. 我的手常常是干燥温暖的	4	3	2	1
18. 我脸红发热	1	2	3	4
19. 我容易入睡并且一夜睡得很好	4	3	2	1
20. 我做噩梦	1	2	3	4

注:评定时间为过去一周

3. 抑郁自评量表(SDS) 由20个与抑郁症状相关的条目组成,用于反映有无抑郁症状及其严重程度。适用于抑郁症状的成年人,包括门诊及住院患者。也可用于流行病学调查。

评分:主要评定依据为项目所定义症状出现的频度,分为四级:①很少有该症状;②有时有该症状;③大部分时间有该症状;④绝大部分或全部时间有。项目2、5、6、11、12、14、16、17、18、20为反向评分题,按4~1计分。由被试者进行自我评定。

总分:将所有项目得分相加,即得到总分。总分超过41分可考虑筛查阳性,即可能有抑郁存在,需进一步检查。抑郁严重指数:抑郁严重指数=总分/80。指数范围为0.25~1.0,指数越高,反映抑郁程度越重,见表5-1-3。

表5-1-3 抑郁自评量表(SDS)

评定项目	很少有	有时有	大部分时间有	绝大部分或全部时间有
1. 我觉得闷闷不乐,情绪低沉	1	2	3	4
2. 我觉得一天之中早晨最好	1	2	3	4
3. 我一阵阵哭出来或觉得想哭	1	2	3	4
4. 我晚上睡眠不好	1	2	3	4
5. 我吃得跟平常一样多	4	3	2	1
6. 我与异性密切接触时和以往一样感到愉快	1	2	3	4
7. 我发觉我的体重在下降	1	2	3	4
8. 我有便秘的苦恼	1	2	3	4

续表

评定项目	很少有	有时有	大部分时间有	绝大部分或全部时间有
9. 我心跳比平时快	4	3	2	1
10. 我无缘无故地感到疲乏	1	2	3	4
11. 我的头脑跟平常一样清楚	1	2	3	4
12. 我觉得经常做的事情并没有困难	1	2	3	4
13. 我觉得不安而平静不下来	4	3	2	1
14. 我对将来抱有希望	1	2	3	4
15. 我比平常更容易生气激动	1	2	3	4
16. 我觉得作出决定是容易的	1	2	3	4
17. 我觉得自己是个有用的人,有人需要我	4	3	2	1
18. 我的生活很有意思	1	2	3	4
19. 我认为如果我死了别人会生活得好些	4	3	2	1
20. 常感兴趣的事我仍然照样感兴趣	1	2	3	4

三、康复治疗

(一) 康复原则与目标

1. 康复原则 老年焦虑与抑郁等老年精神障碍康复治疗应坚持以下原则:

(1) 病因治疗原则:找到病因是治疗时首要考虑因素,老年患者临床症状尤为复杂,尤其是对于老年精神障碍患者,要进行详细周全的检查,明确疾病诊断和症状特点、确定治疗目标、制订合理的治疗方案极其重要。

(2) 对症治疗原则:明确诊断、对症治疗是当前精神障碍康复治疗的主要方法,老年精神障碍尤为如此。

(3) 合理治疗原则:即选择合理的治疗方案,针对不同疾病类型、临床阶段、躯体状况、性别、年龄及经济状况选择不同的治疗方法。

(4) 安全治疗原则:老年障碍的治疗本着合理治疗、适当治疗的同时要强调安全治疗,这是老年患者的特点决定的。

(5) 及时调整治疗方案原则:疾病发展、治疗是动态、循序渐进的过程,因此,对实施的治疗方案进行及时评估、修正或调整非常重要。

2. 康复目标 老年焦虑与抑郁等精神障碍的总目标是获得临床痊愈,恢复社会功能,提高生活质量。然而,在不同临床阶段,康复治疗目标也会有所差异。各种老年精神障碍虽然各有其临床表现,但都可分为急性期、缓解期和康复期。

(1) 急性期:主要在于控制症状,尽量消除症状,力争达到临床痊愈。

(2) 缓解期:巩固疗效,继续维持治疗,使复发风险减小到最低状态。

(3) 康复期:康复治疗,恢复生活自理、料理家务、学习工作、社会交往等社会功能。

(二) 康复治疗方法

1. 焦虑症康复治疗 目前老年期焦虑障碍康复治疗比较有效的措施是药物治疗和非

药物治疗相结合原则。

(1) 药物治疗

1) 抗焦虑药:如苯二氮䓬类,如艾司唑仑、阿普唑仑、劳拉西泮、氯硝西泮等;

2) 抗抑郁剂:也均具有抗焦虑作用,以前多采用三环类与四环类药物,目前临床上多采用选择性5-羟色胺再摄取抑制剂(selective serotonin reuptake inhibitors,SSRIs)、5-羟色胺和去甲肾上腺素再摄取双重抑制剂(serotonin-norepinephrine reuptake inhibitors,SNRIs)类药物;

3) β受体阻滞剂:普萘洛尔对某些老年期焦虑与激惹有很好疗效,抗组胺药苯海拉明对轻中度焦虑也有很好的疗效。

(2) 心理与环境治疗相结合

1) 心理健康教育:介绍有关焦虑障碍疾病的性质和相关知识,让患者对疾病有一定的了解,可以缓解患者对健康的过度担心,并取得与医师的合作。

2) 认知行为治疗:认知行为治疗(cognitive-behavior therapy,CBT)包括焦虑处置技术和认知重建两种形式。医生可通过让患者回忆、想象焦虑时的情绪、思维及行为诱导出焦虑,然后进行放松训练来减轻紧张和焦虑时的躯体症状;也可通过帮助患者了解自我的认知模式,寻找负性自动思维和纠正非理性信念,重建认知。

3) 短程精神动力学心理治疗:在这类治疗中帮助患者进一步认识其障碍的潜意识方面的内容,从而使患者能够控制自己的症状和异常行为,同时更好地处理应激性境遇。这种短程精神动力学治疗有时称为焦点心理治疗。

4) 生物反馈疗法:利用现代电子仪器,对生物体内的生理功能进行描记,并转换为声、光等反馈信号,使患者根据反馈信号来调整体内不随意的内脏功能及其他躯体功能,达到防治疾病的目的。生物反馈可以让患者学习调节身体肌肉紧张状态以及自主神经功能,对伴有诸多躯体症状的老年患者较为适用。

2. 抑郁康复治疗

(1) 药物治疗:治疗老年期抑郁症诊断的患者首先单一应用一线抗抑郁药(三环类、SSRIs或SNRIs)2~4周。若明显缓解,继续治疗4~6个月后进入维持治疗;若无明显反应可试行加量,再无效可换用同类或不同类的其他药物;若不良反应明显,可以减量或换用同类、不同类其他药物。采取上述措施后仍无效者,排除诊断、治疗依从性等因素影响,采用增效剂、二线药物或联合用药。仍然无效考虑电抽搐治疗。

我国目前临床用药情况调查,三环类如阿米替林、氯米帕明、马普替林等在不少地区作为治疗抑郁症首选药物。国外抑郁症药物治疗一般推SSRIs、SNRIs以及特异性5-羟色胺能抗抑郁药(noradrenergic and specific serotonergic antidepressant,NaSSA)作为一线药物。

(2) 心理治疗:老年期诸多的社会心理因素对疾病发生、发展、转归都有很大的影响,因为心理治疗在本病治疗中具有十分重要的作用。通过治疗可以使患者及家属正确认识精神症状,提高治疗依从性,改善不适当的思维及行为方式,并能提高总体疗效。尤其适用于轻度抑郁焦虑或疾病恢复期,一般与药物治疗配合使用。可选用的方法有:支持治疗、精神动力学治疗、认知行为治疗等。

(3) 电抽搐治疗(modified electric convulsive therapy,ECT):ECT是以短暂适量的电流通过大脑,引起患者意识丧失,皮层广泛性脑电波发放和全身性抽搐,控制精神症状的一种治疗方法。改良的ECT是使得患者在治疗中不出现抽搐同样能发挥治疗作用。特别适用于抗抑郁药无效或因某些原因不能耐受抗抑郁剂引起的不良反应的患者;有强烈自杀观念,亟待快速控制病情的患者；极度兴奋躁动者。禁忌证包括：近期心肌梗死、脑肿瘤、脑动脉瘤和无法控制的心力衰竭者。ECT对缓解抑郁有见效快的特点，一般每周治疗2~3次，2~3周症状基本缓解，其后加用药物巩固治疗。

(4) 其他康复治疗措施：光照疗法对部分老年人有效，尤其是具有季节性抑郁特点的老年抑郁症，同时可以改善失眠。明亮的绿光曾被报道可抑制褪黑激素，转换昼夜节律并减轻抑郁症状，有证据表明绿光可能与白光具有相似的有效性，而且效果可能更加显著。所以光照治疗也可作为一种辅助康复治疗的手段。

此外，帮助患者制订每日活动计划表，以此来促使患者活动起来，循序渐进，从易到难，逐渐增加患者的作业活动量和复杂性。

（蔡 军）

第二节 睡眠障碍康复

一、概述

（一）定义

睡眠障碍是指脑内网状激活系统及其他区域的神经失控或与睡眠有关的神经递质改变而导致的睡眠功能减退。

（二）分类

本章所提及的睡眠障碍仅包括情绪因素是原发病因的睡眠障碍。即非器质性睡眠障碍，主要包括：

1. **睡眠失调** 原发性心因性状态，其中主要紊乱是由情绪原因导致了睡眠量、质、时序的变化，即失眠、嗜睡及睡眠—觉醒节律障碍。

2. **睡眠失常** 在睡眠中出现异常的发作性事件；在儿童期主要与儿童的生长发育有关，在成人主要是心因性的，即睡行症、睡惊及梦魇。

（三）流行病学

睡眠障碍是人类常见的疾病，尤其在老年人群中，且近年来呈上升趋势。失眠是睡眠障碍中最常见的问题，65岁以上人群中约30%有失眠症状，50%以上有睡眠不良的主诉。资料显示，70岁以上人群中79%出现睡眠效率下降，短暂觉醒达每小时15次左右，90%以上老年人在一段时间内有失眠和白天睡眠过多的主诉。在患有睡眠障碍的人群中，其觉醒率是正常老年人的2倍。老年人睡眠障碍已成为重大的公共卫生问题，值得关注。

（四）老年睡眠问题特点

健康的睡眠，是指能完全解除身心疲劳并能使身心恢复到次日所需能量的睡眠。老年人相对青年时期而言，由于身体生理、病理等原因睡眠质量会有所下降，其特点为：①睡眠时间缩短。国内研究表明，老年人每晚一般睡眠时间约为7h。65岁以上老人的就寝时间虽平均为9h，但实际睡眠时间平均约7h。②夜间容易受内外因素的干扰，睡眠变得断断续续、不连续。国外有研究发现夜间易醒是老年人最主要的睡眠问题。③浅睡眠比例增多，而深睡眠比例减少，REM睡眠时间减少，65岁左右的老年人深睡眠期约占睡眠时间的10%以下，75岁左右的老年人深睡眠基本消失。④容易早醒，睡眠趋向早睡早起。老年人由于生理原因，睡眠节律位相前移,倾向于早睡早起;随着年龄的增加呈现上床时间提早、入睡时间延长、睡眠时间增加的趋势。⑤睡眠在昼夜之间进行重新分布,夜间睡眠减少,白天睡眠时间增多。⑥老年人对睡眠-觉醒各阶段转变的耐受力较差。例如,跨时区高速飞行后生理节律破坏较明显,一般人 3~5 天能够重新修复生理节律,而老年人则需要经过较长时间才能适应新时区的昼夜时间。

二、康复诊断与功能评定

(一) 康复诊断

1. 诊断方法

(1) 多导睡眠图(polysomnography,PSG):是一种可以在整夜睡眠过程中,根据需要连续同步的检测与记录多项生理指标的检查方法。由仪器进行自动分析,再由人工逐项核实,以便对睡眠的结构与进程,检测睡眠期的异常脑电、呼吸功能和心血管功能作出分析。结合临床综合分析,可为睡眠障碍的诊断、分类、鉴别诊断及治疗方法提供依据和信息。

(2) 多次小睡潜伏期试验(multiple sleep latency test,MSLT):是专门测定在缺乏警觉因素情况下生理睡眠的倾向性。该检查通常安排在完成整夜 PSG 检查结束后 1~3h,需在黑暗、安静的单人房进行。整个试验包括 5 次小睡,每次持续 30min,每次间隔 2h。一般是上午 8 点、10 点、12 点、14 点、16 点 5 个时间点,然后计算每次小睡的入睡潜伏期和眼球快速运动睡眠潜伏期。

(3) 量表:国际上常用的睡眠障碍评定量表有睡眠信念和态度量表、睡眠卫生知识和睡眠卫生习惯量表、阿森斯失眠量表、匹兹堡睡眠质量量表、状态-特质焦虑问卷、睡眠日记等。

(4) 其他客观评估方法:其他客观评估方法如夜帽、微动敏感床垫、肢体活动点图、唤醒标记仪、清醒状态维持试验、体重指数等。

2. 诊断标准 根据患者主诉与 PSG 等结果对于睡眠障碍诊断并不难。但究竟是一种独立情况,还是仅仅作为其他障碍的一个症状,应根据其临床表现、病程、治疗理由和主次而定。本章所涉及睡眠障碍作为一个独立情况。根据《国际疾病分类》第 10 版(ICD-10)关于非器质性睡眠障碍的分类与诊断标准。

(1) 非器质性失眠症:失眠症是一种持续相当长时间的睡眠的质和(或)量令人不满意的状况。为了确诊,下列临床特征是必需的:

1) 主诉或是入睡困难,或是难以维持睡眠,或是睡眠质量差;

2) 这种睡眠紊乱每周至少发生三次并持续 1 个月以上;

3) 日夜专注于失眠,过分担心失眠的后果;

4) 睡眠量和(或)质的不满意引起了明显的苦恼或影响了社会及职业功能。

(2) 非器质性嗜睡症:嗜睡症被定义为白昼睡眠过度及睡眠发作(并非由于睡眠量不足)或醒来时达到完全觉醒状态过渡延长的一种状况。为了确诊,下列临床特征是必需的:

1) 白天睡眠过多或睡眠发作,无法以睡眠时间不足来解释;和(或)清醒时达到完全觉醒状态过渡时间延长;

2) 每日出现睡眠紊乱,超过 1 个月;或反复的短暂发作,引起明显的苦恼或影响了社会或职业功能;

3) 缺乏发作性睡病的附加症状(摔倒、睡眠麻痹、入睡前幻觉)或睡眠呼吸暂停的临床

证据(夜间呼吸暂停,典型的间歇性鼾音等);

4) 没有可表现出日间嗜睡症状的任何神经科及内科情况。如果嗜睡症仅仅是某种精神障碍(如情感性精神障碍)的一个症状的话,诊断只应是该精神障碍。然而,如果嗜睡症状在患有其他精神疾患的患者主诉中占主要地位,那么就应加上心因性嗜睡症的诊断。

(3) 非器质性睡眠 - 觉醒节律障碍:人体睡眠 - 觉醒节律与环境所允许的睡眠 - 觉醒节律之间不同步,从而导致患者主诉失眠或嗜睡。这一障碍究竟是心因性的还是器质性的,取决于心理或器质性因素影响的大小。为了确诊,下列临床特征是必需的:

1) 个体的睡眠 - 觉醒形式与特定社会中的正常情况及同一文化环境中为大多数人所认可的睡眠 - 觉醒节律不同步;

2) 在主要的睡眠相时失眠,在应该清醒时嗜睡,这种情况几乎天天发生并持续 1 个月以上,或在短时间内反复出现;

3) 睡眠量、质及时序的不满意状态使患者深感苦恼,或影响社会或职业功能。

(4) 睡行症:又称夜游症,是睡眠和觉醒现象同时存在的一种意识改变状态。睡行症发作时,个体通常在夜间睡眠的前三分之一段起床、走动,呈现出低水平的注意力、反应性及运动技能。为了确诊,下列临床特征是必需的:

1) 突出症状是一次或多次下述发作:起床,通常发生于夜间睡眠的前三分之一阶段,走来走去;

2) 发作中,个体表情茫然,目光凝滞,他人试图加以干涉或同其交谈,则相对无反应,并且难以被唤醒;

3) 在清醒后(无论是在发作中还是在次日清晨),个体对发作不能回忆;

4) 尽管在最初从发作中醒来的几分钟之内,会有一段短时间的茫然及定向力障碍,但并无精神活动及行为的任何损害;

5) 没有器质性精神障碍如痴呆或躯体障碍如癫痫的证据。

(5) 睡惊症:又称夜惊症,是出现于夜间的极度恐惧和惊恐的发作,伴有强烈的语言、运动形式及自主神经系统的高度兴奋。个体通常在睡眠的前三分之一阶段惊叫着坐起或下床,常常冲向门口似乎要夺路而逃,但很少会离开房间。如果有人想平息夜间惊恐发作,可能会导致更强烈的恐惧,因为个体不仅对他人的努力相对无反应,而且有几分钟会丧失定向。醒后对发作通常不能回忆。由于这些临床特点,个体在睡惊发作期间极有可能受伤。

为了确诊,下列临床特征是必需的:

1) 突出症状是一次或多次如下发作:惊叫一声从睡眠中醒来,以强烈的焦虑、躯体运动及自主神经系统的亢进如心动过速、呼吸急促、瞳孔扩大及出汗等为特点;

2) 这些反复发作的典型情况是持续 1~10min,通常在夜间睡眠的前三分之一阶段发生;

3) 对他人试图平息睡惊进行的努力相对无反应,而且这种努力几乎总会伴有至少数分钟的定向障碍和持续动作的出现;

4) 对发作即使能够回忆,也是十分有限的(通常只局限于一到两个片段的表象);

5) 没有躯体障碍如脑肿瘤或癫痫的证据。

(6) 梦魇:梦魇是为焦虑或恐惧所占据的梦境体验,事后个体能够详细地回忆。梦魇体验十分生动,通常包括那些涉及对生存、安全或自尊造成威胁的主题。为了确诊,下列临床特征是必需的:

1) 从夜间睡眠或午睡中醒来,能清晰、详尽地回忆强烈恐怖性的梦境,通常涉及对生存、安全或自尊的威胁；惊醒可发生于睡眠期的任一时刻，但典型情况是发生在后半段；

2）从恐怖性梦境中惊醒时，个体很快恢复定向及警觉；

3）梦境体验本身，以及随之造成的睡眠紊乱，都会使个体十分苦恼。

（二）功能评定

1. 睡眠个人信念和态度量表（beliefs and attitudes about sleep scale，DBAS） 该量表由 30 个条目问题及 5 个分量表组成：引起失眠原因的细微概念、诱发或加重失眠后果的不良原因、对睡眠的不现实期望、对知觉控制减弱以及对帮助睡眠的方法的不正确信念和认识，见表 5-2-1。

表 5-2-1 睡眠个人信念和态度量表

评定项目	非常同意	同意	一般	不同意	非常不同意
1. 我需要睡足 8h 白天才能够精力充沛和活动良好	1	2	3	4	5
2. 当我一个晚上没有睡到足够的时间，我需要在第 2 天午睡或打盹，或晚上睡更长的时间	1	2	3	4	5
3. 因为我年纪正越来越大，我的睡觉时间应减少	1	2	3	4	5
4. 我担心如果我一或两个晚上没有睡觉，我可能会“精神崩溃”	1	2	3	4	5
5. 我担心慢性失眠会对我的身体健康产生严重影响	1	2	3	4	5
6. 如果我睡在床上时间越多，我通常睡觉时间也越多，第 2 天我的感觉会更好	1	2	3	4	5
7. 当我入睡困难或晚上睡后醒来再难以入睡时，我应该睡在床上，努力再睡	1	2	3	4	5
8. 我担心我正失去控制睡觉的能力	1	2	3	4	5
9. 因为年纪正越来越大，我应该晚上早上床睡觉	1	2	3	4	5
10. 在经历一个晚上睡觉不好后，我知道这会影响我第二天白天的活动	1	2	3	4	5
11. 如果服安眠药能睡好觉或不服药则睡不好，为了使整个白天保持警觉和活动良好，我相信我应该服安眠药	1	2	3	4	5
12. 我整天烦躁、抑郁和焦虑，是因为我在头一晚没有睡好觉	1	2	3	4	5
13. 与我同睡的人一躺下就睡着，而且整个晚上睡得很好，我也能够做到	1	2	3	4	5
14. 我觉得失眠主要是因为年纪越来越大的缘故，对这样一个问题没有什么好办法解决	1	2	3	4	5

续表

评定项目	非常同意	同意	一般	不同意	非常不同意
15. 我有时害怕在睡眠中死去	1	2	3	4	5
16. 当我一个晚上睡觉好，我知道第二个晚上会睡不好	1	2	3	4	5
17. 当我一个晚上睡不好，我知道这会干扰我整个星期的睡眠时间	1	2	3	4	5
18. 如果没有足够的睡眠时间，第二天我的精力和活动都差	1	2	3	4	5
19. 我不能够预测晚上我睡得好还是睡得不好	1	2	3	4	5
20. 我对睡眠被干扰后的负面影响无能为力	1	2	3	4	5
21. 我整天感到疲劳，无精打采，活动差，原因是我头天晚上没有睡好觉	1	2	3	4	5
22. 我整天头脑里想着晚上睡觉的问题，经常感到无法控制这种混乱思维	1	2	3	4	5
23. 虽然我睡眠困难，但我仍然过着一种满意的生活	1	2	3	4	5
24. 我相信失眠主要是体内化学物质不平衡的结果	1	2	3	4	5
25. 我感到失眠正在破坏我享受生活乐趣的能力，并使我不能做我想做的事	1	2	3	4	5
26. 临睡前喝酒是解决睡眠问题的好办法	1	2	3	4	5
27. 安眠药物是解决睡眠问题的唯一办法	1	2	3	4	5
28. 我的睡眠越来越差，我不相信有人能够帮助我	1	2	3	4	5
29. 从外表可以看出我的睡眠不好	1	2	3	4	5
30. 在睡不好之后，我避免或取消要承担责任的事或工作（包括社会与家庭方面）	1	2	3	4	5

2. 睡眠卫生意识和习惯量表（sleep hygiene awareness and practice，SHAP） 该量表包括睡眠卫生意识、睡眠卫生习惯、喝咖啡因知识3部分组成(咖啡因知识在此不做介绍)。睡眠卫生意识和习惯量表能够客观评价环境因素对于睡眠的破坏程度；帮助了解患者对于睡眠卫生知识的掌握情况和所存在的不良睡眠卫生习惯，有助于分析与判断患者的日常行为对于睡眠的影响及其程度，对于选择和制订个体化的治疗方案具有重要意义。

（1）睡眠卫生意识量表：填表注意事项：在每一项中选择一个最符合您的情况的数字，数字1、2、3指对睡眠有帮助的程度，4表示对睡眠无影响，而5、6、7指对睡眠干扰程度，见表5-2-2。

表 5-2-2 睡眠卫生意识量表

评定项目	对睡眠有帮助			对睡眠	干扰睡眠		
	非常	中等	轻微	无影响	轻微	中等	非常
1. 白天睡午觉或打盹	1	2	3	4	5	6	7
2. 上床睡觉时感到饥饿	1	2	3	4	5	6	7
3. 上床睡觉时感到口渴	1	2	3	4	5	6	7
4. 每天抽烟超过一包	1	2	3	4	5	6	7
5. 定期服用催眠药物	4	3	2	1	5	6	7
6. 睡前 2h 内剧烈运动或活动	1	2	3	4	5	6	7
7. 每晚要睡同样长的时间	1	2	3	4	5	6	7
8. 睡前设法使自己放松	1	2	3	4	5	6	7
9. 晚上吃有咖啡因的食物饮料或药物	4	3	2	1	5	6	7
10. 下午或傍晚锻炼身体	1	2	3	4	5	6	7
11. 每天在同一时间醒来	1	2	3	4	5	6	7
12. 每天在同一时间上床睡觉	1	2	3	4	5	6	7
13. 晚上喝酒(3 杯啤酒或其他酒)	1	2	3	4	5	6	7

(2) 睡眠卫生习惯量表:填表注意事项:对下列每个行为,根据您自己的情况,在每项后面的括号内填上您每周参与活动或经历的平均天数(0~7 天),见表 5-2-3。

表 5-2-3 睡眠卫生习惯量表

评定项目	平均天数
1. 白天睡午觉或打盹	(　　)
2. 上床睡觉时感到饥饿	(　　)
3. 上床睡觉时感到口渴	(　　)
4. 每天抽烟超过一包	(　　)
5. 定期服用催眠药物	(　　)
6. 睡前 4h 内喝咖啡因的饮料(咖啡或茶)	(　　)
7. 睡觉前 2h 喝 3 杯啤酒或其他酒	(　　)
8. 睡觉前 4h 内口服含咖啡因的药物	(　　)
9. 准备上床睡觉前担心睡觉的能力	(　　)
10. 白天担心晚上睡觉的能力	(　　)
11. 喝酒帮助睡觉	(　　)
12. 睡觉前 2h 内剧烈运动或活动	(　　)
13. 睡觉受光线干涉	(　　)
14. 睡觉受噪声干涉	(　　)
15. 睡觉受同床人的干涉(如一人睡则填无)	(　　)
16. 每晚要睡同样长的时间	(　　)
17. 睡觉前设法使自己放松	(　　)
18. 下午或傍晚锻炼身体	(　　)
19. 晚上睡觉时卧室或床的温暖舒适	(　　)

3. 匹兹堡睡眠质量指数（Pittsburgh sleep quality index，PSQI） 用于评定被试最近1个月的睡眠质量，适用于睡眠障碍患者、精神障碍患者的睡眠质量评价、疗效观察、一般人群睡眠质量的调查研究，以及睡眠质量与心身健康相关性研究的评定工具。评分标准：量表由19个自评和5个他评条目组成，其中参与计分的18个自评条目可以组合成7个因子（睡眠质量、入睡时间、睡眠时间、睡眠效率、睡眠障碍、催眠药物、日间功能），每个因子按0~3分等级计分。总分：累积各成分得分为PSQI总分，总分范围为0~21，得分越高，表示睡眠质量越差，见表5-2-4。

表5-2-4 匹兹堡睡眠质量指数（PSQI）

姓名　　性别　　年龄　　编号　　日期

指导语：下面一些问题是关于您最近1个月的睡眠状况，请选择或填写最符合您近1个月实际情况的答案；请回答下列问题：

1. 近1个月，晚上上床睡觉通常是____点钟
2. 近1个月，从上床到入睡通常需要____min
3. 近1个月，通常早上____点起床
4. 近1个月，每夜通常实际睡眠____h（不等于卧床时间）

对下列问题请选择1个最适合您的答案。打“√”

5. 近1个月，因下列情况影响睡眠而烦恼：
   a. 入睡困难（30min内不能入睡）
   （1）无　（2）<1次/周　（3）1~2次/周　（4）≥3次/周
   b. 夜间易醒或早醒
   （1）无　（2）<1次/周　（3）1~2次/周　（4）≥3次/周
   c. 夜间去厕所
   （1）无　（2）<1次/周　（3）1~2次/周　（4）≥3次/周
   d. 呼吸不畅
   （1）无　（2）<1次/周　（3）1~2次/周　（4）≥3次/周
   e. 咳嗽或鼾声高
   （1）无　（2）<1次/周　（3）1~2次/周　（4）≥3次/周
   f. 感觉冷
   （1）无　（2）<1次/周　（3）1~2次/周　（4）≥3次/周
   g. 感觉热
   （1）无　（2）<1次/周　（3）1~2次/周　（4）≥3次/周
   h. 做噩梦
   （1）无　（2）<1次/周　（3）1~2次/周　（4）≥3次/周
   i. 疼痛不适
   （1）无　（2）<1次//周　（3）1~2次/周　（4）≥3次/周
   j. 其他影响睡眠的事情
   （1）无　（2）<1次/周　（3）1~2次/周　（4）≥3次/周

如有，请说明：

6. 近1个月，总的来说，您认为自己的睡眠质量
   （1）很好　（2）较好　（3）较差　（4）很差
7. 近1个月，您用药物催眠的情况
   （1）无　（2）<1次/周　（3）1~2次/周　（4）≥3次/周
8. 近1个月，您常感到困倦吗
   （1）无　（2）<1次/周　（3）1~2次/周　（4）≥3次/周
9. 近1个月，您做事情的精力不足吗
   （1）没有　（2）偶尔有　（3）有时有　（4）经常有

三、康复治疗

(一)康复原则与目标

1. 康复原则 老年人睡眠障碍康复治疗的基本原则如下:

(1) 寻找可能的致病原因是首要考虑问题。

(2) 有些患者非药物治疗可行,则不一定用药物治疗。

(3) 坚持单一用药原则,不仅可减少可能的不良反应,还可减轻患者经济负担。

(4) 中西医结合治疗为好,可提高疗效,患者易接受。

(5) 合适的药物、剂量,充足的治疗时间,不应频繁更换方案和药物。

(6) 小剂量起始,逐渐增量对老年人更加重要。

(7) 耐心细致解释非常重要,尤其是安眠药的依赖问题。

(8) 结合心理治疗。

(9) 避免给患者造成医源性心理压力。

(10) 注意老年人躯体状况,个体化尤为重要。

2. 康复目标

(1) 缓解症状。

(2) 保持正常睡眠结构。

(3) 恢复社会功能,提供老年人生活质量。

(二)康复治疗方法

1. 病因治疗 积极消除导致睡眠障碍的各种因素,如躯体疾病、药物因素、精神障碍、心理社会因素、环境因素等。

2. 心理治疗 心理治疗是治疗失眠的常用方法,尤其是对心理因素导致失眠的首选治疗方法,在失眠治疗中具有重要意义。

3. 行为治疗 许多行为治疗可有效治疗失眠,包括放松训练、生物反馈、控制刺激、睡眠限制等。控制刺激治疗包括限制睡前过度兴奋、过度思考问题等。睡眠限制避免过度卧床,再结合白天活动、日光暴露等可稳定和启动时间节律系统而改善睡眠。与药物治疗比较,行为治疗虽然费时多,但疗效持久,值得推广。

4. 注意睡眠卫生,调节睡眠节律 良好的睡眠习惯无论是对失眠者还是睡眠正常者都非常重要。良好的睡眠卫生包括避免烟酒、咖啡及其他影响睡眠药物的应用,也包括正常的饮食结构、生活规律、适当体育锻炼等。

5. 药物治疗 老年人使用苯二氮䓬类睡眠药时宜使用奥沙西泮、替马西泮或氯甲西泮等,且用成人半量;对于同时存在慢性肺功能障碍或睡眠呼吸暂停综合征的患者,应慎用苯二氮䓬类催眠药,以免引起呼吸抑制;在准备停药前先缓慢减量,避免出现反跳。对于已经产生依赖性的患者,特别是长期使用催眠药的老年患者,则不要违背其意愿强行撤药,可小剂量长期使用。药物治疗应坚持以下原则:应用小剂量,通常为成人的1/2,间断用药(每周2~4次);短期用药(不超过3~4周);逐渐停药,防止停药后复发;尽量不合用2种以上催眠药。

6. 中医治疗 常用中药:黄连阿胶汤、归脾汤、安神定志丸、温胆汤、龙胆泻肝汤、乌灵胶囊等对失眠有一定治疗效果。此外,针灸及理疗对短期及长期失眠症均有疗效。

(蔡 军)

第三节 痴呆的精神心理康复

一、概述

（一）定义

老年痴呆是指60岁以上的老年人持续出现的广泛的认知功能损害，表现为记忆、计算、思维、定向障碍，伴有情感障碍、人格改变、社会功能和日常生活能力减退。

阿尔茨海默病是老年痴呆中最常见的一种，阿尔茨海默病（AD）是一种发病于老年期前后的中枢神经系统原发性、退行性脑病变性疾病，常起病隐袭，病程呈慢性进行性发展，且不可逆，临床上主要表现为痴呆综合征，最终造成记忆力、注意力、理解分析、综合判断力、决策力、方位感和语言能力等的损伤甚至丧失，同样伴有精神行为异常和明显的社会生活功能减退。本节主要叙述痴呆的精神行为障碍的康复。

（二）流行病学

所有流行病学调查均发现痴呆的患病率、发病率及痴呆各亚型都随增龄而急剧上升，多数调查显示65岁以上人群患病率为4%~6%，80岁以上老人患病率高达20%。在患病率类型分布上，我国和韩国等亚洲国家痴呆类型中以AD最多见。张明远等1990年抽样调查上海55岁以上老人发现，AD约占痴呆总数的2/3，55岁以上和65岁以上的患病率分别为1.5%和2.9%，女性居多，年龄越大，患病率越高，85岁以上老年人中AD的患病率达19.3%。随着我国居民平均寿命的延长，AD患者也将增多，AD将成为老年医学的一个重要课题。

（三）老年痴呆的精神心理问题

1996年，国际老年精神病学会将痴呆的行为和心理症状定义为痴呆患者经常出现的紊乱的知觉、思维内容、心境或行为等症状，包括幻觉、妄想、错认、抑郁、类躁狂、激越、无目的漫游、徘徊、躯体和言语性攻击、喊叫、两便失禁及睡眠障碍等。

在老年痴呆的不同阶段，心理行为问题的具体表现可能不同，譬如抑郁情绪常见于痴呆的早期，幻觉、妄想常见于痴呆的中期。另外，一些心理行为问题的发生是基于认知症状为基础的，譬如被窃妄想常见于记忆力下降时，忘记将物品放在何处而引发；同样，由于定向障碍，不认识自己家人或配偶，导致患者认为家人是骗子、小偷或冒名顶替者。

1. 妄想 约40%的老年痴呆患者在整个病程中会出现妄想症状，以被害妄想最为主要，其次为嫉妒妄想或夸大妄想。妄想症状常可导致攻击行为，尤其是针对那些为了阻止痴呆患者不受妄想影响的对医护人员的攻击。

2. 幻觉 与妄想症状比较而言，老年痴呆患者幻觉的发生率相对较低。研究表明幻觉发生率为7%~49%，且常发生在周围性感觉丧失的老年痴呆患者，可具体表现为耳聋或视力减退。

3. 身份识别错误 该症状是由于认知功能损伤引起的，可能有特定的神经病理学基础，如顶叶病变。约23%~50%的老年痴呆患者可能出现该症状，患者会混淆现实与视觉的界限，不能从容辨认人物。譬如，将自己的妻子错认为母亲，甚至对镜中的自己错认为陌生人。

4. 抑郁情绪 这是老年痴呆最常见的症状,常见于痴呆发生的最初3年。具体表现为持续的心烦、常常哭泣、没有精力、食欲减退、活动减少等,特别是新近出现的退缩、烦躁、难以入睡和夜间早醒,自我评价低,但自杀观念或自杀行为少见。

5. 焦虑情绪 焦虑、激越等往往发生在痴呆后期,继发于对物品的关注,痴呆患者会到处走动,无目的地翻抽屉和房间内搜寻,认知障碍越严重,则越可能出现上述症状。

6. 淡漠、退缩 情感淡漠常见于额叶或皮层下受损的痴呆。当他们的语言功能、视空间功能、听力、视力受损时,可以变得退缩、孤独,因为他们没有与他人交往的能力。

7. 躁狂 老年痴呆患者的躁狂症状相对少见。据报道,痴呆患者中仅3.5%存在躁狂症状,这些躁狂症状与脑CT显示的半球间隙增宽相关,提示这类症状由于额叶病变所致。

8. 人格改变 人格改变发生于疾病的早期,表现为固执、偏激、自私、依赖性,对亲人漠不关心,情绪不稳,易激惹,无故打骂家人等。

9. 行为症状 行为症状对患者的护理者构成极大的负担和威胁,这组症状发生在疾病后期。痴呆患者常见的行为症状包括:不停地徘徊,无目的的漫游,语言攻击,暴力行为,哭泣,喊叫,夜不眠,大小便失禁等。

二、康复诊断与功能评定

(一) 康复诊断

AD是老年痴呆中最常见的类型。AD的诊断主要以临床表现及病程进展情况为基础,附以精神、智能和神经系统检查,确诊有赖于脑活检和尸检的病理检查证实。CT、实验室检查等有助于鉴别诊断。以下是ICD-10的AD诊断要点:

1. 存在痴呆。

2. 潜隐起病,缓慢退化,通常难以指明起病的时间,但他人会突然察觉到症状的存在。疾病进展过程中会出现明显的高台期。

3. 无临床依据或特殊检查结果能够提示精神障碍是由其他可引起痴呆的全身性疾病或脑的疾病所致(例如,甲状腺功能低下、高血钙、维生素B_{12}缺乏、烟酸缺乏、神经梅毒、正常压力性脑积水或硬膜下血肿)。

4. 缺乏突然性、卒中样发作。在疾病早期无局灶性神经系统损害的体征,如轻瘫、感觉丧失、视野缺损及运动协调不良(但这些症状会在疾病晚期出现)。

在部分病例,AD的特点和血管性痴呆的特点会同时出现,这些病例应作双重诊断。如果血管性痴呆发生在AD之前,则根据临床表现也许无法作出AD的诊断。

(二) 功能评定

1. 简易精神状态量表(MMSE) 回答或操作正确记"1",国际标准累加"1"的项目总和(MMSE总分),24分为分界值,18~24分为轻度痴呆,16~17分为中度痴呆,≤15分为重度痴呆。因教育程度不同分界值也不同;文盲为17分,小学(教育年限≤6年)为20分,中学及以上为24分,见表5-3-1。

表 5-3-1 简易精神状态量表(MMSE)

1. 今天的年份	0	1	余数 -7=?	0	1
2. 今天的月份	0	1	余数 -7=?	0	1
3. 今天的日期	0	1	余数 -7=?	0	1
4. 今天星期几?	0	1	13. 请回忆刚才记住的名称:树木	0	1
5. 现在是什么季节?	0	1	皮球	0	1
6. 你住在哪个省市?	0	1	国旗	0	1
7. 你住在哪个区县?	0	1	14. 命名:手表	0	1
8. 你住在哪个街道乡镇	0	1	铅笔	0	1
9. 我们现在在什么地方?	0	1	15. 复述:44 只石狮子	0	1
10. 我们现在在几楼?	0	1	16. 阅读理解:闭上眼睛	0	1
11. 请重复我说过的物体:树木	0	1	17. 阅读理解:闭上眼睛	0	1
皮球	0	1	双手对折	0	1
国旗	0	1	放置在大腿上	0	1
12. 计算:100−7=?	0	1	18. 自发语言:写说句子	0	1
13. 余数 −7=?	0	1	19. 空间结构:按样作图	0	1

2. 日常生活活动(ADL)能力量表 主要评定受试者的日常生活活动能力。评分为四级:①自己完全可以做;②有些困难;③需要帮助;④根本不能做。64 分为满分,总分≤16 分完全正常。单项分 2~4 分或总分 >16 分,提示不同程度功能下降。单项分有 2 项或 2 项以上 3 分或总分≥22 分为分界值,提示功能明显减退。

3. 简明精神病评定量表(the brief psychiatric rating scale,BPRS) 评估精神病性症状严重程度的他评量表,主要用于精神分裂症患者,及具有精神病性症状的其他精神障碍患者(表 5-3-2)。所有项目采用 1~7 分的 7 级评分法。根据症状强度、频度、持续时间和影响有关功能的程度进行评定。各级标准为:1 分表示无症状;2 分表示可疑或很轻;3 分表示轻度;4 分表示中度;5 分表示偏重;6 分表示重度;7 分表示极重。总分 18~126 分,反映疾病严重性,总分越高,病情越重。

表 5-3-2 简明精神病评定量表(BPRS)

圈出最适合患者情况的分数									
依据口头叙述	依据检测观察	未测	无	很轻	轻度	中度	偏重	重度	极重
1. 关心身体健康		0	1	2	3	4	5	6	7
2. 焦虑		0	1	2	3	4	5	6	7
	3. 情感交流障碍	0	1	2	3	4	5	6	7
4. 概念紊乱		0	1	2	3	4	5	6	7
5. 罪恶观念		0	1	2	3	4	5	6	7
	6. 紧张	0	1	2	3	4	5	6	7
	7. 装相作态	0	1	2	3	4	5	6	7

续表

圈出最适合患者情况的分数									
依据口头叙述	依据检测观察	未测	无	很轻	轻度	中度	偏重	重度	极重
8. 夸大		0	1	2	3	4	5	6	7
9. 心境抑郁		0	1	2	3	4	5	6	7
10. 敌对性		0	1	2	3	4	5	6	7
11. 猜疑		0	1	2	3	4	5	6	7
12. 幻觉		0	1	2	3	4	5	6	7
	13. 运动迟缓	0	1	2	3	4	5	6	7
	14. 不合作	0	1	2	3	4	5	6	7
15. 不寻常思维内容		0	1	2	3	4	5	6	7
	16. 情感平淡	0	1	2	3	4	5	6	7
	17. 兴奋	0	1	2	3	4	5	6	7
18. 定向障碍		0	1	2	3	4	5	6	7

总分:

因子分:焦虑忧郁因子______缺乏活力因子______思维障碍因子____激活性因子____敌对猜疑因子______

三、康复治疗

(一) 康复治疗目标

1. 改善认知功能。
2. 缓解或阻止痴呆的进展。
3. 抑制和逆转痴呆早期部分关键性病理过程。
4. 提高患者的日常生活能力和改善生活质量。
5. 减少并发症,延长生存期。
6. 减少看护者的照料负担。

(二) 康复治疗方法

阿茨海默病及其他痴呆因病因未明,尚无特效疗法,目前采用的主要仍是药物治疗和心理 / 社会行为治疗。轻症患者,以心理支持与行为指导为主,使患者能尽可能长久地保持其生活自理及人际交往的能力。重症患者应加强护理,保证营养、卫生及安全。

1. 药物治疗 随着对 AD 病因及病理机制研究的加深,许多药物被应用于临床,旨在改善 AD 患者的认知功能或阻止其进一步减退以及提高患者的生活功能和能力。这些药物包括胆碱酯酶抑制剂(如多奈哌齐、特可林、石杉碱甲等)、拟胆碱药、非竞争型谷氨酸受体拮抗剂(如盐酸美金刚片)、促进大脑代谢药(双氢麦角碱、吡拉西坦)、抗氧化剂(维生素 E、司来吉兰等)、非甾体抗炎药、雌激素、褪黑素及钙离子拮抗剂等。

上述药物对中重度患者的疗效尚不理想。此外,对于精神症状的治疗应对症治疗,根据不同的精神症状选用相应的精神药物,如抗精神病药(如氯氮平、利培酮、奥氮平等)、抗抑郁药(西酞普兰、舍曲林等)、抗焦虑药(主要是苯二氮䓬类)等。

2. 社会心理治疗 目的在于尽可能维持患者的社会功能和日常生活能力，保证患者的安全和一定的生活质量。对早期的轻症患者，应加强社会心理支持和日常生活功能训练，对重症患者应以护理和生活照料为主。心理治疗主要采用认知和行为治疗。

3. 一般支持治疗 营养支持非常重要，注意患者的饮食营养、大小便、睡眠等一般日常生活，给予高蛋白和多种维生素，并协助进食，注意水、电解质和酸碱平衡，防止缺氧、脑水肿，防止压疮、感染等，尤其是肺和尿路感染。此外，进行适当的运动和物理治疗。对躯体疾病，如高血压、心脏病等作对症或支持治疗。

（蔡 军）

第六章 老年特有问题的康复

第一节 预防跌倒康复策略

一、概述

(一) 定义

1. **平衡(balance)** 是指身体保持一种姿势以及在运动或受到外力作用时自动调整并维持姿势的能力。

2. **姿势(posture)** 是指躯体的一种非强制性、无意识状态下的自然状态。

3. **人体重心(center of gravity,COG)** 是指人体所受重力的合力的作用点,不同的姿势决定不同的重心,一般来说,站立位时人体重心位于第2骶骨前缘,两髋关节中央。

4. **支撑面(support tope)** 是指人体在各种体位下(坐、卧、站立、行走)所依靠的接触面。站立式的支撑面为包括两足之间的面积,支撑面的大小影响身体的平衡。

5. **失衡** 是指身体的重心落在支撑面之外,反之,重心落在支撑面内,就能保持平衡。由失衡引发的老年人跌倒会导致严重的并发症。

6. **跌倒** 是指突发、不自主的、非故意的体位改变,倒在地上或更低的平面上。

跌倒是我国伤害死亡的第4位原因,而在≥65岁的老年人中则为首位。老年人跌倒死亡率随年龄的增加急剧上升。跌倒除了导致老年人死亡外,还导致大量残疾,并且影响老年人的身心健康。如跌倒后的恐惧心理可以降低老年人的活动能力,使其活动范围受限,生活质量下降。

(二) 分类

1. 人体平衡可分为以下两类。

(1) 静态平衡:人体处于某种特定的姿势时保持稳定的状态。

(2) 动态平衡:①自动动态平衡:是指人体在进行各种自主运动时能重新获得稳定状态的能力,如由坐到站或由站到坐的姿势转换;②他动动态平衡:是指人体对外界干扰产生反应、恢复稳定状态的能力。

2. 按照《国际疾病分类》第10版(ICD-10)对跌倒进行分类,跌倒包括以下两类。

(1) 从一个平面至另一个平面的跌落。

(2) 同一平面的跌倒。

(三) 老年人跌倒流行病学

老年人跌倒发生率高、后果严重,是老年人伤残和死亡的重要原因之一。我国已进入老龄化社会,65岁以上的老年人已达1.5亿。按30%的发生率估算,每年将有4000多万老年人发生≥1次跌倒。2012年全国疾病监测系统死因监测数据显示:我国≥65岁的老年人跌倒死亡率为45.72/10万,因跌倒死亡是≥65岁人群因伤害致死的第一位死因,占该人群因伤害死亡总数的29.85%。老年人跌倒造成沉重的疾病负担,严重威胁着老年人的身心健康、日常活动及独立生活能力，也增加了家庭和社会的负担。

（四）人体平衡的维持机制

保持平衡需要三个环节的参与：感觉输入、中枢整合、运动控制，而前庭系统、视觉调节系统、本体感觉系统、大脑平衡反射调节、小脑共济协调系统以及肌群的力量在人体平衡功能的维持上也起到了重要作用。

1. 感觉输入 适当的感觉输入，特别是躯体、前庭和视觉信息对平衡的维持和调节具有重要作用。

⑴ 视觉系统：由视网膜收集，经视神经传入视中枢，提供周围环境及身体运动和方向的信息。在视环境静止不动的情况下，视觉系统能准确感受环境中物体的运动以及眼睛和头部的视空间定位；当平衡受到干扰或破坏时，通过颈部肌肉收缩，使头保持向上直立位，并保持视线水平，从而使身体保持或恢复到原来的平衡。当阻断视觉输入（如站立时闭眼）时，姿势的稳定性将较视觉输入通畅时显著下降，这也是视觉障碍者或老年人平衡能力降低的原因之一。

⑵ 躯体感觉：在维持身体平衡和姿势的过程中，与支撑面相接触的皮肤的触、压觉感受器向大脑皮质传递有关体重分布情况和身体重心位置的信息；分布于肌肉、关节及肌腱等处的本体感受器收集随支持面变化的信息（如随面积、硬度、稳定性以及表面平整度等而变化的各部位的空间定位和运动方向），经深感觉传导通路向上传递。正常人站立在稳定的支撑面上时，足底皮肤的触、压觉和踝关节的本体感觉输入起主导作用；当足底皮肤和下肢本体感觉输入完全消失时，人体失去感受支持面情况的能力，姿势的稳定性立刻受到严重影响。

⑶ 前庭系统：感知与角加速度运动、瞬时直线加速运动与直线重力加速有关的头部位置改变的信息。在躯体感觉和视觉系统正常的情况下，前庭控制人体重心位置的作用很小。只有当躯体感觉和视觉信息输入均不存在或输入不准确而发生冲突时，前庭系统的感觉输入在维持平衡的过程中才变得至关重要。

2. 中枢整合 三种感觉信息在脊髓、前庭核、内侧纵束、脑干网状结构、小脑及大脑皮质等多级平衡觉神经中枢中进行整合加工，并形成运动方案。当体位或姿势变化时，为了判断人体重心的准确位置和支持面的情况，中枢神经系统将三种感觉信息进行整合，迅速判断何种感觉提供的信息是有用的，何种感觉所提供的信息是相互冲突的，从中选择出那些提供准确定位信息的感觉输入，放弃错误的感觉输入。

3. 运动控制 中枢神经系统在对多种感觉信息进行分析整合后下达运动指令，运动系统以不同的协同运动模式控制姿势变化，将身体重心调整到原来的范围内，或重新建立新的平衡。

当平衡发生变化时，人体通过 3 种调节机制或姿势性协同运动模式来应变，包括踝调节机制、髋调节机制及跨步动作机制。①踝调节机制（ankle strategies）：是指人体站在一个比较坚固和较大的支持面上，受到一个较小的外界干扰（如较小的推力）时，身体重心以踝关节为轴进行前后转动或摆动（类似钟摆运动），以调整重心，保持身体的稳定性；②髋调节机制（hip strategies）：正常人站立在较小的支持面上（小于双足面积），受到一个较大的外界干扰时，机体为了减少身体摆动使重心重新回到双足的范围内，通过髋关节的屈伸活动来调整身体重心和保持平衡；③跨步调节机制（stepping strategies）：当外力干扰过大，身体的摇动进一步增加，重心超出其稳定极限，髋调节机制不能调整平衡的变化时，人体启动跨步调节机制，自动向用力方向快速跨出或跳跃一步，来重新建立身体重心支撑点，重新为身体确定稳定站立的支持面，避免跌倒。

此外，前庭神经系统中，内侧纵束向头部投射影响眼肌运动，经前庭脊髓通路向尾端投射维持躯干和下肢肌肉兴奋性，经 γ 运动纤维传出的冲动调整梭内肌纤维的紧张性；而经运动纤维发放的冲动调整骨骼肌的收缩，使骨骼肌保持适当的肌张力，能支撑身体并能抗重力运动，但又不会阻碍运动。交互神经的支配或抑制作用使人体能保持身体某些部位的稳定，同时可选择性地运动身体的其他部位，产生适宜的运动，完成大脑制订的运动方案。其中静态平衡需要肌肉的等长收缩运动维持，动态平衡需要肌肉的等张收缩运动维持。上述几方面的共同作用，使人体保持平衡或使之处于一种稳定的状态。

二、跌倒的危险因素及康复评定

（一）老年人跌倒的危险因素

老年人跌倒是可以预防和控制的，其发生并不是一种意外，而是存在潜在的危险因素。根据中国康复医学会老年康复专业委员会、上海市康复医学会制定的预防老年人跌倒康复综合干预专家共识（2017 年），老年人跌倒既有内在的危险因素，也有外在的危险因素，是多因素交互作用的结果。

1. 内在危险因素

（1）生理因素

1）步态和平衡功能：步态的稳定性下降和平衡功能受损是引发老年人跌倒的主要原因。步态的步高、步长、连续性、直线性、平稳性等特征与老年人跌倒危险性之间存在密切相关性。老年人为弥补其活动能力的下降，可能会采取更加谨慎地、缓慢地踱步行走，造成步幅变短、行走不连续、脚不能抬到一个合适的高度，引起跌倒的危险性增加。另一方面，老年人中枢控制能力下降，感觉对比降低，躯干摇摆较大，反应能力下降、反应时间延长，平衡能力、协同运动能力下降，从而导致跌倒危险性增加。

2）感觉系统：感觉系统包括视觉、听觉、触觉、前庭及本体感觉，此外，尚有感觉对比等功能，感觉对比（sensory contrast）是指同一感受器在不同刺激作用下，感受性在强度和性质上发生变化的现象。这些功能通过影响传入中枢神经系统的信息，影响机体的平衡功能。老年人常表现为视力、视觉分辨率、视觉的空间 / 深度感及视敏度下降，并且随年龄的增长而急剧下降，从而增加跌倒的危险性。老年性传导性听力损失、老年性耳聋甚至耳垢堆积也会影响听力，有听力问题的老年人很难听到有关跌倒危险的警告声音，听到声音后的反应时间延长，也增加了跌倒的危险性；老年人触觉下降，前庭功能和本体感觉退行性减退，导致老年人平衡能力降低。以上各类情况均增加跌倒的危险性。

3）中枢神经系统：中枢神经系统的退变往往影响认知能力、肌力、肌张力、感觉、反应能力、反应时间、平衡能力、步态及协同运动能力，使跌倒的危险性增加。例如：随年龄增加，踝关节的躯体振动感和踝反射随踇趾的位置感觉一起降低而导致平衡能力下降。

4）骨骼肌肉系统：老年人肌肉、骨骼、关节及韧带的结构、功能损害和退化是引发跌倒的常见原因。骨骼肌肉系统功能退化会影响老年人的活动能力，影响步态的敏捷性、力量和耐受性，使老年人举步时抬脚不高，行走缓慢、不稳，导致跌倒危险性增加。老年人肌力、肌耐力、肌肉质量、最大等长收缩力随着年龄增加而减少，肌细胞凋亡后，被结缔组织和脂肪组织取代，用于姿势控制的Ⅰ型肌纤维和用于跳跃的Ⅱ型肌纤维都存在年龄相关性丢失，最新证据表明更多的肌纤维变成了有Ⅰ型和Ⅱ型两者特性的混合体。

老年人股四头肌力量的减弱与跌倒之间的关联具有显著性。老年人骨质疏松会使之与跌倒相关的骨折危险性增加,尤其是跌倒导致髋部骨折的危险性增加。老年人关节活动度减少,比起其他关节,脊椎的屈伸能力随年龄的增长而降低最明显,导致以屈曲或驼背为特征的姿势。

5）神经肌肉系统:神经肌肉系统通过调整身体空间姿势的协调来进行姿势控制。静态站立平衡能力的下降包括压力中心(center of pressure,COP)偏移增大,功能稳定边界变小等。干扰状态下运动方式的改变包括:相关肌群启动的反应时间延长;肌肉反应组织出现混乱,即近端肌肉比远端肌肉更早被激活;关节的主动肌和拮抗肌更频繁的共同激活,使得在应对干扰时老年人关节僵硬的角度更大;老年人频繁地使用髋调节机制替代踝调节机制;适应环境改变时的反应能力下降。

(2）病理因素

1）神经系统疾病:常见的神经系统疾病有痴呆(尤其是Alzheimer型)、卒中、帕金森病、脊椎病、小脑疾病、前庭疾病、外周神经系统病变等。痴呆以及大部分其他神经系统疾病均会有认知功能受损,认知是一切行为的基础,因此认知功能受损患者跌倒风险大幅度增加。同时神经系统病变还影响了平衡维持过程中的中枢整合,使跌倒的风险增加。

2）循环系统疾病:心律失常晕厥、体位性低血压、小血管缺血性病变等心血管疾病会影响中枢神经以及外周感受器和效应器的供血供氧,从而影响了平衡的维持,增加了跌倒的风险。

3）运动系统疾病:骨关节炎是一种常见的关节软骨病性疾病,主要影响下肢承重关节(髋关节、膝关节、踝关节),导致关节疼痛、畸形,影响老年人的平衡功能,降低了老年人的活动能力,增加了跌倒风险。

4）内分泌系统疾病:绝经后女性由于雌激素水平下降,导致骨质疏松和代偿性骨质增生,容易引起跌倒。糖尿病患者可出现低血糖昏厥,增加了跌倒的风险。

5）影响视力的眼部疾病:白内障、偏盲、青光眼、黄斑变性等疾病会影响老年人的视力。从而导致视觉传入中枢神经系统的信息敏感度下降,影响机体的平衡功能,增加了跌倒风险。

6）泌尿系统疾病:老年人泌尿系统疾病或其他因伴随尿频、尿急、尿失禁等症状而匆忙去洗手间、排尿性晕厥等也会增加跌倒的危险性。

7）其他昏厥、眩晕、惊厥、偏瘫、足部疾病及足或脚趾的畸形等都会影响机体的平衡功能、稳定性、协调性,导致神经反射时间延长和步态紊乱。感染、肺炎及其他呼吸道疾病、血氧不足、贫血、脱水以及电解质平衡紊乱均会导致机体的代偿能力不足,常使机体的稳定能力暂时受损。

(3）药物因素:研究发现,是否服药、药物的剂量以及复方药都可能引起跌倒。很多药物可以影响人的意识、精神、视觉、步态、平衡等方面而引起跌倒。可能引起跌倒的药物包括:

1）精神类药物:抗抑郁药、抗焦虑药、催眠药、抗惊厥药、安定药。

2）心血管药物:抗高血压药、利尿剂、血管扩张药。

3）其他:降糖药、非甾体抗炎药、镇痛剂、多巴胺类药物、抗帕金森病药。

药物因素与老年人跌倒的关联强度见表6-1-1。

表 6-1-1 药物因素与老年人跌倒的关联强度表

药物因素	关联强度	药物因素	关联强度
精神类药	强	降糖药	弱
抗高血压药	弱	使用 4 种以上的药物	强

(4) 心理因素:沮丧、抑郁、焦虑、情绪不佳及其导致的与社会的隔离均增加跌倒的危险。沮丧可能会削弱老年人的注意力,潜在的心理状态混乱也和沮丧相关,都会导致老年人对环境危险因素的感知和反应能力下降。另外,对跌倒的恐惧也使行为能力降低,行动受到限制,从而影响步态和平衡能力而增加跌倒的危险。

2. 外在危险因素

(1) 环境因素:室内昏暗的灯光,湿滑、不平坦的路面,在步行途中的障碍物,不合适的家具高度和摆放位置,楼梯台阶,卫生间没有扶拦、把手等都可能增加跌倒的危险,不合适的鞋子和行走辅助工具也与跌倒有关。

室外的危险因素,包括台阶和人行道缺乏修缮、雨雪天气、拥挤等,都可能引起老年人跌倒。

(2) 社会因素:老年人的教育和收入水平、卫生保健水平、享受社会服务和卫生服务的途径、室外环境的安全设计,以及老年人是否独居、与社会的交往和联系程度都会影响其跌倒的发生率。

(二) 老年人跌倒的康复评定

失衡跌倒的康复评定应包括跌倒风险的筛查、多因素跌倒风险评估。医务人员通过筛查问卷定期对老年人进行跌倒风险的规范筛查,将高跌倒风险的老年人群筛查出来。问卷内容:①过去的一年里是否发生两次及两次以上跌倒;②是否有严重跌倒;③是否有平衡及步行困难。问卷中只要有一项回答是,则需进行下一步的多因素跌倒风险评估。多因素跌倒风险评估包括病史的询问、功能评估、环境评估。评估需由具有相关技能、经过训练的临床医师进行(图 6-1-1)。

1. 病史询问

(1) 跌倒史:医护人员应常规询问就诊老年人在过去的 1 年里是否发生过跌倒。如果是,还应详细描述跌倒发生的频率、环境以及跌倒发生时的症状,有无受到损伤及其他结果。

(2) 药物史:所服药物均需进行重新审核并重新核对剂量。

(3) 相关危险因素史:包括急慢性医学问题,如骨质疏松、尿失禁、心血管疾病等。

2. 体格检查

(1) 循环系统:包括心率和心律,直立位脉搏、血压及颈动脉窦刺激后心率和血压的变化等。

(2) 神经系统:包括认知功能、下肢神经功能、深浅感觉、反射、皮质功能、锥体外系功能及共济(协调)功能测试等。

(3) 骨骼肌肉系统:包括下肢肌力、肌张力、关节活动度评定等。评定的主要目的是判断肌力减弱、肌张力异常及关节活动度受限的部位和程度,预防下肢肌力减弱、肌张力失衡及关节活动度受限引起的跌倒和损伤。常用的肌力评定方法有徒手肌力检查法(MMT)、等长肌力测试(isometric muscle test,IMMT)、等张肌力测试(isotonic muscle test,ITMT)、等速肌力测试(isokinetic muscle test,IKMT)。肌张力评定临床上最常用的是改良 Ashworth 痉挛评

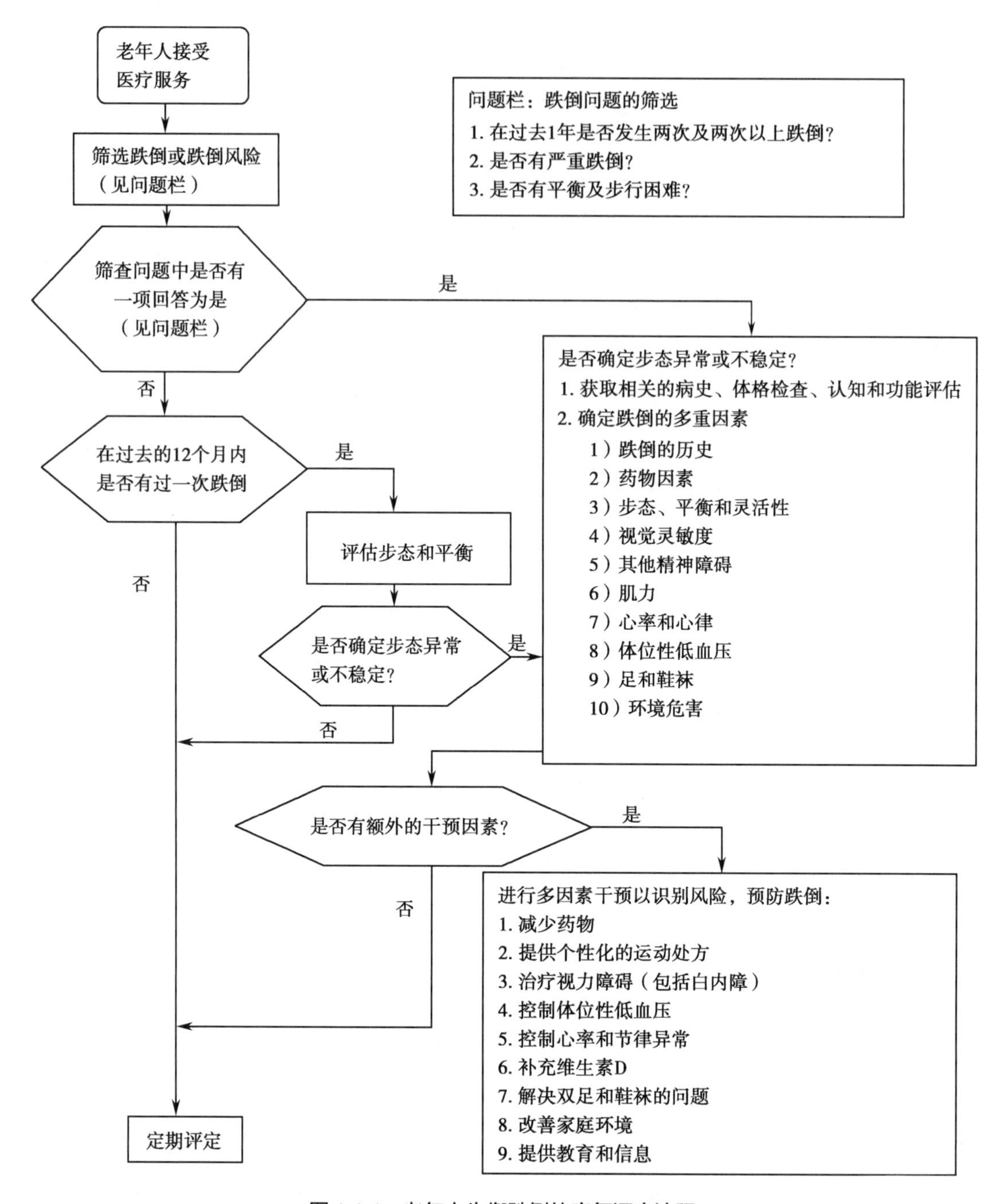

图 6-1-1 老年人失衡跌倒的康复评定流程

定量表。关节活动度评定临床上最常采用量角器测量。

(4) 其他：视力的评估，双足、鞋袜的检查等。

3. 功能评定

(1) 平衡功能评定：平衡功能的损伤与跌倒有着密切相关性，对老年人进行平衡功能的评定可以有效预测老年人的跌倒风险。包括主观评定和客观评定两个方面。主观评定以观察和量表为主，客观评定多用平衡测试仪评定。

1）观察法：观察被评定对象能否保持坐位和站立位平衡，以及在活动状态下能否保持平衡。观察法虽然过于粗略和主观，缺乏量化，但由于其应用简便，可以对具有平衡功能障碍的患者进行粗略的筛选，至今在临床上仍广为应用。

2）量表法：虽然属于主观评定，但由于不需要专门的设备、评分简单、应用方便，故临床普遍使用。信度和效度较好的量表主要有Berg平衡量表（BBS）、Tinnetti活动能力量表以及"站起-走"计时测试。Berg平衡量表和Tinnietti活动能力量表既可以评定被测试对象在静态和动态的平衡功能，也可以用来预测正常情况下摔倒的可能性。Berg量表满分56分，低于40分表明有摔倒的危险性。Tinnietti量表满分44分，低于24分提示有摔倒的危险性。"站起-走"计时测试主要评定被测试者从座椅站起，向前走3m，折返回来的时间以及在行走中的动态平衡。

3）平衡测试仪：这类仪器采用高精度的压力传感器和电子计算机技术，整个系统由受力平台（force plate），即压力传感器、显示器、电子计算机及专用软件构成。受力平台可以记录到身体的摇摆情况，并将记录到的信号转化成数据输入计算机，计算机在应用软件的支持下，对接收到的数据进行分析，实时描记压力中心在平板上的投影与时间的关系曲线，将结果以数据及图的形式显示。

平衡测试仪的评定项目主要包括以下几个方面：①静态平衡测试：在睁眼、闭眼、外界视动光的刺激下，测定人体重心平衡状态。主要参数包括重心位置，重心移动路径总长度和平均移动速度，左右向（X轴向）和前后向（Y轴向）重心位移平均速度，重心摆动功率谱，睁眼、闭眼重心参数比值等（图6-1-2）。②动态平衡测试：被测试者通过活动躯体来跟踪计算机荧光屏上的视觉目标，以保持重心平衡；或在被测试者无准备的状态下，支撑面突然发生移动（如前后水平方向，前上、后上倾斜）以及外界环境的视觉干扰，以了解机体感觉和运动器官对外界环境变化的反应以及大脑感知觉的综合能力。感觉统合测试（sensory organization test，SOT）是动态平衡测试的核心内容，可定量客观地评定感觉功能。采用动态平衡测试仪改变周围的环境，视觉环境包括睁眼、闭眼、视觉干扰环境，支撑面环境包括稳定、不稳定环境等。利用不同的环境变化，刺激相应视觉、本体感觉、前庭觉响应，产生动作输出，从而明确障碍所在，以进行相应针对性训练（表6-1-2）。当老年人综合评分低于其年龄组正常值15分以上时，则有跌倒风险。

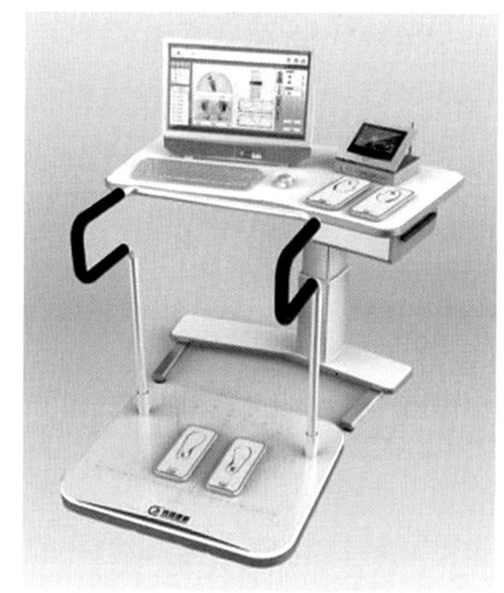
图6-1-2 静态平衡测试仪

表6-1-2 SOT评定方法与原理

项目	评定方法	感觉输入	平衡维持原理
1	支持面稳定，睁眼	本体感觉、视觉、前庭觉	以本体感觉信息为主
2	支持面稳定，闭眼	本体感觉、前庭觉	依赖本体感觉信息
3	支持面稳定，周围环境不稳	本体感觉	依赖本体感觉信息
4	支持面不稳定，睁眼	视觉、前庭觉	以视觉信息为主
5	支持面不稳定，闭眼	仅前庭觉	依赖前庭觉信息
6	支持面不稳，周围环境不稳	前庭觉	依赖前庭觉信息

(2) 步态分析:是研究步行规律的检查方法,旨在通过生物力学、运动学和肌肉电生理学等手段,揭示步态异常的关键环节和影响因素,从而指导康复评估和治疗,也有助于临床诊断、疗效评估、机制研究等。由于步行功能的损伤与跌倒有着密切相关性,对老年人进行步态的评定可以有效预测老年人的跌倒风险。分析方法分为临床步态分析和实验室步态分析两个方面。

1) 临床步态分析:一般采用自然步态的步态观察。包括前面、侧面和后面。需要注意步行节律、稳定性、流畅性、对称性、重心偏移、手臂摆动、诸关节姿态和角度、患者神态与表情、辅助装置(矫形器、助行器)的作用等(表 6-1-3)。在此基础上,可以要求患者加快步速,减少足接触面(踮足或足跟步行)或步宽(两足沿中线步行),以凸现异常;也可以通过增大接触面或给予支撑(足矫形垫或矫形器),以改善异常,从而协助评估。

表 6-1-3 临床步态观察要点

步态内容	观察要点		
步行周期	时相是否合理	左右是否对称	行进是否稳定和流畅
步行节律	节奏是否匀称	速率是否合理	时相是否流畅
疼痛	是否干扰步行	部位、性质与程度与步行障碍的关系	发作时间与步行障碍的关系
肩、臂	塌陷或抬高	前后退缩	肩活动过度或不足
躯干	前屈或侧屈	扭转	摆动过度或不足
骨盆	前、后倾斜	左、右抬高	旋转或扭转
膝关节	摆动相是否可屈曲	支撑相是否可伸直	关节是否稳定
踝关节	摆动相是否可背屈和趾屈	是否足下垂、足内翻或足外翻	关节是否稳定
足	是否为足跟着地	是否为足趾离地	是否稳定
足接触面	足是否全部着地	两足间距是否合理	是否稳定

2) 实验室步态分析:是现代实验室所采用的数字化的、高科技的步态分析系统,集运动学分析和动力学分析于一体,是现代步态评定的必备手段。运动学分析研究步行时肢体运动时间和空间变化规律的方法,主要包括人体重心分析、廓清机制、步行时间 - 空间测定和肢体节段性运动测定。动力学分析是研究步行作用力和反作用力的强度、方向和时间的方法,特征包括:地面反作用力、剪力、力矩、测力平台、足测力板等。

步态分析系统由以下部分组成:①摄像机:一般配备 4~6 台,带有红外线发射源,固定于实验室不同位置。②体表标记点:小球状,粘贴在关节部位,利于定位采集步行中运动参数的信息并做出分析。③测力台:用来测量步行时地面的支撑反应力。④表面肌电图:用于检测步行时肌肉活动与步行的关系。表浅肌肉一般采用表面电极,置于与相邻肌肉距离最远并且接近肌腹的部位;深部肌肉可以采用植入式线电极,导线表面有绝缘物质覆盖,导线两端裸露,一端与肌肉接触,另一端与肌电图仪连接。

(3) 认知功能评定:认知功能筛查临床上主要采用蒙特利尔认知评估(MoCA),简易精神状态量表(MMSE)。全面认知评定包括 Halstead-Reitan 成套精神心理测验(Halstead-Reitan

neuropsychological battery,HRB)。记忆测试包括韦氏记忆量表、临床记忆量表、Rivermead 行为记忆量表。注意功能评定包括等速拍击试验、数字复述、连减或连加测验等。知觉障碍评定包括 Albert 划杠测验、Schenkenberg 等分线段测验等。

(4) ADL 评定:ADL 评定对判断老年人跌倒前后能否独立生活及独立的程度、评定治疗效果、判定预后、制订和修订治疗计划、重返家庭和事业都十分重要。临床常用的评定量表为 Barthel 指数评定、功能活动问卷(FAQ)。

(5) 焦虑、抑郁评定:老年人因衰老、病、残发生很大的情绪变化,常常出现焦虑、抑郁,害怕跌倒,甚至悲观失望。临床常用的量表为汉密尔顿焦虑量表(HAMA)、汉密尔顿抑郁量表(HAMD)。

4. 环境评估(附录一)

(1) 居家安全评估

1) 不合理的楼梯设计,包括不均匀的台阶高度、台阶过窄、台阶表面光滑、不合适的扶手设计等。

2) 厨房、浴室湿滑的地面或过于松软的地毯。

3) 散乱的电线等室内障碍物。

4) 昏暗的灯光、不充分的照明或者过度照明。

(2) 社区安全评估

1) 崩裂的花园小路。

2) 雨雪后或覆盖苔藓的湿滑地面。

3) 社区内过多的台阶设计。

三、康复治疗

(一) 康复干预目标

1. 增强下肢肌力,改善平衡及步态功能。

2. 增强认知功能,改善老年人对外界环境的抗干扰能力。

3. 改善跌倒的危险因素,从内因到外因,从生理性到病理性。

(二) 康复干预方法(附录二)

根据预防老年人跌倒康复综合干预专家共识(2017 年),预防老年人跌倒的康复干预方法主要包括运动疗法、认知双重任务训练、环境改善等。

1. 运动疗法 以训练肌力,步态平衡功能以及协调功能为主。运动项目如太极、抗阻力量训练、平衡功能训练、协调功能训练、核心控制训练、全身振动训练、耐力及柔韧性训练等。

(1) 肌力训练

1) 抗阻力量训练:美国运动医学学会(ACSM)认为,使用自由重物或固定器械,进行单关节或多关节的抗阻训练,可以增加老年人的力量和肌肉体积。包括沙袋、哑铃、弹力带训练等,但哑铃等器械抗阻时,老年人很容易屏气完成动作,加重心血管负担。而弹力带训练是一种柔性抗阻训练,集合了力量训练、平衡练习两种运动形式的特点,且负荷可以改变。老年人可根据自身的情况调整动作的难度、幅度、次数,随时随地、安全有效地进行训练。

2) 核心力量训练:在传统力量训练的基础上增加不稳定因素,主要针对人体核心肌群进行训练，通过增强机体的姿势控制能力来改善老年人平衡能力。核心肌群系人体胸部的中部到大腿中部，包括正面、两侧和后面能够调控人体重心达到维持躯干平衡稳定的肌肉的统称。核心训练的重要目的之一就是维持躯干的稳定状态。①平板支撑：平板训练初期，需要学习如何控制躯干，让躯干维持脊柱中立的状态。平板支撑的标准动作中，脊柱是处于一个相对中立的状态。②臀桥支撑：身体平躺，双手掌心向下平放于身体两侧，双脚并拢，双腿弯曲呈60°，收紧臀部并依靠臀部（髋）将臀部抬起，至最高点，使身体成一条直线，收紧背部与腹部。强壮的臀大肌可以帮助患者控制骨盆，从而进一步控制核心。

(2) 平衡功能训练：根据老年人的体位可以分为前臂支撑下的俯卧位训练、肘膝跪位训练、双膝跪位训练、半跪位训练、坐位训练、站立位训练。按是否借助器械如平衡板、训练球或平衡仪等可分为徒手平衡训练和借助器械平衡训练。健康老年人平衡功能较患者好，推荐通过太极拳及器械来训练平衡功能。

1）器械平衡训练：与平衡板、巴氏球等传统的平衡训练相比，静态平衡仪可通过增加视觉刺激和本体感觉体验的方式来提升平衡能力。通过视觉可以发现重心的偏移和姿势的不对称，然后根据显示屏的重心轨迹图进行重心调整，协调肌群运动来改善和维持姿势的稳定性和对称性，然后加强正确姿势下的本体感觉的体验。

动态平衡仪在静态平衡仪的基础上，支撑面可以突然发生前后、左右移动以及前上、后上倾斜，外界环境也可产生视觉干扰。根据不同的视觉环境及足支撑面（表6-1-2），分别训练了视觉功能、本体感觉功能、前庭觉功能和运动器官对外界环境变化的反应能力，以及大脑感知觉的综合能力，最终达到训练老年人平衡功能和预防跌倒的目的。此外，应进行感觉统合训练，其原理为：阻断或打破视觉、本体感觉、前庭觉三种感觉中的一种或两种，观察并训练余留的感觉系统功能。如在患者闭眼足底支撑板摆动时，视觉传导被阻断，本体感觉传入受阻，此时主要依赖前庭觉维持平衡，该模式主要训练前庭觉功能，同理训练视觉和本体感觉功能。以上感觉系统的传入多次阻断或打破后，达到训练目标感觉系统功能的目的。

2）徒手平衡训练：除常规的静态、自动态和他动态平衡训练外，还可进行太极拳等训练。太极拳可增强老年人的下肢肌力，改善平衡、步态功能。太极练习过程中，下肢动作要求髋部放松、屈膝下蹲，反复转换身体重心，左右摇摆。太极拳动作缓慢柔和、自然屈伸、平稳，练习过程需集中注意力，可减轻焦虑、抑郁等情绪。练习强度为中等强度，练习时间一般为1h左右，一周3~5次，1h应包括各5~10min的热身运动和整理运动。研究表明，3个月的中等太极练习能够提高预防跌倒的能力，练习6个月后效果更显著。练习过程中应避免不规范的动作，如膝关节位于脚尖前方和脚不随身体转动，预防髌骨磨损和半月板撕脱。初学老年人应有专业人士指导，或跟随录像学习，避免错误动作。

(3) 协调功能训练：影响协调功能训练的因素包括本体感觉、视觉等感觉，运动控制系统，协调动作的频率，认知、精神、心理等因素。老年人感觉系统、运动控制系统等功能减退，并伴随着增龄化的认知障碍，焦虑、抑郁等，均会影响老年人的协调功能。协调功能训练侧重于动作的灵活性、稳定性和准确性，以肢体远端关节的精细动作、多关节共同运动的控制为主，同时强调动作完成过程的质量。协调功能训练的关键点是重复，如果一种动作重复的足够多，这种过程将被学会并存储，并且在不断重复练习的过程中，完成这种运作所花费的精力会越来越少。

1）传统协调功能训练：传统协调训练动作有轮替动作、方向性动作、整体动作等。轮替动作包括双上肢交替摸肩上举、交替屈肘、前臂旋前旋后、双手交替掌心拍掌背、交替屈髋、交替伸膝、坐位交替踏步、拍地练习等。方向性动作包括指鼻练习、对指练习、指敲桌面等。整体动作包括原地踏步走、原地高抬腿跑、跳绳、踢毽子等，这些均可以编成体操或娱乐项目来进行训练。

2）仪器协调功能训练：目前机构内可使用多功能康复训练仪等来进行协调功能训练。多功能康复训练仪的运动平台可在半球形底座上进行椭圆形旋转，实现在上下、前后和左右方向的三维空间的运动。三维空间运动更充分地在各个方向上活动身体关节，同时激活更多的肌群，并加强对深层肌肉和小肌群的刺激。一次训练可激活全身高达 90% 以上的肌肉，充分训练了动作的协调性。

（4）全身振动训练：全身振动训练通过非生理性机械刺激，给运动者以垂直方向的扰动，提供不稳定的环境以及利用肌梭的扰动刺激，进而增进血液循环能力，达到提高肌力、改善柔韧性、关节稳定性、增强本体感觉功能、改善运动能力和促进疲劳恢复等效果，因而被广泛应用于运动医学领域。训练仪借助一个能发送振动的平台，平台可被设定为特定且安全的频率和时间，仅需个体以不同姿势站立于振动平台上，如下蹲、提踵、单脚站立等，无须具备专项运动能力。该训练能有效降低老年人运动时滑倒与绊跌风险，因此十分适合体能不佳或不宜参与激烈运动的老年人。运动时间为每周训练 3 次，每次持续时间 30min 以上，每组动作练习重复 5~10 次，组间间歇 1~3min；运动强度根据老年人的耐受量进行调节。

（5）耐力及柔韧性训练：有证据表明，耐力及柔韧性训练对预防跌倒有效，但应与力量训练同步进行。

1）耐力训练：耐力是指人体长时间进行持续肌肉工作的能力，即对抗疲劳的能力。耐力训练诱导心肺功能的中心机制和外周机制适应，提高心血管功能，同时通过改善有氧代谢使骨骼肌能量供应增加。可以有效预防老年人因骨骼肌力量不足及心脑血管供血、供氧不足引起的跌倒。老年人可以通过游泳、蹬功率车、慢跑等代替长跑来进行耐力训练。运动时间及强度为 30~45min/ 天、60%~70% 最大心率，3~5 天 / 周，每周至少 150min。

2）柔韧性训练：柔韧性是指在一个完全活动的范围内关节的活动能力，柔韧性训练是指通过全范围的运动使肌肉变长以增加关节的活动能力，包括静态伸展（保持伸展状态，然后放松）和动态伸展（如瑜伽、平衡球等）。老年人髋部、膝盖和踝部关节活动范围受限，增加了跌倒的危险性，而柔韧性训练能促进运动，并有助于防止老年人受伤，降低跌倒风险。利用静态和动态的技巧来伸展所有肌群，在中度不适的位置保持伸展状态。每周训练 2~3 次，每 1 种伸展运动重复 3~4 次，保持静态伸展状态 10~30s，在两次伸展之间休息 30~60s。

（6）步行功能训练：老年人躯干肌力、下肢肌力、平衡协调能力、感觉功能及空间认知功能是步行能力的基础，要保证步态正常，就必须对以上能力进行基础训练。包括肌力训练、耐力训练、平衡协调性训练、步态训练、过障碍物步行训练等（详见本节其他内容）。对于有异常步态的老年人，可适当采用垫高鞋垫、膝 - 踝 - 足矫形器、拐杖等辅具辅助下步行训练。步行能力的减退是衰老最明显的特征，也是导致老年人跌倒的最直接原因之一，因此，进行步行功能训练可以有效预防跌倒。

2. 认知 - 平衡双重任务训练 认知双重任务是指人体同时执行认知任务和平衡任务。老年人利用平衡训练仪，通过重心维持训练、左右摆动训练、前后摆动训练、打酒瓶训练、射击训练、走迷宫训练、识别图片训练等策略性靶向训练方案，训练患者前后左右方向上的重心摆动及主动调整注意力的能力，通过监视屏向患者提供身体重心变化，利用实时的视觉和听觉反馈实现对身体重心的控制和注意力的转移训练，提高患者站立对称性、静态和动态稳定性。这些训练项目中涵盖了注意、记忆、知觉、判断等方面的内容,平衡能力训练的过程就是认知能力不断提高和发展的过程,也是人体平衡功能提高的过程,而认知功能的提高对平衡功能的改善有正向促进作用。研究表明,老年人通过平衡功能训练仪器中的小游戏加强靶向认知注意力训练,即认知 - 平衡双重任务训练,是有效预防跌倒的康复干预手段。

3. 环境的改善 家庭环境的改善需包括对已评估的障碍进行移除,对于危险因素进行再评估和干预以提高日常活动的安全性。如居住环境保持行走过程中地面干燥无水渍、过道通畅无障碍,设置“小心地滑”提示。浴室、洗手台设置扶手,浴室地面铺防滑垫。室内光照充足,设置夜灯等。社区内应做好环境改善工作,保持安全稳定的社区环境。

(三)预防、保健与临床治疗

1. 药物治疗 对老年人目前所服药物进行重新调整,应减少镇静药、抗抑郁药和其他影响中枢神经系统药物的剂量。对于确定维生素 D 缺乏的老年人,每天至少需补充维生素 D 800IU。维生素 D 的摄入会使提升骨密度和肌肉量,并且能够减轻骨质疏松和跌倒的危险因素。研究表明,补充维生素 D 6~36 个月,跌倒风险降低 17%。

2. 相关危险因素的治疗

1)骨质疏松的治疗;

2)尿失禁的治疗;

3)心血管疾病的治疗;

4)视觉功能障碍的治疗。

有白内障手术适应证的老年人,手术应尽快进行,以降低跌倒风险。老年人步行时尤其是走楼梯时,不要佩戴多焦镜片。

3. 预防跌倒教育 告知有跌倒风险的老年人其危险因素以及进行跌倒预防安全教育。减少老年人对跌倒的恐惧。

(四)跌倒发生后的干预策略

跌倒发生后,不要急于扶起,要分情况进行处理。预防老年人跌倒康复综合干预专家共识提出:如老人意识清楚,应询问老年人跌倒情况及对跌倒过程是否有记忆;如不能记起,可能为晕厥或脑血管意外,应立即护送老人到医院或打急救电话。

(五)预防跌倒的展望

1. 多学科结合预防跌倒 以通信技术应用、工程学技术应用等新技术为载体,多学科结合预防跌倒。主要包括基于多传感器的跌倒检测报警装置、基于移动终端的跌倒检测方法、基于无线网络的人体跌倒检测系统、远程护理中老人跌倒检测等。

2. 建立医 - 康 - 养 - 护为一体的新型跌倒预防模式

(郑洁皎　段林茹)

第二节　老年视觉障碍康复

众多研究显示,即使成年人,中枢神经系统仍存在某种程度的可塑性,脑神经功能不仅可被代偿,更可以被重建,因此视觉障碍(dysopia)的康复治疗存在可能性。对于可导致老年视力残疾和视觉缺陷的眼病,医生的责任不仅在于诊断、治疗和预防致盲性眼病,而且应当关注处于盲和低视力状态老年患者的视觉康复,尽可能帮助老年视觉障碍者恢复独立生活能力，提高生活质量。

一、概述

（一）定义

1. **视觉障碍** 是指由于各种先天或后天原因使视觉器官或视觉中枢的结构或功能发生部分或完全障碍，对外界的视觉辨识发生困难。视觉障碍包括视力残疾与视觉缺陷。

2. **视觉康复** 是指采取各种有用措施以最大可能地改善和利用患者的剩余视功能，从而将视觉障碍所造成的影响降至最低，尽可能恢复其工作、学习和生活的能力，有效地提升他们的生存质量。

（二）分类

1. **视力残疾** 视力即视敏度（visual acuity），是指视网膜上黄斑中央凹的视觉敏锐程度。视力残疾是指由于各种原因使视觉器官或视觉中枢的结构或功能发生部分或完全病变，导致双眼不同程度的视力损失或视野缩小，视功能难以维持正常的工作、学习和生活的情况。视力残疾分为盲和低视力两类。

我国法定的视力残疾标准与WHO基本相同，即为优眼的最佳矫正视力低于0.3（不包括0.3）或视野半径小于10°，具体分级见表6-2-1。

表6-2-1 视力残疾分级标准

视力残疾		最佳矫正视力	
类别	级别	较好眼	较差眼
低视力	1	<0.3	≥0.1
	2	<0.1	≥0.05（3m指数）
盲	3	<0.5	≥0.02（1m指数）
	4	<0.02	光感
	5	无光感	

对于视野缺损，无论中心视力是否损伤，视野半径≤10°但>5°时为3级盲，视野半径≤5°为4级盲。

2. **视觉缺陷** 视觉缺陷包括各种眼病所导致的视力低下、视野缺损、对比敏感度异常、色觉障碍等。

远或近视力低下导致视物模糊不清，是视觉缺陷的主要表现。

视野分为中心视野和周边视野，前者距离中心注视点30° 范围内，为分辨精细目标所必需，正常情况下除生理盲点外不应有敏感度下降或暗点区域；后者为30° 之外区域，是探知周边情况的重要手段。视野缺损可表现为中心暗点、周边视野缩小以及偏盲，视野缺损的类型常有助于推导其原发疾病。

对比敏感度是视觉功能的重要指标，表现为对点线与空间明暗程度差别的分辨能力。

色觉是人眼在明亮处由视网膜锥体细胞活动时所产生的一种感觉，是重要视觉功能之一。色觉障碍可为先天性或后天疾病所致，主要表现为不能准确地辨别颜色，其中以红绿色盲较为多见，全色盲罕见。

（三）视觉障碍的常见病因

在各年龄人群中盲患病率以老年人群为高，老年致盲性眼病在不同经济地区主要原因也有不同，发展中国家以年龄相关性白内障为首位，而在经济发达地区以年龄相关性黄斑变性和糖尿病视网膜病变为主。随着中国人口增长和持续老龄化，未来防盲治盲任务艰巨。

1. 年龄相关性白内障 多见于50岁以上中老年人群，年龄、职业、紫外线照射、糖尿病、高度近视、家族史及营养状况等均可成为其危险因素。根据1999年全国抽样调查报告显示，白内障致老年盲及低视力占73.13%。按混浊开始形成部位不同，年龄相关性白内障分为皮质性、核性和后囊膜下3种类型，以皮质性白内障最常见。

2. 年龄相关性黄斑变性 多见于50岁以上中老年患者。常双眼先后或同时发病，呈现进行性视力损害，为发达国家老年人主要致盲原因。随着社会老龄化，我国年龄相关性黄斑变性的发病也呈逐渐上升趋势，因此在眼科防盲研究中占重要地位。流行病学研究显示，我国40~49岁人群中年龄相关性黄斑变性患病率为0.87%，50~59岁患病率为5.05%，60~69岁患病率为7.77%，70岁以上为15.33%。危险因素包括年龄、玻璃膜疣、家族史、种族、吸烟史、心血管疾病、饮食习惯、紫外线暴露等。根据临床表现及病理过程不同，分为干性（萎缩型）和湿性（渗出型）两型。

3. 糖尿病视网膜病变 是50岁以上人群的常见致盲性眼病之一，也是发达国家主要致盲原因之一。随着我国糖尿病发病率日益增加及低龄化，糖尿病视网膜病变也成为防盲的重点之一。2008年全国糖尿病流行病学调查显示，成人糖尿病患病率为9.7%；糖尿病视网膜病变在糖尿病患者中的发生率为24.7%~34.5%。危险因素包括糖尿病病程、血糖、血脂、血压等。

4. 原发性闭角型青光眼 是我国最常见的青光眼类型，多见于40岁以上中老年人群，亚洲人多发，黄种人最多见，我国患病率为1.5%。一般为双侧性，也可相继发病。其发病因素包括解剖结构异常及促发机制存在。解剖因素包括眼轴短、晶状体厚、浅前房、窄房角等结构特征，在情绪激动、暗室环境、过度疲劳、近距离用眼等促发因素作用下，容易加剧瞳孔阻滞导致房角关闭。根据病理发展过程不同，分为急性和慢性两种类型。

5. 中枢性视觉障碍 视觉传导径路为视网膜 - 视神经 - 视交叉 - 视束 - 外侧膝状体 - 视放射 - 枕叶视中枢，从视觉感受器（视网膜视锥、视杆细胞）至枕叶视中枢（距状裂两侧的楔回和舌回）传导通路中任何一处损害均可造成视力障碍或视野缺损。视觉系统的血液供应来源于眼动脉、大脑中动脉和大脑后动脉，这些血管任何一支供血区的缺血或梗死均可导致视野缺损。常见疾病有颈内动脉系统短暂性缺血发作（transient ischemic attack，TIA）可引起眼动脉或视网膜中央动脉阻塞或一过性黑矇。颅内肿瘤、动脉瘤压迫视觉神经纤维可引起进行性视力下降、视野缺损，导致视觉障碍。

6. 其他老年人常见眼病 除上述疾病外，老年人常见的可导致严重视力障碍的眼病还包括视网膜动脉阻塞、视网膜静脉阻塞等。

二、临床诊断与功能评定

（一）临床诊断

1. 年龄相关性白内障 年龄相关性白内障通常为双眼发病，但两眼可有先后，主要症状为渐进性、无痛性视力下降、不同程度视野缺损以及对比敏感度下降。由于晶状体混浊程度不一，可产生单眼复视、多视以及散光；核性白内障患者可伴有核性近视，由于混浊晶状体对光谱蓝光端吸收增强可产生色觉敏感度改变。

皮质性白内障按照发展过程可分为4期：初发期、膨胀期、成熟期、过熟期。核性白内障多见于高度近视和紫外线照射环境者，随着病情进展核可呈黄褐色、棕色、棕褐色甚至黑色混浊。后囊下白内障可单独发生，也可与其他类型合并出现，表现为后囊膜下皮质盘状黄白色混浊，状似锅巴。

2. 年龄相关性黄斑变性 萎缩型黄斑变性的眼底表现主要为玻璃膜疣、视网膜色素上皮改变（萎缩、脱离或色素增生）、脉络膜毛细血管萎缩等，患者伴有不同程度视力损害。渗出型黄斑变性的临床表现为突然视力下降，伴有视物变形或中心暗点，主要眼底表现为后极部视网膜下出血、渗出，眼底荧光血管造影（fundus fluorescein angiography，FFA）可显示脉络膜新生血管（choroidal neovascularization，CNV）存在，吲哚菁绿脉络膜血管造影（indocyanine green choroidal angiography）和光学相干视网膜断层扫描（optical coherence retina tomography，OCT）也有助于显示CNV的存在，日久后病变区域形成盘状瘢痕，中心视力基本丧失。

3. 糖尿病视网膜病变 非增殖期糖尿病视网膜病变又称背景期，微血管病变局限于视网膜内，表现为微血管瘤，视网膜内出血、水肿，硬性渗出及棉绒斑。FFA检查可见不同程度视网膜毛细血管闭塞以及血管通透性增强。影响视力的主要原因为黄斑水肿。背景期根据眼底表现又可分为3期：Ⅰ期，仅有微血管瘤，Ⅱ期，可合并出血、渗出和棉绒斑，Ⅲ期，每象限内出血点≥20个或至少2个象限内明确静脉串珠样改变或至少1个象限视网膜内微血管异常。增殖期糖尿病视网膜病变的主要眼底改变为视盘及视网膜新生血管形成，同时出现纤维增殖、牵引形成视网膜脱离和玻璃体积血，虹膜新生血管尚可闭塞房角产生新生血管性青光眼。根据眼底表现又可分为3期：Ⅳ期，眼底新生血管或合并玻璃体积血，Ⅴ期，出现纤维膜，Ⅵ期，出现牵引性视网膜脱离。

4. 原发性闭角型青光眼 急性闭角型青光眼分为临床前期、发作期、间歇期、慢性进展期和绝对期几个阶段。临床前期见于一眼确诊为急性闭角型青光眼，另一眼无症状，或具备典型解剖特征、无发作史、但暗室激发试验阳性的患者。发作期包括急性大发作和不典型小发作，前者表现为突然出现的眼痛、头痛、恶心呕吐等症状，视力高度减退，眼部检查可见结膜混合充血、角膜水肿、瞳孔散大、前房很浅，眼压急剧升高，根据典型症状、体征诊断可以明确；后者也称小发作，特点是症状轻微，仅有眼胀、头痛、雾视或虹视现象，视力影响不明显，发作时间短暂，常可自行缓解。间歇期为发作后症状消失，房角部分或大部分开放，不用药或仅用少量缩瞳剂眼压正常，病情进入稳定期。慢性进展期房角关闭日久或反复小发作，导致房角永久性粘连超过180°时，眼压持续性升高，进而出现视盘凹陷、萎缩以及进行性视野缺损。绝对期为青光眼的终末改变，视力完全丧失，眼压持续升高，可产生角膜大疱导致剧烈眼痛。

慢性闭角型青光眼的房角关闭系逐步进展，临床上没有急性眼压升高的相应症状，随着房角关闭范围的扩大，眼压逐渐升高，伴随视盘损害及不同程度视野缺损。

5. 中枢性视觉障碍 颅内肿瘤或动脉瘤引起的视觉障碍通常为视力进行性下降及视野缺损，而蝶鞍区及其附近的肿瘤引起视力下降或视野缺损较早，其他部位颅内肿瘤也可出现类似症状。但眼部体征出现时间较晚，眼部查体可发现视乳头水肿，瞳孔对光反射障碍等。这些颅内疾患如果得不到及时治疗，最终都可引起视神经萎缩而导致失明。

6. 其他老年人常见眼病 视网膜静脉阻塞眼底表现为沿静脉走行分布的火焰状出血、视网膜静脉迂曲扩张，晚期阻塞血管可呈白线状。FFA 有助于区分缺血型与非缺血型静脉阻塞，并指导治疗。

视网膜动脉阻塞根据阻塞部位不同症状、体征也有不同。中央动脉阻塞表现为突发、单眼、无痛性、急剧视力下降，可至无光感，典型眼底改变为视网膜苍白水肿，黄斑区樱桃红，动脉明显变细，视盘色淡。分支动脉阻塞表现为不同程度视力降低，伴有视野缺损，眼底可见受累血管分布区域视网膜水肿。数周后视网膜水肿消退色泽可恢复正常，但仍有动脉血管细及视盘萎缩征象。FFA 有助于显示阻塞动脉。

（二）视觉功能评定

视觉功能评定即对视觉功能的各方面包括形觉、光觉、色觉、立体视、视野、神经传导等功能所做评价，通常分为心理物理学检查（视力、对比敏感度、暗适应、色觉、立体视觉、视野等），以及视觉电生理检查两大类。

1. 视力 用于检测形觉功能，分为远、近视力，代表视网膜黄斑中心凹处视觉敏锐度。视力表为评定视力的重要工具，分为远视力表和近视力表，其 1.0 的视标均按照 1′ 视角标准设计。人眼能分辨两点间最小距离时的视角为 1′ 视角，相当于视网膜上 4.96μm 距离。视力为视角的倒数，视角为 1′ 时视力为 1.0，而视角为 10′ 时视力为 0.1。

视标形态常用的为“E”或“C”形，标准距离为 5m。远视力的记录方法在我国常用小数计数，国际上常用分数表示（如 20/20、20/200 等），计算公式为 V=d/D（V 为实测视力，d 为实际看见某视标距离，D 为正常眼看见某视标距离）。低于 0.01 的视力需检查指数、手动或光感视力，对于光感视力还需测定光定位能力。近视力检查采用标准近视力表或 Jaeger 近视力表，标准距离即阅读距离为 30cm。

2. 视觉敏感度 也是形觉功能的重要评价指标之一，为视觉系统能觉察的对比度阈值的倒数，用于评价人眼对于点线与空白间明暗程度差别的分辨能力，检查结果是以空间频率为横坐标，对比敏感度为纵坐标绘制出对比敏感度函数曲线，有助于对于某些病变的早期诊断。

3. 暗适应 暗适应是反映光觉敏感度的指标，是视网膜适应暗处或低光强度状态而出现的视敏感度增大的现象。测定人眼对光的感受性随照明强度变化，可得到暗适应曲线。暗适应检查可以对夜盲的主观症状进行客观的量化评定。

4. 色觉 色觉是视觉功能的重要组成部分，是辨别颜色特征的能力。辨色能力轻度异常时称为色弱，严重异常时称为色盲。色觉检查应在自然光线下双眼同时检查，常用假同色图色盲本检查，标准距离为 0.5m，5s 内做出判断。其他检查方法有色觉镜检查、色相排列法、彩线试色法等。

5. 立体视觉 又称深度觉，是视觉器官对物体远近、高低、深浅三维空间位置的感知能力，是建立在双眼单视和融合功能基础上的高级双眼视功能。检查立体视觉可利用同视机、计算机立体视觉检测系统等。

6. 视野 当一眼正视前方注视日标时，所能看得见的空间范围称为视野，也称为周边视力，反映黄斑中心凹以外的视网膜功能。视野检查采用视野计进行，分为动态视野检查和静态视野检查，前者以移动视标检测不可见与可见区的分界点；后者以固定视标逐渐增加强度，以检测某点从不可见到可见的光阈值。

7. 视觉电生理 视觉电生理是利用生物电活动了解视觉功能的方法，是对视网膜至视觉中枢功能的系统检查法。包括眼电图、视觉诱发电位和视网膜电图。眼电图(electrooculogram,EOG)主要反映视网膜色素上皮和光感受器复合体的功能。视觉诱发电位(visual evoked potentials,VEP)记录的是视网膜受到闪光或图形刺激后在枕叶视皮层诱发出的生物电活动,反映了整个视路的功能情况,在解剖上没有特异性。视网膜电图(electroretinogram,ERG)是视网膜受到闪光或图形刺激时从角膜电极记录到的视网膜电活动,主要反映视网膜各组织细胞的功能状态。

三、康复治疗

(一) 康复目标与方案

老年患者的视觉康复有其特殊性,不同的视力残疾患者需要不同的康复目标。短期目标应采取各种有用措施以改善剩余视功能,减轻视力残疾所造成的影响。长期目标应使老年患者能充分利用其残余视力,尽可能提高阅读、书写和生活能力,享受晚年生活乐趣,做到生活独立。

(二) 康复方法

老年低视力患者的视力康复,首先要提高本人及家属的康复认知,让他们充分了解康复训练的必要性,教会患者及家属熟练应用家庭视力康复设备,充分发挥其增视效果,以建立对患者及家属对低视力康复训练的信心。

由于老年人除视觉残疾外,还常见全身性疾病,如神经系统疾病、关节炎、心血管及呼吸系统等疾病,对低视力康复的方法应具有针对性及个体化。

1. 老年人常见眼病的认知与治疗 老年人随着年龄增长,身体功能逐渐退化,罹患各种眼病的概率也相应增加,应在老年人群以及基层医院普及常见眼病的基本知识,辨别生理现象与病理性异常,及时给与相应的治疗和恰当的建议,预防和减少视力残疾的发生。

(1) 年龄相关性白内障:白内障的治疗包括药物治疗及手术治疗。治疗白内障的药物包括营养辅助类药物、醌型学说相关药物、抗氧化损伤药物、醛糖还原酶抑制剂以及中医中药制剂等,通常用于早期白内障延缓发展,但并不能阻止或逆转白内障,因此手术仍是治疗白内障唯一有效的方法。白内障严重影响工作及生活的患者均可以考虑手术治疗。通过手术治疗,大多数患者可恢复到接近正常的视力,因此白内障是老年视觉障碍康复治疗效果最好的眼病。超声乳化白内障吸除或白内障囊外摘除联合人工晶状体植入术为目前主要采取的手术方式,膨胀期白内障伴有青光眼急性发作者应先行控制眼压,也可考虑青光眼白内障和人工晶状体联合手术。

既往认为白内障成熟期为手术最佳时期,现在由于手术技术及设备的进步,一般认为当视功能不再满足患者的需要,而且白内障手术有提供改善视力的可能时即可手术。近几十年内,显微手术和人工晶状体植入技术的开展应用,使白内障手术有了质的飞跃,成为现代眼科学中发展最新、最快的领域之一。超声乳化技术自20世纪60年代问世以来,发展迅速,配合折叠式人工晶状体的应用,技术趋于成熟。超声乳化技术将白内障手术切口缩小到3mm甚至更小,术中植入折叠式人工晶状体,具有组织损伤小、切口不用缝合、手术时间短、视力恢复快、角膜散光小等优点,并可在表面麻醉下完成手术。白内障囊外摘除术也是我国白内障的主导手术之一,尤其在偏远地区。而在不具备白内障囊外摘除术条件的地区和单位仍在应用白内障囊内摘除术。激光乳化白内障吸除术是新近发展起来的一项手术技术,应用激光对混浊晶状体的核和皮质进行切割，然后吸除。与超声乳化相比具有切口更小、对眼内组织损伤更少、更安全有效等优点。

在白内障手术治疗中，应当强调：①使患者获得恢复视力和生活质量的高成功率；②向患者提供可负担的和可接近的服务，特别在缺医少药的人群中；③采取措施增加现有白内障手术设施的利用率。所采用的策略包括协调工作、培训人员和加强管理、监察和评价服务质量。对于白内障盲的防治，应做到“大量、高质、低价”，即每年完成的白内障手术例数要多，只有这样才能尽快地解决我国老年白内障患者积存的问题；白内障手术的质量要高，只有这样才能使白内障患者获得视力康复；白内障手术的费用应适当降低，使大多数白内障患者能够接受治疗。

(2) 年龄相关性黄斑变性：萎缩型黄斑变性目前尚无有效治疗方法。对于渗出型黄斑变性的治疗目的主要是封闭 CNV。中心凹 200μm 以外的 CNV，可采用氩激光封闭以阻止病变进展。中心凹下 CNV 可采用光动力学治疗（photodynamic therapy，PDT），即将一种特异的光敏剂注射到患者的血液中，当药物循环到视网膜时，用特殊波长的激光照射激发光敏剂，从而破坏异常的新生血管，而对正常的视网膜组织没有损伤。近年来，基于对 CNV 发病机制的认识，血管内皮细胞因子（vascular endothelial cell factor，VEGF）在 CNV 的发生发展中起到了关键作用。因此抗 VEGF 抗体类药物眼内注射可有效减少血管的渗透性并抑制 CNV 形成，且其疗效已得到临床证实，具有广阔应用前景，缺点为代价高昂且需多次重复给药。对于视网膜下新生血管膜可采取手术切除以及黄斑转位术进行治疗。此外也可口服抗氧化剂，如维生素 C、维生素 E、锌、叶黄素、玉米黄质可防止自由基对细胞的损害，保护视细胞，起到视网膜组织营养剂的作用。

(3) 糖尿病视网膜病变：糖尿病患者应严格控制血糖，并定期进行眼科检查。激光光凝视网膜是目前治疗糖尿病视网膜病变最有效的治疗手段，增殖期或高危非增殖期病变尽早行全视网膜光凝，可有效阻止病变进展。对于黄斑水肿可行格栅样光凝。抗 VEGF 和曲安奈德球内注射，可一定程度上对抗新生血管生成并减轻黄斑水肿。牵引性视网膜脱离、严重或反复的玻璃体积血、进行性发展的纤维血管膜，则为玻璃体手术的适应证，术中应结合全视网膜光凝以改善预后。

糖尿病性视网膜病变的发生与生活方式有关。合理控制和早期治疗糖尿病对于控制糖尿病性视网膜病变是有效的。改变生活方式，进行恰当的干预可能会改变糖尿病性视网膜病变的预后。但是，目前接受这种治疗的情况并不乐观，所以防治糖尿病性视网膜病变将是公共卫生领域的重要课题。

(4) 原发性闭角型青光眼：需根据疾病的不同阶段采用不同的治疗措施。青光眼治疗的目的是尽可能阻止青光眼的病程进展，最终目标是减少视网膜神经节细胞的丧失至正常年龄的相应水平，以保持有生之年视觉功能（视野）的生理需要。治疗策略的制订应以青光眼患者全面检查为基础，包括准确掌握眼压的数值和波动规律、视野的定量阈值变化、视网膜视盘形态的细致改变，以及视网膜视神经血供状况的异常与否，并且结合全身心血管系统、呼吸系统、代谢系统等是否伴有疾病、患者的经济状况和期望寿命等因素来综合考虑选择。治疗的手段为降低眼压达到安全靶眼压、改善视网膜视神经血液循环以及直接的视网膜神经节细胞保护。对于临床前期青光眼主要目的在于预防发作，激光虹膜周切或周边虹膜切除术可有效缓解瞳孔阻滞，宜作为首选治疗手段，对于不愿手术治疗的患者也可予缩瞳剂并定期随访。急性发作期应在最短时间内降低眼压以挽救视功能和保护房角，通常采用缩瞳剂、房水生成抑制剂以及高渗脱水剂联合应用,经积极治疗 3 天仍不能控制眼压的患者应考虑手术治疗,术式多选择滤过性手术方式。间歇期宜及时行虹膜周切术以阻止病变进展。慢性进展期通常选择滤过性手术治疗。绝对期治疗目的仅在于缓解症状。慢性闭角型青光眼早期处理同间歇期或临床前期病例,中、晚期病例一般适于滤过性手术,同时应加强神经保护治疗。

一般来说,只要早期发现、合理治疗,绝大多数青光眼患者可终生保持有用的视功能。在人群中筛查青光眼患者是早期发现青光眼切实可行的重要手段。进一步普及青光眼的知识有可能使患者及早就医。对于已确诊的青光眼患者应当合理治疗,定期随访。积极开展青光眼的病因、诊断和治疗方面的研究,特别是视神经保护的研究,将有助于青光眼的防治。

(5) 其他老年人常见眼病:缺血型视网膜静脉阻塞易产生 VEGF 导致新生血管生成,引起新生血管性青光眼、牵引性视网膜脱离等严重并发症,因此对于 FFA 显示的无灌注区应尽早实施视网膜光凝。非缺血型通常预后较好。治疗上除视网膜光凝外,抗 VEGF 和曲安奈德球内注射可一定程度上对抗新生血管生成,改善预后。对于反复玻璃体积血及牵引性视网膜脱离的患者应行玻璃体手术。活血化瘀的中药以及血管扩张剂可用于临床辅助治疗。

视网膜动脉阻塞属于眼科急症,尽管视力预后不佳,抢救仍应争分夺秒。快速强效的血管扩张剂为首选,辅以眼球按摩、降眼压、吸氧以及活血化瘀中药、神经营养制剂等,发病后 1h 内得到缓解者仍有望恢复视力。

除上述几种致盲概率较高的眼病外,与老龄化相关的眼部常见病症还包括老视、干眼症、玻璃体混浊等。

老视是一种生理现象,是由晶状体硬化、弹性降低和睫状肌功能减退引起的眼调节功能降低,主要表现为近距离工作或阅读困难,易出现视疲劳症状。近距离工作时配戴凸透镜可有效补偿调节能力不足,近年来也有采用激光或手术矫正老视。

干眼症是老年人常见的眼表疾病,多由睑板腺功能障碍引起,是慢性疾病,需长期治疗。临床可表现为干涩感、异物感、烧灼感、痒、畏光、眼红、视物模糊、视力波动及视疲劳。严重干眼病导致角膜上皮缺损、丝状角膜炎和角膜溃疡等,最终导致角膜混浊和视力丧失。治疗除补充人工泪液、治疗睑缘炎外尚需结合清洁、热敷、按摩等物理治疗,并消除环境诱因。

玻璃体混浊又称“飞蚊症”,由玻璃体内混浊漂浮物在光线下投影到视网膜产生,混浊物可由玻璃体液化或玻璃体后脱离产生,也可由于出血或炎症渗出形成。近期发生的玻璃体混浊需经充分散瞳后进行眼底检查,如未发现眼底病变则无须特殊治疗,仅需随访观察。

对于老年人来说,突发的视力障碍、无法矫正的视力减退、视野缺损、视物变形、夜盲或昼盲、色觉异常、双眼复视、伴头痛的眼痛、眼球转动痛等症状往往意味着器质性眼病的存在,应及时就医以明确诊断。

2. 助视器与视觉康复 一些老年眼病患者虽经积极治疗,仍处于盲和低视力状态,但这并不意味着毫无希望,采取适当的康复措施可以使这些患者尽可能地像正常人一样生活。

盲人适应生活的能力可因盲发生的年龄、患者的性格、受教育程度、经济状况及其他因素而有很大的差别。不同类型的盲人也会有不同的需要,因此盲人的康复应根据具体情况采取个体化实施。相对而言,老年盲人可能会较平静地接受盲的事实,最需要的是适应家庭生活方面的训练。

对于仍有部分视力的盲人和低视力老年患者来说，应当采用助视器来改进他们的视觉活动能力，使他们利用残余视力获得较高的生活质量。

助视器的作用机制包括调整焦点或成像清晰度，调整成像大小，调整亮度、对比度等。常用的助视器有两大类，即光学助视器和非光学助视器。

(1) 光学助视器：利用光学系统的放大作用，使物体的成像变大，使视力残疾患者容易看到或看清物体，又可分为近用或远用两种。近用光学助视器目的在于增大目标在视网膜成像的大小，有如下几种：①手持放大镜：最常见的近用助视器，是一种凸透镜，可使视网膜成像变大；②眼镜式助视器：用于阅读，视野大，携带使用方便，价格低廉；③立式放大镜：将凸透镜固定于支架使用，可解放双手；④近用望远镜：阅读距离较一般眼镜式助视器远，便于写字，缺点是视野小；⑤电子助视器：即闭路电视，优点是放大倍数高、视野大，可调节对比度和亮度，更适用于视力损害严重、视野严重缩小和旁中心注视者，缺点是价格昂贵，不易携带。

远用光学助视器也称为望远镜，帮助低视力患者观察远处的物体。它由两组镜片组成，结构较大和复杂，可根据物体不同的距离进行调节。包括眼镜式望远镜、单筒手持式望远镜、卡式望远镜、双焦望远镜、接触镜望远镜等。其缺点是视野缩小，只适用于静态下使用。

(2) 非光学助视器：非光学助视器不是通过光学系统的放大作用，而是通过改变周围环境来增强患者视功能。包括改善照明、控制反光、加强对比度、增加体积和线性放大、改善环境等措施，例如大字号印刷品、阅读支架、滤光镜、声纳眼镜、障碍感应发生器、激光手杖、字声机、触觉助视器等可帮助视力残疾患者提高生活质量。

(三) 功能性视觉训练

功能性视觉训练包括视力训练和视野缺损训练。

1. 视力训练 功能性视力是日常生活中与视力有关的活动情况或功能，是指患者为了某种目的而去使用残存的视力。功能性视力可以通过训练得到提高，也就是说低视力患者或视力残疾者，可以通过训练而更好、更有效地利用他们的残存视力，进而提高其工作、学习和生活能力，提高生存质量。

具体训练内容包括残余视力训练与非视觉途径的视觉训练。前者包括视觉的注视、认知、追踪、辨认、搜寻、记忆训练等。后者主要通过训练听觉、触觉、嗅觉、运动觉、平衡觉等提高对事物感知和辨识的能力。

2. 视野缺损训练

(1) 中心视野缺损：中央视野缺损患者常患有黄斑疾患，会出现明显的阅读障碍，需要使用旁中心注视点来代替原有的中心注视点(黄斑区)。目前训练方法可分为：旁中心注视训练、知觉学习训练和眼动控制训练。旁中心注视训练，是通过划分视野区域建立新的字母识别角度加以锻炼，形成新的注视中心。知觉学习训练通过接受反复知觉刺激激活视觉信号通路得到视觉改善。眼动控制训练是借助微视野机限定眼球运动范围来帮助建立旁中心注视。

(2) 周边视野缺损：通常由晚期青光眼和视网膜色素变性引起，对日常生活造成严重影响，尤其是外出行走。目前的训练方法主要为视觉恢复策略。视觉恢复策略用于激活残存视力，可使用高分辨视野计来检测残存视力区域，每天通过视野计对该区域进行大量反复光学刺激激活该区域功能。

(四) 家庭康复治疗

视力残疾患者常因社交障碍产生个体心理反应，诸如：偏执、敏感、孤僻、怯懦、依赖等。除医疗及功能训练外，家庭应给予患者充分的体谅和关怀，并了解患者需求与康复训练过程，在日常家庭生活中应注意生活用品放置固定、取用方便，清除居住环境障碍物，帮助患者学会日常生活窍门，并协助患者正确使用助视器，提高生活质量。

（葛荣明　陈 倩　徐 蔚）

第三节　老年听觉障碍康复

老年性聋（presbycusis），是指随着年龄的增长，听觉系统的衰老和退化，逐渐发生的由高频向言语频率缓慢进行的双侧对称性感音神经性聋。临床表现主要为不同程度的听力下降，伴或不伴有耳鸣。同时，由于言语识别率下降，常常导致言语交流困难，严重影响到老年人生活质量。对老年性聋的处理应当实施早期干预的原则，也就是早期诊断、早期验配助听器和早期康复，以保持现有的言语交流能力，并防止言语识别率继续衰退。

一、概述

（一）定义

1. **老年性聋**　也称为年龄相关性聋（age-related hearing loss，ARHL），主要是指随着年龄的增长逐渐发生的由高频向言语频率缓慢进行的双侧对称性感音神经性聋。临床表现主要为年龄 60 岁以上的老年人出现双耳渐进性的高频听力下降，可伴有不同程度耳鸣。多数人言语识别率降低，特别是在噪声环境中言语识别更加困难，以言语交流障碍为主要特征。听力下降影响老年人生活质量，导致心理、生理疾病，是阿尔茨海默病的诱因之一。在老年人中，耳聋是仅次于关节炎和高血压的常见慢性疾病。老年性聋作为常见病、多发病，不仅严重影响了个人生活质量，而且对社会经济等多方面造成制约。

衰老是生物基于细胞凋亡机制的普遍规律，作为感官之一的听觉系统也不例外。老年性聋是伴随着年龄增长出现的听觉器官退行性改变，其病理表现主要为耳蜗毛细胞和螺旋神经节细胞的凋亡。不仅如此，听觉中枢各级核团的神经元上也有类似的退变。

2. **现代听力康复理念**　是从生物 - 社会 - 心理模式的角度来认识听力损失及其对患者所造成的影响，通过各种康复干预手段减轻听力损失导致的种种不便，从而提高生活质量。

（二）分类

1. 根据听力损失的病因及病理类型可分为单纯性老年性聋和复合性老年性聋。

（1）单纯性老年性聋：著名的美国内耳病理学家 Schuknecht 结合纯音听力图与颞骨的组织学改变将老年性聋分为 4 型，1985 年 Welsh 等又补充了中枢型老年性聋。

1）感音型老年性聋（sensory presbycusis）：组织学改变以外毛细胞损失为主，耳蜗底回毛细胞渐进性的退行性变，表现为言语频率以上频率的陡降型高频损失，早期低频听力正常。

2）神经型老年性聋（neural presbycusis）：组织学改变为螺旋神经节细胞渐进性的退行性变，以言语识别率逐渐降低为特征，且与纯音测听下降程度不一致。

3）代谢型老年性聋（metabolic presbycusis）：组织学改变为耳蜗中回与顶回血管纹萎缩，以平坦型听力图为主，一般有较好的言语识别率。

4）机械型老年性聋（mechanical presbycusis）：组织学改变为耳蜗基底膜增厚、钙盐沉积、弹性纤维减少、透明变性、纤维化，耳蜗基底膜柔韧性变差。以缓降型听力图为主，在高频区下降明显，对一般的说话声影响较小。

5）中枢型老年性聋（central presbycusis）：由于 Schuknecht 对于老年性聋的分类仅着眼于听觉外周，而忽略了听觉中枢随着年龄增长而出现的退行性改变。Welsh 等又补充了中枢型老年性聋的定义，组织学改变为各级听觉中枢特别是大脑皮层听区神经元退行性变，是导致老年人言语交流障碍的主要原因。

实际上，大多数老年性聋的病理学改变并不是仅有某个部位的改变，通常情况下都是几种病变并存，但以某一种为主。因此，同时存在两种及以上病理改变的老年性聋称为混合型老年性聋。

（2）复合性老年性聋：含老年期内因为伤病导致的听力障碍和进入老年期前已经因为伤病导致的听力障碍。如中耳炎、耳硬化症、鼓室硬化症、工业噪声暴露、应用耳毒性药物、梅尼埃病、突发性聋、头部外伤后耳聋、恶性肿瘤化疗或放疗后耳聋、遗传性或自身免疫性聋等，这些耳聋患者在进入老年期后耳聋程度进一步加重，对这部分患者应与特指的老年性聋区分开。

2. 根据听力损失的原因、发生部位和性质，分为器质性听力损失和功能性听力损失。

（1）器质性听力损失：常分为传导性、感音神经性和混合性三类。此外，中枢性听觉功能紊乱也是导致老年人言语交流障碍的主要原因，与感音神经性听力损失不易区分。

1）传导性听力损失：病变在外耳或中耳，如外耳道炎、外耳道闭锁狭窄、中耳炎等，使声波传入内耳障碍，进入内耳的声能减弱。听力图存在气骨导差。

2）感音神经性听力损失：病变在耳蜗、听神经等，如老年性聋、药物性聋、噪声性聋、突发性聋、梅尼埃病等，引起对声音感觉或认知功能障碍。听力图气骨导一起下降。

3）混合性听力损失：任何导致传导性听力损失和感音神经性听力损失的因素同时存在，如外伤同时损伤中耳、内耳等，均可引起混合性听力损失，兼有传导性听力损失和感音神经性听力损失的特点。

4）中枢性听觉功能紊乱：中枢听觉系统发生病变导致对听觉信息的解码、记忆、组织等功能的紊乱，可以表现为言语理解障碍。

（2）功能性听力损失：包括功能性聋（又称精神性聋、心理性聋）和伪聋。

3. 根据听力损失程度可以分为轻、中、重、极重听力损失。

根据世界卫生组织（WHO）1997 年的定义，按照平均听力损失来计算。计算气导 500Hz、1000Hz、2000Hz、4000Hz 4 个频率的平均听力。如果平均听力≤25dB 为正常；介于 26~40dB 为轻度听力损失；介于 41~60dB 为中度听力损失；介于 61~80dB 为重度听力损失；≥81dB 为极重度听力损失。

4. 依据听力损失程度和言语识别能力，以及生活及社会参与影响程度，将听力残疾划分为四级。

（1）听力残疾一级：听觉系统极重度损伤，较好耳的平均听力损失在 90dB 以上。在没有助听设备帮助下，几乎听不到任何声音。不能依靠听觉进行言语交流，在理解和交流等活动上极度受限，在参与社会活动方面存在严重障碍。

（2）听力残疾二级：听觉系统重度损伤，较好耳的平均听力损失在 81~90dB 之间。在没有助听设备帮助下，只能听到鞭炮声、敲鼓声或雷声。在理解和交流等活动上重度受限，在参与社会活动方面存在严重障碍。

(3) 听力残疾三级:听觉系统中重度损伤,较好的耳平均听力损失在61~80dB之间。若没有助听设备帮助,只能听到部分词语或简单句子。在理解和交流等活动上中度受限,在社会活动参与方面存在中度障碍。

(4) 听力残疾四级:听觉系统中度损伤,较好耳的平均听力损失在41~60dB之间。在没有助听设备时,能听到言语声,但辨音不清。在理解和交流等活动上轻度受限,在参与社会活动方面存在轻度障碍。

(三) 国内外发病情况及诊治现状

随着人口老龄化的加剧,老年性聋的发生率呈现逐渐增加的趋势。在中国,老年性聋的患病率分别为1.6%(65~69岁)、3.2%(70~74岁)、7.5%(75~79岁)和14.9%(≥80岁)。全世界65~75岁的老年人中有25%受到老年性聋的困扰。据预测,到2040年全世界65周岁以上老年人口绝对数将达到10.96亿,其中我国为2.99亿,占世界总数的25%。因此,老年相关性疾病受到越来越广泛的关注。

老年性聋的发病率也受地理环境、饮食卫生 、营养状况、工作条件、生活水平、年龄及性别差异的影响。一般城市高于农村、男性高于女性、高脂饮食区高于低脂饮食区。一些老年性疾病,如糖尿病、高血压、高脂血症、冠心病、动脉硬化等以及精神压力、代谢异常等因素,均可能与老年性聋相关。另据文献报道40%~50%的老年性聋与遗传有关。近期的分子生物学研究已证实获得性线粒体DNA突变是老年性聋的原因之一。

对老年性聋的处理应当早期干预,也就是早期诊断、早期验配助听器和早期康复,以保持现有的言语交流能力,并防止言语识别率继续衰退。国外数据表明,从一个人发现自己有听力困难到寻求专业帮助的时间至少8~20年,国内患者寻求专业帮助的时间可能还要晚。目前很多老年性聋者没有及时使用助听器补偿听力,因而在言语分辨功能严重衰退时,延误了验配助听器的最佳时期。

二、康复诊断与功能评定

(一) 康复诊断

1. 诊断方法 老年性聋的临床诊断主要通过详细的询问病史、患者的临床表现、体征和听力学检查完成,必要时可以行影像检查。

(1) 病史:病史的询问在老年性聋的临床评定中较为重要,需要详细询问病史,比如:生活能否自理、有无高血压病史、冠心病史、脑卒中病史及有无后遗症、糖尿病史、高脂血症、甲状腺病史、肾脏疾病与肾功能障碍及老年性精神障碍等;耳科病史,包括耳聋家族史或遗传史、急慢性中耳炎史、工业噪声或其他强噪声暴露史、头部外伤史、耳毒性药物应用史、突发性聋病史、发作性眩晕病史、耳鸣的有无及其性质和规律、耳科手术史、听力减退及时间、有无言语交流障碍、是否配戴助听器及其效果等。排除其他疾病以后方可诊断为老年性聋,具体需要排除噪声性聋、药物性聋、病毒感染性聋、突发性聋及听神经瘤等原因所致耳聋后,才能确立老年性聋的诊断。

(2) 临床表现:①主要为听力下降;②不同程度伴有耳鸣,一般为高调耳鸣;③多数人言语识别率降低,特别是在噪声中言语识别更加困难,以言语交往困难为主要特征;④可有语音退化(phonetic regression)也称音素衰减,即在不利于聆听的条件下,言语识别能力比纯音听阈损失所估计的重;能听见说话声,但听不懂什么意思,而且对语句的理解能力下降;在噪声环境中的言语交流更加困难。⑤声音定向能力减弱。此外，由于机体老化症状和体征的个体差异很大，因此老年性聋的起始年龄也没有明确的界限。

(3) 体格检查：耳镜检查双侧鼓膜无特殊表现，可有菲薄、钙化或内陷。

(4) 听力学特点：①纯音测听多显示双耳对称的感音神经性听力下降，听力图以渐降型、陡降型和平坦型曲线多见，若为复合性老年性聋也可合并传导性听力下降呈现混合型聋；言语测听时听力的减退程度比纯音听力大，言语识别率明显下降；阈上功能测试显示多数患者有重振现象（即虽然轻的声音听不见，但是响的声音又忍受不了，觉得太吵）。②声导抗鼓室图多为A型；③听性脑干反应显示各波潜伏期延长，阈值升高；④瞬态诱发性耳声发射（transient evoked otoacoustic emissions，TEOAE）的检出率明显降低，畸变产物耳声发射（distortion products otoacoustic emissions，DPOAE）的振幅明显低于年轻正常听力者。

(5) 影像学检查：如果外伤、炎症、肿瘤等诊断不能明确，必要时可以进行CT或MRI检查。

2. 诊断标准 目前临床上没有专门的老年性聋诊断标准，现简单叙述噪声性聋及特发性耳聋诊断标准供参考。

(1) 噪声性聋：常规采用500Hz、1000Hz、2000Hz、4000Hz这4个频率纯音的听阈表示耳聋程度，如下式：

听阈 =（A+2B+2C+D）÷ 6，A、B、C、D分别为500Hz、1000Hz、2000Hz、4000Hz的听阈。

如果 >25dB，同时有长时间强噪声暴露，尤其3000Hz以上高频区听力损失比低频区严重。可以诊断为噪声性聋。

(2) 突发性聋：72 h内突然发生的、原因不明的感音神经性听力损失，至少在相邻的两个频率听力下降≥20dB HL。

（二）功能评定

1. 日常生活活动能力和生存质量评定 对于轻、中度老年性聋患者，日常生活能力和生存质量一般不受影响，但对于重度、极重度的老年性聋患者的日常生活和生存质量常常受到影响。老年性耳聋者存在言语沟通障碍，与家人及朋友相处容易产生误会。有调查显示：老年性聋者对自己目前生存质量满意率为39%，而非老年性聋者中约占68%。

这与客观意义上的生活水平有关，包括身体健康状况、社会健康状况和精神健康状况，具体如身体功能、心理状况、独立能力、社会关系、生活环境以及宗教信仰与精神寄托等。可以应用相关的健康调查量表，调查老人对自己健康状况的了解，记录患者的自我感觉和日常生活状况。让听力障碍者能够根据简单的主观评估，决定何时应该寻求专业帮助，相关的健康调查量表包括老年人听力残疾量表、社会功能活动调查表、日常生活活动能力评定表等。

2. 听力筛查 老年性聋的发病过程隐匿，发病早期易被患者及其家属忽视，故早期发现及诊断极为重要。听力筛查可发现一些早期未能觉察的老年性聋，因此对有危险因素的老年人定期（如半年一次，或每次体检时）进行纯音测听和言语测听，可以发现发病初期的老年性聋。Ventry和Weinstein提出老人临床听力损失的定义为：①双耳对40dB的1kHz或2kHz纯音无反应；②一耳对40dB的1kHz和2kHz纯音无反应；③较佳耳的1kHz、2kHz和4kHz平均听阈≥25dB HL；④较佳耳的言语识别阈（speech recognition threshold，SRT）≥25dB HL；⑤较佳耳在安静环境中的言语识别率 <90%。这些变化可以应用于早期发现老年性聋。

3. 听力检查

(1) 纯音测听:可以初步了解听力损失程度。优点:简便,可以初步起到听力筛查作用。缺点:主观检查,受测试者熟练程度及患者配合程度影响较大(图 6-3-1、6-3-2)。

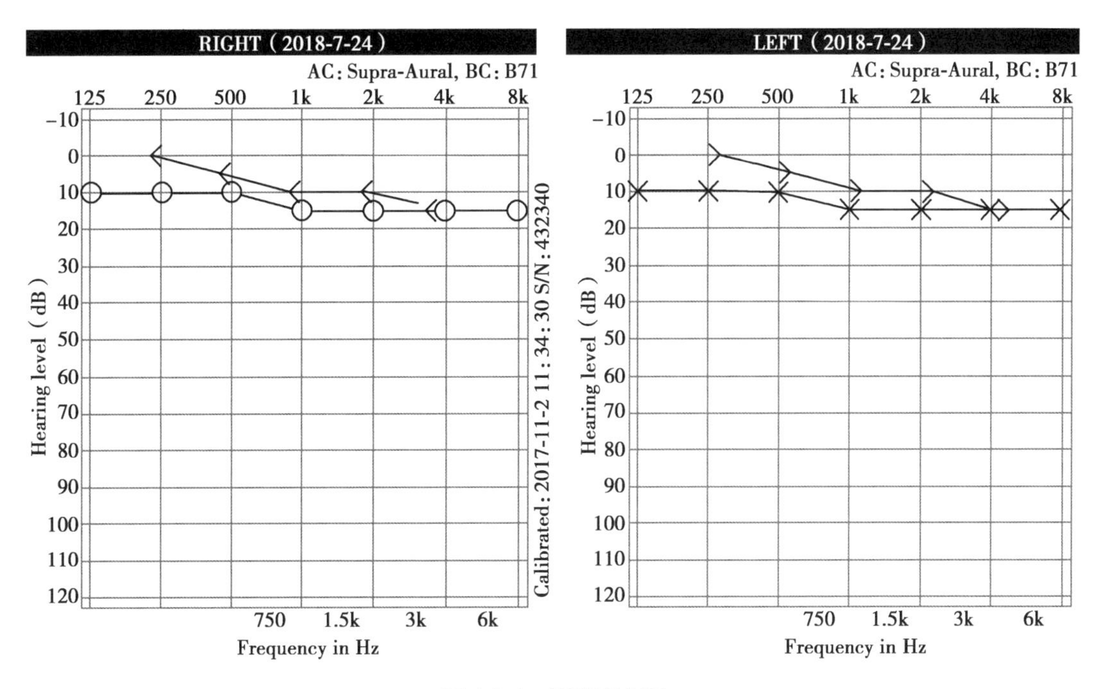

图 6-3-1 正常听力图

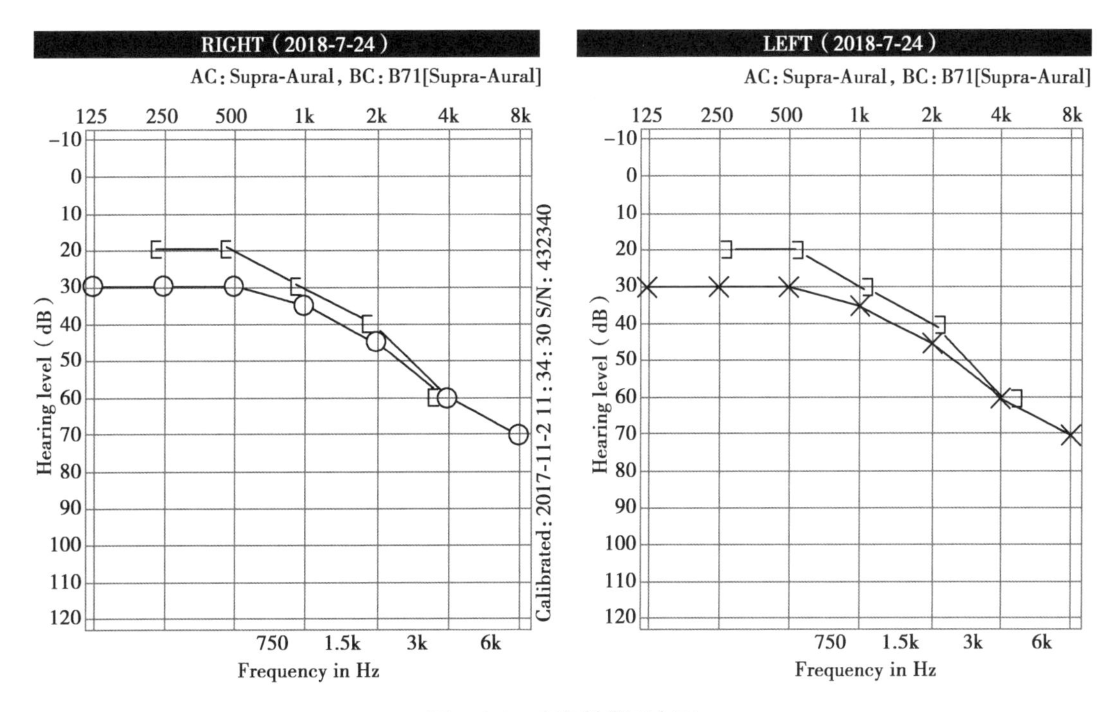

图 6-3-2 老年性聋听力图

如图 6-3-1、图 6-3-2 所示，横坐标为 7 个不同频率（Hz），纵坐标为刺激声声强（dB），自上而下声音变响；左耳、右耳如图标注；①正常人阈值 <25dB，各频率听阈均 <25dB 声强（图 6-3-1），属于正常听力图；图 6-3-2 前 4 个频率（125、250、500、1000）基本正常，后 3 个频率（2000、4000、8000）不同程度下降，气导骨导一致性下降，属感音神经性聋；图示老年性聋为以高频听力损失为主的渐降型曲线。若全频率下降，则为平坦型曲线。②500Hz、1000Hz、2000Hz 为言语频率，图 6-3-2 言语识别率下降明显。

（2）声导抗测试：与纯音测听结合可以初步判断听力损失的性质及病变部位。正常或感音性聋（如老年性聋）鼓室导抗图以 A 型常见（图 6-3-3 上右侧图形，类似小山峰），也可见到与复合性老年性聋相应的其他类型，如中耳炎为 B 型（图 6-3-4 上右侧图形，类似小山坡，平坦，无峰）。老年性聋病变初期，由于重振现象存在（不能耐受响的声音），镫骨肌声反射可以引出（图 6-3-3 下半部分，95dB、100dB 的强声引出了同侧 4 个频率的声反射，出现强声自我保护反应）。随着听阈提高，镫骨肌声反射不可引出（图 6-3-3、图 6-3-4 显示为 NR）。

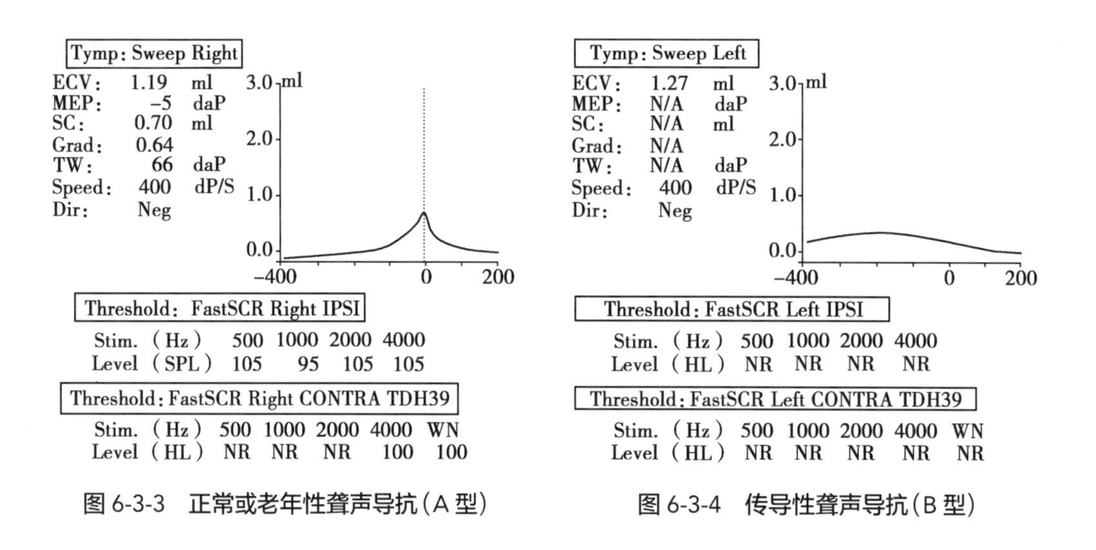

图 6-3-3 正常或老年性聋声导抗（A 型）　　图 6-3-4 传导性聋声导抗（B 型）

（3）听性脑干测试（auditory brainstem testing，ABR）：电测听配合欠佳的老人需要进行 ABR 检查，其阈值可以反映听神经和听觉通路对 3~4kHz 声刺激产生电活动的能力。缺点：阈值需要人为判定，与机器、受试者状态及操作者经验密切相关。与正常 ABR 测试结果（图 6-3-5，阈值 25dB）相比，老年性聋患者检查发现：①阈值升高（图 6-3-6，阈值 55dB；图 6-3-7，阈值大于 95 dB）；②各波潜伏期随耳聋程度逐渐延长。

横坐标为潜伏期时间（ms），纵坐标为刺激声声强（dB）。①阈值：正常人阈值 25dB nHL，25dB 声音刺激时 V 波仍然清晰可见（图 6-3-5）；而老年性聋阈值升高，为 55dB nHL，45dB 声音刺激时 V 波已经不能重复在同一时间点出现，只有 55dB 声音刺激时 V 波才能够出现（图 6-3-6）。②潜伏期：正常人 75dB 声音刺激时 V 波潜伏期为 5.5，而老年性聋 75dB 刺激时为 5.8，潜伏期延长。③全聋：图 6-3-7 为全聋，95dB 声音刺激时 V 波已经不能出现，不能用助听器，只能考虑手术人工耳蜗植入。

（4）耳声发射（otoacoustic emissions，OAE）：来源于耳蜗外毛细胞，老年性聋患者 TEOAE 的检出率明显降低，DPOAE 的振幅明显低于正常听力者（图 6-3-8、图 6-3-9）。

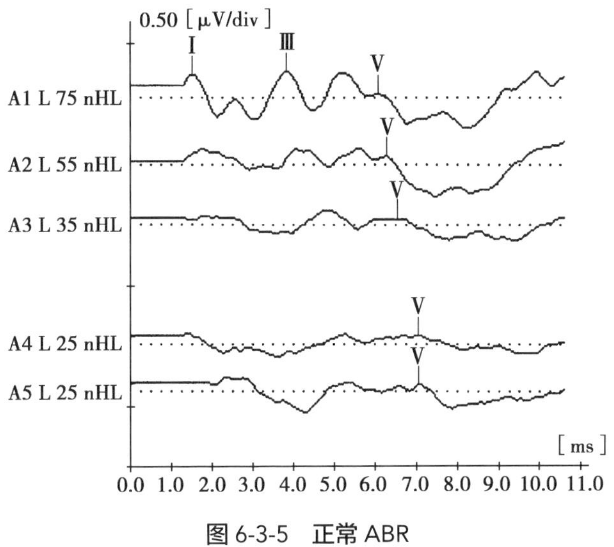

图 6-3-5 正常 ABR

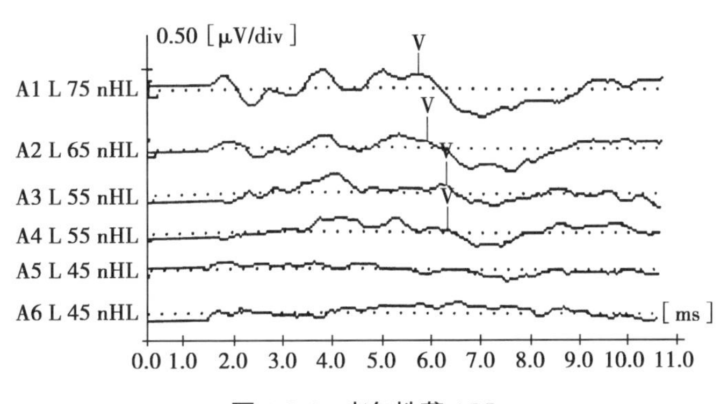

图 6-3-6 老年性聋 ABR

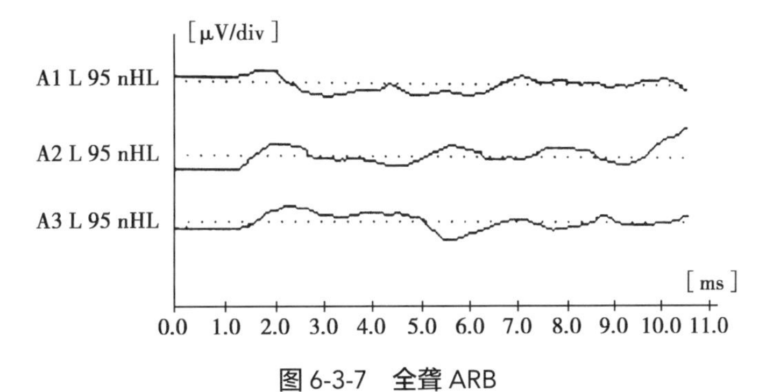

图 6-3-7 全聋 ARB

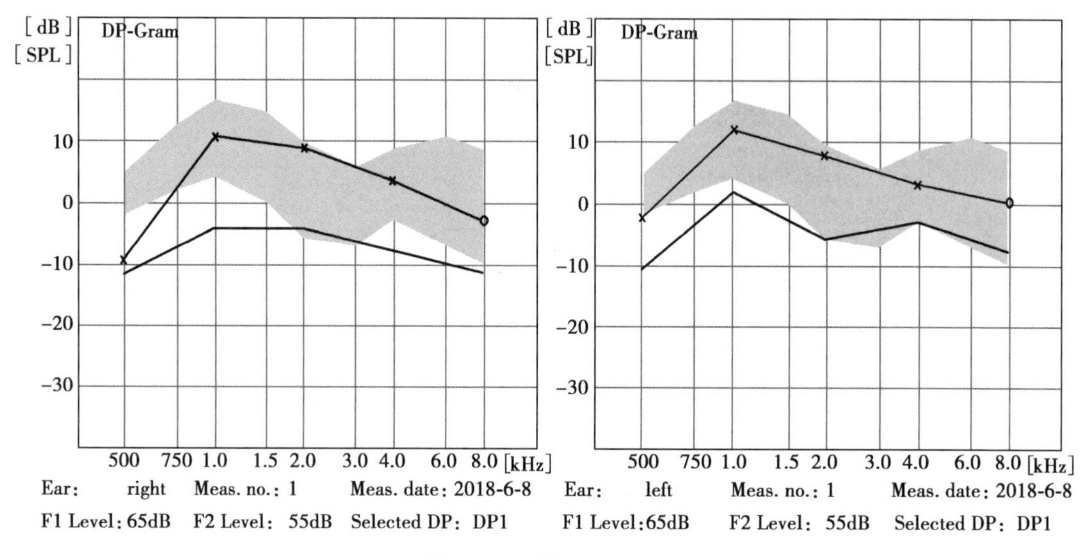

图 6-3-8 正常 DPOAE

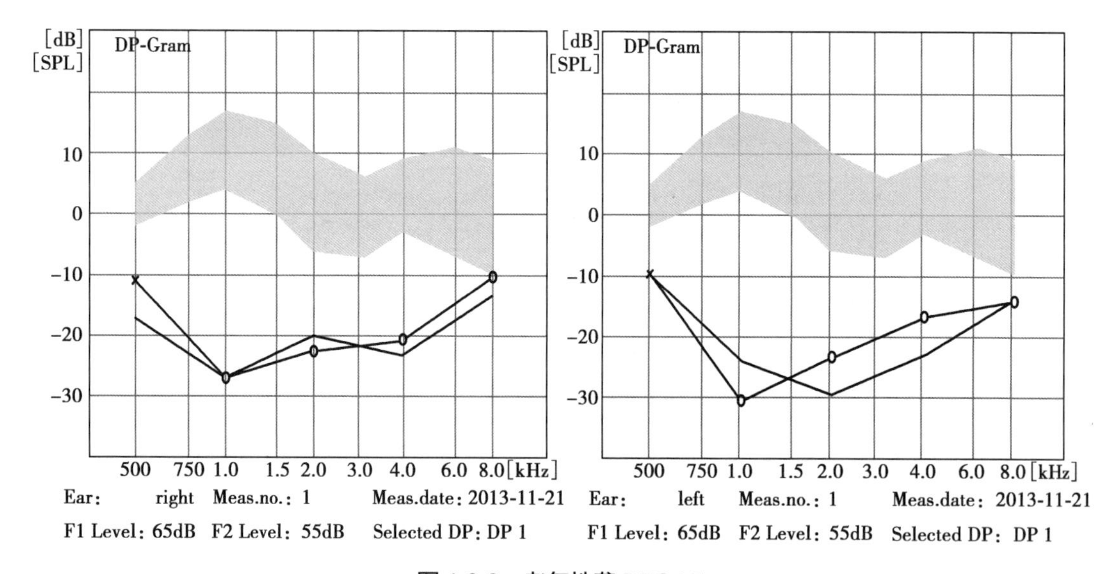

图 6-3-9 老年性聋 DPOAE

横坐标为 5 个不同频率(Hz),纵坐标为声强(dB),5 个点连成的线为信号音(振幅),另一根线为本底噪声,信号音减去相应频率本底噪声为信噪比,信噪比>6 基本正常。如图 6-3-8 所示,右耳 1000Hz 时,信号音减去本底噪声为 10−(−5)=15,几乎所有频率的信噪比均正常,为正常 DPOAE;而图 6-3-9,双侧全频率振幅和信噪比明显下降,右耳 1000Hz 时,信号音减去本底噪声 <6,其他频率信号音的振幅和信噪比也明显下降,符合老年性聋表现。

三、康复治疗

（一）康复目标与方案

1. 康复原则 老年性聋是听觉器官的退化所致，虽然目前尚无有效的治疗手段，康复治疗是老年性聋的首选，听觉康复手段主要包括助听器验配、植入式助听器和人工耳蜗植入。只有在助听器康复几乎无效的双侧重度或极重度感音神经性聋才考虑手术治疗，进行人工耳蜗植入。

2. 康复目标 老年性聋康复治疗主要是帮助听力下降者克服听觉障碍，进而改善言语交流能力。英国听力协会2012年发表的听力康复指南提倡听力康复应该以听障人士为中心：确定其个体需求；共同设定康复目标；协商制订康复策略；充分利用自我管理达到最佳听力康复效果。美国听力与言语疾病协会也提出类似的听力康复目标。

（二）康复方法

听觉康复手段主要包括助听器验配、植入式助听器和人工耳蜗植入。

1. 助听器 对于中、重度老年性耳聋而言，助听器是最佳的选择。助听器本质上是一个声音换能器，其输入和输出都是声音，可以将声音信号放大后，帮助听力下降者克服听觉障碍，进而改善言语交流能力。根据听觉损失的程度和频率范围，助听器选择性增益声音，使原本听不到的声音响度放大到能够听到，且同时不引起患者对强声的不舒适，以免过度刺激耳聋患者的残余听力。由于老年人多数存在听觉重振现象，有时声音放大到使老年人听到时已经进入不舒适阈了，而且助听器并不能改变老年人听神经纤维的退化，因此助听效果整体上不如年轻人佩戴助听器理想。

很多老年人在言语频率听力损失达到55dB期间，会产生耳聋突然加重的感觉，所以55dB可以看作是要求选配助听器的临界水平。另外，老年性聋者多伴有耳鸣症状，若通过患者的纯音听力图及耳鸣频谱、响度等来验配助听器，可以达到既提高聆听效果又减轻耳鸣的作用。

为老年性聋者选配助听器，既要考虑到助听效果、隐蔽程度，也要顾及其经济承受能力。在经济条件允许的前提下，建议把耳背式全数字助听器作为老人听力康复的首选。耳背式助听器具有较好的功能性，基本可以满足老年人对助听器的使用要求。而且耳背式助听器对于手指运动灵巧程度和视力的要求比耳内式助听器低，老人们使用更方便。目前耳背式助听器分标准耳背式助听器和迷你耳背式助听器，对有美观要求的老年性聋患者可以选择迷你耳背式助听器。另外，对于佩戴眼镜或希望隐蔽性更好的老年性聋患者也可选择放置在耳道内的定制式助听器，定制式助听器在外观上能显得更加隐蔽，而且其更接近鼓膜，因此共振效果会更好。但由于其体积较小，助听器的功率和性能会受到一定限制，对患者的耳道要求也更高。因此，在选择助听器时，要结合个体差异听取专业验配师的建议，从而选择一款适合的助听器来提高听力。

2000年4月1日起，我国已把助听器纳入医疗器械的管理体系，这意味着国内助听器市场日益规范，正在与国际接轨。由于听力障碍可以继发地导致中枢神经系统言语识别功能的衰退，使患者不能继续从事正常社交并影响生活质量。因此，建议在各种耳聋治疗过程中，若听力损失已经达到影响正常言语交流程度，病程满1个月，听阈超过55dB，在继续治疗的同时，应当建议验配助听器，以免错过应用助听器改善言语可懂度的最佳时机。

2. 植入式助听器 包括人工中耳和骨锚式助听器。

（1）振动声桥（vibrant sound bridge，VSB）：适用于轻中度感音神经性聋（包括老年性聋）、传导性聋和混合性聋患者中无法佩戴助听器或者对助听器效果不满意的中度至重度聋患者。VSB 适用于操作助听器困难、清洁耳模困难或耳道塌陷的患者，其他如有中耳炎、外耳道炎、耵聍分泌过多等情况的患者，也适合 VSB 植入。振动声桥的原理可以概括为“直接驱动，中耳植入”，它可以直接驱动中耳的植入部分，通过传送至听小骨或乳突骨质的机械振动来刺激耳蜗，直接把能量传递到耳蜗，绕过了空气传播，不需要扬声器，植入装置能保持相对较高的保真度，尤其是在高输出水平上。

（2）骨锚式助听器（bone-anchored hearing aids，BAHA）：是一种骨导助听器适用于患有明显传导性耳聋，骨导听阈不低于 60dB，需要佩带助听器的成人（包括复合性老年性聋）及 >5 岁的儿童，如先天性单或双外耳道闭锁，不能进行听力重建手术的中耳炎，耳硬化症手术失败患者，单侧极重度感音神经性聋等。BAHA 是通过简单微创手术固定于患侧乳突后方的骨导助听器。包括三部分：钛合金植入体、外部桥接装置和声音处理器，通过手术将钛合金植入体植入后与颅骨融合。一般认为气骨导差 >30dB 患者，骨导助听器优于气导助听器。

3. 人工耳蜗 人工耳蜗（cochlear implant，CI）是目前治疗双侧重度和极重度感音神经性聋最有效的方法，基本原理是利用植入耳蜗的电极直接刺激听神经末梢使患者重获听觉。目前有越来越多的老年性聋者接受人工耳蜗植入，从人工耳蜗中受益，包括听力、言语识别能力，特别是噪声下言语识别，其交流能力、生活质量等方面都有很大改善。耳聋的持续时间是影响人工耳蜗植入效果的重要因素，而年龄对结果的影响并不是很显著。

4. 听觉康复训练 经药物治疗无效的中、重度老年性聋患者，应及早借助助听器或人工耳蜗植入等人工听觉技术，并运用言语仪、音频指示器等适当仪器，进行听觉言语训练，可使患者能听懂，或借助唇读来了解他人口头语言，具备接受和表达语言能力。

（三）预防、保健与临床治疗

1. 老年性聋的预防 虽然目前尚无有效的治疗手段可以完全避免老年性聋发生，但如果能减少相关诱发因素的影响，可有效延缓听力损失的发生。主要的预防措施包括：健康的生活习惯，积极治疗高血脂、高血压、糖尿病、冠心病及动脉硬化等老年性疾病。在遗传因素方面，应为有老年性聋家族史的家庭成员提供咨询服务，使他们的后代减少获得易感基因的概率。在噪声防治方面，做到在有噪声的环境下佩戴耳塞，尽量远离噪声或大声的音乐。

2. 心理干预 应该使患者保持乐观的情绪，消除郁闷消极状态。

3. 药物治疗 迄今为止尚无一种简单有效且适用于任何老年性聋的药物或疗法。

（1）西医治疗：目前临床上多采用扩张内耳血管、降低血液黏稠度和溶解血栓的药物、维生素 B 族和能量制剂。此外动物实验研究结果为临床应用抗氧化剂和维生素（辅酶 Q_{10} 及维生素 E）预防和治疗老年性聋提供了实验依据。

（2）中医治疗：中医理论广泛应用于老年性聋的治疗，提出老年性聋的发病机制是肾虚，因此将针灸、中药治疗与西药治疗相结合，取得了较好的治疗效果。

4. 老年性聋未来可能的治疗方法 基因治疗或干细胞移植已经在进行相应的实验室研究，但应用于临床尚待时日。

总之，老年性聋危害人类健康，影响个人生活质量，也增加家庭和社会的负担。关于老年性聋的防治研究仍然任重道远，期望未来能够研发出安全有效的治疗策略，尽可能延缓其症状，以提高老年人生活质量。

（葛荣明　吴拥真）

第四节 老年姑息治疗与临终关怀

一、老年姑息治疗

（一）概述

1. 定义 姑息治疗（palliative care）是一种暂时减轻患者某些痛苦症状而又不能消除病因的治疗方法，是对各种晚期疾病患者的一种全面和系统的治疗。姑息治疗着重于控制疼痛和其他不适症状，满足患者在社会心理和精神上的个性化需求。

2. 分类 姑息治疗分为肿瘤患者姑息治疗和非肿瘤患者姑息治疗。姑息治疗不等于临终关怀，不限于末期患者，在疾病诊断之初，就可以使用。如对肿瘤患者而言，非根治性的手段都应该算作姑息治疗范围，包括姑息性手术、姑息性化疗、姑息放疗以及支持治疗等，因此需要多学科治疗组成员的共同参与。

3. 流行病学 姑息治疗在日本、我国台湾地区称为舒缓医学，最早起源于公元4世纪，从20世纪60年代的善终服务（hospice）运动开始，经过几十年的发展，姑息治疗在世界范围内已成为肿瘤防控体系和非肿瘤患者治疗的重要环节。

（二）姑息治疗主要内容

1. 肿瘤患者的姑息治疗 WHO对于姑息治疗特别强调症状控制、个体支持、提升生活质量等多方面的内涵。姑息治疗应在“病程早期”与放化疗共同应用，是放化疗的有效补充。临床医生从癌症治疗的初始就可以更好地了解和管理患者痛苦的临床并发症。姑息治疗分3个阶段。第一阶段：抗癌治疗与姑息治疗相结合，对象为可能根治的癌症患者；姑息治疗主要是缓解癌症及抗癌治疗所致的症状和不良反应，予以对症支持治疗。第二阶段：当抗癌治疗可能不再获益时，以姑息治疗为主，对象为无法根治的晚期癌症患者；姑息治疗主要是缓解症状，减轻痛苦，改善生活质量。第三阶段：为预期生存时间仅几天至几周的终末期癌症患者提供临终关怀治疗及善终服务。

(1) 姑息性手术：是指已无法彻底清除体内的肿瘤且无治愈可能的情况下，采取的非根治性手术治疗。手术大多是为了解决患者迫切要求处理的出血、梗阻、感染、疼痛等。只切除原发肿瘤病灶而不清除转移病灶的手术也属于“姑息性切除术”的范围。对肿瘤进行姑息性手术治疗，主要从3个方面进行评价，即去除主要病灶可以给患者带来益处；遗留在体内的癌肿对患者的生命有威胁；姑息性手术对机体与残留癌肿的影响等。评价恰当、措施合理则对患者有利，否则可能对患者造成不利影响。

(2) 姑息性化疗：是指利用化学药物来治疗不能治愈的恶性肿瘤，其目的是减轻晚期癌症引起的症状，提高生存质量并带瘤生存。目前姑息性化疗在处理晚期肿瘤患者症状方面的作用尚未达成共识。因此，在应用姑息性化疗时应客观的评估，权衡化疗可能带来的益处及不良反应带来的痛苦，不应过分强调治疗的彻底性。姑息性化疗对癌症患者有益的就继续，无益的则停止。

(3) 姑息性放疗：是指应用放疗的方法治疗晚期肿瘤的复发和转移病灶，以达到改善症状的目的。中晚期肿瘤患者的姑息性放疗也称为减症性放疗。姑息放疗时，仅针对那些产生症状的部位而非全部肿瘤的区域。姑息性放疗主要用于止痛、止血、缓解压迫症状，能有效控制溃疡性癌灶，对于脑转移、肝转移的患者，能迅速改善症状。

2. 非肿瘤患者的姑息治疗 是为那些无法治愈的重症患者提供的综合治疗和照护，如慢性充血性心力衰竭晚期、获得性免疫缺陷综合征晚期等，这些疾病都是不能治愈的慢性疾病。姑息治疗主要是通过综合治疗方法对患者的疼痛和症状进行控制和管理，以提高其生命质量。

（三）康复治疗

1. 物理治疗 适度运动可增强患者的心肺功能，提高患者的免疫力。建议患者每周运动150min，每周2天进行力量训练。宜采用局部功能锻炼、快走、器械辅助运动等方式。传统的医学疗法，也有明显的治疗效果。

2. 心理康复 随着心理学的发展，人们逐渐认识到社会心理因素在肿瘤和慢性疾病的晚期起着非常重要的作用。这类患者普遍存在不同程度的心理压力，继而影响进食和睡眠等，并进一步降低了机体免疫力，降低了治疗效果、影响了预后。因此，心理康复对患者尤为重要。

（四）对症治疗

1. 疼痛 疼痛是机体受到伤害时所感受到的不愉快感觉和体验，是一种复杂的生理心理活动。控制疼痛常用的方法：药物治疗、介入治疗、物理治疗和心理支持治疗。药物治疗是疼痛治疗中最重要的内容。

2. 厌食 患者对进食失去兴趣甚至厌恶，可由多种原因引起。应找出原因，对症处理。改善进食环境，提供患者喜欢的食物。胃口好时可以多吃，保持良好的心情尤其重要。

3. 腹水 腹水是指腹膜腔内过量的液体蓄积，少量时无症状，大量时会出现腹胀、饱胀感，甚至引起恶心呕吐、下肢水肿等。症状明显时应抽腹水，每日不超过2~4L。注意体液与电解质的平衡，必要时静脉输注白蛋白。

4. 淋巴水肿 淋巴水肿是淋巴引流功能障碍导致的组织肿胀。表现为部分或整个肢体持续肿胀，组织充盈加重，严重者可致淋巴液外流。处理时，应注意皮肤护理，进行肢体加压，适当运动。适当运用利尿剂，注意水、电解质的平衡。

患者进入疾病的晚期，除了上述症状外，还有其他一些症状和精神神经症状。姑息治疗团队应积极应对，尽早介入，使患者摆脱躯体和心理上的痛苦，减轻治疗带来的不良反应，预防并发症的发生。

（五）营养支持治疗

疾病晚期的老年患者普遍存在营养不良，采用合理而有效的营养支持可以延长晚期患者的生命。机体营养状况的维持是抵御疾病和预防各种并发症的必要条件。

（六）免疫与中医治疗

1. 免疫治疗 是应用免疫学原理和方法，杀伤肿瘤、抑制肿瘤生长。肿瘤免疫治疗近来备受关注，是肿瘤治疗的一场革新。

2. 中医治疗 是采用理论和辨证论治的方法进行诊断和治疗，是姑息治疗的一种发展方向。

二、老年临终关怀

（一）概述

1. 定义 临终关怀（hospitalpice）主要是指对那些已失去治愈希望的、即将结束人生的患者给予有组织的、完整的一套特殊照顾，其宗旨是使临终老年患者生命得到尊重，症状得以缓解，身心得以维护，使患者在临终时安宁、无痛苦地走完人生的终点。

2. 分类 临终关怀分为临终医学、临终护理学、临终心理学、临终关怀伦理学、临终关怀社会学、临终关怀管理学等分支学科。关怀的内容包括身心关怀和灵性关怀。

3. 流行病学 临终关怀是涉及医学、伦理学、护理学、心理学和行为科学等多学科的一门边缘性交叉学科，是社会需求和人类文明发展的标志。就世界范围而言，它的出现只有二三十年的时间。近年来由于我国人口老龄化的加剧，以及疾病谱的变化，临终关怀的需求有了很大的迫切性，老年人的临终关怀将面临前所未有的挑战。

（二）临终患者的确定与评估

1. 确定处于临终期 人的生命活动趋向终结，死亡尚未来临，此时的生命状态称为临终状态。也有学者认为当患者被诊断为危及生命的疾病，并预计其生存期少于6个月，称为临终期。

"临终期"在生命科学术语上，指机体的某个主要器官由于疾病、伤害或老化出现失代偿性功能衰退、导致机体各器官系统间的协调功能遭受不可逆的进行性损害，直至机体的整体性生命活动完全停止这段时期。1968年Glaser和Strauss描述了三种不同形式的临终轨迹，一是突然死亡（sudden death）；二是可预计的死亡（expected death）；三是反复出入的死亡（entry-reentry death）。癌症是第二类可预计死亡的临终轨迹中最典型的代表。临终轨迹的概念有助于了解晚期疾病的临终过程，为临床决策、预后评价和照护需求提供了依据。

2. 临终患者评估

（1）医学评估：医学评估一般指疾病诊断过程。包括采集病史、体格检查和各种实验室检查与影像学检查等。临终关怀中病史的采集是重要的方面之一，因为通过症状的表现可以了解患者恶性肿瘤发生和转移的部位以及其他恶性疾病的阶段。

（2）躯体功能和精神心理评估

1）躯体功能评估：了解患者的日常生活和风险状况，为患者临终照护提供依据。评估包括日常生活活动能力（ADL）、平衡能力和步态评估等。

2）精神心理评估：包括简易精神状态量表（MMSE）、临床痴呆评定量表（clinical dementia rating scale，CDR）、抑郁自评量表（SDS）、焦虑自评量表（SAS）等。

（三）制订和实施计划

临终关怀计划的制订，需要跨学科团队的协作，为临终患者提供多学科的综合性照护，满足临终患者和家属个性化的需求。临终关怀计划分初期和后期计划。初期计划是评估者对患者进行评估，并与团队讨论后作出的计划。后期计划是以初期计划为依据，根据团队成员所观察到的特殊情况和问题，给予特殊的照护并不断修正，最终帮助老年临终患者解脱痛苦，无遗憾地走完人生。

1. 临终老年患者的照护类型

（1）日常生活照护：老年临终患者由于多脏器功能衰竭，其生活能力有很大程度的下降。这就需要医务人员和陪护者悉心照护，注重舒适护理，以减轻临终患者的躯体不适，预防并发症。其内容包括：

1）环境卫生：提供良好的临终环境。保持室内阳光充足，装饰温馨，环境安静，创造良好的睡眠环境。因良好的环境对患者会产生控制疼痛的良性刺激。

2）个人卫生：帮助临终老人每天做好个人卫生和洗漱，保持口腔清洁。患者的衣着要整洁舒适，保持良好的仪容仪表。这关乎尊重患者的生命价值和尊严，也能使患者感觉到关怀和温暖。

3）基础护理：护士或照护者做护理时动作要轻柔，语言要温和。要及时更换衣被，保护老人隐私，注重皮肤和大小便的护理，以防压疮等并发症的发生。

4）饮食照护：首先具有良好的就餐环境。食物需提供高蛋白，富有营养，色、香、味俱全的饮食结构，同时兼顾老人平时喜爱的便于吞咽和消化的食物。

（2）精神心理照护：临终老人的心理状态极其复杂，有的对死亡充满焦虑，有的对亲人恋恋不舍，有的不能接受死亡的事实。对此，护理人员和陪护者要谅解和宽容老人，以谦让的态度去理解并安慰老人。根据临终患者心理反应的 5 个阶段即震惊与否认期、愤怒期、协议期、忧郁期和接受期，采取积极有效的、相对应的精神心理照护手段，消除其对死亡的恐惧。

2. 临终患者常见症状管理

（1）疼痛

1）药物镇痛：根据世界卫生组织提出的“三阶梯疗法”和对疼痛的评估，正确应用镇痛药。给药应循序渐进、注意规律、足量应用。目前侵入性干预措施中最常用的是植入泵鞘内给药。

2）非药物镇痛：疼痛受心理和社会因素影响，因此可采用转移注意力、暗示催眠、娱乐活动等调动积极情绪，肌肉松弛，达到缓解疼痛的目的。还可用物理因子等方法缓解疼痛症状。

（2）呼吸困难

1）常规治疗：临终期老年人呼吸困难，应予以吸氧、取半卧位。因痰液等分泌物堵塞而致呼吸困难，应及时清理呼吸道，并教会患者做有效咳嗽将痰液咳出。药物首先使用支气管扩张剂等。如与焦虑有关，可应用抗焦虑药物。

2）康复训练：呼吸肌、腹式呼吸和吹笛式呼吸训练，主要是改善呼吸肌肌力和耐力，促进放松。还有胸腔松动训练，其作用是维持或改善胸壁、躯体活动度，增强吸气深度或呼气控制。

（3）恶心、呕吐

1）药物治疗：呕吐中枢内有不同的神经递质和受体，阻断这些神经递质与相应受体的结合即可达到止吐效果。临终患者的呕吐病因是多重的，单独使用止吐效果较差，临床上选择联合用药，能取得较好效果。

2）非药物治疗：①饮食护理：根据老年患者的特点，饮食要以清淡易消化的高营养、高维生素食物为主，要少食多餐。餐前不喝水，餐后 1h 采用坐位或半坐卧位；②心理疗法：提供良好环境，清除引起恶心呕吐的视、听、嗅觉刺激。大多数心理干预基于行为疗法，如松弛技术、引导性教育等，家属共同参与是成功控制症状的关键。

（4）恶病质：初期干预常常是提高患者的食欲和增加饮食的摄入量。当维持患者营养不再是主要目标时，应重视纠正患者的不适感。同时做好皮肤护理，以保证患者达到最舒适和最有尊严的状态。

(5) 失眠症:睡眠不足会使人体免疫力下降,机体修复能力减弱。改善睡眠环境,调整不良心态,防止和缓解不能耐受的疼痛和不适,合理使用镇静安眠药。帮助建立适合患者的生活规律,如晚餐不宜过饱,睡前喝热牛奶、泡脚等可促进睡眠。

3. 安然离别及尸体料理

(1) 安然离别:临终关怀帮助患者树立一个合适的“优终观”,让患者最后一程可以有尊严的谢幕。医护人员不仅要减轻患者的躯体痛苦,还要进行心理援助。在这段时间内,患者家属的陪护尤为重要,通过互动,使患者感受亲人的温暖。还可以预设医护照顾计划,使患者痛苦降到最低,安详地告别人生。

(2) 尸体料理:确认患者死亡后,要及时料理尸体。目的使尸体整洁、干净、无液体流出,保护尸体体位良好,使家属满意。

(王 凯 何国霞)

第七章 老年病的其他康复疗法

第一节 社区居家氧疗康复

一、概述

（一）定义

1. **氧疗**（oxygen therapy） 又称吸氧疗法，是一种通过吸入含较高氧浓度的空气或纯氧治疗疾病的方法。氧疗是治疗缺氧的首要措施，已在临床治疗中广泛应用。氧疗对不同类型的缺氧疗效不尽相同，对低张力性缺氧效果最好。通过吸氧能有效提高肺泡氧分压，促进氧气在肺泡中的交换与弥散，提高动脉血氧分压（PaO_2）、血氧含量和血氧饱和度（arterial oxygen saturation，SaO_2），对肺通气功能和（或）肺换气功能障碍引起的低张性缺氧无论急性还是慢性都是非常有效的。

2. **家庭氧疗**（home oxygen therapy，HOT） 指患者脱离医院回到家庭，在家中继续给予吸氧治疗的方法。家庭氧疗已成为许多患者在医院吸氧效果满意，出院后继续进行吸氧序贯治疗的一种重要措施。当前，家庭氧疗已日益成为社区康复中重要的物理治疗手段之一，特别是在慢性阻塞性肺疾病（chronic obstructive pulmonary disease，COPD）合并低氧血症患者中的应用已越来越得到认可。

（二）分类

目前，临床上家庭氧疗常见有以下几种方式：

1. **长期家庭氧疗**（long-term oxygen therapy，LTOT） 指患者在日常生活中需要长时间低流量吸氧，以维持昼夜较高血氧分压和血氧饱和度的一种氧疗方法。一般需保证每天连续吸氧不少于15h。

2. **夜间氧疗**（nocturnal oxygen therapy，NOT） 对白天血氧分压和血氧饱和度正常，晚间容易出现低氧血症的患者，每天晚间给予低流量吸氧，以维持夜间血氧分压和血氧饱和度稳定。

3. **间歇氧疗**（intermittent oxygen therapy） 对部分平时无（或仅有）轻度低氧血症患者，在活动、紧张或劳累时，短时间歇给予吸氧以减轻气促、喘息、胸闷等不适症状的治疗方法。

（三）流行病学

第一次世界大战期间，霍尔丹用氧气成功的治疗了氯气中毒，引起医学界的轰动，氧疗被确立为一种临床治疗疾病的方法。随着医学研究的不断进步，氧疗逐渐成为医院救治患者的常规治疗手段。20世纪60年代后期，美国医学家开始系统观察氧疗对慢性低氧血症的疗效。自20世纪70年代起，氧疗渐渐进入了家庭。到20世纪80年代初期，分子筛制氧机的研制成功以及技术的不断进步，吸氧疗法被医疗人员广泛应用于家庭，成为许多慢性低氧血症患者出院后继续延续治疗的重要方法。1987年2月，在美国召开了第一届国际家庭氧疗学术会议。会议指出:坚持家庭氧疗使一些疾病的死亡率成倍下降,生存期延长,生存质量提高,综合医疗费用下降。

家庭氧疗在欧美及日本等发达国家早已广泛开展。在美国长期氧疗最为普遍,居世界领先地位,每10万慢性阻塞性肺疾病患者中有241人应用长期家庭氧疗。在欧美等国家,家庭氧疗指征有明确规定,仅有气急、胸闷等症状但不伴低氧血症不主张氧疗。家庭氧疗使用比较规范,一般由指定的医疗服务机构,直接对患者开氧疗处方,根据病情指导患者调整吸氧流量、吸氧时间,定期随访肺功能和动脉血气分析、血氧饱和度等指标,评估氧疗效果。血氧饱和度作为一种无创的检测手段,成为长期氧疗检测的主要指标之一。

在我国,家庭氧疗起步较晚,有关家庭氧疗现状的资料较少。在实施家庭氧疗的患者中,其结果也不尽如人意。2005年颜红英等报道慢性阻塞性肺疾病(COPD)患者氧疗现状调查,96例COPD患者只有37.5%进行家庭氧疗,其中每天吸氧时间在15h以上仅占4.2%;2010年成都黄才蓉等对慢性阻塞性肺疾病患者家庭氧疗现状调查表明,制约家庭氧疗的主要有氧疗相关知识缺乏、经济因素和氧源供应不足三大因素;段颖杰2010年对北京地区四家综合医院住院慢性阻塞性肺疾病患者家庭长程氧疗现状调查,结果116例患者中完全执行长期家庭氧疗的患者只有15.5%,其影响因素有家庭氧疗知识不够、医务人员对氧疗方案制订不明确、患者对疾病的严重程度认知不足、氧气资源获得不便以及氧疗时患者舒适度不佳等;上海袁建华等2012年对上海地区老年患者家庭氧疗现状调查结果表明,患者家庭氧疗缺乏专业指导,对氧疗知识了解不多为主要原因;2015年厦门黄馨莹等对167例慢性阻塞性肺疾病患者居家氧疗自我管理现状调查,结果77例经医护人员指导用氧的患者,其对自身疾病认知度高,接受并成功戒烟者较高,掌握正确用氧流量方法、注意事项及定期评估血氧饱和度执行力也较高。

可以看出,我国医护人员对于家庭氧疗重要性及相关知识的宣传意识不够;患者对氧疗的实施方法和实施时间随意性强,对自身疾病的认知不够;社区医疗保障体系建设缺乏氧疗服务环节,包括氧疗资源提供、氧疗方法指导、氧疗不适感的改进、氧疗患者心理疏导、氧疗设备消毒及氧疗安全检查等;还有我国家庭氧疗保障制度也不完善,部分地区家庭氧疗还未纳入医疗保险范围,都是制约家庭氧疗广泛实施的重要原因。

二、家庭氧疗在居家老年人中的应用

(一)氧疗目的、目标与方法

1. 目的 积极纠正低氧血症、改善生活质量、提高患者生存率和神经精神状态;减轻红细胞增多症;预防夜间低氧血症,改善睡眠质量;预防肺源性心脏病和右心衰竭的发生,减少医疗费用包括住院次数和住院天数。长期氧疗还能延长慢性阻塞性肺疾病患者的生存期,降低病死率。

2. 目标 氧疗目标是患者在休息、睡眠及日常活动过程中维持SaO_2>90%。对于多数慢性阻塞性肺疾病和有高碳酸血症患者,推荐氧疗目标为SaO_2 88%~92%。

3. 方法 采用控制性低流量(氧流量1~2L/min)吸氧。开始吸氧氧浓度控制在25%(氧流量约1.0L/min),以后根据血气分析动脉血氧分压(PaO_2)和CO_2分压(arterial partial pressure of carbon dioxide, $PaCO_2$)进行调整。若吸氧后,PaO_2仍低于中度低氧血症水平,$PaCO_2$升高不超过10mmHg,可适当提高吸氧浓度到27%~29%(氧流量约1.5~2.0L/min)。

氧浓度的计算方法:氧浓度(%)=21+4× 吸入氧气流量(L/min)。

对于慢性低氧血症患者来说,通常使用低流量持续给氧。因为氧流量过高:①可以对呼吸系统造成直接损害,同时出现的高氧血症还可造成全身多系统严重损害;②缺氧反射性刺激呼吸的作用消失,导致 CO_2 潴留更严重,当 $PaCO_2$ 超过 80mmHg 时,可以抑止呼吸中枢,使病情恶化。因此,一般吸氧浓度不超过 35%,$PaCO_2$ 上升不超过 20mmHg。若仍不能明显纠正低氧状况,不可一味提高吸入氧流量,应该重新评估患者病情,甚至再次住院进一步治疗。

(二) 氧疗指征

1. 长期家庭氧疗 基于对慢性阻塞性肺疾病(COPD)的相关研究成果推论,任何原因引起的长期慢性缺氧的患者,只要存在低氧血症,都有长期氧疗的指征。以下重点介绍慢性阻塞性肺疾病低氧血症的长期家庭氧疗。

(1) 白天休息状态呼吸空气时,动脉血氧分压(PaO_2)≤55mmHg 或血氧饱和度(SaO_2)≤88%,有或无高碳酸血症;或 PaO_2 55~60mmHg,或 SaO_2 <89%,并伴有肺动脉高压、肺源性心脏病、右心衰竭或红细胞增多症(血细胞比容 >55%)之一。

(2) 有明确运动性低氧血症或睡眠性低氧血症的慢性阻塞性肺疾病患者。

一般是经鼻导管吸入流量 1.0~2.0L/min 氧气,吸氧持续时间 >15h/d,使患者在静息状态下达到 PaO_2≥60mmHg,SaO_2 在 88%~92% 之间,以维持重要器官功能,保证组织氧供。

2. 夜间氧疗 夜间氧疗多应用于伴有夜间低氧血症的慢性阻塞性肺疾病(COPD)患者;中枢性睡眠呼吸暂停伴有慢性低氧血症患者;夜间睡眠 1/3 以上时间血氧饱和度(SaO_2)<88% 的肺部疾病患者或伴有明显临床症状的肺动脉高压及红细胞增多症患者。

患者使用夜间吸氧,其氧流量应根据睡眠时血氧饱和度监测的结果确定,有别于日间吸氧,吸氧流量可在日间吸氧流量的基础上适当增加。

3. 间歇氧疗 可作为长期氧疗的一部分,通常应用于以下几种情况。

(1) 平时有(或无)轻度低氧血症,在活动、紧张或劳累时气促、气喘及胸闷的患者,需要短时间吸氧减轻身体不适感。

(2) 患者对长期氧疗依从性差,有经常性室外活动习惯的患者。

(3) 某些慢性肺部疾病如间质性肺病,安静状态下的低氧血症没有严重到需要长期氧疗的指征。

(4) 慢性心力衰竭伴中枢性睡眠呼吸暂停综合征的患者,在积极治疗的同时,不能忍受持续正压通气装置。

(5) 正在进行肺康复训练的慢性肺部疾病患者,用以缓解呼吸疲劳,提高训练质量。

(三) 吸氧方式

包括鼻塞吸氧法、鼻导管吸氧法、面罩吸氧法、经气管导管氧疗法和电子脉冲氧疗法等。

1. 鼻塞吸氧法、鼻导管吸氧法 一般适用于低流量吸氧,无(或有)轻度二氧化潴留患者,具有简洁、经济、安全,不影响进食、说话、咳嗽及排痰等优点。缺点是容易导致鼻腔干燥、鼻黏膜刺激等不适。

(1) 单侧鼻塞吸氧法:大小以塞满单侧鼻孔为宜(另一鼻孔开放),放置于鼻前庭部,深约 1cm,吸气时该鼻孔只进氧气,氧浓度比较稳定。

(2) 双侧鼻塞法:将两个较细小鼻塞放置在双侧鼻孔,鼻孔留有间隙,同时吸入氧气和空气,此法较为舒适,但吸氧浓度不稳定。

(3) 鼻导管吸氧法:将导管插入鼻咽部,吸氧浓度稳定,但患者可能不能耐受。

2. 面罩吸氧法 比较舒适,患者易于接受。缺点是耗氧量大,进食、排痰不便。

(1) 普通面罩法:适用于需要较高氧浓度(40%~50%)治疗的重度缺氧而无 CO_2 潴留患者。

(2) 空气稀释面罩(Venturi 面罩)法:据 Venturi 原理制成,氧以喷射状进入面罩,而空气从面罩侧面开口进入面罩。吸氧浓度恒定,也不受张口呼吸的影响,不需湿化,呼出气中的 CO_2 难以在面罩中滞留,故不存在 CO_2 潴留问题,适用于大多数需持续低浓度给氧的患者。

3. 经气管导管氧疗法 是指将一根较细导管经鼻腔插入气管内供氧,也称为气管内氧疗。由于直接向气管供氧,故只需较低流量氧气即可达到理想效果,并且耗氧量少。适用于慢性阻塞性肺疾病及肺间质纤维化等慢性低氧血症患者的长期氧疗。

4. 电子脉冲氧疗法 通过电子脉冲装置可在吸气时自动送氧,而呼气时自动停止送氧。通常与鼻塞、鼻导管和经气管导管氧疗法合并使用,比较符合呼吸生理。

(四) 供氧设备

家庭氧疗常见有 3 种供氧装置:压缩氧气瓶、液态氧气罐、氧浓集器。每一供氧装置均有其优点和缺点。以氧浓集器最为方便,小瓶(罐)装压缩氧和液态氧方便患者户外活动。由于目前国内外医疗市场供氧设备不断改进、不断更新,专门用于家庭吸氧的家用压缩氧气瓶、液化便携式氧气罐、氧浓缩器等各种供氧装置大量出现,极大地方便了家庭吸氧患者的使用。

1. 压缩氧气瓶 主要优点是价格便宜、不存在浪费和损耗,容易购买等。缺点是较笨重、贮氧量少、需反复充装。因此,适合于用氧量少的患者。当患者需每月更换或充装压缩氧气瓶较频繁时,建议患者使用液态氧气罐或氧浓缩器。

2. 液态氧气罐 主要优点是体积小、重量轻、贮氧能力大、可在外出时随身携带,缺点是费用高、容易泄露造成浪费。按氧流量 2L/min 计算,可连续提供低浓度吸氧 5~12 天,适合于长期家庭氧疗患者。

3. 氧浓集器 俗称"制氧机",主要优点是无须贮氧设备及固定供氧源,特别适合长期家庭氧疗。而缺点是设备购入价格昂贵、移动不便、有噪声和需要定期维护维修。实践证明氧浓缩器的治疗效果明显优于压缩氧气瓶。

(五) 氧气的加温、湿化及氧疗用具卫生

氧疗时如果直接吸入未经加温和湿化的氧气,会直接刺激呼吸道,导致呼吸道干燥及黏膜损伤、痰液黏稠不易排出、呼吸道痉挛,从而加重呼吸道阻塞、加重缺氧。因此,患者长时间氧疗必须经过加温和湿化。氧疗时应经常更换湿化瓶清水,使吸入氧气温度在 37℃左右,湿度在 80% 左右。

氧疗使用的用具如湿化瓶、鼻塞、鼻导管和氧气连接管,随着使用时间的延长而造成污染,导致细菌、真菌等微生物大量滋生繁殖,引起呼吸道二次感染。故应定期对上述用具彻底清洗,必要时需消毒或更换。

(六) 氧疗效果评估

在实施家庭氧疗中,需要根据临床症状变化、血气分析指标制订和调整用氧方案。只有定期复查血气分析、血氧饱和度,才能准确评判氧疗效果。

1. 临床评估 观察患者的一般情况如神经精神症状、呼吸节律及幅度、心率及心律、血压、体温、口唇及指(趾)末梢发绀等临床症状变化。若氧疗后,气促、气喘、胸闷、精神状态等

得到改善；听诊心律失常消失，血压平稳、口唇红润均表明氧疗有效。

2. 血气分析评估 氧疗后必须定期观察动脉血气分析指标，了解患者动脉血氧分压（PaO_2）、CO_2 分压（PCO_2）、血氧饱和度（SaO_2）以及酸碱平衡方面的指标变化，可以直接全面地评价氧疗效果。

3. 脉搏血氧仪监测 简易方便且无创伤，可以随时随地或长时间监测患者脉搏和血氧饱和度（SaO_2）。可作为一种无创的检测手段推广应用于长期家庭氧疗和夜间氧疗患者，根据监测数值可及时调整患者吸氧流量。

（七）氧疗安全

家庭氧疗采用的压缩氧气瓶、液态氧气罐及制氧机等供氧装置，使用时须注意以下问题。

1. 氧气瓶（罐）系高压容器，搬运时要避免倾倒撞击，防止爆炸。

2. 氧气瓶（罐）应放于阴凉处，并远离烟火和易燃品，至少距离明火 5m 远，距暖气至少 1m 远。

3. 氧气瓶（罐）阀口严禁油污。

4. 使用制氧机的患者，制氧机须放在干燥、整洁、通风的地方；其空气进出口不能被堵塞；远离任何烟火或可能产生火花的地方。

（八）氧疗毒副作用及预防方法

1. 高碳酸血症 吸入高浓度氧时，原来因低氧对外周感受器的刺激会减弱，肺通气量会急剧降低，造成 CO_2 潴留；也可能由于痰液、气管痉挛等原因导致呼吸道阻塞，CO_2 潴留导致高碳酸血症发生。

因此在家庭氧疗执行中，需保持低流量吸氧，并且保持呼吸道通畅。

2. 高氧血症 与低氧血症相比，高氧血症对机体的危害更为严重，更需引起重视。一般认为氧浓度超过 50% 为高氧，血氧分压(PaO_2)超过 120mmHg 为高氧血症。多项研究证实，高氧血症对心、肺、肝、肾等多个系统和器官都有严重损害，并且与危重患者的病死率密切相关，只有维持适当的血氧分压，病死率才会降低。

因此，制订合理的氧疗目标，控制好吸氧流量及氧浓度，方能避免高氧损害。

（九）氧中毒

机体长时间吸入氧分压过高的气体引起组织、细胞损害称为氧中毒。其毒性作用取决于氧分压。常见类型有肺型氧中毒和脑型氧中毒。

1. 肺型氧中毒 发生于吸入 1 个大气压左右的氧气 8h 以后，出现胸骨后疼痛、咳嗽、呼吸困难、肺活量减少、肺部炎性改变及肺不张。氧疗患者发生肺型氧中毒，可使 PaO_2 下降，加重缺氧，故氧疗时应控制氧浓度和时间。

2. 脑型氧中毒 吸入 2~3 个大气压以上氧气，可在短时间内发生脑型氧中毒。主要表现为视觉和听觉障碍、抽搐、晕厥等神经症状，严重者可导致昏迷甚至死亡。

可见，发生氧中毒主要因氧分压过高导致，在常压下规范进行家庭氧疗，不会发生氧中毒。氧疗的毒副作用重在预防，尤应避免长时间高浓度吸氧。

（十）家庭支持

老年患者由于长期承受慢性疾病折磨，社会活动减少或受限制，对所患疾病认知不够，容易对长期治疗失去信心；担忧治疗会加重家庭及子女经济负担，影响家人工作；而家庭成员又忙于自己的事业，疏于对老人的关心，都可能会使老人逐渐产生一系列消极想法，不利于家庭氧疗工作的开展。因此,医务人员在不断学习氧疗知识的同时,应加强对老年患者及家庭成员的宣教,明确告知他们坚持长期氧疗的益处,科学指导他们正确使用氧疗的方法,树立他们共同协作与疾病做斗争的信心。老年人只有得到家庭成员的细心照顾及合力支持,家庭氧疗才能顺利实施,氧疗疗效才能得到保证。

应该指出:老年人居家氧疗不仅仅是老年人自己的医疗行为,还需要家庭成员、医务人员和供氧服务人员的共同协作。因此,需要建立临床专科医师、氧疗康复治疗师、社区医护人员以及供氧服务点(氧源及附属产品)共同参与的家庭氧疗健康教育培训小组;建立医务人员、患者及家庭成员共同参与的家庭氧疗健康指导评估小组,全方位、多层面加强家庭氧疗规范管理,提高家庭氧疗的疗效。

(牛 锋)

第二节 老年高压氧治疗

一、概述

(一)高压氧的基本概念

1. 大气及大气压 地球表面为大气所包围,大气具有质量,因此形成一定压力。单位面积上所承受的大气压,称为压强。从海平面向上,越向上,压力越低,每上升100m,大气压降低1mmHg;反之,在水下,每下潜10m(海水中),就增加1个大气压(0.1MPa)。将接近海平面附近的大气压定为1个大气压(atmospheres absolute, ATA)或称为常压,1ATA=760mmHg。

自然界中的大气又称空气。空气是由78.9%的氮气、21%的氧气以及0.03%的CO_2及一些惰性气体等组成的混合气体。混合气体的总压等于各组成气体的分压之和,即道尔顿定律。例如,常温常压气体中,氧分压为0.21ATA,氮气分压为0.789ATA,CO_2气体分压为0.0003ATA。对人体起生理作用的是氧分压,而不是氧浓度。

2. 高气压、高压氧及高分压氧 在常压下,标准氧浓度为20.9%(通常按21%计算),我们称之为常氧或常压氧。

在医学工作中,我们一般把氧浓度在21%~94%之间的氧气称为富氧或高浓度氧;将氧浓度大于95%的氧气称为纯氧。

标准状态下,1个大气压称为常压,其中氧分压为0.21ATA。当周围环境气体压力超过1个大气压时,称为高气压。

高压氧(hyperbaric oxygen, HBO)一般指的是高压下的纯氧;高分压氧(high paritial pressure of oxygen)则指的是混合气体中氧分压超过0.21ATA(21KPa)时的氧。

3. 高压氧治疗 高压氧舱是为高压氧治疗提供压力环境的特殊设备。氧舱设备的高压密闭环境是保证患者有效吸氧的基本条件。

加压舱内充注的介质是压缩空气的,称之为高压空气舱;舱内充注的介质是氧气的,称之为高压纯氧舱。患者在空气加压舱(通过面罩吸氧)或氧气加压舱(直接吸舱内氧气)内吸入纯氧,利用氧的物理、化学、生物及生理作用治疗疾病的方法,称为高压氧治疗。

未加压时,舱上的压力表指针所指示的压力为“0”。当加压治疗时,指针开始移动,压力上升,所显示的压力为表压,又叫附加压。此时的实际治疗压力等于指针所指示的压力(表压或附加压)。但医学上进行高压氧治疗时一般常用绝对压(ATA)表示:绝对压(ATA)= 附加压(表压)+ 常压(1 个大气压)。

目前,高压氧治疗的最高压力一般不超过 3ATA。

(二) 高压氧治疗的基本原理

1. 增加血氧含量,提高血氧分压。
2. 增加血氧弥散量,提高组织氧储量。
3. 促进侧支循环的生成。
4. 消除体内气泡的栓塞。
5. 抑制厌氧菌生长。
6. 对放化疗的增敏作用。
7. 减少 L- 型钙通道开放降低细胞内钙浓度。
8. 促进神经再生。
9. 对免疫功能的双向调节作用。

(三) 高压氧治疗方法

1. 一般常规

(1) 治疗患者须经临床医师检查,填写会诊单,经本科(室)医师会诊后按约定时间治疗。

(2) 外院患者须先会诊,有关病历及检查资料,经本科(室)医师同意后进行门诊或住院治疗。

(3) 急、危、重症患者,须有急诊科或所在科室迅速通知本科(室)做好准备,由本科(室)医师会诊后决定是否进行高压氧治疗。

(4) 实施高压氧疗前,患者须进行常规体检、胸透及五官科、咽鼓管通气功能检查。病情需要应加做心电图、电测听、肺功能或脑血管等特殊检查。

(5) 对病情危重、生活不能自理或病情需要随时观察及需要在舱内进行诊疗操作者,由本科(室)医务人员陪同进舱,在舱内做必要的病情观察与记录。

(6) 对接受治疗的患者,由本科(室)医师拟定治疗方案(包括:所加压力、稳压时间、吸氧方法与时程,如减压速率及减压方案),治疗次数及疗程,并将治疗中可能出现的反应及注意事项告诉患者。

(7) 在具体的疗程中,患者每次进舱前、在舱内时、出舱后,本科(室)应详细询问其病情及做必要的体检,以检查疗效及有无并发症,并确定是否修改治疗方案或是否需采取其他辅助措施。

(8) 操舱人员应执行治疗方案并记录实施过程,治疗过程中密切观察舱内及有关情况,如有异常应及时报告上级医师,治疗完毕后按记录单进行详细记录,并签字以示负责。

(9) 疗程期间,凡出现感冒发烧、血压在 180/100mmHg 以上,有中耳气压伤等其他不适时,宜暂停治疗。

(10) 疗程结束后,负责治疗的医师应及时作出治疗小结与疗效判断,并按医院规定妥善保管。

(11) 高压氧科(室)必须设置消防装置,备有常用急救药品与器械,定期检查,及时更换。

(12) 本科(室)医护人员应定期进行加压锻炼,每人每月不少于 2 次,按规定做好医务保障工作,注意营养剂定期检查(肩、肘、膝、髋关节 X 检查)。

2. 高压氧治疗程序

(1) 高压氧治疗前交出易燃物(打火机、手机、电动玩具等)、穿棉质衣物(或不易着能产生静电火花的合成纤维衣服）入舱。

(2) 加压速度较潜水作业慢，通常习惯采用用20~30min加到0.2~0.3MPa（2~3ATA）。

(3) 吸高压氧采用间歇性吸氧法，根据不同病情决定吸氧总时间。

(4) 每天治疗的次数应根据不同病情而定，通常每天一次。

(5) 治疗疗程依病情不同而定。

(6) 每次治疗后，应按规定减压方案进行减压。一般选用30min时间，缓慢匀速得减至常压。

(7) 每次治疗出舱后，在舱旁休息观察15~30min。

(8) 每一疗程结束后，要进行复查，对治疗效果做出评估，并对下一步治疗提出建议。

(9) 结合高压氧治疗，应尽量采取相应的临床辅助治疗措施。

3. 具体方法 在整个高压氧治疗过程中可分为三个阶段（加压、稳压、减压）。前后两个阶段是为保证第二个阶段的顺利治疗，没有前后两个阶段，治疗目的就无法达到。

(1) 加压：由常压上升至所需要治疗压力的过程。这个过程所需要的时间称为“升压时间”。如果中间暂停加压后，又继续加到规定压力时，暂停时间应计入“加压时间”内。

加压过程必须注意加压速度，加压太快时，咽鼓管口开张不良，易造成中耳气压伤。原则上先慢后快，在0~0.06MPa（表压）升压速度为0.005~0.01 MPa/min，在0.06MPa以上可0.01MPa/min，升压总时间控制在10~15min。

(2) 稳压：当压力升到所需的治疗压力后，应稳定保持一段时间，到减压前这段时间称“稳压时间”，也就是高压氧治疗时间。

1) 供氧：分为纯氧舱治疗、高浓度氧治疗、高压混合氧治疗三种。①纯氧舱治疗（婴儿氧舱）：即患儿吸85%以上浓度的氧，这在洗舱（即用氧气把舱内空气置换出来，保证舱内氧浓度在85%以上）后即可达到；②高浓度氧治疗（即面罩吸氧法）：吸入氧浓度在95%以上（面罩达不到完全气密，可进入一部分空气）。其优点是吸氧方便、灵活、易操作，氧中毒发生相对较少，所以临床上多采用这种疗法；③高压混合氧治疗（即吸入混合氧法）：通过高压氧混合装置，配置成O_2和≤3% CO_2的混合气体。其优点是压力低于0.2MPa（2ATA），治疗时间短（15min），节省氧气，节省时间，不需再服扩张血管药物，此方法适合久病体弱的老年人治疗。

2) 使用压力：很多疾病的治疗压力多选在0.2~0.3MPa（2~3ATA）范围内（从实验氧饱和度得出），特殊疾病如CO中毒、气性坏疽、破伤风、心肺复苏时可选用0.3MPa（3ATA）进行治疗。根据某些疾病的特点（减压病、气栓病等），都可以使用更高压力（5~7ATA），这些疾病的治疗只能在加压舱内进行。

3) 治疗时间、方法与次数：治疗时间应根据病情而定，一般性治疗时间多为1.5~2.5h。如果是隔离供氧，可交替进行吸氧治疗，通常吸纯氧30min，吸空气5~10min，再吸纯氧30min，这样可明显延长用氧时间而不会发生氧中毒症状。在0.3MPa（3ATA）下，用氧不超过2h；0.2MPa（2ATA）下，用氧不超过24h，尚属安全用氧范围。

根据临床实际需要，国内一般疾病治疗多以10次为1个疗程，每阶段为2~3个疗程。慢性病可根据病情评估，做出延长治疗方案。

4) 给氧方法：高压氧治疗时的供氧方式，目前国内有以下三种类型6种方法：

A. 全舱吸氧法（婴儿氧舱）：即单人氧舱使用的方法，病员在舱内不需要戴供氧面罩，而是进行洗舱。即用氧气把舱内空气置换出来，保证舱内氧浓度在85%以上，洗舱方法分连续洗舱法和加减压洗舱法2种。①连续洗舱法:舱内压升至0.02MPa时,开启减压阀,调整该阀使加压等于减压,此时舱内压力不变,维持3~5min,即可将舱内空气置换出来。若有测氧仪装置,待测氧仪指针到85%以上时,便可关闭减压阀继续进行加压。②加减压洗舱法:将舱内压升至0.02MPa后,关闭加压阀,开启减压阀,使舱压下降至常压,然后再升压。如此重复三次加减压后,再继续升压到使用压力。

前者压力基本稳定,患者感觉舒适。后者气压反复波动,患者耳咽管因气压骤变而感觉不适,故多采用前法洗舱。

B. 面罩吸氧法:即空气加压到达治疗压力后,患者戴供氧面罩呼吸纯氧,其方法有2种:①开放式吸氧法:患者在舱内使用面罩吸纯氧治疗,通过呼吸调节器按需供氧,不吸不供。呼出气体直接排在舱内,此法随着时间延长,舱内CO_2浓度、O_2浓度随之增加,所以在治疗中要加强通风,目前基本不用,已被淘汰。②密闭式吸氧法:在开放式吸氧装置的基础上,在呼出气通道上再加装排氧装置,使呼出气经特定管道设备排至舱外。此方法比较安全,舱内氧浓度保持在23%以下,目前国内多采用这种方法。

C. 急救吸氧法:此方法吸氧不经过供氧调节器,由舱外及舱内2级流量计控制,再接吸氧面罩或头罩,此法耗氧量大,但对年老体弱或肺活量低,气管切开的患者较适宜。其方法有2种:①面罩吸氧法;②头罩吸氧法。为防止舱内氧浓度升高,两种方法都必须连接单独的排氧管道,用流量计控制排氧,排≥进。

5)通风换气:因呼出气中CO_2、O_2浓度随着时间的延长而增加,CO_2浓度超过常压的2%对健康有损害,可致患者CO_2中毒,并可促进氧中毒的发生。开放式面罩吸氧时,舱内O_2浓度增高,不安全因素相对增加。因此,在一定时间里,应根据舱内人数、温度等进行必要的通风换气,其方法多采用计算法、估计法进行。

A. 计算法:

$$\text{每分钟通风量} = \text{人数} \times \text{基本通风量} \times \text{绝对值}$$

$$\text{最大间隔时间} = \frac{\text{舱的实际容积}}{\text{每分钟通风量}}$$

$$\text{每分钟通风总量} = \text{每分钟通风量} \times \text{最大间隔时间}$$

$$\text{每次通风持续时间} = \frac{\text{每次通风总量}}{\text{进排气速率}}$$

B. 估计法:2500ml/min/人,持续3min即可,约30min进行一次。

(3)减压:高压氧治疗完毕后,必须把病员从高压环境安全的降至常压环境出舱。应根据不同疾病选择相应的减压方案。

1)工作压力:因治疗疾病的不同,使用的压力大小也不同。对采用2~3ATA交替进行多次达到治疗目的者,压力应按最高压力选择减压方案。

2)计算高压下工作时间:(加压时间+高压下停留时间),然后选用安全的减压方案。

3)减压方法:在高压氧治疗过程中,机体内氮储备明显增加,如减压过快,氮气脱饱和过程超过安全过饱和系数,氮就以气泡形式从液体中分离出来,栓塞血管、压迫组织而造成减压病症状。如果气泡栓塞到重要器官(如脑、心等),对生命可造成严重威胁,此时需立即再加治疗。减压的快慢是形成气泡的关键,因此减压时一定要选择安全的减压方案。①均匀减压法(即等速减压法):以均等速度进行缓慢限额减压,可使机体内保持一定的压差,有利于气体从机体内排出。②阶段减压法:即减压至某一压力时,根据要求进行一定时间的停留，再减压，再停留，逐渐进行，形成阶梯状，故称阶梯减压法。上述两种方法均应严格按相应减压方案进行，不能随意更改。③减压时的注意事项：应严格按照减压方案进行减压，观察舱内患者情况，并告知减压过程中的有关事项，保持正常呼吸，严禁屏气，以防肺气压伤。

（四）高压氧治疗适应证

1. 高压氧急性适应证 急性一氧化碳中毒及其他有害气体中毒；气性坏疽、破伤风及其他厌氧菌感染；减压病；气体栓塞症；各种原因引起心肺复苏后急性脑功能障碍；休克的辅助治疗；脑水肿；肺水肿（心源性肺水肿除外）；挤压综合征；断肢（指趾）及皮肤移植术后血运障碍；药物及化学中毒；急性缺血缺氧性脑病。

2. 非急性适应证 CO 中毒及其他中毒性脑病；突发性耳聋；缺血性脑血管疾病；颅脑损伤；脑出血恢复期；骨折及愈合不良；中心性浆液性视网膜脉络膜炎；昏迷及植物人状态；高原适应不全症；周围神经损伤；颅内良性肿瘤术后；牙周病（炎）；病毒性脑炎；面神经炎；骨髓炎；无菌性骨坏死；脑瘫；胎儿宫内发育迟缓；癫痫；糖尿病及糖尿病足；冠心病；快速性心律失常；心肌炎；周围血管疾病；眩晕综合征；慢性皮肤溃疡；脊髓损伤；溃疡性结肠炎；消化性溃疡；传染性肝炎；烧（烫）伤；冻伤；植皮术后；整形术后；运动性损伤；放射性损伤；恶性肿瘤；视神经损伤；疲劳综合征；血管神经性头痛；脓疱疮；银屑病；玫瑰糠疹；多发性硬化；急性感染性多发性神经根炎；复发性口腔溃疡；麻痹性肠梗阻；支气管哮喘；急性呼吸窘迫综合征；老年性认知障碍疾病。

3. 禁忌证

（1）绝对禁忌证：未经处理的气胸。

（2）相对禁忌证：重症上呼吸道感染；重度肺气肿；支气管扩张症；重度副鼻窦炎；心脏Ⅱ度以上房室传导阻滞；血压过高（≥180/100mmHg）；心动过速（<50 次 /min）；未经处理的恶性肿瘤；视网膜剥离；早期妊娠（3 个月内）；活动性内出血及出血性疾病；结核空洞形成并咯血；早产儿、极低体重新生儿（<2kg）；肺大疱。

二、高压氧在老年病中的应用

（一）老年疾病的临床特点

老年期，人的生理、代谢功能及形态结构均发生不同程度的变化，应激、储备、适应及防御能力等也发生不同程度的减弱。因此，老年疾病的临床表现存在一些特点：

1. 症状及体征不典型 由于老年人感觉性降低，往往疾病发展虽很严重，但无明显自觉症状，或症状表现不典型。如急性心肌梗死老年人很少有心绞痛频繁发作、疼痛加剧、心绞痛发作时间延长等表现，以致无痛性急性心肌梗死增多，容易漏诊。老年人高血压临床常无症状或表现不明显，很少有头晕、头痛、耳鸣等高血压常有的症状。往往体检时发现血压已很高。

2. 多种疾病同时存在

（1）由于各系统各器官间有密切联系，一个系统患病可引起有联系的另一个系统发生病理变化，如脑出血可致心肌缺血及肺部感染。

（2）同时存在数种慢性疾病时，某一种疾病出现急性改变，其他器官也随之发生改变。如老年人患高血压，同时心脑血管有不同程度的动脉硬化。当血压突然升高时，可导致脑出血或心肌缺血加重。

(3) 各种疾病的累积效应随年龄增长而逐渐增加。如高血压、动脉粥样硬化、糖尿病、肿瘤等常发生于同一个体。

(4) 免疫功能障碍易导致多种疾病同时发生,如癌、严重贫血等。

(5) 老年人易发生骨折、压疮、骨质疏松、尿失禁、感染、脑出血等,且常同时发生。

(6) 老年患者多同时患多种疾病,使用药物种类过多,可致医源性疾病。

3. 并发症和合并症多

(1) 意识障碍比较常见,如脑出血、脑水肿、阿-斯综合征、肺水肿、急性心肌梗死等可致血压下降,引起意识障碍。糖尿病酮症酸中毒、消化道出血、肺性脑病、肾衰竭、感染及电解质紊乱等均易引发意识障碍。另外,使用中枢神经抑制药物也可引起意识障碍。

(2) 水和电解质紊乱:老年人随年龄增长,组织和体细胞数均逐渐减少。因此,常因轻微的原因引发水和电解质紊乱。老年人中枢对口渴反应迟钝,常饮水量不足,如再合并发热、呕吐及腹泻时,易发生缺水性脱水和电解质紊乱。

(3) 运动障碍:老年人易患骨性关节炎、类风湿关节炎、痛风等,这些疾病都可引起运动障碍。脑血管意外还可引起偏瘫等后遗症。

(4) 大小便失禁:老年人肛门括约肌功能减弱、膀胱容积变小、膀胱括约肌松弛,二便容易失禁。常见于某些疾病的终末期。

(5) 压疮:多见于长期卧床、肢体活动障碍的各种慢性疾病的老年患者。

(6) 出血倾向:老年人出血倾向多表现为紫癜。女性多见。这种紫癜与凝血机制异常无关,因皮下组织萎缩、皮下血管硬化,轻微外力即可使皮下血管壁破裂出血。在多种老年性疾病的严重期也易发生弥漫性血管内凝血。

(7) 多器官功能衰竭:老年人在严重创伤、中毒、感染、大手术等应激状态下,容易在短时间内同时或相继出现两个或两个以上器官衰竭。这种情况死亡率极高。

(二) 临床应用

1. 衰老和低氧症时的脑代谢 衰老的最重要变化发生在大脑。老年人脑萎缩由神经细胞的萎缩和死亡所致。由遗传所决定的脑各部分老年性改变的快慢取决于大脑功能利用程度。Lai 等发现老年人大脑中随年龄增加乙酰胆碱转移酶和谷氨酸脱羧酶等减少。Sokoloff 认为随年龄增长,有氧代谢减弱。继之出现血管功能不全、低氧和葡萄糖利用降低。由葡萄糖转化的神经介质的改变可能是伴随年龄而出现的某些脑功能障碍的基础。Gibson 等用小鼠研究了衰老的小鼠脑 γ-氨基丁酸的合成明显减少。给予中度低氧,乙酰胆碱的合成明显减少,同时脑乳酸浓度增加。低氧和衰老会进一步抑制有氧代谢,而且衰老又可降低大脑对低氧的适应能力。

2. 高压氧治疗的主要适应证 HBO 治疗的主要目的是消除组织低氧和改善代谢,改善或恢复功能。而低氧和代谢紊乱则是引起脑功能减弱的主要原因。老年患者只要有 HBO 治疗的适应证都可以行 HBO 治疗,除此之外,HBO 对下面几种疾病更有好处。

(1) 脑血管疾病伴有神经系统障碍如偏瘫。

(2) 多发性脑微梗死。

(3) 预防脑卒中的复发。

(4) 老年痴呆。

(5) 慢性心肌缺血性疾病。

(6) 周围血管疾病:下肢溃疡。

3. 实验及临床研究

(1) Smith 等早期的动物实验研究表明 HBO 对脑缺血有保护作用。

(2) 我国徐鹏等早在 1984 年就为 20 例老年人做 HBO 治疗,分为 2 周及 4 周各 10 例,观察 HBO 对血小板聚集率、血流变、动脉血气及脑功能的影响。治疗结果表明红细胞、血小板缺氧改善,进一步治疗可促使微血流好转,微循环及心肺功能好转,从而长时间提高 PaO_2 改善脑、心、肺功能。

(3) 冠状动脉狭窄与闭塞的主要原因是粥样硬化:动物实验表明,吸入低浓度氧后兔子主动脉发生粥样硬化。而通过 HBO 治疗,可使这些兔子的动脉粥样硬化恢复正常。而用低脂饮食、降血脂药物和 HBO 联合治疗患有动脉粥样硬化的兔子,治疗后粥样硬化斑减退或消失。Okamoto 等在兔子实验的基础上得出结论:吸入高氧(40% 氧)和低氧(5%~10% 氧)可通过对血管壁的直接作用,而不是改变血脂浓度,使动脉粥样硬化减轻或加重。

HBO 和局部血管扩张剂对促缺血的影响:用应变体积描记法测量了健康志愿者和血栓闭塞性脉管炎患者的足血流量。健康人和患者的静止血流量相同,HBO 条件下,血流量明显减少。但当 HBO 合并静脉滴注妥拉唑林时,血流量明显增加,Nylander 等用止血带阻断肢体血液循环,造成大鼠肢体水肿,应用 HBO 可使缺血后水肿明显减轻。

4. 疗效评价

(1) 脑血管疾病:Illingworth 等(1961 年)首先提出 HBO 在脑血管病中是有效的。Ingvar 和 Lassen(1964,1965)首先用 HBO 治疗脑缺血患者。他们认为急性脑缺血性损伤时,在损伤的中央部分氧张力很快降至零。用任何现行的疗法缺氧部位也只有很少的改善,但用 2~2.5ATA 的 HBO 可促进氧向脑的无血管区扩散。

通过临床、EEG、心理学、生物化学和眼科学检查证明,HBO 作为综合治疗中的一部分,并在脑血管危象发作时立即应用,结果显示 HBO 治疗效果明显。且对预防脑卒中的复发有良好作用。

HBO 治疗与病程有关,病程在 3 个月以内者,疗效较好,发病后越早(12h~7 天)进行治疗者,后遗症越少。疗程以 20~40 天为宜。

随机对照研究显示,高压氧联合康复训练对提高脑卒中偏瘫患者神经功能及肢体运动功能的恢复有协同作用,能明显改善患者的运动功能和 ADL,有助于提高脑卒中患者的生活质量,降低致残率,减少并发症,缩短住院时间,对促进脑卒中患者早日回归家庭、重返社会有重要意义。同时,高压氧联合康复训练可以改善老年脑梗死患者神经心理障碍、老年及老年前期患者平衡功能、握力及短时记忆力。

脑出血方面的研究报道较少,但随机对照研究显示,高压氧联合三级康复训练可有效改善老年基底节区高血压脑出血患者的预后,提高其生存质量并改善其焦虑、抑郁等不良心理状态。HBO 还能明显减轻老年脑出血患者的脑水肿情况,降低 HBO 和血浆脑钠肽浓度,同时可以降低全身性应激反应及调节凝血功能,有积极的临床治疗意义。

(2) 痴呆:HBO 对痴呆的作用存有争议。根据 Fischer 等的经验,HBO 作为综合治疗措施之一对脑血管功能不全引起的痴呆是有效的。HBO 可以改善患者的精神症状、短期记忆力、记忆跨度、信息处理速度、短期储存容量、基础学习速度、视察力、思维水平等。

老年痴呆发病缓慢,呈进行性衰退,病程常在 6 个月以上。老年痴呆的发病机制至今尚未完全明确,多认为与脑内乙酰胆碱酯酶活性降低有关,某些炎症、缺血、缺氧等因素加速了这些患者的神经元变性与死亡,使脑细胞及血管内有异常淀粉样蛋白沉淀,使脑功能发生障碍。在使用抗痴呆症药物(多有扩血管作用)同时,加用高压氧治疗,可逆转病情,甚至完全康复。但对晚期(Ⅲ期)患者及病程较长者疗效较差。实验研究证实高压氧联合雌二醇对老年痴呆大鼠学习记忆功能有明显改善作用。临床研究显示,高压氧可以改善患者的表情、远记忆力、认识力、言语及肢体功能。

(3) 心血管病:Smethev 等(1977)用 HBO 治疗了 77 例慢性缺血性心脏病患者。其中 52 例患心绞痛,25 例为伴有体循环或肺循环障碍的多灶性梗死后心脏硬化的患者。HBO 与药物合用使心绞痛患者症状缓解或消失,使其他患者的血流动力学改变得到纠正。Kuleshhova 与 Flora 报告了 233 例缺血性心脏病患者的恢复情况。所有患者都接受理疗、自身训练、按摩和治疗性的散步运动。179 名为 HBO 治疗组,常规药物治疗 54 名为对照组。HBO 治疗组 1.5~2ATA,60min,每天 1 次。治疗组有 22% 的患者心律失常得以纠正,出院时的负荷试验表明治疗组能更好地耐受运动负荷,而对照组的运动范围受到限制。HBO 还可改善慢性缺血性心脏病患者的心肌收缩性。同时,高压氧综合治疗对冠心病患者症状及心电图的疗效均较单纯药物治疗者显著。

不稳定型心绞痛属于急性冠脉综合征,系指冠状动脉粥样硬化斑块不稳定甚至破裂,有发展至急性心肌梗死甚至危及生命的可能,临床治疗为近年心内科的研究热点之一。临床研究结果显示高压氧辅助治疗不稳定型心绞痛疗效确切。但是,高压氧因需让患者处于高压环境之中,存在着一定的不安全因素,如引起血压过高或心动过缓等,理论上容易发生一些心血管事件,尤其是老年患者。加上其加压减压过程较慢,需时较长,而不稳定型心绞痛属于内科急症,万一发生情况,抢救措施很难及时跟上,容易发生致命性危险。作者随舱观察的结果显示,除少数患者在高压氧舱内心绞痛发作,且可用硝酸甘油控制外,余未见其他特殊急症如严重心律失常、心力衰竭等,故本文提示该辅助治疗是安全的。

(4) 外周血管病变:Illingworth(1962)首次将 HBO 用于外周血管病变,并挽救了一些急性动脉损伤患者的肢体。HBO 治疗后和缓解患者疼痛症状,促进皮肤溃疡愈合。降低截肢率。HBO 治疗的同时,加用血管扩张剂,可以增强疗效。

(5) 其他:国内外大量资料证明,HBO 对多种老年病(如突发性耳聋、牙周炎、视网膜动脉阻塞、糖尿病及其并发症、失眠、抑郁、一氧化碳中毒、颅脑损伤、帕金森、骨折、骨质疏松、骨髓炎等)是有效的。尤其对脑血管疾病伴有神经系统障碍如偏瘫;多发性脑微梗死;预防脑卒中的复发;老年痴呆;慢性心肌缺血性疾病;周围血管疾病更有好处。HBO 与脑力训练和体力运动并配合相应的药物综合治疗,可以增强疗效,使大脑功能衰退减慢,从而推迟其他器官的衰老进程,可帮助人们在良好的脑力和体力状态下活到应该活的年龄。但应该注意,对老年人的 HBO 治疗应该采用 0.15~0.2MPa 压力为宜,因为在该压力下脑代谢率高且不产生氧中毒,对老年患者的危险性小,常规给予口服抗氧化剂维生素 E、维生素 C,有一定程度的保护作用。

5. 高压氧治疗老年患者的风险管理 由于高压氧治疗环境的特殊性,老年患者生理功能退化及疾病的多发性、复杂性、突发性、猝死率高等特点,使得老年人成为护理风险管理的高危人群。治疗中心针对老年患者在高压氧治疗中存在的护理风险因素,制订并落实相应的各项风险管理措施,以提高护理管理质量,有效避免各项护理风险。

(1) 由于老年患者病情复杂多变、体质虚弱等原因,当外界环境发生变化时,其身体功能反应也会有一些改变,导致疾病加重。而高压氧舱是一个相对密闭的容器,患者和医务人员由高压氧舱体隔开,患者在高压氧舱内由于其内部环境变化对人体功能所产生的不良反应不能及时得到有效控制，这对一些病情严重患者可能会产生危险，甚至加重病情。因此，必须在患者进舱前把好病情关，严格掌握适应证和禁忌证。对需要做高压氧治疗的老年患者，应详细了解患者病情，询问既往史，做好各种检查。每次进舱前必须询问患者当时有无不适感觉。试吸氧面罩时有无憋闷感觉。老年患者患高血压较多，应询问有无按时服药，测量生命体征，如血压大于或等于 180/110mmHg（1mmHg=0.133kPa）者不应进舱，应待血压控制后才能进行高压氧治疗。急性重症患者急诊开舱吸氧时必须医生陪舱，并准备好抢救器材。

（2）由于高压氧治疗的特殊性，高压氧舱是一个密闭的环境，当老年患者从自然环境进入一个封闭的环境时，心理上都会有一种压抑、气闷、恐慌、紧张、担心的感觉，从而引起身体不适，引发疾病。因此，必须把握患者的心理关，缓解患者的心理障碍。对老年患者应充分尊重，热情接待，态度和蔼，待患者如亲人，对患者及家属提出的问题应耐心、细致地给予讲解，取得他们的信任和理解。对老年患者的合理要求尽量满足，让其乐于接受高压氧治疗。耐心介绍高压氧的治疗原理，采用通俗易懂的语言解释治疗过程中可能出现的不适及处理方法，并签署高压氧治疗知情同意书。对危重、昏迷、行动不便、耳聋、语音障碍的老年患者必须安排人员护送、陪舱，使患者能够积极配合治疗，以保证治疗和护理安全，避免风险、意外事故的发生。

（3）由于老年患者身体衰弱、行动不便、有些伴有听力、语音障碍、意识不清等疾病，有些需要轮椅或平车护送，在转运过程中存在很大的风险。因此，要特别注意和做好患者进出氧舱时的安全保障工作，保证老年患者平稳、平安进出高压氧舱，防止跌倒、坠床现象发生。固定好患者各种引流管，防止引流管脱出。

（4）由于老年患者动作迟缓，反应迟钝。因此，应耐心细致地教会患者及陪伴者做好捏鼻、鼓气调压工作，以及如何开启咽鼓管。加压时应以温柔的语音，适当的语速，适度的音量通知舱内人员做好调压准备开始加压。应以缓慢、均匀的速度开始加压。加压时应密切观察患者的反应，经常询问患者的感受，反复耐心地向患者讲解开启咽鼓管的动作与方法。昏迷或不配合的患者喂水时要特别注意防止呛咳，头要侧向一边。四肢躁动者需制动，以防患者发生意外。将舱压升至治疗压力时，通知患者戴好面罩，指导患者正确的吸氧方法，按自然呼吸频率吸氧，避免过度深呼吸。密切观察患者的吸氧情况、面色、表情及动作，经常询问有无不适，发现异常，及时给予处理和解决，必要时立即减压出舱，通知医生紧急处理，保证患者生命安全。减压时提醒患者保暖及保持正常呼吸。出舱时保护患者安全，询问有无不适感，测量生命体征，观察病情，护送至病房。

（5）高压氧舱是一个复杂、精密的医疗器械，尤其对安全有严格要求。因此，工作人员必须具备高度的责任感和安全意识，操作者严格按规范的操作程序操作。加压及减压时间严格遵守治疗方案，控制舱内氧浓度不超过 23%。严禁带入火种及其他易燃、易爆物品，不得穿着易产生静电火花的化纤衣服。严格遵守高压氧舱的各项管理制度、操作人员职责，一丝不苟，认真负责，切实保证护理安全，避免风险。

总之，老年患者由于生理及疾病的特殊性，在高压氧治疗过程中是护理风险管理的高危人群。治疗中工作要严谨，需具有高度的责任心和安全意识，做到思想上重视、行动上规范，注重识别现存和潜在的风险，将风险管理应用在老年患者高压氧治疗的各个环节，完善并执行各项规章制度，有效避免相关并发症、意外事故的发生及护理医疗纠纷。避免发生痰液堵塞、导管脱落、坠床、跌倒、气压伤、减压病和氧中毒等不良事件。

（李红玲）

第三节　老年中医康复

一、概述

中医康复学是在中医理论指导下,采用中医独特的康复理论与治疗方法,以减轻功能障碍使患者重返家庭或社会的一门医学科学。中医康复不仅历史悠久而且内容丰富,几千年来在历代医家的临床实践中不断发展。中医康复强调预防为主,防治并重,天人合一,注重辨证康复和整体康复,方法众多,简便易行,易于推广。比如饮食疗法、情志调理法、运动健身法、气功疗法等。老年中医康复就是针对老年人的特点,采取与之相适应的中医康复治疗手段,以维持或改善老年人的功能障碍,提高日常生活活动能力(ADL)、生活质量(QOL)和走向死亡的质量(quality of death,QOD),延缓衰老,达到生理、心理、社会等全面康复。

(一) 中医抗衰老的基本认识

中国已经步入老龄化社会,老龄人口数量占总人口数量的比例逐年上升,衰老已经成为一个非常严峻的社会问题,衰老可以导致社会适应能力降低、日常生活活动能力(ADL)和生活质量(QOL)下降,增加家庭和社会的负担。衰老是不可避免的,自然发展的客观规律。但是,可以通过应用各种干预手段延缓衰老的进程或减轻衰老的程度。《黄帝内经》中的《素问·四气调神大论》中提出:"是故圣人不治已病治未病,不治已乱治未乱,此之谓也。夫病已成而后药之,乱已成而后治之,譬犹渴而穿井,斗而铸兵,不亦晚乎"。即强调预防保健、养生抗衰的重要性。《景岳全书》云:"胃为水谷之海,得后天之气也,人之始生,本乎精血之原,人之既生,由于水谷之养,非精血无以立形体之基,非水谷无以成形体之壮"。中医学"肾为先天之本,脾为后天之本"的理论是预防保健、养生抗衰的理论基础,先天之本与后天之本相互滋生、相互促进,有研究显示:年龄、性别、饮食偏甜及酸、吸烟、饮酒、睡眠习惯、运动时间和次数、人际关系、家庭关系、疾病对衰老都有影响,而年龄、饮食、饮酒、睡眠、运动、疾病是影响机体衰老进程及衰老程度的最主要的几个关键因素。五脏虚衰、功能失调是衰老的根本原因,但衰老的原因有很多。早在两千多年前经典古籍《黄帝内经》的《素问·上古天真论》《素问·生气通天论》《素问·四气调神大论》以及《灵枢·经脉》《灵枢·本神》《灵枢·天年》等都对中医抗衰老从理论到实践进行了阐述,为后人研究和发展抗衰老奠定了坚实的基础,主要建立在治未病理论基础上的中医抗衰老的方法自古至今在历代医家的实践中逐步被总结、发扬。目前,常用的中医抗衰老方法有食疗养生抗衰老、运动养生抗衰老、环境养生抗衰老、起居养生抗衰老、四时养生抗衰老、自然养生抗衰老、沐浴养生抗衰老、娱乐养生抗衰老、心理养生抗衰老、特色养生抗衰老、中药养生抗衰老等。

(二) 中医抗衰老的理论基础

1. 健康的定义　1990年世界卫生组织(WHO)对健康的阐述是在躯体健康、心理健康、社会适应良好和道德健康四个方面皆健全(表7-3-1)。

表 7-3-1 世界卫生组织(WHO)的健康十条标准

1	精力充沛,能从容不迫地应付日常生活和工作的压力,而不感到过分紧张
2	处事乐观,态度积极,乐于承担责任
3	善于休息,睡眠良好
4	应变能力强,能适应环境的各种变化
5	能够抵抗一般性感冒和传染病
6	体重得当,身材均匀,站立时头、肩臂位置协调
7	眼睛明亮,反应敏锐,眼睑不发炎
8	牙齿清洁,无空洞,无痛感,牙龈颜色正常,不出血
9	头发有光泽,无头屑
10	肌肉、皮肤富有弹性,走路轻松有力

2. 中医抗衰老的理论浅析 早在两千余年前,中国现存最早的中医理论专著《黄帝内经》问世;秦汉时期流传下来的《神农本草经》是中国现存最早的药物学专著;《伤寒论》和《金匮要略》是东汉著名医家张仲景在深入钻研古典医籍的基础上,广泛采集良方,并结合自己的临床实践著成的经典医书,为后世临床医学的发展奠定了良好的基础;唐代医家孙思邈的《千金要方》、李时珍的《本草纲目》、华佗的"麻沸散"等都是中医发展史中的精髓。中医古籍对影响健康与寿命因素的阐述为中医抗衰老奠定了理论基础。基于"肾为先天之本""脾为后天之本"的观点,脾肾虚衰是早衰的根本,补益脾肾是抗衰老的核心,但抗衰老需要综合分析,辨证施治。

(1)肾为先天之本,肾藏精主骨生髓,开窍于耳:肾早衰的临床表现主要是耳鸣、听力下降、牙齿松动或脱落、尿频、小便淋漓或尿失禁等。肾开窍于耳,肾虚则耳鸣、听力下降;肾为先天之本,肾藏精主骨生髓,齿为骨之余,肾精不藏或肾气虚弱,则牙齿松动、脱落;肾主气化,气化不利,则尿失禁、尿频、小便淋漓。肾为脏腑阴阳之本,生命之源,肾精匮乏,精气不足则会造成早衰。

(2)脾为后天之本,气血生化之源:脾主运化,主肌肉四肢。脾失健运,清阳不升,则肌肉失养,腰膝酸软,四肢无力。脾虚阳气不足,则大肠功能失调,吸收不良,出现腹泻或便秘、食欲不振、腹胀腹痛、水肿等症。人的生命有赖于后天营养物质的摄入,脾胃虚弱,后天失养则易出现早衰。

(3)七情因素:七情包括喜、怒、忧、思、悲、恐、惊,即现代医学的心理精神因素,分别为五脏所主,正常情况下七情是不会致病的,但过度的情绪变化则会造成气血失调,损伤五脏,比如过喜伤心、过怒伤肝、过忧伤肺、过思伤脾、过恐伤肾,而致早衰。

(4)生活习惯因素:如吸烟、饮酒、起居失常、过劳过逸、饮食不节、不规律运动、纵欲等不健康的生活方式会导致以"生活习惯病"为主的疾病及其早衰甚至死亡。

(5)社会环境因素:如社会制度不合理、贫富贵贱的社会地位变化、不良的风俗习惯、激烈的社会竞争等都会带来生理的、心理的变化,从而导致生病早衰。

(6)自然环境因素:"天人合一"是中医养生抗衰的理论基础。《黄帝内经》从医学角度探讨养生与长寿,其自然观天人合一,即所谓人体要顺应自然规律,才能维持正常生命活动。根据四时不同,采用春养生、夏养长、秋养收、冬养藏,以及春夏养阳、秋冬养阴的方法,四时季节、气候变化、环境污染等，自然界各种因素的变化会造成人体阴阳气血失衡，从而产生疾病早衰。

（三）中医抗衰老的康复原则

1. 未病先防，未老先养。
2. 天人合一，形神共养。
3. 动静结合，协调平衡。
4. 脏腑调和，阴阳平衡。
5. 养疗结合，心身兼顾。
6. 辨证施治，整体康复。

二、中医抗衰老方法的应用

（一）食疗养生抗衰老

唐代大医学家孙思邈说："安身之本，必资于食"……"不知食宜者，不足以存生也"。明代医学家李时珍说："饮食者，人之命脉也。"合理的饮食，可以使人身体强健，益寿延年，而饮食不当则是导致疾病和早衰的重要原因之一。

1. 食疗养生抗衰老的原则

（1）饮食有节；
（2）因人制宜；
（3）因时制宜；
（4）药食同源；
（5）平衡膳食；
（6）饮食卫生；
（7）调理整体。

2. 食疗养生抗衰老的分类

(1) 养生抗衰保健饮食：针对健康或亚健康老年人，具有增强体质，养生抗衰作用的饮食。如苹果、柠檬、银耳、胡萝卜、枸杞、山药、樱桃、黑芝麻、松子、牛奶、海参等具有美容养颜之功效；核桃、葡萄、龙眼、大枣、百合、猪脑、枸杞、首乌等具有益智健脑之功效；山药、莲子、桂圆、菊花、枸杞、猪肝、羊肝、绿茶、菠菜等具有明目聪耳之功效；桑葚、榛子、荞麦、豆类、菌类、栗子、酸枣等具有抗疲劳、强筋健体之功效；核桃可润肤乌发，健脑抗衰；萝卜、冬瓜、黄瓜、海带、赤小豆、薏苡仁等具有降脂减肥之功效，山楂除以上功效外还具有增强免疫力、抗衰老的作用；冬瓜可以清热解暑、利尿、润肤健体、抗衰老；牛羊肉、海参、莲子、枸杞及新鲜蔬菜、水果等具有健脾益肾、延年益寿之功效。鲜豆浆可调节内分泌、改善更年期症状、增强抵抗力、延缓衰老。

(2) 养生抗衰药膳饮食

1）保健类药膳：针对健康或亚健康老年人，配合养生抗衰保健饮食，具有增强体质、调和阴阳、养生抗衰作用的药膳。如黄芪、党参、鹿茸、粳米、人参、莲子、芦荟、茯苓、白术、当归、川芎、冬虫夏草、决明子、枸杞、首乌、菟丝子、杜仲等与养生抗衰饮食相配，制成各种药膳，如核桃仁粥、首乌蛋、海参粥、补虚粥、甘麦大枣汤等。

2）治疗类药膳：针对患病的老年人，配合临床治疗，辨证施治，具有调和脏腑、平衡阴阳、治病强身、延年益寿作用的药膳。如高血压可用醋浸花生、红花海蜇、芹菜拌香菇、首乌大枣汤、豆浆粳米粥等；糖尿病可用南瓜粥、海参粥、清炒苦瓜、山药葛根粥等；高脂血症可用决明子粥、黄精炖猪肉、加味橘皮粥、昆布海藻汤、银杏叶茶等；骨质疏松症可用养脊骨粥、枸杞羊肾粥、桑葚牛骨汤等；慢性支气管炎可用枇杷叶粥、罗汉果茶、薏米杏仁粥、雪梨炖燕窝、百合甜杏粥、灵芝肉饼等；支气管哮喘可用蜂蜜蒸羊胆、麻雀虫草汤、杏仁薄荷粥、参桃蛤蚧汤等；骨折可用三七蒸鸡、田七瘦肉汤、牛膝酒、当归羊肉羹、黄芪桂圆粥、蟹肉粥、牛膝蹄筋等。

3. 食疗养生抗衰老的注意事项

（1）食疗养生抗衰老的禁忌：为了保证养生抗衰老的食疗效果，避免出现不良反应，在养生抗衰老的食疗过程中，应该充分了解食物和药物的功效以及配伍禁忌，依据年龄、季节、体质、寒热虚实、五行生克、四气五味、疾病特点等选择适宜的食疗，以充分发挥中医抗衰老食疗的优势，科学养生抗衰。

（2）食后摩腹散步：唐代医家孙思邈曾说“中食后，以手摩腹，行一二百步，缓缓行。食毕摩腹，能除百病”。食后摩腹可以促进血液循环，促进消化吸收，调节神经、内分泌功能，提高养生抗衰之功效。饭后摩腹简便易行，行之有效。即食后两手对搓后以热手轻轻摩腹，手法自上而下，从左到右，或沿顺时针方向用手掌推摩，每次 5~10min 左右为宜。俗话讲：“饭后百步走，活到九十九”。孙思邈在《千金翼方》中讲：“食后行步蜘距则长生。”即食后易行步，行步易缓慢。进食后散步，有利于胃肠蠕动，可促进消化吸收。食后即散步又摩腹，则效果更佳。

（二）运动养生抗衰老

1. 运动养生抗衰老的原则

（1）掌握三大要素：调身、调息、调心；

（2）动静结合；

（3）适度适量；

（4）因人制宜；

（5）因时制宜；

（6）因地制宜；

（7）练养结合；

（8）循序渐进；

（9）持之以恒。

2. 运动养生抗衰老的方法 中医康复中运动康复疗法很多，如八段锦、五禽戏、太极拳、易筋经以及各种气功等，在这里我们介绍几种针对老年患者养生抗衰常用的、简便易行的中医运动康复方法。

（1）太极拳：太极拳是我国传统的健身拳术之一。太极拳动作轻盈舒缓，既可活动筋骨，又可调理气血五脏，健身防病，因此，是一种行之有效的，广为流传的传统养生运动疗法。太极拳的种类很多，其中流传较广的有陈式太极拳、杨式太极拳等流派。而且，各流派有 24 式简化太极拳、48 式简化太极拳、32 式简化太极拳。老年人则应根据本人的具体情况选择适宜的运动康复方法，不宜做过于复杂、时间过长的太极拳。

（2）气功：气功是指通过呼吸（调息）、意念（调心）、姿势（调身）相结合的练气和练意的功夫。气功康复是患者用意识不断调整呼吸和姿势，以意引气，循经运行。增强元气，调和气血和脏腑功能，恢复机体的阴阳平衡，从而促进身心康复的方法。它是中医康复学中独特的锻炼精、气、神的自我身心康复法。医疗气功具有自我调控，内练精气神，外练筋骨皮，身形兼顾的作用，应用范围很广，有病治病，无病强身，老弱病残均宜。

气功的功法很多，可分为静功和动功两大类。常用的静功由放松功、内养功、强壮功、站桩功等，以练功时不做肢体运动为特征；动功多种多样，以导引运动和保健气功为主，练功时必须做肢体运动，而保健功又称按摩拍打功，它是气功中的辅助功种，即可疗疾，又可健身，尤其适用于老年体弱患者。

下面介绍以静功的放松功和动功的保健功为代表的适宜老年人的养生抗衰气功：

1）放松功：①适用范围：放松功可以恢复体力、缓解紧张、促进睡眠，对于健康人和慢性病患者都有明显效果。临床适用于预防脑卒中与脑卒中后遗症、高血压、冠心病、神经衰弱、内脏下垂、记忆力减退、焦虑症以及精神紧张所引起的各种慢性疾病。②练功方法：练功前要保持情绪稳定，环境安静；练功时间以早晚空腹为宜，每天1~2次，每次20~30min为宜；呼吸方法以自然呼吸为主，尽量顺其自然，腹式呼吸最佳，基本呼吸方式是默念呼吸，即吸气时心里默念“静”字，呼气时心里默念“松”字；意念是练功的关键。主要是发挥自我暗示作用，应以良好的心理状态影响生理状态，以轻松愉快的心情，在松与紧、动与静的对比中，逐步达到高层次的气功态境界；具体方法是行、立、坐、卧均可练习（图7-3-1~图7-3-3）。民谚说“行如风，立如松，坐如钟，卧如弓。”其实质是要求在放松的状态下保持脊柱正直和自然的曲度，并贯穿一种振作、敏捷、稳健的神态和气势，在这种意念支配下保持一定的姿势，就能逐渐做到“形正体松”，气运自然，经络通畅。练功结束后，要有收功的缓和过程，不可突然停功，以免感觉不适。

2）保健功：①耳功：用双手分别按摩耳廓18次，然后，用两手鱼际处掩住耳道，手指放在后脑部，用食指压中指并滑下轻弹后脑部24次。此功可增强听力，预防和治疗耳鸣、耳聋。②叩齿：思想集中，上下牙齿轻叩36次。此功可改善血液循环，起到固齿防牙病的作用。

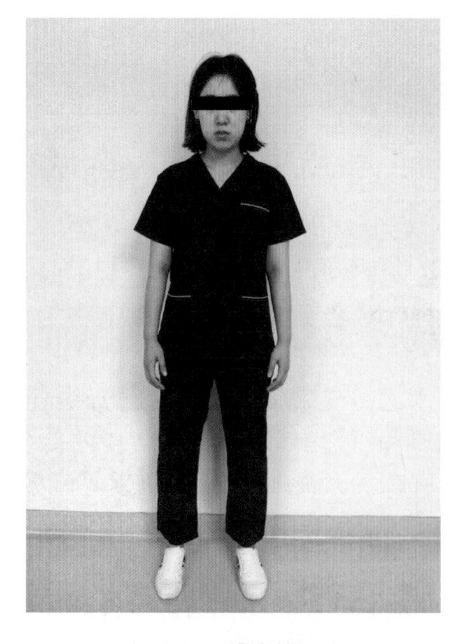
图7-3-1 站姿放松功

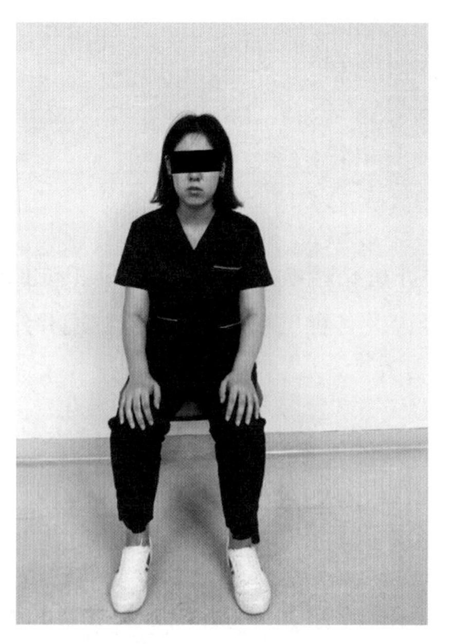
图7-3-2 坐姿放松功

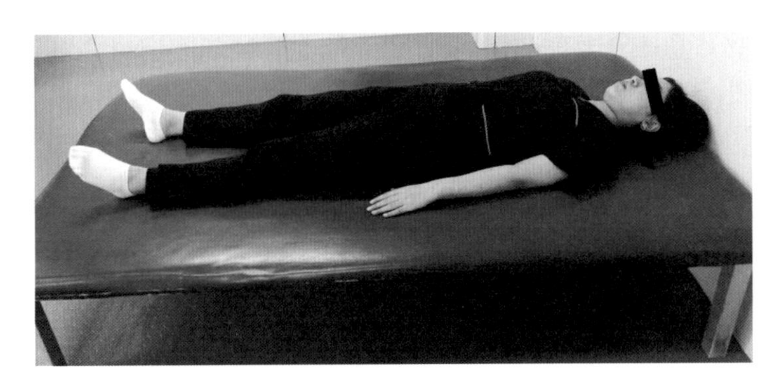

图 7-3-3 仰卧位放松功

③目功：轻闭双眼，拇指微曲，用两侧指关节处轻轻擦两眼皮各 18 次；再用两拇指指背轻擦眼眉各 18 次；再轻闭两眼，眼球左右旋转各 18 次。此功可促进眼的运动，加速气血运行，增进视力，防治眼疾。④揉肩：以左手掌揉右肩 18 次，再以右手掌揉左肩 18 次。此功可舒筋活络，滑利关节，用于防治肩痛及活动障碍。⑤搓腰：即"搓内肾"。先将双手互相搓热，以热手搓腰部两侧各 18 次。此功可促进腰部气血运行，调理腰部气机，防治腰痛。⑥揉膝：用手掌揉膝关节，两手同时进行各 100 次。此功可强筋健腿，防治膝关节疾病。⑦擦涌泉：用左手食指、中指擦右足涌泉穴 100 次，再用右手食指、中指擦左足涌泉穴 100 次。此功可调节心肾，引热下行，可治疗头晕目眩等疾病，此法也是保健抗衰的最佳方法之一。

（三）环境养生抗衰老

与养生抗衰老相关的环境主要有空气、水、阳光、土地、植被、住宅、社会人文等综合因素。中医环境养生康复技术是根据天人相应的原理，强调人的活动要顺应天时、地利、人和的整体保健观。更强调因时制宜、因地制宜、因人制宜的养生法则，指导人们选择和创造适宜的生活环境，使其与人体生命活动的规律协调一致，从而预防疾病，增强体质，让适宜的环境来保护人类的健康。

气温突然的、大幅度的变化，或过冷、过热等都易造成老年人发病或患病老年人病情恶化。因此，老年人的居住环境的气温、气压、气流、湿度、风量风速等应保持相对恒定，以保证老年人的机体内环境稳定，身心健康，延年益寿。

老年人的生活环境应尽量避开不利于人体健康的水源、矿藏以及高压线、强磁场和有放射线的地方。如居住地空气污染严重，应尽量减少外出，传染病高发地或高发季节，更应减少外出，特别不要去人群聚集的公共场所，如必须外出应戴口罩外出。

为了人类健康，全社会应该共同努力营造一个自然生态环境优良，空气质量优良，阳光、绿水、青山环抱的优良社会环境。

（四）起居养生抗衰老

古代养生专家认为，人身体状态的好坏和寿命的长短与能否合理安排起居作息有着密切的关系。《素问·上古天真论》曰："食饮有节，起居有常，不妄作劳，故能形与神俱，而尽终其天年，度百岁乃去……起居无节，故半百而衰。"

起居有常主要是指起卧作息和日常生活有规律并合乎自然界和人体的生物节律。它要求人们起居作息、日常生活要有规律，这是强身健体、延年益寿的重要原则。

唐代孙思邈《备急千金要方·养性》曰："善摄生者卧起有四时之早晚，兴居有至和之常制"。即根据季节变化和各人的具体情况制订出符合生理需要的作息制度，并养成按四时作息的习惯，使人体的生理功能保持在良好的状态之中。据调查，长寿老人大多是起居有时，生活规律。现代医学也已证实，人的生命活动遵循着一定周期或节律而展开。因此，养成良好的生活作息规律是提高人体适应力、保证健康长寿的要诀之一。

（五）四时养生抗衰老

《黄帝内经》曰："天地之间，六合之内，其气九洲九窍、五脏、十二节，皆通乎天气。"天地阴阳的规律变化，使自然界中一切事物的运动变化都有一定的节律性，如四季变换的年节律、月亮盈亏的月节律、昼夜晨昏的日节律等时间节律，人体与之相应，脏腑气血、精神情志等也有着周期性变化。自然界一年四季具有春温、夏热、秋凉、冬寒的阴阳消长，而人体则与之相应具有春生、夏长、秋收、冬藏的变化规律。养生康复要根据自然界及人体的变化规律，因时制宜，才能更好地达到祛病延年的目的。

1. 春季　春季养生康复在起居、情志、饮食、运动等方面，都要顺应春天阳气生发，万物萌发向上即"生"的特点，以保持内环境的相对平衡。

（1）起居调养：《素问·四气调神大论》曰："春三月……夜卧早起，广步于庭，被发缓形，以使志生……此春气之应，养生之道也。"春季起居养生，应该晚睡早起。且春季阳气始生，气候变化较大，乍暖还寒，加之人体肌表腠理开始变得疏松，对外邪的抵抗能力减弱，故此时不宜过早脱去棉衣，特别是年老体弱者，减脱冬装尤应审慎，不可骤减。正所谓"春捂秋冻"。

（2）情志调节：春属木，与肝相应。肝主疏泄，在志为怒，恶抑郁而喜调达。故春季养生抗衰在情志方面切勿暴怒，更忌精神忧郁，要加强精神修养，用积极向上的态度对待任何事情，做到心胸开阔，乐观豁达，精神愉快。

（3）饮食调养：《素问·脏气法时论》曰："肝主春……肝苦急，急食甘以缓之……肝欲散，急食辛以散之，用辛补之，酸泻之。"肝旺于春，与春阳生发之气相应，喜条达疏泄；肝木太过则易乘伐脾土，影响脾胃的消化功能。酸味入肝，具收敛之性，不利于阳气的生发和肝气的疏泄；而甘味补脾培中，故春季宜食辛甘发散之品，而不宜食酸收之味。如小麦、谷米、土豆、山药、鸡蛋、鸭蛋、鹌鹑蛋、鸡肉、鸭肉、鹌鹑肉、牛肉、瘦猪肉、鲜鱼、花生、芝麻、大枣、莲子、蜂蜜、胡萝卜、豆芽、莲藕、荸荠、梨子、蘑菇等。另外，春天是多发病的季节，在饮食上应忌发物，少食过于辛辣温燥的食物。

（4）运动养生：为了适应春天阳气生发的需要，老年人可结合自身条件，选择合适的运动方式，如散步、太极拳或者一些有益有趣的娱乐活动。

2. 夏季　夏季三月，从立夏到立秋前，夏季暑热，烈日炎炎，雨水充足，万物茂盛，阳极阴生，万物成实。《素问·四气调神大论》曰："夏三月此谓蕃秀。天地气交，万物华实。"与天地阴阳变化相应，阳气旺盛为人体的主要生机特点。故夏季养生抗衰要顺应夏季阳盛于外的特点，注意养护阳气，着眼于一个"长"字。

（1）起居调养：《素问·四气调神大论》曰："夏三月，夜卧早起，无厌于日。"夏季作息应晚睡早起，以适应日出早而日落晚的规律；尽可能进行户外活动，接受"日光浴"，使汗液排泄，调节机体体液，排除体内毒素。夏季气温高、湿度大，故夏季起居要注意防暑降温。夏季睡觉有五忌：一忌室外露宿；二忌袒胸露腹；三忌睡在地上；四忌穿堂风；五忌通夜不停扇。适当午睡对身体极为有益。一则可避暑热炎炎之势，二则可弥补夜间睡眠之不足以消除疲劳。酷暑盛夏，每天一次温水澡，是一项值得提倡的防暑降温的健身措施。

(2) 情志调节：《素问·四气调神大论》曰："使志无怒，使华英成秀，使气得泄，此夏气之应，养长之道也。"夏季切忌急躁发怒，要保持神清气和，快乐欢畅，胸怀宽阔，精力充沛，情绪饱满，以利于气机的宣畅，适应夏季的养生之道。夏属火，内应于心。故当炎热之夏日，尤其要重视心神的保养、精神的调摄，以保证人体全身功能的协调旺盛、脏腑功能的正常运行。"心静自然凉"是夏季调养心神的重要法则。

(3) 饮食调养：夏季气候炎热，暑热当令，心火易于亢盛，故饮食宜用清心泻火、清暑之物。如西瓜、香瓜、黄瓜、西红柿、绿豆、赤小豆、苦瓜之类。暑热季节出汗较多，老年人可适当少用些冷饮，补充水分，帮助体内散发热量，清热解暑。但切忌贪凉而暴食冷饮、凉菜、生冷瓜果等，否则，会影响脾胃功能，甚至酿成疾病。老年人夏季饮食应以清淡、少油腻、易消化为原则。

(4) 运动养生：夏季运动应避开炽热烈日之时，并注意加强防护。最好在早晚比较凉爽时选择运动量较小或适中的运动方式，如散步、太极拳、健身气功等。

3. 秋季 秋季万物成熟，果实累累，正是收获的季节，人体的生理活动也要适应自然环境的变化，与"夏长"到"秋收"自然阴阳的变化相应，体内阴阳双方也随之由"长"到"收"发生变化，阴阳的代谢也开始向阳消阴长过度。因此，秋季养生抗衰应以养收、养肺、防秋燥为原则。

(1) 起居调养：秋季，自然界的阳气由疏泄趋向收敛，起居作息要相应调整。《素问·四气调神大论》曰："秋三月，早卧早起，与鸡俱兴。"早卧以顺应阴精之收藏，早起以顺应阳气的舒展，使肺气得以宣肃，避免秋季肃杀之气对人体产生不良影响。同时，为了保养肺的秋收之气，在秋季要适当延长睡眠时间。

(2) 情志调节：秋天是宜人的季节，但气候干燥，日照渐少，气温渐降；草枯叶落，花木凋零，易使人触景生情，产生忧郁、烦躁等情绪，特别是老年人对不良刺激的耐受性下降且频忆往事，更易生垂暮、忧愁之感甚至引起忧郁症的发生或加重。因此，秋季养生抗衰的主要方法是享受充足的阳光，调整心情，适当运动或户外活动，老年人可以用养花、垂钓、听音乐或琴棋书画等调节情志。

(3) 饮食调养：《素问·脏气法时论》曰："肺主秋……肺欲收，急食酸而收之，用酸补之，辛泻之。"酸味收敛补肺，辛味发散泻肺，秋天宜收不宜散，故饮食上尽可能少食葱姜等辛味之品，适当多吃一些酸味果蔬。"润其燥"是秋季饮食养生大法。多喝开水、淡茶、果汁饮料、豆浆、牛奶等流质食物，以养阴润燥生津；还要多吃蔬菜水果，因秋燥易伤人津液，果蔬性寒凉，可生津润燥，清热通便，且果蔬富含维生素 C、维生素 B 及无机盐、纤维素，可改善燥气对人体造成的不良影响。另外，多食蜂蜜、百合、莲子、芝麻、木耳、银耳、冰糖等清补润燥之品，以顺应肺脏的清肃之性。少吃辛辣煎炸热性食物。

(4) 运动养生：秋天，秋高气爽，是运动锻炼的好时期，可根据个人具体情况选择适宜的锻炼项目，并应尽早进行耐寒锻炼。

4. 冬季 冬季是一年中最寒冷的季节。自然界天寒地冻，阴气盛极，阳气潜伏，草木凋零，蛰虫伏藏，用冬眠状态养精蓄锐，为来春生机勃勃做好准备。人体的阴阳消长代谢相对缓慢,故冬季养生抗衰,应以避寒就暖,敛阳护阴,固肾藏本为原则。

(1)起居调养:《素问·四气调神大论》曰:“冬三月,此为闭藏。水冰地坼,无忧乎阳;早卧晚起,必待日光……去寒就温,无泄皮肤,使气亟夺,此冬气之应,养藏之道也。”冬季起居养生宜早睡晚起,最好等待日出后活动,以免扰动阳气。冬令保健还要节制房事,进食温阳助肾之品,注意保精护肾,这些对预防春季温病具有重要意义。正如《素问·金匮真言论》所讲:“夫精者身之本也,故藏于精者,春不病温。”

(2)情志调节:《素问·四气调神大论》曰:“冬三月,此为闭藏……使志若伏若匿。若有私意,若已有得。”为适应冬季阴精固藏,阳气内敛的生理变化,必须合理调节情志,神气内收,养精蓄锐有利于来春阳气萌生,以避免损伤肾气,来春引发疾病。

(3)饮食调养:冬季饮食调养应遵循“秋冬养阴”“无扰乎阳”的原则,既不宜生冷,也不宜燥热,适宜滋阴潜阳、热量较高的膳食。冬令是进补强身的最佳时机。应防寒保暖,多吃温热之物及血肉有情之品。另外,膏方具有滋补强身,抗衰延年治病纠偏等多种作用,冬季辨证服用膏方能够对防病或病后康复起到重要作用。《素问·脏气法时论》记载:“肾主冬……肾欲坚,急食苦以坚之,用苦补之,咸泻之。”冬季饮食宜减咸增苦以养心气,固肾气。

(4)运动养生:自古有“冬练三九”之说,持之以恒坚持适宜的冬练可防病健身。

(六)其他中医养生抗衰老方法简介

1. 自然养生抗衰老 人与自然息息相通,故利用自然环境(如阳光、空气、森林等)或自然物质(如温泉、矿物泥等)疗养,可以防病治病,保健抗衰。

2. 沐浴养生抗衰老 沐浴养生康复是指利用水、日光、药物、空气、泥沙等天然物理因子沐浴,以达到锻炼身体,防病健身,养生保健之目的。沐浴种类很多,如冷水浴、热水浴、蒸气浴、药浴、温泉浴、海水浴、森林浴、洞穴浴等,可起到发汗解表、祛风除湿、行气活血、舒筋活络、调和阴阳、振奋精神等作用。

3. 娱乐养生抗衰老 娱乐可以调动人的积极性和主观能动性,改善生理功能,提高生命质量,对身心健康都有很好的促进作用,越来越被医学界重视。如音乐疗法近年来逐渐被应用于临床多个领域。老年人可根据健康状况、疾病种类程度以及个人习惯、兴趣、能力等选择适宜的娱乐形式,如音乐、舞蹈、影视戏曲、琴棋书画、游戏、歌咏等。

4. 心理养生抗衰老 在当今精神心理因素引发的心身疾病越来越多的社会中,心理治疗不仅在健康保健和抗衰老,而且,在心身疾病的治疗上都发挥着重要作用。

5. 特色养生抗衰老 除了前面所叙述的中医养生抗衰老方法以外,还有很多应用中医特色技术养生抗衰老的方法,如针灸、推拿、刮痧、火罐、足部按摩、自我保健推拿、医疗体操等。这些方法也可以舒筋活络、调理阴阳气血脏腑,以达到增强体质、防病治病、保健强身、延年益寿之功效。

6. 中药养生抗衰老 中医药物养生历史悠久,历代医家不仅发现了许多益寿延年的保健药物,而且也创造了很多行之有效的抗衰老方剂。养生抗衰的中药有内服、外治、丸散膏丹、熏蒸烫洗等,中药辨证施治,在养生保健、延缓衰老以及防止心脑血管病、肿瘤、各种老年病等方面具有独特疗效,并越来越被重视。

7. 经验养生抗衰老 历代医家、民间总结出很多养生抗衰老的经验。如根据个人体质情况每周1~2天以苹果代餐或空腹以水代餐,这样可以清肠排毒,养颜益寿;秋冬季节每日用艾叶、菊花或茶叶泡脚20min,可以改善循环,缓解疲劳,养生抗衰老。

(七) 中医养生抗衰老的禁忌

戒烟;限酒;戒偏嗜;戒过劳;戒情志偏激;戒私欲;节房事;不要盲目进补;养生抗衰老的食物、药物及方法不是越多越好,要适量适度;不是越贵越好,要因人而异,辨证施治。

(商晓英)

第四节 老年疗养康复

一、概述

疗养康复在俄罗斯、日本等国开展的十分广泛,并总结出了非常丰富的康复经验。我国有极其丰富的自然疗养资源,如北京小汤山、安徽泮汤、广州从化、北戴河、桂林等地,因此,在疗养康复上也取得了丰硕的成果。

(一) 疗养康复定义

疗养康复是利用自然疗养因子,如矿泉、海水、阳光、气候、治疗用泥、森林、花卉和景观等,在康复治疗阶段对患者采用综合的措施,减少劳动力的丧失,提高劳动生产力,改善生活自理能力。随着社会的进步、人们生活方式的改变以及新的康复分级诊疗模式的推进,人们对疗养康复的需求越来越大,其中以患有慢性疾病或某些病情缓解的老年人居多。因此,疗养康复的核心内容是自然疗法,在疗养地通过自然界综合性理化因子(宇宙因子、气象因子、地理因子等)的作用来促进机体的健康。

疗养康复涉及所有学科的众多疾病,包括慢性病患者、老年病患者、手术后恢复期患者、肿瘤放疗化疗后患者、伤残或先天性残疾人员等,均可在疗养院进行疗养治疗和康复。随着科学技术的迅猛发展、经济水平的不断提高及城市的日益现代化,人们逐渐体验到现代化城市生活和工作中存在不少不利于健康的因素,“代谢综合征”“计算机综合征”“慢性疲劳综合征”“过劳死”等已经成为严重的健康问题。人们对健康与自然关系的认识发展到一个新的历史阶段,全球出现了“人类向大自然回归”的趋势,自然疗法得到进一步发展。

(二) 疗养康复的作用

自然疗养因子对人体的作用在人体代谢的全过程均起作用,即全身性作用,在细胞水平、分子水平和量子水平均有表现。

1. 增强适应功能 疗养的首要作用是适应性疗法,增强人体对外界环境的适应,形成机体内环境与外环境的动态平衡,提高正常机体、患病机体或伤残机体对外界环境的适应能力。

2. 改善营养功能 自然疗养因子通过内脏神经-内分泌功能的影响和对组织细胞的直接作用,能改善物质代谢过程,促进能量合成,节约能量消耗,改善组织器官的营养代谢,如海水浴疗法和空气浴疗法,可以改善呼吸过程的气体传输环节、改善糖代谢过程,特别是三羧酸循环,减少体内未充分氧化的产物。

3. 加强调解功能 在实施疗养康复时,多种自然疗养因子综合作用于机体,通过信息传递以及物质和能量的转换,增强神经-体液系统的调节功能,改善精神状态,使全身的自动调节功能得到增强。

4. **提高防卫功能** 自然疗养因子通过神经-体液系统的作用，加强皮肤的障壁功能、细胞免疫和体液免疫功能，从而使机体的免疫功能得以增强，如气候疗法、矿泉疗法、海水疗法、泥疗可使一些患者的机体免疫功能逐渐恢复正常。

5. **加强代偿功能** 自然疗养因子可动员和锻炼机体系统器官的后备功能，起到代偿作用。由于不同的自然疗养因子的理化学性质有差异，故对机体的代偿作用各自具有一定的特异性。

6. **改善机体的反应性** 自然界的多种理化因子综合作用于机体，起到动员和调节机体各种生理、生化过程，从而改善机体的反应性。如海水浴可减少患有变态反应性疾病的患者血液中组胺的含量，改善其变态反应。

7. **促进异常的生物节律恢复正常** 生物节律的异常是导致疾病发生的基础。自然因子疗养可以帮助人体恢复正常的生物节律。

8. **促进恢复正常的心理状态** 自然疗养因子、美丽的风景和良好的社会环境可以改善病、伤、残患者的精神情绪，增强其战胜疾病的信心。

因此，现在主张一些急性病患者，在积极的临床治疗后应选择适宜的疗养地，及时地进行疗养康复，有利于功能的恢复和疗效的巩固。

（三）疗养康复模式

1. **分类疗养** 按疗养地所能提供的各种疗养因子或疗养对象的健康状况、个人需求进行分类，进而安排相应的疗养康复的一种疗养模式。按疗养地可分类为海滨疗养区、湖滨疗养区、森林疗养区、山地疗养区和矿泉疗养区等。由于疗养因子的不同，每个疗养区都有相应的疗养适应证和禁忌证，且随着季节气候的变化而有所不同；如地处厦门的鼓浪屿属于海滨疗养区，主要适宜保健疗养、亚健康疗养及心血管系统、呼吸系统、内分泌代谢系统、运动系统等慢性疾病的康复，而风湿性关节炎等疾病则是相对的禁忌证，但夏季的海沙浴治疗也适合老年人退行性骨关节炎等关节疾病的疗养。按疗养对象的健康状况可分类为健康组、亚健康组和疾病组，疾病组又可进一步分类为冠心病组、高血压组、老年慢性支气管炎组、糖尿病组等，疾病的分类应根据疗养区的适应证来定，随着疗养对象的疾病谱做相应的调整。按个人需求来分类，主要是根据个人的兴趣爱好结合当地的疗养因子可分为旅游组、摄影组、书画组、健身组、文艺组等，上述的各种分类方法并不是一成不变的，而是可以随着疗养地的不同、结合疗养对象个人健康状态和需求不同，灵活地进行综合的交叉分类，如冠心病组可按小同的疗养因子分为景观组、摄影组、书画组等，而具体的某一个类别如景观组又可以由健康者、亚健康者、冠心病、高血压、老年慢性支气管炎等适应证的疗养对象来组成。此外，安排完成抢险救灾、处置突发卫生公共事件等非战争军事行动后的士兵，按任务或级别的不同分批次实行家庭式的疗养，也可视为一种特殊类型的分类疗养。

2. **文化疗养** 如果认为文化是人类社会历史实践过程中所创造的物质财富和精神财富的总和，那么文化疗养就是利用人类社会这批宝贵的物质财富和精神财富来提供形式多样、丰富多彩的疗养活动，进而提高人类本身健康水平的一种疗养模式。可用于文化疗养的物质财富和精神财富多种多样，每家疗养院可根据自己所处疗养地的区域优势打造形成自己独特的文化疗养系列；也可开展摄影文化疗养、景观文化疗养、动植物文化疗养等一些共性的文化疗养项目；还可根据疗养对象的需求开展一些养生常识、疾病预防与治疗常识、饮食保健等知识文化疗养；这些文化疗养项目可以根据疗养地的季节和疗养服务对象的不同进行调整和重点安排,如地处厦门鼓浪屿可以利用当地的海上花园、音乐岛、历史风貌建筑等优势条件打造海滨文化疗养、万国建筑文化疗养、音乐文化疗养、茶文化疗养等一系列的文化疗养项目。并且可利用鼓浪屿钢琴等乐器拥有的密度高,音乐人才多,又有较好条件的钢琴博物馆和经常有音乐会的独特优势开展音乐文化疗养,通过音乐这种维护人类健康的“特种维生素”来陶冶人们的情操,舒缓身心压力,纠正亚健康,促进疾病的康复;又如闽南潮汕地区,“功夫茶”盛行,可利用这种当地的特殊民俗开展茶文化疗养,通过茶道表演等形式,不仅了解到饮茶可以充分利用茶叶中茶多酚这种属于类黄酮系列的化合物用于预防心血管疾病和抗癌,茶多酚作为天然抗氧化剂还可对人体的免疫系统、酶系统和抗血小板凝聚均能产生良好的功效,而且通过对茶性、茶具、茶人、茶色、茶景、茶叶、茶情等知识的了解,达到清心舒肝、滋补健身、美容减肥的功效。

二、疗养在老年康复中的应用

疗养在老年康复中应用十分广泛,有到风景美丽的海滨利用海水疗养的,有到空气清新、温度适宜的山地疗养的,也有到阳光充足的日光浴场中疗养的,可根据自身的经济条件、时间和需求进行选择。

(一) 气候疗养

气候疗养是利用各种气象条件,如气温、气压、气湿、气流以及大气中的各种化学物质、阳光辐射等综合作用,对机体产生有益的改变,起到治疗疾病的作用。

气候要素作为一种疗养因子,对身体健康有着重要的作用,也应该引起人们的高度重视。气候要素如气压、温度、湿度、风、降雨、太阳辐射等对人体的病理生理状况有着巨大的影响,人类的生存和健康与空气成分、氧气含量、气压、气温、空气流动等要素有着密切的关系。适宜的气候可以预防疾病,增进健康;超过机体适应界限的外界环境变化可以导致机体发生病理性变化甚至死亡,这属于气候的病理反应。气象因素波动、变化时,机体为适应这些变化,则会对各个器官系统做适应性的调整;因此,利用气候的一些有利因素,可以减弱或增强与机体适应有关的负荷,从而使机体受到锻炼,这属于气候的预防和锻炼作用。

利用自然气象条件的防病治病主要有气候疗养(高山、海滨和森林等)、沙疗、避暑避寒、日光浴、空气浴、冷水浴等。

1. 高山气候 高山气候(海拔 1500~2000m)有利于治疗哮喘、糖尿病、肺结核。精神病患者在高山地区,其行为障碍也可得到改善,另外对高血压、动脉硬化等心血管疾病也有一定疗效。高山区负氧离子浓度大,世界上长寿地区多位于 1500~2000m 山区,但到 1500m 高山上疗养一般也非易事。因此许多平原地区医院都有“低压舱”设备,也能起到一定治疗作用。而且舱内气象条件可以调节,并制造出高山上不可能的条件。例如在相当于 2000~2500m 高度的气压和 30℃气温舱内,可以很快缓解关节炎和鼻炎等症状。相反,人工高压舱(一般不大于 3 个大气压)治疗煤气中毒,昏迷苏醒后脑缺氧等的效果都很好。

2. 滨海和森林气候 据报告,海滨疗养对贫血病疗效较好,对白细胞减少亦有益。海疗还可使患者红细胞沉降率暂时下降。对单纯性甲状腺患者疗效也较显著,海洋空气还有利于改善呼吸系统疾病如肺结核、慢性肺炎和喉炎。海水浴对皮肤病也有疗效,森林和海洋一样,空气中也富含负氧离子。森林中有些树木,如桉树和松树还能释放杀菌消毒的气体成分。森林的宁静环境对神经系统疾病的疗养尤为有利。

3. 沙疗 沙疗是用一定温度的热沙埋盖身体，对风湿性、类风湿关节炎、慢性腰腿痛、坐骨神经痛、血管检塞性脉管炎等有效。据统计，治疗后病情明显好转者占60%~80%。干燥气候下人体汗多而尿少，有利于肾脏休养。中亚地区就多有肾病疗养院。

4. 避暑 热了避暑，冷了避寒。总待在空调房中易生空调病，人们向往回归自然。避暑有四向，即向北、向海、向高山、向地下。例如哈尔滨、大连和庐山三地最热月平均气温基本相同，都是避暑的好地方。向地下是指进山洞避暑。例如桂林的芦笛岩和七星岩，洞内恒温20℃，而洞外夏日午后常可达35℃以上。

5. 草坪疗养 草坪气候疗养利用草地带的特有环境来达到治病强身、修身养性目的。草坪环境具有氧气充足、湿度大、温度变化小、污染少的特点，绿草还是消耗二氧化碳和制造氧气的天然加工厂。有人做过试验，人在绿草坪上的脉搏要比平日每分钟减少8次，可以大大减轻心血管的负担。草坪的绿色给人以安静柔和之感，能使人平静，有利于消除身体和眼睛疲劳。草坪气候疗养适用于呼吸系统疾病、神经官能症、肾脏病、心血管疾病患者的疗养，效果很好。

（二）日光疗养

日光疗养是利用太阳的辐射对机体进行锻炼、防治疾病和促进康复的疗养方法。适用于神经官能症、高血压早期、代偿功能良好的心脏病、痛风、糖尿病、肥胖症、神经炎、神经痛、骨质疏松症等，不宜于进行性肺结核、胸膜炎、代偿功能障碍心脏病、出血倾向、体温升高、月经期及不满1岁的儿童等。

1. 日光疗养的作用 日光疗养主要取决于太阳辐射的红外线、可见光和紫外线的辐射强度，被人体吸收的程度和它们的生物学作用。但日光疗养同时也受到空气的温度、湿度、气流和其他气象因素的影响。因此，日光疗养是日光和空气的综合作用。

2. 日光疗养的应用 日光疗养应掌握剂量，否则会发生灼伤或中暑，或无效。剂量测量最好的方法是应用日照计测量某地当时获得一小卡(4.1868J)热量所需的日照时间，再根据患者所需的治疗剂量计算照射时间。若无日照计时，可根据气象观察资料所得的日光照射卡热分钟数表的照射时间，给予患者治疗时间。

(1) 局部照射法：适用于关节病、神经和肌肉痛等。可在日光浴床上遮住不照射的部分。常以10cal热量开始，逐步增加到30~60cal。

(2) 全身照射法：可分为以下三种方法：①开始全身照射法：适用于全身较强健者，卧位，从5cal开始，逐步增加到30~60cal，7天后休息一天；②顺序全身照射法：从第一天到第七天，由足部过渡到下肢、上肢、腹部、胸部和背部；③间歇全身照射法：适用于衰弱者，每照射15~20cal令患者转移到遮阴处，休息5~15min后再在日光下进行照射，如此反复到规定剂量。

（三）海水疗养

海水疗养是利用海水的理化特性对机体进行锻炼、防治疾病和促进康复的疗养方法。海水浴疗养是一项集海水浴、海沙浴、空气浴、日光浴、体疗操为一体的有氧运动训练。对疗养期间病情稳定的老年心血管疾病患者具有理想的康复效果。通过海水浴疗法能获得消除疲劳、增强体质、防治疾病、促进康复的作用已成为一种共识。为此，在夏季海滨疗养期间组织海水浴体疗对放松身心、陶冶情操、锻炼身体、丰富疗养生活、促进身心健康是十分有益的也是必要的。但海水浴疗法也存在许多潜在的危险。饱餐、酒后及空腹均不宜海水疗养，应在餐后1~1.5h后进行。不宜用于过度衰弱、高热、脑血管意外、心脏功能代偿不全、活动性肺结核、肝硬化、肾炎、月经期及出血倾向者。

1. 海水疗养的作用 海水疗养除了温度、化学作用外，还有静水压力、海浪冲击的机械作用及日照、气温、气压、气流等因素的综合作用。主要有：①温度作用：这是海水疗养的基本作用，开始为初发寒冷阶段，入浴经过短时间后机体的代谢过程加强，产热增加，进入反应性温暖阶段，20~30min 后机体又进入再发寒冷阶段，出现寒战和鸡皮样反应，说明入浴时间超过机体的适应能力；②化学作用：海水中盐类及微量元素等物质，刺激皮肤感受器，使皮肤轻度充血，增强吞噬细胞的功能；③机械作用：海水的静水压力对周围的静脉和淋巴系统均产生轻度压迫，促进静脉血回流，改变体内血液分布，提高心血管功能；此外，海水潮汐、波浪冲击及海水浮力可使机体肌肉松弛，增强皮肤弹性，改善关节活动。

2. 海水疗养的应用 按照身体浸入海水中的部位和活动形式，可分为：①游泳：适用于体力较好者；②浅水浴：站立时海水齐腰，适用于体力较弱者；③涉水浴：站立时海水齐膝部，适用于体力比②中描述更弱者；④坐浴：坐在海边浅水中，适用于老年体弱者。

（四）矿泉疗养

矿泉疗养是利用矿泉的理化特性对机体进行锻炼、防治疾病和促进康复的疗养方法。矿泉游泳和矿泉浴能使大脑中动脉的血流速度增快、矿泉浴后出现这种变化，主要是因为矿泉浴的化学、温度及机械刺激作用的结果，其中温热作用能使机体外周血管扩张，血流加快，增加疗养对象的回心血量和心排血量，促进了大脑血液循环，加上矿泉水内某些离子如钾、钠、钙、镁等，它们有增强心肌功能和调节内分泌的作用，因而使流经脑动脉系统的血流量都得到了提高，可见矿泉浴有增进大脑血液循环的作用。

1. 矿泉疗养的作用

(1) 温度作用：温泉浴可以使皮肤血管扩张、血压下降、脉搏加快、降低神经系统的兴奋性、增强机体免疫能力。

(2) 浮力作用：矿泉浴对关节炎、外伤、手术后功能障碍、骨折后关节功能障碍均有良好的作用。

(3) 压力作用：人体在矿泉浴中受到静水压力的作用，吸气感到困难、呼气感到舒畅，因此可以帮助呼吸系统疾病的治疗；泉水的作用可以帮助静脉血回流，改善局部的血液和淋巴循环，并可增加心输出量，所以对肢体水肿、关节肿胀、静脉轻度曲张等有一定的治疗作用。

(4) 化学作用：矿泉水中的化学物质作用于皮肤或呼吸道黏膜，可以起到治疗和康复的作用。

2. 矿泉疗养的应用

(1) 单纯温泉：指 1L 水中固体成分在 1g 以下的温泉，主要用于健康人的预防保健、残疾人增强体质、手术后的机体康复、急性病后的康复、外伤后遗症的治疗等。

(2) 碳酸泉：指 1L 泉水中含游离 CO_2 0.5~1g 以上的矿泉，主要用于Ⅰ、Ⅱ期高血压、轻症冠心病、抑制型神经官能症、自主神经功能紊乱、多发性末梢神经炎等。

(3) 硫化氢泉：硫化氢泉主要成分是硫化氢，并含有其他多种硫化物，主要用于防治慢性湿疹、脂溢性皮炎、皮肤瘙痒症、神经性皮炎、风湿性关节炎、骨折或神经外伤后的康复等。

(4) 氡泉：氡泉主要指在泉水中含有放射性氡气的矿泉，主要用于治疗高血压、糖尿病、通风、骨关节系统疾病、部分神经系统疾病和皮肤病等。

（五）泥法疗养

泥法疗养是利用海泥、湖泥等泥类物质加温后敷于躯体，进行锻炼、防治疾病和促进康复的疗养方法。

1. 泥法疗养的作用

(1) 温热作用:被加热的泥其温度可以使毛细血管扩张,改善血液和毛细血管循环,从而使皮肤和局部的营养得到改善。

(2) 化学作用:泥中含有多种微量元素、有机物质、胶体物质、盐类物质等,对机体有抑菌作用、脱敏作用、刺激组织再生作用等。

(3) 机械作用:由于治疗用的泥有良好的可塑性和黏滞性,加之有一定的重量,对组织可以产生压迫的机械性作用,促进血液和淋巴回流,起到康复作用。

(4) 其他作用:在某些治疗泥中含有放射性物质,对机体可以产生放射性辐射作用,产生抗菌作用。

2. 泥法疗养的应用 采用富含钾、钠、镁、钙和碘等矿物质的湿泥包裹身体或者卧躺在湿泥中进行治疗。世界上最著名的泥疗地点在以色列的死海,每年都吸引世界各地的大量游客和患者,有普通泥浴、旋涡泥流浸泡浴和泥浆涂身护肤浴等。

泥法疗养主要用于风湿性、类风湿关节炎或外伤性关节炎、强直性脊柱炎、外伤或手术后的粘连、瘢痕、胃和十二指肠溃疡、周围神经外伤、骨折和慢性盆腔炎等的治疗。

(王玉龙)

第五节 老年康复辅助器具

一、概述

老年人康复辅助器具是指用于改善老年人的个人医疗、护理、移动、技能训练、交流和参与社会活动能力,对生活质量提供支持的器具和技术。在老年社会中,因外伤、瘫痪、痴呆等导致有护理需求的高龄老人越来越多,相对的护理力量则明显不足。因此,发展老年人辅助器具来提高老年人的生活质量和减轻护理者负担,在发达国家早已形成共识。

老年人随着脏器功能的退行性改变造成肢体活动能力、视力、听力、语言、智力等能力的逐渐减退,导致活动与参与能力出现困难,甚至障碍。外伤跌倒、系统疾病、精神障碍等加重失能程度。平衡障碍、脑卒中、老年痴呆等变化是导致老年人功能障碍的常见因素。脑血管疾病、骨关节病、外伤、失衡等导致肢体活动障碍;视网膜色素变性、角膜病、视神经病变、屈光不正、外伤等导致老人的视力障碍;全身性疾病、中耳炎、噪声、创伤或意外伤害导致老人的听力障碍;脑梗死、听力障碍、脑出血、智力低下、喉舌疾病术后导致老人的言语障碍;脑疾病、遗传、外伤事故等导致老人的智力障碍;精神分裂症、痴呆、器质性精神疾病、心境障碍、神经症等导致老人的精神障碍。对老年人威胁最大的是平衡障碍,并常常危及生命,还有老年人的体能衰弱、足部问题及大小便失禁等。为此,需要及早为老年人提供相应的辅助器具来补偿或代偿功能障碍,预防和减轻疾患并促进心理和生理康复。老年人的功能障碍是多方面的,需要综合的康复,辅助器具的需求与老年人功能障碍的类别、年龄、障碍程度、存在环境、个人兴趣及生活目标密切相关,辅助器具的需求具有个性化及特殊性。通过医疗人员、工程技术人员及其他专业人员评估老人的障碍及生活状况,选择合适的辅助器具,并为功能障碍者及家庭提供辅助器具使用培训或技术支持。老年人辅助器具的选用是以保护性辅助器具、帮助看护者辅助器具为主，根据个人需求、康复目标，同时考虑经济情况、解决生理需求及安全需求。如移动辅助器具、身体防护辅助器具、助视辅助器具、助听辅助器具、生活交流家务辅助器具、家庭和其他场所使用辅助器具、处理物品的辅助器具等。

在对功能障碍者配置辅助器具时，首先考虑补偿类辅助器具，其次是代偿类辅助器具，最后考虑适应类辅助器具。老年人往往会存有多种功能障碍，在配置康复辅助器具时，要从整体上做好老年人身体功能及需求评估、身体功能检查测量、居家环境评估、辅助器具选用建议、并使用后续跟踪随访记录，及时修改调整。

配置合适的辅助器具，充分发挥老年人的潜能，创建无障碍环境，提高生活质量，帮助他们的自我价值。

二、康复辅具在老年病中的应用

（一）老年人移动辅助器具

无论是居家生活还是户外活动，移动性对于人的重要性不言而喻，随着年龄的增加，老年人的身体功能退化、衰弱，平衡感差，动作缓慢，活动受到一定的限制，社会参与度下降，而老年人的健康和生活质量与其自身维持的移动能力紧密相关。这些辅助老年人进行移动的工具、器械、设备，诸如常见的手杖、助行器、轮椅等，称为老年移动辅助器具。通过评估老年人的平衡能力、下肢承重能力、步态、上肢控制能力、认知能力、个人生活方式及爱好、所处环境要求等因素，选择适合其个人需求步行的辅助器具辅助其站立或行走、自由地在户内户外活动等。移动辅助器具可分为单臂操作、双臂操作和轮式移动辅助器具。

1. 手杖 手杖是老年人最常用的移动辅助器具之一，分为单脚手杖、多脚手杖、助站手杖和座椅手杖等。用于有一定平衡能力，至少有一侧手部握力好及上肢支撑力强，步态不稳的轻度肢体功能障碍者和体弱者。

(1) 手杖的种类与特点：

1) 单脚手杖：手杖与地面仅有一个接触点，使用轻巧（图 7-5-1A）。

2) 助站手杖：有一个支脚和两个手柄，利用中间扶手辅助从坐位到站位（图 7-5-1B）。

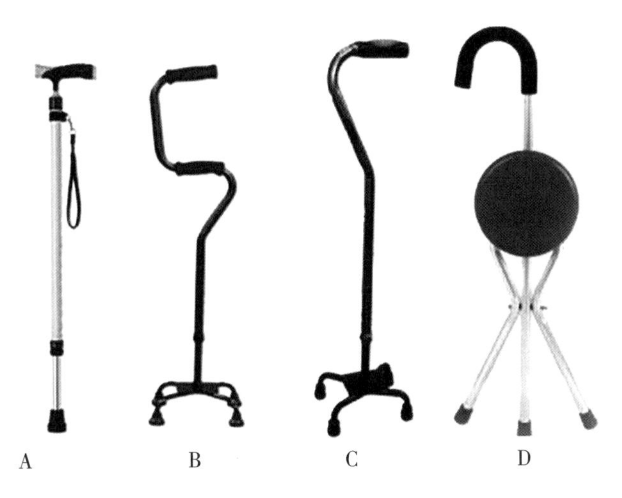

图 7-5-1 手杖

3）三脚手杖：手杖与地面有3个接触点，与一般手杖相比有较好的支持与稳定性，更适用于平衡能力欠佳而使用单脚手杖不安全者，尤适用于不平路面。

4）多脚手杖：是有4个以上支脚和一个手柄，用单侧手支撑而不支撑前臂的器具。支撑面积较大，更适用于平衡能力欠佳、臂力较弱或上肢患有震颤麻痹者。因4点以上可以构成多个平面，适宜在平整地面使用，禁止在台阶及不平整路面上使用（图7-5-1C）。

5）带座手杖：有一个或多个支脚及一个可折叠座位的器具，方便使用者在行走中休息。因椅面小，底盘又不够稳，坐下休息时应采用手柄在前方的骑坐方式，需要使用者坐姿平衡感较好（图7-5-1D）。

（2）手杖的功能：①分担脚部的载重，减少因下肢肌肉无力、关节受压疼痛、活动受限导致的跛行现象，如骨关节炎患者。增加步行时支撑面的面积，以减缓下肢或是身体骨骼结构必须承担的负荷。②减轻躯体旋移运动时的肌肉力量，对糖尿病等周边血管病变的患者，可以减轻下肢血管的压力。③提供移动时感觉判断的信息，如视力减退的老年人可借助手杖判断所遇到的障碍。

（3）手杖适用范围：①平衡能力差，需要借助支撑物才能保持身体平衡。②需要减轻发炎或受伤部位的承重力量，减缓关节疼痛。③对于衰弱的肌肉需要提供辅助功能。④作为探知周围环境的工具，视力不佳的老人，使用手杖能避让行动途中的障碍及可能跌倒的危险。⑤有严重骨质疏松症的老年人，使用手杖能防摔倒受伤。

（4）手杖的使用方法：健侧手握持手杖，手肘屈曲20°~30°，双肩保持水平，手臂能自由向前活动，而不影响身体重心的改变。平衡能力欠佳及体弱的老年人，身体两侧力量相当时可两侧交替使用手杖。手杖手柄部分形态大小适宜，否则使用者抓握不利；手杖的重量适中，承重性能要好，手杖支脚要具有防滑、减震和耐磨功能，保证步行安全。

1）手杖三点步行：手杖先往前移一步，患侧脚迈出一步，最后是健侧脚向前移。这种步态比较容易适应。

2）手杖两点步行：手杖和患侧足同时伸出并支撑体重，再迈出健侧足，手杖与患侧足作为一点，健侧足作为一点，交替支撑体重的步行方式。

3）手杖上下楼梯：上楼，健侧下肢移上一级楼梯，将手杖上移，弱侧下肢上移；下楼，手杖下移，弱侧下肢下移，健侧下肢下移。

2. 肘拐 又称臂杖、臂拐、前臂拐杖、欧式拐等，是含有一个或多个支脚、一个手柄和一个非水平的前臂支撑架或臂套的步行辅助器具（图7-5-2）。利用前臂和手部共同支撑，分散腕关节压力，通过臂托对前臂的支撑及固定，使肘拐与手、前臂自成一体，支撑稳固、活动范围大。可单侧或双侧同时使用。肘拐的使用与手杖相似，上端的调节可适应前臂长度（前臂支撑架或臂套应安置在距前臂近三分之一处），下端调节可改变肘拐的高度。

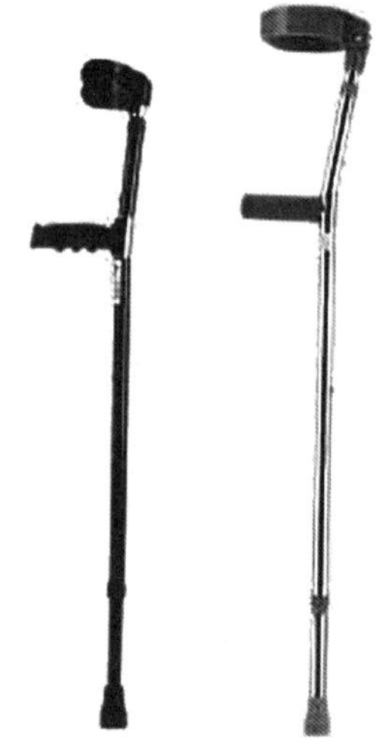

图7-5-2 肘拐

肘拐适用于下肢功能中、轻度障碍者，双侧下肢无力或不协调、双上肢无足够的力量使用手杖的情况。肘关节伸展力弱，使用时要求手有一定握力，前臂需具有一定的支撑能力。

3. 前臂支撑肘拐 前臂支撑肘拐是有一个或多个支脚、一个手柄和水平的前臂支撑架或臂套的器具，利用前臂支撑，辅助行走；由高度可调的垂直套管、带手柄的前臂水平管、前臂垫和固定带组成，手柄角度可以调整；适用于下肢功能中度障碍者，单侧或双侧下肢无力且手、腕不能承重，而前臂能支撑辅助行走时；患风湿性关节炎或手部无力而无法握住手杖者。前臂支撑肘拐使用时避免尺骨茎突、尺神经受压，行走之前要确认使用者已具有充分的平衡和协调能力。

前臂支撑拐的两种测量方法测出的长度均相当于从托槽垫的表面到套头之间的距离。

4. 腋拐 腋拐是有一个支脚、一个手柄和靠近腋下部位有一个腋托的辅助器具(图 7-5-3)，高度可调整。使用时腋托紧靠躯干侧面，利用手柄支撑身体，使用中的着力点是腕关节，要有足够的握力。腋托主要作用是把握方向，可单侧或双侧手同时使用。即使双下肢都不能负重者，也能借助双腋拐达到行走的目的。双拐同时使用可获得最大支撑力，提高行走的稳定性，适用于上肢和躯干有一定程度的肌力，下肢功能严重障碍者。

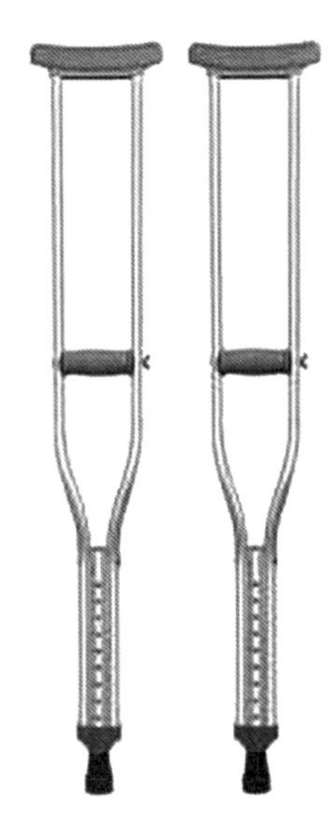

图 7-5-3 腋拐

腋拐使用时腋托与腋窝要保持 3~4cm 的距离，腋拐底端支脚正好在脚前侧和外侧 15cm 处；手的高度与大转子的位置相同。腋拐通常双侧使用，其使用方法如下：

1）双腋拐平地四点步行法：持杖站稳，一侧腋拐向前，对侧足向前跟进，另一侧腋拐向前，对侧足向前跟进。

2）双腋拐平地两点步行法：持杖站稳，一侧腋拐和对侧足向前，另一侧腋拐和对侧足向前。

3）双腋拐上台阶：双足位于台阶边缘持杖站稳，腋拐移上台阶随后健侧足迈上台阶，患侧足跟上台阶。

4）双腋拐下台阶：双足置于台阶边缘持杖站稳，腋拐移下台阶随后患侧足移下台阶，健侧足跟下台阶。

单臂操作步行辅助器具使用注意事项：①要适合自身状况，能够充分支撑自己的体重；掌握相应的持杖要领和步行方法，着地点要控制在足掌前的外侧部位；②手杖使用时腕和手要有支撑体重的能力，行走时始终健侧手持杖，向下用力；③腋拐最好成对使用，使用时上臂夹紧，通过把手负重，防止腋窝受压；④各拐(杖)稳定性由小至大依序为：单脚手杖 - 多脚手杖 - 肘拐 - 前臂支撑拐 - 腋拐。稳定性越小，速度越快，站立平衡能力和肌肉力量要求则越大。⑤掌握正确的持杖高度，保持正确的站立和行走姿势，合理运用拐(杖)的支撑力。

5. 双臂操作步行辅助器具 双臂操作步行辅助器具步行时用双臂或上身来操作，支撑力和稳定性强，步进速度慢、上下楼梯困难，适用于下肢有支撑能力和迈步能力但肌力弱、平衡和协调能力较差者，包括框式助行器、轮式助行器、座式助行器和台式助行器。助行器选用时要符合自身状况和实际需求，使用时助行器不应距使用者太远，使用者身体不要过分前倾或后倾，腿不要太靠近助行器，行进的速度不要过快，一定要注意助行器的稳定性和安全性。

(1) 框式助行器：由框架、支脚杆、支脚和手柄组成，可折叠，高度可调，支脚使用防滑橡胶塞头，支撑面积大、稳定性能好、价格低廉。适用于下肢功能中重度障碍、平衡能力欠佳者，如骨关节炎或股骨骨折愈合后、多发性硬化症或帕金森病、长期卧床或患病的老年人。框式助行器包括普通框式、交叉步进框式、助起框式助行器(图 7-5-4A)。

(2) 轮式助行器：是装有轮子和手柄的助行器具。有两轮、三轮和四轮类型，装有椅座、储物筐等辅助装置，推动助行器前移。适用于老年人，可辅助双下肢功能轻度障碍或平衡能

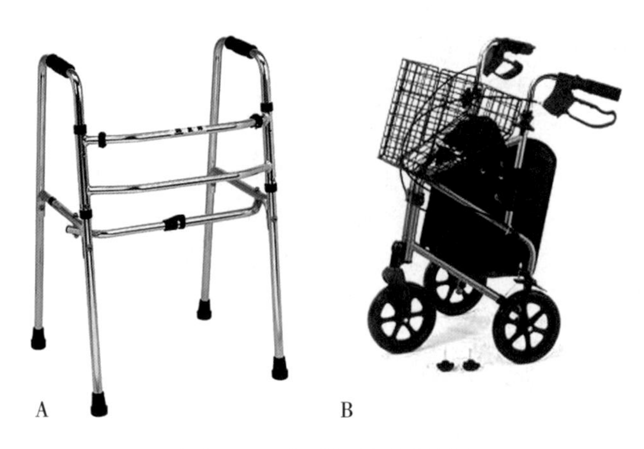

图 7-5-4 框式及轮式助行器

力稍差者，双手支撑辅助步行，能保持连续步态（图 7-5-4B）。

⑶ 座式助行器：是有多个轮子和一个行走时支撑身体的座位或吊带的器具，也可以带前臂支撑架。可辅助双下肢功能中重度障碍且平衡能力差者，双手支撑辅助站立和步行，并可以随时坐下休息。

⑷ 台式助行器：有轮子和（或）支脚及支撑平台或前臂支撑托架，靠双臂或与上身一起向前推进。高度到胸部，使用时将前臂平放于支撑架上，利用助行器带动身体前移，辅助站立和步行。

（二）老年人轮椅

当老年人步行运动功能丧失、步行艰难、安全令人担忧时；当心肺功能衰竭、肌肉骨骼系统永久或暂时伤害或不稳定时；当意识不清，但有坐姿或运送、移动的需求时，轮椅就成为了重要的移动工具。使用轮椅可改善老人的呼吸，增大肺活量，增强吞咽反射有利于进食，扩大视野并改进信息传递能力，有效改善血液循环预防压疮，改善膀胱的控制能力，增强双上肢功能提高患者平衡控制力。

1. 轮椅种类 轮椅按驱动方式可分为脚驱动、摇杆驱动、手轮驱动、手轮驱动兼动力辅助、动力驱动轮椅车。按轮椅的构造可分为固定式、折叠式（图 7-5-5A）、可躺式（图 7-5-5B）、可站立式、倾斜式轮椅。还有运动轮椅(图 7-5-5C)，声控、脑控轮椅(图 7-5-5D)，爬楼梯轮椅(图 7-5-5E)，自动导航等特殊轮椅。

2. 轮椅适配 在步行能力受限者的康复过程中，一辆适用的轮椅十分重要。需要个体化配置轮椅，尽可能地满足身体、功能和环境方面的需求，降低继发性畸形或并发症的风险。

通常适配为：老人有一定的躯干平衡和控制能力，坐姿状态下，轮椅的靠背上缘位于用户肩胛骨下 2~3cm，躯干活动范围大；坐下以后两边各有 2.5cm 的空隙为轮椅座宽；椅座和靠背角度应为 80°~100°，扶手一般高出椅面 22.5~25cm，可使前臂放在扶手上，肩关节保持自然状态；臀部至小腿腓肠肌之间的距离减去 5cm 为轮椅座深（长）；座垫前缘距大腿 2~3cm，脚托距对面 5cm。躯干平衡和控制能力差，需更高的靠背获得更好的支撑；久坐时应用减压坐垫预防臀部压疮。

（三）老年人日常生活活动辅助器具

老年人日常生活活动辅助器具是指达到一定程度的独立生活活动所必需的能力，包括饮水、进食、更衣、洗漱及如厕等。具有运动功能障碍的老年人往往是从获得最简单的生活

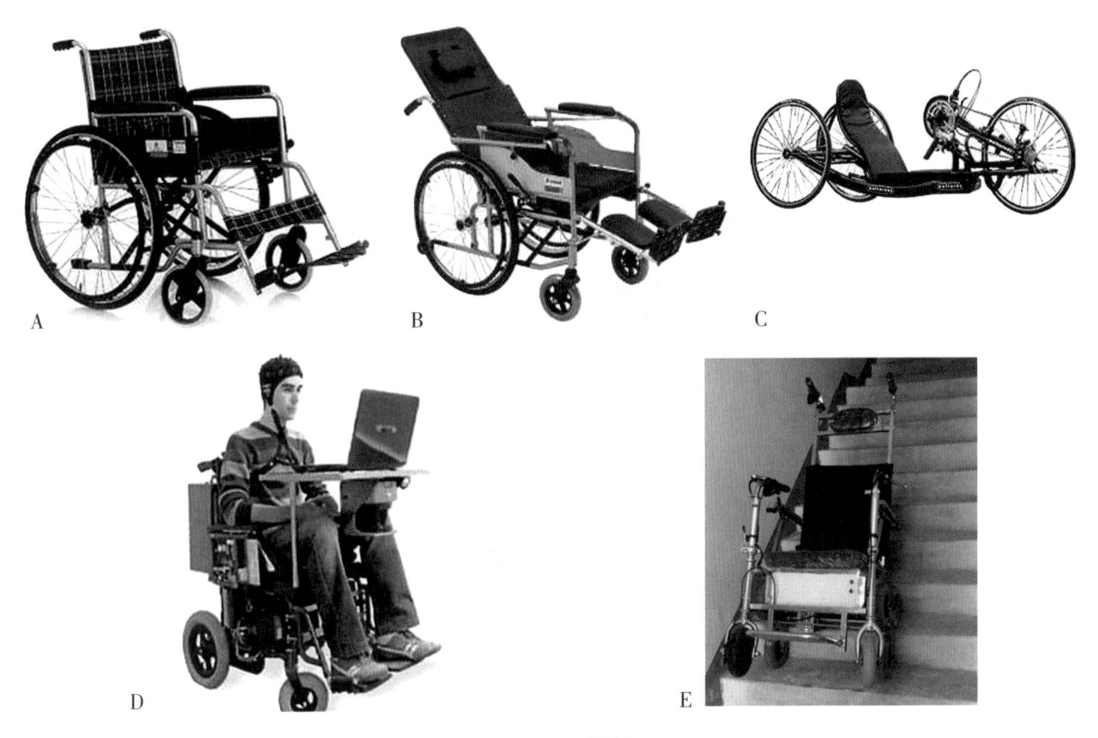

图 7-5-5　轮椅

能力开始，回归家庭和社会，重树生活信心。辅具适合于有抓握障碍者、手腕活动受限、关节炎、脑卒中、吞咽障碍、平衡障碍、孤独症、唐氏综合征、阿尔茨海默病、视觉障碍、神经障碍、移动工具使用者等。

1. 饮用进食辅助器具　带有各种杯柄杯托杯盖、各种杯口型状（图 7-5-6A），防滑防倒的杯具；柔性吸管及吸管固定器(图 7-5-6B)；杯瓶罐及叉勺等固定器；杯盘的防滑、吸力垫(图 7-5-6C）等。防止食物散落的围兜（口围、罩衫）；防散、防滑带有固定结构的有内唇、高沿的碟和碗；可弯、加长手柄餐匙 / 叉；大手柄、组合手柄叉勺；防滑、带辅助夹的筷子(图 7-5-6D)；L 形手柄刀（图 7-5-6E）、餐具；进食手臂支撑固定器、动力喂食器（图 7-5-6F）等。

2. 穿衣取物修饰辅助器具　可折叠的穿袜器（图 7-5-7A）、穿衣钩杆（图 7-5-7B）；可折叠或带磁铁取物器；鞋拔取物器；可伸缩磁铁杆；夹具；手抓握器（图 7-5-7C）等。大握柄或电动牙刷、超声波牙刷、牙膏挤压机、口腔抽吸系统；组合手柄的梳子；充气式洗发托盘、电吹风固定器；自动镊子、带持握器或助力式指甲剪；平面放大镜；易握、电动、带组合或加长手柄剃刀等。

3. 如厕洗浴辅助器具　大小便控制如导尿、集尿装置；失禁者尿垫、尿裤、阴道塞、阴茎夹、肛塞等；结肠、膀胱造口袋及冲洗装置；各类辅助坐便椅（图 7-5-8A）、坐便器扶手（图 7-5-8B）及手纸夹等。洗浴板、洗澡座椅、淋浴凳（图 7-5-8C）、淋浴轮椅、转移长凳、洗浴床；脚刷、搓背刷、毛巾绞干器、部位遮盖保护套；浴室墙扶手、防滑浴垫；身体烘干机、洗浴升降机等。

（四）老年人居家辅助器具

老年人借助工具完成日常生活活动，如洗涤熨烫、切菜烹调、室内卫生、家电使用、购物出行等，适应老年人患病后的功能水平。

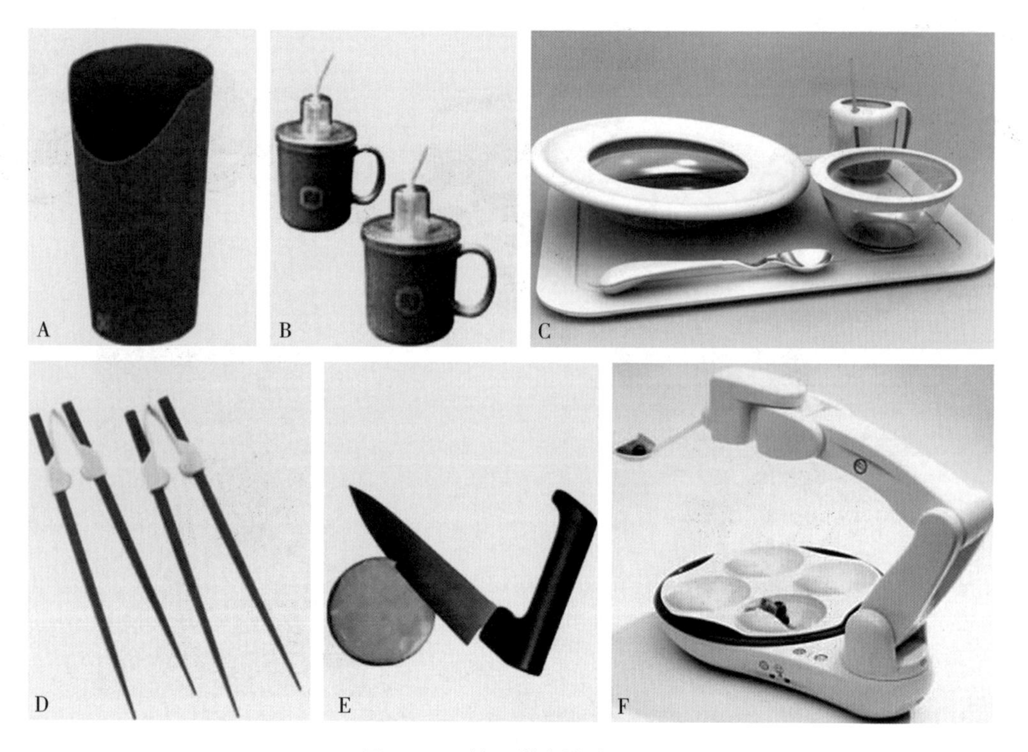

图 7-5-6　饮用进食辅助器具

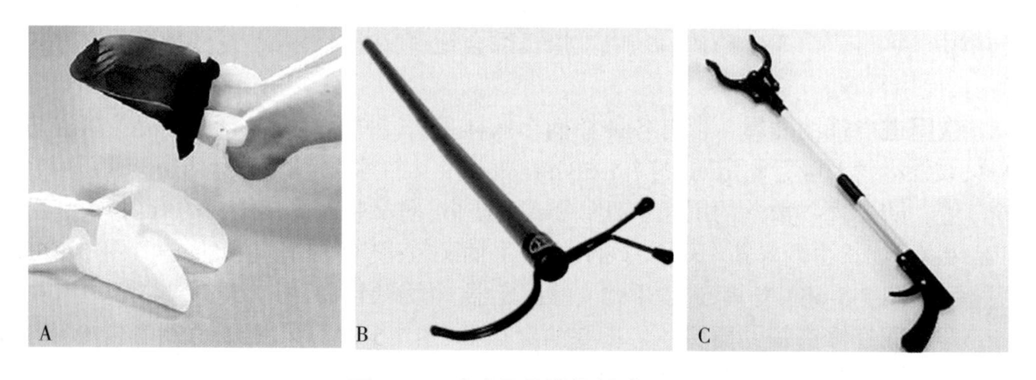

图 7-5-7　穿衣取物修饰辅助器具

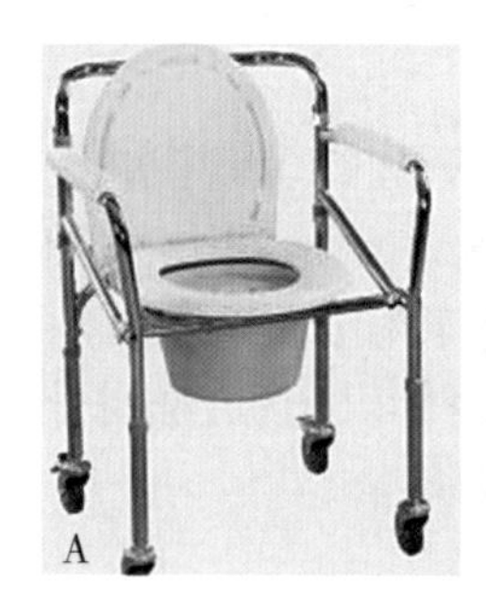

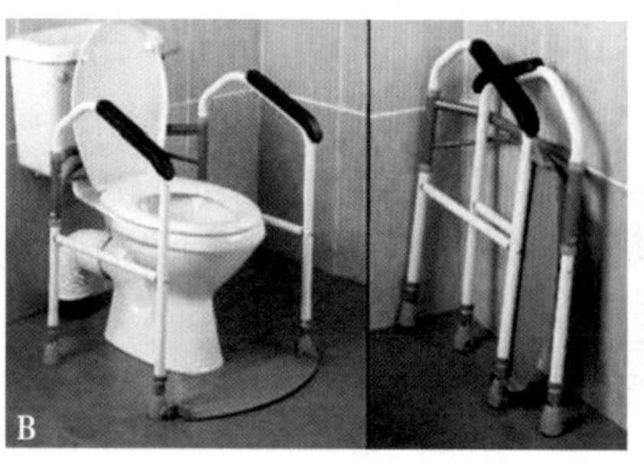

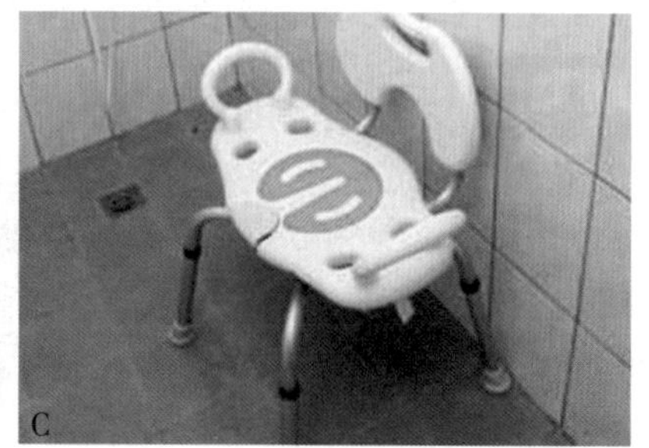

图 7-5-8　如厕洗浴辅助器具

1. 膳食辅助器具 如预备食物和饮料的开瓶、开罐、开箱器和固定器(图 7-5-9);清洗、切削、计量、混合和破碎的工具;烹饪时具有提示警告功能的智能电气用具;碗碟清洗刷和洗碗器等。

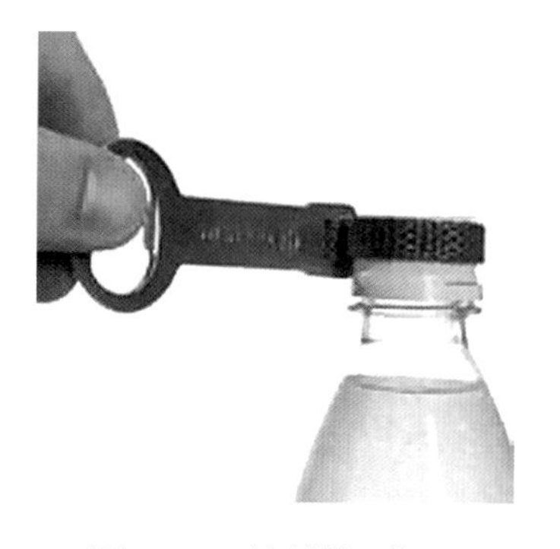

图 7-5-9 饮料的开瓶器

2. 家务管理辅助器具 如室内清洁的电动簸箕、地面清理机器人(图 7-5-10)、自动洗衣和熨烫机、舒适提物手柄、轮子购物袋或车、物品升降器、失物探测器等。

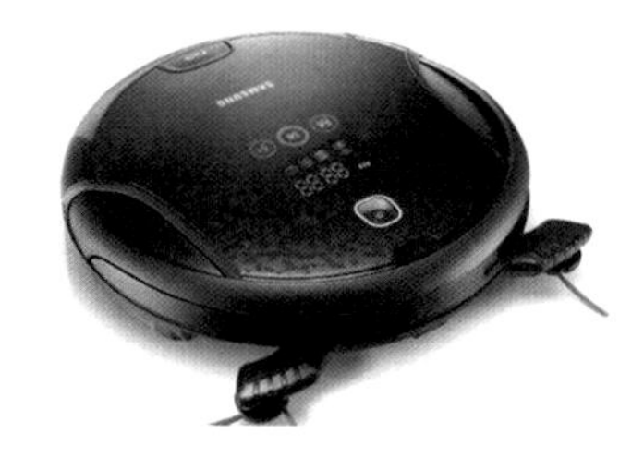

图 7-5-10 地面清理机器人

3. 住家家具适配 如可升降桌子(图 7-5-11A)、椅子、带磁性座荧光灯;电动调节的升降床(图 7-5-11B)、厨具、卫浴;抓握栏杆和支撑扶手、手栏杆和支撑栏杆;门、窗、窗帘、遮阳篷开关器;指纹、橱柜隐蔽锁门锁等。

(五)老年人沟通、健康管理、娱乐辅助器具

信息沟通辅助器具可以帮助老年人代偿部分视觉、听觉、言语、认知及肢体功能,克服获取信息及沟通交流的障碍。对健康危险因素进行监测,及时提供健康咨询和指导。辅助完成休闲娱乐活动能有效增加与外界的沟通,提高老年人的身心健康和生活质量。

1. 信息沟通、视听沟通辅助器具 老视镜、放大镜(图 7-5-12A)、望远镜、阅读架子和翻书器、增重增粗笔、持笔器、大字计算器、电子助视器和阅读器(图 7-5-12B)、大字印刷品;助听器(图 7-5-12C)、语言训练卡、声控和眼控沟通器(图 7-5-12D);多功能闹钟、失物定位器、门槛提示器;电脑的大字键盘和单手键盘、手写板语音输入法、屏幕放大软件等。

2. 健康管理、评估、保健、训练辅助器具 人体测量尺、电子体温计血压计握力计、语音

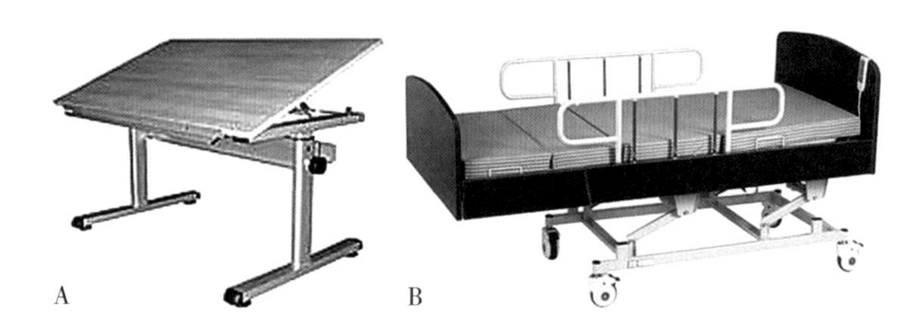

图 7-5-11 住家家具适配

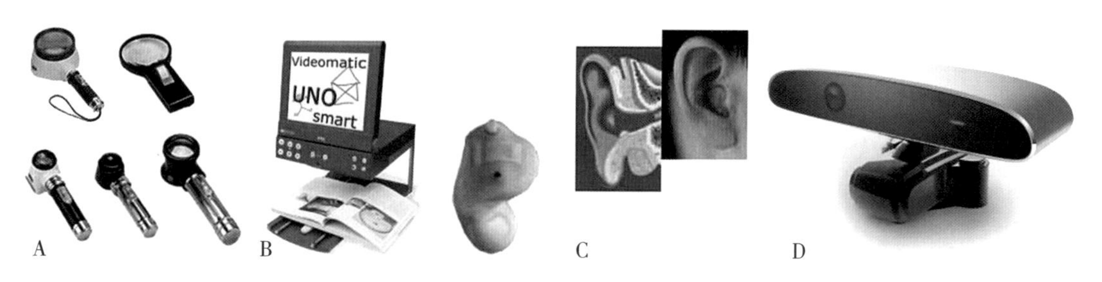

图 7-5-12 信息沟通、视听沟通辅助器具

输出血糖仪、药物提醒分发器；步态分析仪、心理评估辅具；制氧机、空气净化器、血氧监测仪；抗水肿手套、冷热敷包、红外线治疗仪、震动按摩器、颈腰牵引器、电刺激仪、感觉知觉训练器、足底触觉训练垫、踏车、关节活动器、平衡板、站立床（架）、减重步行训练器、训练球、手功能作业技能训练器、呼吸肌训练器等。

3. 休闲娱乐辅助器具 老人玩具、跳棋、纸牌夹子、平衡木、棋盘游戏；单手长笛、桌鼓、口琴固定器、可发声的球；乒乓球桌、高尔夫球座和手套、供轮椅使用者使用的汽车、移动房屋、自由帐篷；老年人宠物照料辅助器具等。

（六）老年人无障碍居家建筑环境

老年人主要是活动场所是在住房里，而多数意外也都发生在家里，如房间里摔倒，卫浴时的起立滑倒等，老年人居家建筑的无障碍设计十分重要。在居家无障改造时，要考虑到老年人身体的功能、经济状况和环境空间等。综合考虑可能性、安全性、舒适度、提升独立生活功能、避免继发伤害等。

1. 住宅门前要有轮椅活动面积，把台阶建成可移动或固定坡道，自动门是首选。

2. 客厅、走廊的宽度应考虑同时通过一个轮椅和一个行人。离地面 35cm 以下墙面有保护面，墙角做成圆弧形，防止碰撞和摔伤，墙面安装扶手。地面应平整，选用遇水不滑的地面材料，要有轮椅移动的足够空间。家具的摆放方便轮椅靠近和操作，如轮椅到椅子和沙发的转移，家用电器的使用。

3. 浴室、厕所门要方便轮椅进出，地面应平整并选用遇水不滑的地面材料，要有轮椅移动的空间。坐便器高度与轮椅坐高一致，两侧需安装抓杆，手纸要方便取用。洗浴池要便于人员转移，有洗浴坐台并安装扶手，地面要有防滑垫。洗面器要方便轮椅靠近使用。卫浴应设置紧急呼叫按钮，门向外开并需设置观察窗口。

4. 厨房与餐厅适宜开敞式，案台下方要便于轮椅进入，案台和吊柜最好是高度可调的，并使用台上式炉灶，控制开关应在台前。洗涤池采用感应水龙头，池下方便轮椅进入。厨房电器要方便取物和开关。厨房面积要考虑到乘轮椅者进入和操作的位置及回转方便等。

5. 卧室、书房都要有轮椅活动的空间，床边有助站扶手，家具的高度要便于轮椅间转移。

6. 阳台深度在 1.5m 以上，便于乘轮椅者休闲。窗扇的开启和把手的高度要适合乘轮椅者的使用。

（郑洁皎　潘毓健　谢　婧）

第八章 老年康复护理与照护

第一节 概　述

康复护理学是随着康复医学的发展而兴起的。1997年，成立了中国康复护理学会。随后，康复护理逐渐在理论、知识、技能以及科研等方面取得了长足的发展。康复护理是在康复过程中，根据总的康复医疗计划，围绕全面康复目标，紧密配合康复医师进行完整的康复护理工作。良好的康复护理不仅可以延迟或恢复其自理能力的丧失，缓解慢性病痛，还可以节约医疗成本，减轻患者家庭的经济负担。老年人常患有多种慢性病，慢性病不仅会给老年人的身心健康带来严重的影响，还会使老年人的生活质量大大降低。因此，做好老年人的康复护理工作至关重要。老年康复护理的重点在于延缓或减轻生理功能的衰退，预防、减轻或逆转疾病造成的残疾，以提高健康水平和生活质量。

（白姣姣）

第二节 老年疾病的康复护理

本节主要讲述老年人常见的心肺系统疾病、神经系统疾病、消化系统疾病、内分泌系统疾病、骨骼肌肉系统疾病和其他系统疾病的内容，主要包括饮食护理、规律运动和康复功能训练等。

一、心肺疾病

（一）冠状动脉粥样硬化性心脏病

冠心病即冠状动脉粥样硬化性心脏病，是冠状动脉粥样硬化狭窄或阻塞，和（或）因冠状动脉功能性改变（痉挛）所致心肌缺血缺氧或坏死而引起的心脏病，是老年的常见病、多发病。目前在国际上将冠心病分为 5 个类型，分别为无症状心肌缺血、心绞痛、心肌梗死、缺血性心力衰竭和猝死。冠心病是一种严重威胁人类健康的慢性疾病，已成为多数发达国家和许多发展中国家成人的主要死亡原因，也是导致医疗费用快速增长的主要原因。本病病因尚未完全明确，目前认为是多种因素作用于不同环节所致，主要因素有年龄、性别、脂代谢异常、高血压、吸烟、糖尿病和心理社会因等，其中血脂异常是冠心病最重要的危险因素。对冠心病的危险因素进行综合的生活方式干预防治可有效降低冠心病患者心脏事件的发生率，改善预后。

1. 合理膳食　饮食是冠心病综合性防治的重要组成部分。合理的营养可以有效地减轻心脏负担，促进其功能恢复。①节制饮食，少食多餐，不过饥过饱，不暴饮暴食，食物种类齐全，注意荤素搭配，营养素比例合理；②控制热量的摄入，限制糖类食品，少吃甜食和零食，食量与体力活动要平衡，以保持适宜体重；③低脂饮食：控制动物脂肪胆固醇的摄入量，尽量少吃动物内脏和肥肉，蛋黄每周不超过 3 个，食用豆油、花生油等植物油；④低盐饮食：供给食盐以 6g/d 为宜；⑤多吃蔬菜、水果，以保持大便通畅；宜多选用奶类、鱼类、豆类、瘦肉、海产品等；⑥适量饮茶：茶叶中含有的儿茶酸有增强血管弹性、柔韧性和渗透性的作用，可预防血管硬化。茶叶中的茶碱和咖啡碱能兴奋神经，促进血液循环，减轻疲劳和具有利尿作用。但常饮浓茶和咖啡可使心率加快，刺激心脏，有害健康。

2. 戒烟限酒 烟草中的尼古丁、一氧化碳可诱发和加重动脉粥样硬化的发生和发展，使冠状动脉痉挛。吸烟者冠心病的发病率是不吸烟者的 2~6 倍，吸烟者发生急性冠脉综合征后心源性死亡的风险明显高于不吸烟者，任何时候的戒烟都可使患者急性心血管事件或再发心血管事件的发生危险明显下降。因此要绝对戒烟。适量饮酒对人体有利，但饮酒过量对人体有害，可使正常人的 B 细胞胰岛素分泌功能受损、组织细胞对胰岛素的敏感性下降并产生胰岛素抵抗，引发糖耐量异常和空腹血糖受损。另外，酒的热量高，过量饮酒还可继发肥胖。建议酒量以每天 15g 为限。

3. 规律运动 运动能增强心脏功能适应性，改善冠状动脉的弹性和供血能力，降低心脏病危险因素，提高人体血管调节能力等。根据心功能情况，选择合适的运动。可选择中、强度有氧运动（如慢跑、打太极拳、散步等），每次活动时间在 30~60min 为宜，建议每周达到 3h。

4. 心理调适 强烈持久的精神紧张是诱发冠心病的主要原因，5~10 年间重度抑郁患者心源性病死率比无抑郁者增加 82%，10 年以上增加 72%。

（二）慢性阻塞性肺部疾病

慢性阻塞性肺疾病（COPD），是以气道阻塞进行性发展、气流受阻为特征，以反复咳嗽、咳痰、气促和呼吸困难为主要症状的慢性支气管炎和肺气肿。是老年人常见病、多发病。由于迁延不愈，反复发作，加重病情，甚至需进行气管插管或气管切开呼吸机辅助呼吸，给患者身心造成很大痛苦，并严重影响其生活质量。

1. 戒烟 吸烟是导致 COPD 发生的重要危险因素。香烟中有害物质长期刺激可造成黏膜下腺体的过度增生和杯状细胞增殖，周围气道的纤维化和结构重塑，使得气流阻塞不可逆转，是 COPD 的重要发病原因。戒烟可有效地减缓肺功能下降速度，延缓病情进展，改善肺通气功能和生活质量，还可改变疾病的预后。

2. 改善营养 COPD 患者常发生营养不良，同时伴有免疫功能低下。因此，进食高热量、高蛋白、高维生素饮食，保证食物的营养。少食多餐，少吃产气食品，防止产气影响膈肌运动。忌食海鲜类油腻食品。多食用豆腐、豆浆等豆制品，补充大豆蛋白或者动物肝脏、瘦肉等，这些食物能提供维生素 A、C 和钙质以及必需的微量元素，并促进呼吸道组织的修复，增强抵抗力。

3. 规律运动 教导患者做渐进式的运动，进行力所能及的体育锻炼，如散步、上下阶梯、保健体操、太极拳等，以改善症状及增加工作和运动忍受度，运动强度为不出现气短和气促为宜。

4. 有效呼吸

(1) 腹式呼吸：①吸气时，将双手放在腹部的肋弓下缘，通过鼻吸入气体，并将腹部向外突出，顶住双手。吸气后屏气 1~2s，以保持肺泡张开。②呼气时，双手在肋弓下方轻轻施加压力，同时用口慢慢呼出气体。

(2) 缩唇式呼吸方法:患者用鼻吸气,然后通过缩唇(吹口哨口形)缓慢呼气,吸气 2s,呼气 4~6s(吸与呼时间比为 1∶2 或 1∶3),以增加气道阻力避免外周小气道提前陷闭。呼气时缩唇大小程度和呼气流量以能使距离口唇 15~20cm 处的蜡烛火焰倾斜而不熄灭为适度,每次锻炼 15min,逐渐增加锻炼时间,2 次 / 天。

5. 呼吸功能训练 老年 COPD 患者进行长期、有效、个体化的呼吸功能锻炼,可改善肺功能。呼吸操:患者站立,以缩唇呼吸配合肢体动作,第一节双手上举吸气,放下呼气,10~20 次;第二节双手放于身体两侧,交替沿体侧上移(吸气)、下滑(呼气),10~20 次;第三节双肘屈曲握拳,交替向外斜前方击拳,还原呼气,10~20 次;第四节双腿交替抬起,屈膝 90°,抬起吸气,放下呼气;第五节吹悬挂的小气球训练。在呼吸功能训练中,对于发生急性呼吸道感染、COPD 急性发作期及其他原因不能接受康复训练的患者,暂停训练,待病情稳定后再进行训练,老年人易产生疲劳,应采用间歇式训练,每做一次运动后,要休息 5~10min,训练应因人而异,循序渐进。

6. 长期氧疗 流量 1~2L/min,每天吸氧时间至少 15h。长期氧疗可提高动脉血氧分压,减轻骨骼肌疲劳,延迟呼吸肌疲劳发生,使呼吸困难状况减轻,活动范围增加,运动耐力增强,生活质量提高。

(三) 支气管哮喘

支气管哮喘是以气道高反应性及慢性非特异性炎性反应为主要特征的呼吸科常见病。遗传因素(家庭哮喘史、家庭过敏史)、免疫因素(食物、药物、接触物过敏史)、感染因素(细菌、病毒、原虫、寄生虫等)、食物(鱼、虾、蟹、蛋、牛奶等)、生活环境因素(冷空气或运动诱发)对哮喘发作起重要作用。其发病率在我国老年人群中已达到 15%,且呈逐渐递增趋势,其发病季节主要在春秋季或冬季。老年支气管哮喘患者患病后症状更为严重,严重影响其生活质量及生命,对身体各项功能明显退化的老年患者而言护理有着重要的影响。

1. 保持环境整洁干净 环境幽雅、空气流通、病室温度宜保持在 18~20℃,湿度宜保持在 50%~60%。病室内禁止吸烟,宜湿式打扫,避免灰尘飞扬。注意保暖、防止受凉、预防感冒、注意检查室内一些可能诱发支气管哮喘的设备及用品,如粉尘、花粉、药物、油漆等。

2. 饮食护理 嘱咐患者按时按量进食,一般以清淡低热的软质食品为主。由于哮喘患者蛋白质消耗量大,要特别注意补充蛋白质,可多进食瘦肉、牛奶以及豆制品等,并搭配一些新鲜果蔬,以营养均衡、全面为宜。要注意少吃或不吃鱼、虾、腌制品和辛辣食品等;有烟酒史者治疗期间要严戒,并尽量多补充水分。

3. 排痰护理 鼓励患者进行有效咳痰。患者取坐位或站位,身稍前倾,深吸气,双手压腹,屏气 3~5s 后连续咳嗽,咳出痰液,休息 3min 后再继续咳痰。引导患者多喝水稀释痰液,使其容易咯出,定期帮助其翻身拍背。对自行排痰效果较差的患者可用体位引流、雾化吸入和吸痰器等。

4. 体位护理 避免因仰卧位所导致的气流受阻而引发哮喘、协助患者保持坐位或者半卧位使其更好的呼吸、对长期处于坐位或半卧位的患者应使用海绵垫避免疲劳和压疮。

5. 心理护理 哮喘是一种身心疾病。患者病情反复发作,久治不愈而感紧张、焦虑、忧愁,对哮喘的发生、发展、治疗均有不良的影响,因此进行心理疏导和教育,向患者及家属讲解有关哮喘的知识及用药情况,使患者具备一个良好的精神状态,看到希望,积极配合治疗。

二、神经系统疾病

（一）脑梗死

脑梗死是大脑动脉分支因动脉硬化闭塞或血栓形成而导致相应供血脑组织缺血、缺氧，是老年人群常见的脑血管疾病。脑梗死存活患者中每年有65%~82%遗留不同程度的功能障碍，20%~25%的患者生活不能自理，这是直接影响患者生活质量的主要因素。对患者施行及时有效的康复护理，能预防脑梗死患者并发症的发生，促进功能恢复，提高其现有功能和日常生活自理能力，为重返家庭和社会做准备。早期康复护理能预防患者废用综合征及二次损害，并对促进患者患侧功能改善具有重要意义。对于早期的概念，临床上尚未达成共识，目前普遍认为，只要患者生命体征稳定，神经系统症状不再进展，48h后即可开展早期康复。因此，将发病后3天内开展的康复定义为早期康复较为恰当。

1. 保持良好体位 良肢位是防止或对抗痉挛姿势的出现、保护关节及早期诱发分离运动的一种治疗体位。脑梗死发病开始，应注意良肢位的摆放，防止痉挛姿势的出现对促进患肢的康复极为重要。

（1）卧位的体位护理：①仰卧位：头部摆正，肩胛骨下方垫一长软枕，防止肩胛带后撤下沉，患侧上肢伸展与躯干稍分开置于长枕上，手心向上，手指伸展。患侧臀部下垫一软枕，防止髋关节的外展、外旋；膝下垫毛巾卷防止膝关节过伸；小腿外侧垫一枕头，保持足尖向上。②健侧卧位：头转向健侧，患侧上肢向前伸展，置于胸前长枕头上，肘、腕关节及手指伸展；患侧下肢处于自然的屈曲位，置于长枕头上，注意要垫到足跟部位，预防足内翻，背后放置软枕支撑，以帮助维持侧卧位；健侧手及健侧下肢自由放置。③患侧卧位：头转向患侧，躯干稍往后倾斜，靠在枕头上，协助患侧肩向前，患侧上肢伸直与躯干成90°，掌心向上，手指伸展，健侧上肢可自由放置，患侧下肢伸展，膝轻度屈曲，健侧下肢屈曲置于枕头上。

（2）坐位的体位护理：患者坐位时，患侧上肢肘关节保持伸展，腕关节背伸，手指伸展，支撑床面。如患侧上肢不能独立支撑时，可用健侧手稳住患侧手肘部，或者佩戴肘关节固定支具，以维持肘关节伸展位。双下肢平放在地板上，患侧髋部、膝部、踝关节尽量保持90°，如果床太高，可在脚下放一个凳子。坐轮椅时，躯干应尽量靠近椅背，臀部尽量靠近轮椅的后方，患侧上肢放在身旁的枕头上，肘关节保持伸展，腕关节背伸，手指伸展。患侧髋部、膝部、踝关节尽量保持90°，平放在轮椅的脚踏板上。

（3）站位训练或步行训练时的体位护理：辅助者站在患者的偏瘫侧，如果患侧上肢出现屈肌痉挛，协助保持患肢肘关节伸展位，腕关节背伸，手指伸展；或佩戴肘关节支具，以防止肘关节屈曲。如果是手痉挛的患者，可以佩戴手痉挛支具，抑制手指屈肌痉挛。

2. Brunnstrom Ⅰ~Ⅲ期的肢体功能康复护理 主要是利用联合反应或共同运动以达到治疗的目的，诱发和易化患者的联合反应和共同运动，让患者逐步学会随意控制共同运动。治疗过程中，注意控制痉挛和异常的运动模式，促进分离运动的出现。训练的重点：①做好良肢位的摆放。②翻身训练，指导患者学会向健侧翻身，向患侧翻身，翻身时使用Bobath握手，Bobath握手方法是患侧拇指在健侧拇指之上，目的是使拇指外展，保持肘关节伸展，控制前臂内旋，四指交叉为防止手指屈曲挛缩。双手接触进行运动能增加本体感觉传入，达到易出作用。③加强桥式运动的训练。桥式运动包括（双桥运动、单桥运动、动态桥式运动）。桥式运动可以促进患者髋关节的伸展控制能力，有效地锻炼髋腰肌肌力，预防痉挛的发生，为站立步行作准备，对提高脑卒中偏瘫患者的肢体运动功能有明显疗效；桥式运动还可以促进脑梗死局部血流灌注，有助于改善脑梗死患者整体功能的恢复。④诱发和加强仰卧位的屈髋、屈膝、踝背屈的练习，以及从(卧位到坐位、坐位平衡、坐位到站位、站位平衡)的训练。

3. Brunnstrom Ⅳ~Ⅴ期的肢体功能康复护理 诱发出更复杂的分离运动模式和多种运动模式组合的选择性运动原则，训练的重点是纠正共同运动和使运动从共同活动的模式中脱离出来。

(1) 上肢的训练方法：①训练将患侧手背接触腰后部；②训练肩前屈 90°，使伸直的上肢前平举；③在伸肘的情况下，前臂做旋前、旋后的训练；④肩外展 90°时，肘伸直，在此基础上加上前臂做旋前、旋后训练；⑤巩固肩部功能的训练。

(2) 下肢的训练方法：①坐位屈膝 90°时，将脚向后滑行以及足跟接地时足背屈，注意不能出现足内翻；②立位伸髋下屈膝的训练以及立位伸膝时患侧足背屈的训练，注意不能出现足内翻。

4. Brunnstrom Ⅵ期的肢体功能康复护理 主要进行改善手功能和改善步态的训练，上下楼梯训练。着重于精细动作和协调性，以及灵巧性的训练。

5. 吞咽功能训练 吞咽障碍是脑梗死的常见症状，轻者进食时易发生误吸、呛咳，影响营养的摄入，重者导致营养不良、吸入性肺炎，甚至窒息死亡。吞咽障碍患者，早期采取康复护理及恰当的功能训练，有效率可达 80% 以上。早期康复训练包括咽部冰刺激与空吞咽，用冰冷棉棒轻轻刺激患者软腭、舌根及咽后壁，改善患者的本体感觉，指导患者做空吞咽训练，反复训练易诱发及强化吞咽反射，以达到吞咽有力的目的。摄食训练时应取半卧位、床头抬高 30°，或取坐位(病情稳定者)，食物应有适当的黏性，不易松散。

(1) 舌、下颌训练：让患者练习张口、闭唇、鼓腮、伸缩舌等，以改善口面肌肉运动。患者不能做到时可进行被动或辅助运动，使其能充分张口摄食，闭口咀嚼运动，10min/ 次，3 次 / 天。

(2) 冰刺激方法：用冰缠棉棍刺激软腭、腭弓、咽后壁及舌后部等部位，提高软腭及咽部的敏感度。诱发吞咽反射；用冰块刺激面颊及下颌部位，促使下颌关节闭合，增加咀嚼肌收缩力。5min/ 次，1~2 次 / 天。

(3) 门德尔松手法：对喉部可以上抬的患者，让其空吞咽并保持上抬位置，吞咽时让患者舌抵硬腭，屏住呼吸并保持数秒。对喉部无力上抬的患者，可按摩颈部，上推喉部，以促进吞咽。3~5min/ 次，2 次 / 天。

(4) 呼吸控制训练：先让患者颈肩部肌肉放松，练习以鼻吸气，以口呼气，于呼气末以手按压其腹部给予辅助；并练习屏气，使进食吞咽时呼吸与吞咽运动相互配合。5min/ 次，3 次 / 天。

(5) 咳嗽及发音训练：让患者反复练习咳嗽，促进喉部闭锁，用力张口，并尽可能延长时间发 “ao” 音，以强化声门闭锁，增强呼吸肌的控制能力。3min/ 次，3 次 / 天。

(6) 直接训练法：对于有一定吞咽功能的患者，通过改善食物形态、味道及进食体位，进行直接吞咽训练，并指导家属掌握技巧，每日多次进食，5~6 次 / 天。

6. 言语障碍的康复训练 脑卒中后约有 30% 的患者会出现不同症状和程度的失语，其中运动性失语较为常见。采取循序渐进的方法，进行语言指导，与日常生活相结合，从简单的字母、音节、图形来指导患者进行练习，反复认读，巩固效果，进而强化应答能力。

7. 日常生活活动能力训练 针对性训练穿衣动作、饮食动作、上下床动作、大小便自理等日常生活能力。生活基本技能的训练应贯穿于整个康复治疗护理过程中，随时指导患者进行基本技能训练及自理活动训练，促进早日康复。对于肢体功能较差又难以恢复的患者，可通过日常生活活动的代偿性训练，使其掌握一定的方法和技巧，最大程度地提高生活自理水平。

（二）帕金森病

帕金森病是临床上常见的一种神经退行性疾病，病因至今尚不完全清楚，主要病理改变为黑质 - 纹状体多巴胺神经元进行性变性，引起运动功能紊乱。65 岁以上老年人的发病率为 1.7%，患者多伴有静止性震颤、肌肉僵直及运动减少等症状。帕金森病患者同时存在认知障碍，主要表现为语言障碍、视空间障碍、记忆障碍等。

帕金森病初发时，约有 70% 的患者出现震颤，接着出现步行障碍、肌肉僵直、运动迟缓等。病症进展程度分类以 Hoehn-Yahr 分级比较著名（表 8-2-1）。病情进展速度根据病例情况各有不同，发展至阶段 1 约需 3 年，阶段 2 约需 6 年，阶段 3 约需 7 年，阶段 4 约需 9 年。但随着药物治疗和康复治疗的普及，该病的自然经过有了一定的改善。

表 8-2-1　Hoehn-Yahr 分级

分级	表现
阶段 1	仅一侧出现症状，障碍轻微或无
阶段 2	两侧出现症状，有姿势变化，无姿势反应障碍，工作少部分受限制
阶段 3	有姿势反应障碍，尽管有少部分日常生活活动受限，但仍可独立
阶段 4	丧失劳动能力，勉强可以步行，日常生活活动需部分辅助
阶段 5	无帮助情况下处于长期卧床或轮椅状态，日常生活活动需全部辅助

1. 运动疗法　运动疗法目的是把二次合并症限制在最小限度，维持活动能力，延缓进行中的 ADL 障碍。具体为：①预防变形挛缩；②预防废用性肌萎缩；③改善运动的速度、移动性和协调性；④促进日常生活活动能力。

（1）阶段 1~2　此期的训练目标为：①尽可能促使患者主动完成自身的活动以及 ADL；②针对运动范围减少及前倾前屈等异常姿势，主要指导患者进行躯干伸展运动，防止屈曲挛缩；③指导患者尽可能不减少每日的活动量，此阶段的训练内容主要为：关节活动范围及肌肉牵张训练（以被动运动为主，进行俯卧位保持。利用墙壁、肋木、站立台、体操棒等）；肌力增强训练（强化躯干及四肢的伸展肌）；姿势矫正训练（利用镜子等）；基本动作训练；平衡训练；起立、步行训练；ADL 训练；呼吸训练。

（2）阶段 3~4　此期的训练目标为：①针对废用综合征（关节挛缩、肌力低下等），实施积极的训练，尽最大可能维持 ADL；②对步行障碍、平衡功能障碍、少动等，利用视觉刺激、听觉刺激等积极的训练改善；③为防止摔倒，确保安全，应对环境实施改造。此阶段的训练内容主要在阶段 1~2 的训练内容中重点训练：关节活动范围及肌肉牵张训练（被动运动为主）；姿势矫正训练；平衡训练；ADL 训练；起立、步行训练。

（3）阶段 5　此期的训练目标为：①防止由于卧床而引起的二次合并症（压疮等）；②努力维持残存的 ADL（进食等）；③努力减轻家属的借助量。此阶段的训练内容为：关节活动范围训练（以被动运动为主）；ADL 训练；呼吸训练。

2. 作业治疗　针对患者肌力低下，上肢功能障碍，姿势调节障碍等问题选择患者感兴趣的项目。增加患者关节活动范围，改善手的功能，提高日常生活活动能力。将训练精细动作和增加肌力的大动作结合起来，如利用捏橡皮泥、编织、系绳带、把螺栓和螺帽组合后再分开、推磨及投标、使用打字机和电脑键盘等作业训练手的功能和增加关节活动范围。训练患者穿衣裤、扣纽扣、穿鞋袜、洗脸、漱口、梳头、进食、写字、上厕所，也可让患者承担一些家务劳动，促进患者手灵活性和协调性的恢复，提高生活活动能力。

3. 认知功能训练

(1) 提高记忆力的训练：①视觉记忆的训练：旋转 3~5 张日常生活用品的图片，让患者看 5~10s，要求患者记住。然后将图片撤走，让患者说出或写下所看到的物品名称。反复数次，直至成功，再增加图片数量及行数，逐渐增加训练难度。②地图作业训练法：在患者面前旋转一张有街道和建筑物但没有文字标记的城市地图，告诉患者先由治疗师手指处出发，沿其中某一街道行走至某处停住，要求患者将手放置在治疗师的手指停止处，从该处找回出发点，反复训练 10 次。连续 2 次无误，再增加难度，如延长路线，增加转弯等。③彩色积木排列训练法：用边长为 2.5cm 不同颜色的积木块，以每 3s 一块的速度向患者出示，出示完毕，让患者按治疗师出示的顺序出示木块，反复 10 次，连续 2 日无错误或 10 次均正确时，可加大难度进行，如增加木块数目或缩短出示时间等。

(2) 智力障碍康复治疗：智力包括了分析推理、综合、比较、抽象、概括等多个方面。这些过程往往在人类解决问题时从思维过程中表现出来。因此训练解决问题的能力也就训练了抽象逻辑思维能力。①训练获取信息的能力：可取当地当日的报纸，根据报纸的内容进行训练。如治疗师提出问题，要求患者寻找并给予回答。比如，询问报纸名称，头版头条信息，报纸的日期、体育、商业、经济信息，更具体地询问两队的比分，广告宣传的电影的内容等。还可以假设某一条件，购买某一物品，从广告中寻找相似条件的物品等。②排列数字：先给患者几张带数字的卡片，让其按从小到大的顺序排列好。然后，再每次给一个数字，让他根据数字的大小插入已排列好的数字序列中。同时，还可询问数字间有何联系，如奇数、偶数、倍数等。③分类：如列出 30 种物品名单，并询问他属于哪类物品，如食品、家具、衣服，让其分类，有困难者可给予帮助。成功后可安排更细的分类，如食品可再分为植物、肉、奶制品等。还可给予一些成对的词，让患者说出这一对词(物品)的共性。④预算：给患者设计一个 6~12 个月的家庭的开支账目，问患者哪一月哪一账目支出最高，各项开支一年的总支出是多少，每年的各分项支出是多少。还可以再分类预算，如每月需多少钱，每周需多少钱。

三、消化系统疾病

(一) 消化性溃疡

消化性溃疡是一种常见的慢性全身性疾病，生活中各种因素如幽门螺杆菌的感染、药物作用、生物遗传因素及社会、心理因素等都能诱发及促进病情发展，因发生的部位不同可以分为胃溃疡和十二指肠溃疡。老年人消化性溃疡的发病率随年龄递增而增加。国内统计：65 岁以上胃溃疡发病率为 5.2%，70 岁以上增至 8.5%。

1. 临床特点

(1) 胃溃疡多于十二指肠溃疡：老年人常伴有动脉粥样硬化，胃黏膜下小动脉壁增厚，动脉腔变细，局部血流供应减少，从而导致胃黏膜萎缩变薄，固有层细胞和腺体减少。十二指肠液、碳酸氢盐分泌减少，胃排空液体延缓，使胃黏膜屏障保护作用降低是发生溃疡的主要原因。统计资料表明：胃溃疡多发生于 60~80 岁老年患者，老年人胃溃疡占 60.1%，十二指肠溃疡占 32.2%，复合性溃疡占 7.7%，胃、十二指肠溃疡之比为 2∶1，胃溃疡中男女之比为 3∶1。

(2) NSAIDs 溃疡发病率高：年龄 >60 岁是 NSAIDs 溃疡的高危因素。老年人常伴心脑血管疾病、骨关节病等，需长期服用非甾体抗炎药(non-steroidal anti-inflammatory drugs，NSAIDs)，容易产生严重的胃肠黏膜损伤，导致 NSAIDs 溃疡或使溃疡病加重，其中胃溃疡发生率为 12%~13%，十二指肠溃疡发生率为 2%~19%。而且，NSAID 使溃疡并发症(出血、穿孔等)发生的危险性增加 4~6 倍。

(3) 溃疡部位变迁和巨型溃疡：中青年人溃疡多见于十二指肠、胃窦和胃小弯，老年人胃溃疡常位于胃的近端，即胃体上部、胃底部。这和随年龄增长，胃体窦交界带上移有关。因此，梗阻在老年消化性溃疡不多见，如出现梗阻应考虑胃癌的可能。老年人中复合性溃疡发生率较高，占消化性溃疡的 9.09%。巨型溃疡指胃溃疡直径≥3.0cm，十二指肠溃疡直径≥2.0cm。老年人巨型溃疡较多见，特别是 70 岁以上的患者，多位于后壁，与 NSAIDs 摄入有关，需与溃疡型胃癌相鉴别。

(4) 症状不典型：老年消化性溃疡的症状常不典型，典型胃痛仅占 39%，即使有疼痛也已失去正常的节律。老年人胃痛常放射至背部(穿透至胰腺)、左腰侧、脐周，甚至胸部、剑突上方，高位溃疡或合并反流性食管炎的患者可表现为胸骨后痛，酷似不典型心绞痛。

(5) 并发症较多而重：老年消化性溃疡并发大出血者占 20%~40%，慢性出血而黑便不为患者注意时，容易延误诊断。并发穿孔者占 16%~28%，老年人溃疡穿孔的临床表现和体征常不明显，仅为腹部轻中度压痛，肌紧张，这与年轻人穿孔时剧烈腹痛及板状腹不同。

2. 康复护理

(1) 稳定情绪：保持乐观情绪，注意劳逸结合　长期精神紧张、焦虑或情绪波动的人易患消化性溃疡，因为在应激状态下，胃的分泌和蠕动增强，导致胃酸分泌增加、胃排空加快。同时交感神经的兴奋使胃、十二指肠血管收缩，胃黏膜的血流量下降，防御功能有所下降。

(2) 合理安排膳食：老年人应进食时要细嚼慢咽，有规律的进食，并少量多餐，以免胃窦部过度扩张而刺激胃酸分泌。应以低脂肪食物为主，低脂肪食物可避免刺激胆囊收缩素的分泌和由其而引起的胃排空减慢。禁忌刺激性食物，以减少胃酸分泌，如酒类、咖啡，酸辣、油煎食物及豆类等产气食物。不宜进食不易消化的食物，如粗纤维多的蔬菜水果如葱头、韭菜、芹菜等。以少渣软食或粥为宜，如蒸鸡蛋、稀饭、烂饭、面包、馒头、面条等。

(3) 杜绝烟酒刺激：老年人吸烟饮酒的比例较高。吸烟可增强胃酸分泌，延缓胃排空，烟中尼古丁降低食管下段幽门括约肌的功能，导致胆汁反流，抑制胰腺分泌碳酸氢盐，影响前列腺素、上皮生长因子合成，引发消化性溃疡。酒精可以破坏胃黏膜的防御功能，大量摄入酒精会起胃黏膜的损伤。

(4) 避免使用对胃黏膜有损害的药物：老年人多患有心脑血管等多种疾病，需长期服药，但有些药物可能引起溃疡病的发生，应该避免，如 NSAIDs 长期应用，患者可能出现胃黏膜糜烂、发生溃疡。长期摄入 NSAIDs 会削弱胃黏膜的保护功能而诱发消化性溃疡，增加溃疡复发率、出血穿孔率。故老年患者如需服用某些治疗其他系统疾病的药物时，应考虑药物是否对胃黏膜有损害作用，如有损害作用则改服其他无损害的有效药物，或在饭后及服用胃黏膜保护剂后再服用。

3. 并发症的康复护理　老年患者机体器官功能的老化，又多合并高血压、冠心病等慢性器质性病变，血管脆性增加，易发生溃疡出血、穿孔、幽门梗阻甚至癌变。

(1) 溃疡出血：是消化性溃疡最常见并发症，60 岁以上患者并发出血可达 50% 以上，且时间长，难愈合，易反复，预后凶险，病死率高。十二指肠球部溃疡较胃溃疡易发生出血，常发生在病情活动或恶化时，与感染、用药不当、饮食失调、精神紧张、过度劳累密切相关。溃疡出血的临床表现取决于出血的速度和量的多少，轻者只表现为黑便，重者可出现呕血以及失血过多所致循环衰竭的临床表现，严重者可发生休克。应及时发现出血征兆，尽快采取相应措施。

（2）穿孔：是消化性溃疡最严重的并发症，老年患者因机体反应差，多无典型症状和体征，易发生感染性休克，并发多器官功能衰竭而导致死亡。因此，当患者出现不明原因的腹痛时，除详细询问病史和仔细的体格检查外，还要做腹腔穿刺，必要时积极进行手术治疗，根据穿孔时间、感染和炎症水肿情况选择术式。

（3）幽门梗阻：典型体征为上腹部空腹振水音和胃蠕动波，清晨空腹时插胃管抽液量>200ml，即提示有胃潴留。轻者可进流食，重者应禁食、补液，维持酸碱平衡，必要时行胃肠减压。

（4）癌变：胃溃疡有1%~3%可发生癌变，尤其有萎缩性胃炎伴胃黏膜退化性病变者更易发生，应及时行幽门螺杆菌检测和内镜检查予以鉴别诊断。

（二）反流性食管炎

1. 定义 反流性食管炎（reflux esophagitis，RE）是指胃内容物（包括十二指肠液）反流入食管，其中的酸性物质导致食管黏膜破损引起的慢性炎症。可导致食管溃疡、狭窄，甚至癌变。反流性食管炎属于胃食管反流病的范畴，约1/3的胃食管反流病患者存在RE。RE是一种常见病，多发病，据流行病学调查，我国北京、上海两地RE的发病率达1.92%。

2. 机制 RE作为胃食管反流病的一种类型，其病因及发病机制均是由于食管对胃、十二指肠内容物反流的防御机制下降，引起攻击因子胃酸、胃蛋白酶以及胆盐、胰酶等对食管黏膜攻击作用的结果。其病理生理机制主要是由于抗反流防御机制下降和反流物对食管黏膜攻击作用增强的结果。

3. 临床表现 RE的临床表现多样，轻重不一，主要有以下四个方面的表现。

（1）反流症状：反酸、反食、反胃、嗳气等，多于餐后明显或加重，平卧或躯体前倾时容易出现。

（2）食管刺激症状：烧心、胸痛、吞咽困难等，烧心常于餐后1h出现，弯腰、卧位或腹压增高时可加重。

（3）食管外刺激症状：咳嗽、哮喘、咽喉炎等。

（4）并发症表现：常见的并发症有食管狭窄、上消化道出血、Barrett食管。

4. 康复护理 在临床治疗基础上，给予体位护理、口腔护理、饮食护理等康复护理有助于提高其疗效及预后。

（1）体位护理：进食后保持身体（或躯干）直立，餐后散步加速胃肠道蠕动，避免穿着紧身衣物、过度弯腰、快速行走、情绪剧烈起伏及过度劳累，以免加重病情导致严重后果。睡眠过程中尽量避免上臂上举或枕于头下，减少因膈肌抬高增加胃内压力逆流胃液。

（2）口腔护理：胃内容物反流后部分可进入口腔，食物残渣易发生腐败并滋生细菌，增加反流性食管炎患者口腔溃疡发生风险。指导患者于早晚刷牙及餐后漱口，无法自理者需及时提供口腔护理液保持口腔清洁。发现口腔黏膜红肿、溃烂等异常情况需积极遵医嘱给予处理。

（3）给药护理：严格按医嘱给药治疗，如促动力药物需进食前（约30min）服用、抑酸药需早晚空腹服用、抗酸药需进食后（约90min）或睡前服用。

（4）饮食护理：根据反流性食管炎疾病特点给予正确的饮食指导，此类患者易使用半流质食物（温热），饮食原则应清淡易消化及低脂低糖，忌食辛辣、生冷、刺激性、多纤维素、煎炸食物。必要时应少食多餐减少胃肠道压力，避免食用过热食物以免刺激胃肠道，入睡前3~4h尽量避免进食。

四、内分泌系统疾病

（一）糖尿病

糖尿病（diabetes mellitus，DM）是由多种病因引起的以慢性高血糖为特征的代谢紊乱综合征。老年糖尿病包括60岁以后才发病或者60岁以前发病而延续至60岁以后，以2型非胰岛素依赖型为主，约占95%。近30年来，中国糖尿病患病率显著增加，新的流行病学研究显示40~60岁人群糖尿病的患病率为11.5%，60岁以上人群的患病率为20.4%。

老年糖尿病的诊断与成年人一致，空腹血浆葡萄糖≥7.0mmol/L、餐后2h血浆葡萄糖（口服葡萄糖耐量试验）≥11.1mmol/L、高血糖症状+随机血糖≥11.1mmol/L。达到上述4个标准之一，需在另一日复查；两项异常即可诊断为糖尿病。

老年糖尿病患者因伴随多种疾病，应用多种药物，智力和记忆力减退，常无症状或其症状不典型，甚或被其他慢性疾病所掩盖。糖尿病的治疗目标在于良好地控制血糖，避免或延缓各类急慢性并发症，维持患者的生活质量。

（二）常见不良事件的康复护理

（1）低血糖：糖尿病患者血糖≤3.9mmol/L即为低血糖。低血糖的发生风险随着年龄的增加而增加，是老年糖尿病患者最常见的并发症之一，若不及时诊断和处理，可危及患者生命。不规律饮食、不规律监测血糖及不合理用药是老年糖尿病患者发生低血糖的常见原因：①进食少，而口服降糖药或注射胰岛素未适当减量；②口服降糖药或注射胰岛素后未按时进食；③使用半衰期长的降糖药未监测血糖；④未遵医嘱自行加大降糖药物或胰岛素剂量；⑤未遵医嘱自行加服其他中成药；⑥错误应用不同种类、剂量胰岛素，药物错服。另外，老年糖尿病患者维持血糖浓度的调节功能低下、肝功能损害、合并糖尿病肾病或其他基础病变致肾功能不全等都可增加低血糖的发生风险。

1）临床表现：①自主神经症状及体征：低血糖发生时，胰岛素分泌受抑制，升糖激素（胰高血糖素、肾上腺素等）分泌增加，出现交感神经兴奋症状，包括心慌、出汗、乏力、眩晕等症状。②中枢神经系统的表现：低血糖发生后，初始大脑皮层受抑制，表现为精神不集中、乏力、头晕、嗜睡、易怒、行为怪异等。继而波及皮层下中枢，出现躁动不安、瞳孔散大，甚至强直性惊厥，锥体束征阳性等。波及延髓时进入昏迷状态，各种反射消失。如果低血糖持续得不到纠正，常不易逆转甚至死亡。

2）低血糖的预防：①加强观察：熟悉低血糖的临床表现，及时发现无症状的低血糖反应或者低血糖昏迷，以免造成严重后果。②用药护理：选择半衰期短、作用相对较弱、低血糖风险低的降糖药物，从较小剂量开始，根据血糖及时调整剂量。应用胰岛素者，注射后30min内必须进餐，以免发生低血糖。注射部位要经常更换，以防注射部位肌肉萎缩或增生，影响胰岛素的吸收。③规律饮食：注意饮食与用药时间的匹配，在应用降糖药物后，按规定时间及时进食。④合理运动：老年糖尿病患者应根据病情来决定活动量，运动量以微微有汗、微微气喘和微微发热为宜。活动时间应餐后1~1.5h开始，对肥胖患者减轻体重有利。在短效胰岛素注射后2~3h即药物作用最强时，应减少运动防止低血糖发生。运动时，身边要备一些面包、水果糖等，以便在出现心慌、出汗、手抖、脉搏加快等低血糖症状时，能及时进食。⑤合理控制血糖：制订合理的、个体化的血糖控制目标，老年患者血糖控制目标应适当放宽，一般空腹血糖控制在6.7~8.3mmol/L，餐后2h血糖控制在8.9~11.1mmol/L即可。

3）低血糖的急救：轻症低血糖，可立即服用糖水或含糖的果汁、饮料，即能迅速消除症状。美国营养协会在糖尿病的正确饮食中提出15/15指导方针：15g碳水化合物常常会在15min内可将血糖水平提高2.8~4.2mmol/L。怀疑患者发生低血糖时，应该立即监测血糖，当血糖在2.8~3.9mmol/L时，服15g碳水化合物，若血糖在2.2~2.8mmol/L时，服20g碳水化合物。15min后监测血糖。如果血糖仍低于3.9mmol/L，再服用15g碳水化合物，确保血糖超过3.9mmol/L。如患者神志已发生改变，应该用50%葡萄糖40~60ml静脉注射，更严重时，可用10%葡萄糖持续静脉滴注。必要时加用氢化可的松100~200mg，防止意外的发生。有条件者可用胰高血糖素1mg肌内注射。

（2）糖尿病足：糖尿病足即糖尿病患者由于合并神经病变及各种不同程度的下肢血管病变而导致的下肢感染，溃疡形成和（或）深层神经病变、血管病变、感染被认为是糖尿病足的三大主要发病因素。老年人是糖尿病足的高危人群，糖尿病足多发生于糖尿病起病后10年。40%~86%的糖尿病足发病年龄≥65岁，且截肢率随着年龄的增长而增长。国际糖尿病足临床共识特别强调足病重在预防，有效的预防可使足病截肢率下降超过50%。

1）足部清洁：每日清洁足部，水温<40℃，洗脚时间小于30min。洗脚前用手试水温，若对温度不敏感，可请家人代试。洗净后用柔软、吸水、浅色干毛巾轻轻擦干足部，特别是趾缝之间。足部皮肤干燥，可适量涂抹润肤膏。

2）趾甲修剪：趾甲应平剪，切忌剪得过多。

3）鞋袜的选择：鞋以底厚、柔软、透气、圆头、平跟为宜，每次穿鞋前需要用手摸、用眼睛看，检查鞋子里是否有异物，是否有磨脚的破损处。买鞋时应于傍晚，此时脚的尺码最大。袜以柔软的棉质材料为宜，且袜口不要太紧。每日更换，有破损时及时丢弃。

4）自我检查：每天检查有无皮肤皲裂、水疱、小伤口、鸡眼、脚趾有无变形、皮肤有无红肿等。并检查足背动脉搏动、皮肤温度是否正常，若发现问题，立即就医。

五、骨骼肌肉系统疾病

（一）腰椎间盘突出

腰椎间盘突出是骨科的一种常见病、多发病，我国60~70岁年龄段发病率达50%。主要因为腰椎间各组成部分（髓核、纤维环、软骨板），尤其是髓核，发生不同程度的退行性病变后，在外界因素的作用下，椎间盘的纤维环破裂，髓核组织从破裂之处突出于后（侧）方或稚管内，从而导致相邻的组织，如脊神经根和脊髓等受到刺激和压迫，产生腰痛伴下肢麻木、刺痛、乏力等一系列临床症状。

老年腰椎间盘突出症的临床特点：①多无明显外伤史，进行过系统的保守治疗；②病程较长，反复发作，症状较重、较多；③有典型的坐骨神经痛，多合并间歇性跛行；④常伴有骨质疏松、椎管狭窄、腰椎不稳等多种疾病。

1. 急性期的康复护理

（1）卧床休息：急性期患者应绝对卧硬板床2~3周，减轻腰椎负担，避免久坐，做好日常生活护理。

(2) 牵引治疗:选择硬板床,进行简单的骨盆牵引。用头低足高位,持续骨盆牵引,牵引重量每侧 10kg,每次持续 1h,应严密观察牵引绳和滑轮是否起到有效牵引作用,观察皮肤有无损伤,冬季注意保暖,牵引完毕在床上休息 20min。

(3) 缓解疼痛:红外频谱仪对准腰部,照射 30~60min,距离要适当,以免灼伤。用温热毛巾敷于腰部或者腿部,以促进患者的全身血液循环,加快炎症和水肿的消除,缓解疼痛。

2. 恢复期的康复护理 主要预防腰椎间盘突出症复发。

(1) 保暖御寒:在寒冷潮湿季节注意保暖,风寒湿邪侵袭人体患病部位,加之劳累容易诱发。

(2) 保持正确姿势:平时注意保持良好姿势,不要久坐、久站、长时间保持一个固定的姿势,蹲下或弯腰提物时,注意保护腰部不负重,采用膝关节弯曲下蹲方法。

(3) 康复训练:可逐步进行背肌锻炼,在家人陪伴下倒走。倒走过程中可有效矫正腰部的不合理姿势,减少骨盆前倾和腰椎前凸的同时还能锻炼自身肌肉,使椎间盘突出得到有效缓解和治疗。

(4) 注意饮食:老年人由于消化功能减退,宜进食清淡可口,易消化的食物,如多吃水果、蔬菜,尤其宜吃含钙多的食物,调整人体钙量,改善骨质疏松的状况。

3. 术后的康复护理

(1) 术后使患者平卧于硬板床之上,待麻醉消失后,即可采取股四头肌收缩训练和直腿抬高,上下肢交替屈伸等训练与活动,避免发生瘢痕或神经粘连。

(2) 从术后第 3 天开始,帮助患者取仰卧位,进行上肢后伸、头背后上仰、腰背弓抬高等活动,每次维持 5~10s,练习时间约为 15min。

(3) 术后 3~5 天,患者即可在腰围保护的情况下进行上下床练习,患者成功站立后,护理人员应予以扶持,并维持若干分钟,2~3 次 / 天,并逐渐增加练习时间。

(4) 术后 7 天,可进行腰背侧屈、后伸等活动,2~10min/ 次,3~4 次 / 天,并根据患者的实际情况逐渐增加练习强度和次数,以患者不疲劳、腰痛不加重为前提。

(5) 术后 3 个月内,患者不得提取重物、弯腰或进行长时间的行走,禁止使用过软的床垫,站立时要保证腰背直立。

(二) 风湿性关节炎

1. 定义 风湿性关节炎是一种常见的急性或慢性结缔组织炎症。风湿性关节炎广义上应该包括类风湿关节炎,可反复发作并累及心脏;临床以关节和肌肉游走性酸楚、重着、疼痛为特征;属变态反应性疾病。风湿热的主要表现之一,是多以急性发热及关节疼痛起病。

2. 分期 根据患者的病程,关节肿胀程度、疼痛、晨僵、血沉、功能活动及 X 线分级情况,将患者分为急性期、慢性期、慢性急性发作期。

(1) 急性期:病程 <1 年,小关节肿胀、疼痛,严重功能活动差,卧床,X 线分级 Ⅰ~Ⅱ级,血沉 >40mm/h,晨僵 2h。

(2) 慢性期:病程 >1 年,疼痛、肿胀一般,晨僵 <2h,生活能自理。X 线呈现为Ⅳ级以下。

(3) 慢性急性发作期:病程 >5 年,肿胀严重,X 线呈现为Ⅲ~Ⅳ级,功能严重受损,血沉 >4mm/h。

注意关节的保暖,避免潮湿、寒冷而加重关节症状。多做关节部位的热敷,热水泡洗、桑拿。

积极、适度、规律的锻炼对于维护关节的生理功能至关重要。锻炼不仅可以促进关节局部体液循环,使关节周围的肌肉更加有力,而且可以使紧张的肌肉得到放松,缓解肌肉紧张造成的疼痛,还有益于维持关节的活动度,避免关节僵硬失去功能。

3. **功能训练**

(1) 急性期功能训练:此期护理原则是关节制动,使关节休息,避免负重和过度活动,并注意休息时的体位,尽量避免关节受压,必要时炎症关节可短期夹板固定 2~3 周。制动期间肌肉应做等长收缩,去除夹板进行主动和被动关节活动度训练 1~2 次 / 天,枕头不宜过高,床垫不宜过软,膝下不宜垫枕头,以免臀部下沉,引起双髋关节屈曲畸形。为避免双足下垂,卧床时在足部放置支架,并将被服架空,仰卧、侧卧交替,仰卧时前臂保持旋后位,髋关节、膝关节尽量保持伸展位。由于侧卧可以避免颈椎过度向前屈,不适当的体位和不良姿势常常引起肢体挛缩等并发症的发生。因此,患者要注意保持良好的姿势。

(2) 亚急性期功能训练:此期护理原则是运动关节,目的是维持关节活动度。主要包括关节活动度的训练,增强肌力的训练,保持伸屈肌力的平衡,在适当卧床休息的同时,应结合全面而主动的运动锻炼,维持和改进关节、肌肉的功能。包括:①关节训练:每次关节活动应尽量达到最大限度,运动量要适宜,以不影响全身症状的改善为标准,初始 1 次 / 天,逐步过渡到 2 次 / 天,1~2h/ 次。②局部按摩:病变关节及周围软组织应采用一定手法进行按摩,按摩时可将一手平放于受累关节处轻轻按摩,然后逐渐增加力量,待局部肌肉松弛后,用手慢慢轻拉肢体,使之伸屈至正常位置,每个关节按摩 10min 左右,也可晨起或入睡前将手、足浸泡于温水中进行活动及按摩。

关节训练方法:①指关节:双手指握拳与手指平伸交替进行。为增加关节活动范围。可让患者将双手放在一平面上(如床头桌面),松拳时尽量使两手贴近平面。②腕关节:两手合拳,反复交替用力向一侧屈伸;单手手腕做旋转动作。③肘关节:手掌向上,两臂向前平举。迅速握拳及屈曲肘部,努力使拳达肩,再迅速伸肘,然后两臂向两侧平举,握拳和屈肘运动如前。④肩关节:一臂由前方从颈旁伸向背部,手指触背,同时另一臂从侧方(腋下)伸向背部,手指触背,尽量使两手手指在背部接触。⑤距小腿(踝)关节:坐位,距小腿关节分别作屈伸及两侧旋转运动。⑥手指关节运动:屈指运动:顺序为远端指间关节 - 近端指间关节 - 掌指关节,尽量屈曲;伸指运动:顺序为掌指关节 - 近端指间关节 - 远端指间关节,尽量伸直关节;对指运动:将双手拇指指尖相对,然后尽量伸直五指并呈扇形散开,按食指、中指、无名指、小指顺序做指尖对指运动。⑦腕关节运动训练:腕关节顺时针、逆时针缓慢旋转各 5 圈,每次 10~15min,2 次 / 天。双手掌面相合,手指自然交叉。一只手轻轻用力将另一只手压向背屈,左右交替进行,10min/ 次,2 次 / 天。⑧膝关节操:平卧位,做膝关节主、被动屈曲训练,5~10min/ 次,2 次 / 天。坐于床缘,两腿下垂,双足悬床,似"钟摆"来回摆动膝关节,10~15min,2 次 / 天。

(3) 慢性期的功能训练:此期护理原则是预防和纠正畸形,在不使患者感到疲劳的前提下,多进行运动锻炼,恢复体力。休息时要让关节保持良好的姿势,避免跪坐、盘腿坐。坐位高矮要适宜,使两脚能平置于地面,坐时尽量紧靠椅背,行走时上肢肌肉要放松。工作时应采用省力姿势并采用省力动作,经常更换姿势或动作,以免关节劳损或损伤。工作与休息合理安排,用力应以不引起关节明显疼痛为度,以强助弱,多让大关节、强关节为小关节、弱关节代劳,以健全的关节辅助器具协助完成日常生活活动,弥补关节功能缺陷,减轻关节负担。并在物理康复科医生指导下进行治疗,进行步行及日常生活活动锻炼以及职业技术训练等。

4. **生活指导**

(1) 饮食:指导患者合理调节饮食结构,进食高热量、高维生素、高蛋白等易消化、无刺激的食物，并进食蔬菜、水果等粗纤维食品。适当使用对于疾病有利的食物，避免食用诱发关节炎症的食物，如大量的主食、牛羊肉、牛奶、鸡蛋等。多补充鱼油、橄榄油可通过改变免疫因子和炎性应答而改善症状。

(2) 洗浴：每天用温水洗脸、泡脚，使水温保持一定温度，随时添加热水，每次泡 15min；最好用 15g 花椒、20g 艾叶、小米 30g 水煎后，待水温适宜时一起泡手脚，能促进局部血液循环，减轻疼痛，祛风散寒，对该病效果更佳。

六、其他

银屑病

银屑病俗称“牛皮癣”，是一种易复发的慢性炎症性且顽固难治的皮肤病，病程较长，其原因尚不清楚，精神因素可引起该病的发作和加重。临床表现为初起皮肤上出现淡红色点状斑丘疹，继而逐渐扩大，部分相互融合形成边界清楚的斑片，搔抓有银白色鳞屑脱落，露出光滑的薄膜，并有细小的出血点。根据其临床特征可分为寻常型、关节病型、脓疱型和红皮病型四种类型。

1. 饮食护理 患者鳞屑脱落，常伴蛋白质、维生素及叶酸等物质的大量流失。因此，饮食应以高蛋白、高热量、高维生素、低脂、低胆固醇、易消化食物为主，多进食新鲜蔬菜、水果，勿食用辛辣和鱼虾、牛羊肉、海鲜等刺激性食物，并禁烟酒。老年患者消化功能衰退，饮食量减少，应嘱其细嚼慢咽、少食多餐。

2. 皮肤护理 银屑病患者均有不同程度脱屑、结痂等皮损表现，加强皮肤护理对于防止皮肤感染和促进皮损康复尤为重要。告知患者勤剪指甲，勿用手指或其他硬物搔抓皮肤，可用指腹按压减轻瘙痒，并通过看电视、看书、下棋、散步等方式分散注意力。为防止皮肤感染，嘱老年患者勿用热水用力擦洗，外用药物时慎用乙醇制剂，以防皮肤脱脂干燥。外用药的选择应根据患者不同疾病分期而遵医选择，以免药物使用不当导致病情加重。

3. 环境清洁 病室定期开窗通风，保持适宜温湿度，及时清理脱落的痂皮、皮屑，更换床单、被褥，每日用紫外线空气消毒和消毒液消毒地面各 1~2 次。

（白姣姣 卢 湘）

第三节 老年居家照护

老年人常患有多种慢性疾病，而老年人除疾病急性发作期于医院治疗外，大多时间于社区进行居家修养。对老年人进行适宜的居家照护，对改善老人的生活质量，预防不良事件的发生具有重要意义。本节主要讲述了老年人卧床的照护、进食的照护、排泄的照护、身体的清洁、更衣的照护、移动的照护以及伤害的预防等内容。

一、卧床老人的照护

(一) 压疮的预防与照护

压疮又称压力性溃疡，是局部组织长期受压，导致血液循环障碍，组织持续缺血、缺氧，以及营养不良所致的组织溃烂坏死，多发生于骨隆突处。压力、剪切力、摩擦力、营养不良及潮湿等是造成压疮的重要因素，正常毛细血管压力为2kPa~4kPa，外部施加的压强超过4kPa时就会影响局部组织的微循环，一般认为，当毛细血管承受的压力高于9.3kPa，持续2h就可引起不可逆的细胞损伤。

1. 更换卧位 卧床老年人应定时翻身，更换卧位，一般2h翻动1次。对身体极度虚弱、消瘦，循环功能障碍者，应酌情增加翻身次数，一般1h翻动1次。可采用30°翻身法，顺序为：右侧位30°→左侧位30°→平卧位。同时，对于股骨粗隆、骶尾部、足跟及枕部等骨隆突处可用软垫垫起，减轻局部压力。对不适宜更换卧位的老人，为减轻局部组织受压时间和受压部位的剪力，可用气垫床，利用充放气功能的交替变化达到更换体位的目的。翻身时，先把床头放低，床面保持平整，抬起患者，忌硬拖、拉、拽、扯，以减少皮肤摩擦和损伤。

2. 保持皮肤清洁 在潮湿的环境下，压疮的发生危险增加5倍。对于大小便失禁和出汗等因素导致的潮湿时，及时更换被褥和衣物，并洗净擦干皮肤。床单被服及衣物以棉质为宜，并保持清洁、平整、无皱褶、无渣屑，以避免皮肤与碎屑及皱褶产生摩擦。每日用温水清洁皮肤，对易出汗部位使用爽身粉，皮肤干燥时使用润肤乳。

3. 改善营养 营养不良时皮下脂肪减少、肌肉萎缩，骨隆突处缺乏肌肉和脂肪组织的保护，增加了压疮的发生风险。日常饮食中应制订科学的膳食结构，保证糖、脂肪、蛋白质、维生素等营养物质的合理供给。经口进食不足时，应考虑管饲饮食或肠外营养。

（二）坠积性肺炎的预防与照护

坠积性肺炎是卧床老人常见的病症，因长期卧床生理性肺纤毛运动功能下降，咳嗽反射减弱，呼吸道分泌物不易排出，淤积于中、小气管而造成的肺部感染。

1. 排痰护理 长期卧床老人，通常咳嗽无力，应通过叩击法协助老人排出痰液，保持呼吸道通畅。叩击方法：患者取侧卧位或坐位时，一手扶住肩膀，一手手掌屈曲呈15°角，由外向内，由下向上，有节奏的轻轻拍打背部或胸前壁，不可用掌心或掌根，拍打时用腕力或肘关节力，力度应均匀一致，以老人能忍受为宜，3~5min/次。

2. 体位引流 早期使用体位引流能使呼吸道分泌物及时排出体外，降低了深部感染率。明确病变部位，根据患者的感觉采取适当的体位，原则是抬高患肺位置，引流支气管口向下，病变部上叶者，取坐位或健侧卧位。病变位于中叶者，取仰卧位稍向左侧。病变位于舌叶者，取仰卧位稍向右侧。病变位于下叶尖段者，取俯卧位。三种体位床脚均抬高30~50cm。病变位于下叶各底段者，床脚抬高30~50cm，如为前底段取仰卧位，外底段取侧卧位（患侧在上），后底段取俯卧位。引流的时间：根据病变部位、病情和患者体力，每天1~3次，每次15~20min，一般在餐前引流。

3. 呼吸功能训练 为防止肺部组织及肺部功能退化，应指导患者进行呼吸训练。指导老人进行腹式呼吸：将手放于肚脐上方，吸气时将位于腹部的手抬起，呼气时下压。此过程要深吸气，慢呼气，尽量拉长呼气时间。最简单的办法是吹气球，2次/天，30min/次。

4. 主动咳嗽 指导老人主动咳嗽：取半卧位或坐位，做深呼吸3次，在第3次深吸气后屏气数秒，然后从胸腔深部做短暂的有力咳嗽2~3次，将呼吸道深部的痰液咳出，咳嗽后做平静而缓慢的放松呼吸。痰液黏稠时，需增加饮水量，有助于稀释痰液，易于咳痰。

5. 口咽护理 口咽部是消化道与呼吸道的共同开口处，口咽部的细菌极易移行致呼吸道而导致肺部感染。因此，应注意口咽部的清洁，每次进食后，用温水漱口，刷牙时注意清洁舌背。

6. 环境适宜 房间温度保持在20~24℃，湿度50%~60%。每天开门窗通风2~3次，每次 20~30min。保持房间整洁干净，每天打扫房间，隔天用 1∶200 的 84 消毒液擦拭地面与桌椅。

（三）血栓的预防与照护

静脉血栓形成是静脉的一种急性非化脓性炎症，伴有继发性血管腔内血栓形成，主要累及四肢浅静脉及下肢深静脉。长期卧床老人肢体活动受限，静脉回流缓慢淤滞，容易发生血栓。血栓发生时，轻者可全无症状，或表现为患肢肿胀、疼痛、浅静脉扩张，甚至功能障碍，严重时会导致血栓脱落，发生肺血栓栓塞危及患者生命。

1. 体位 为了减轻局部血液淤滞，促进下肢血液回流，尽可能减少下肢静脉血栓的发生，长期卧床的老人应该定时翻身，改变体位。仰卧位是抬高下肢 20°~25°，有利于静脉回流，预防血栓形成。

2. 肢体活动 为减少因活动受限引起的血液淤滞，增加下肢静脉血液循环，应定时为老人进行四肢的被动或主动活动，行踝关节的背屈、内翻、外翻、旋内、旋外运动，髋、膝关节的屈膝、屈髋、髋关节旋内、旋外运动及拱桥运动，每天锻炼 3~4 次，每次 15~20min。腓肠肌按摩：一手将患者的下肢抬高，另一只手自下而上有节律地挤压，挤压与放松每秒交替，持续时间 3~5min。

3. 呼吸运动 深呼吸及有效咳嗽能加快心脏跳动和血液循环，促进血液回流。因此，对意识清醒的卧床老人，应进行呼吸肌的训练。

4. 穿弹力袜 预防性使用循序加压弹力袜，根据小腿粗细选择合适尺寸的循序加压弹力袜，早晨起床后穿着，夜间休息时脱下，弹力袜踝部压力大约为 18mmHg（1mmHg=0.133kPa），小腿中部 14mmHg，大腿上部 8mmHg，能安全、有效的预防血栓形成。

5. 饮食 卧床老人常有高血压、高血脂、糖尿病等慢性疾病，应给予高蛋白、高纤维素、低盐、低脂、易消化饮食，适量饮水。低脂饮食及多饮水可稀释血液，降低血液黏稠度；低盐饮食可改善血管壁的通透性，减轻组织水肿；高纤维饮食可防止大便干燥，避免因用力排便而引起的下肢静脉回流障碍、栓子脱落等并发症。

6. 环境 随年龄的增长，血液凝聚性上升，纤维蛋白溶解活力下降，所以保持适宜的温湿度对预防血栓非常重要。一般温度 22~24℃为宜，湿度以 50%~60% 为宜。

二、进食的照护

（一）进食前准备

进食前半小时做好环境准备，保持室内安静、清洁。老人做好个人准备，对于咳嗽、痰多和气急的老人，进食前鼓励充分咳嗽、咳痰，避免进食中咳嗽；稳定情绪，保证进食时注意力集中，不可谈笑、游戏或看电视等；对于刚清醒老人，应在觉醒状态下进食。

（二）进食体位

老年人就餐时要协作其采取合适的进食体位：①身体活动能力良好者，鼓励桌边进食，进食时身体坐直呈 90°，头颈部稍前倾；②不便下床的老年人，应将床头摇高，以坐位或半坐卧位进食；③卧床不能坐起者，协作其采取侧卧，或仰卧位头转向患侧 90°，使健侧咽部扩大便于进食。

（三）食物的选择

根据老人的饮食喜好、吞咽功能和生理特点，选择适宜的食物。老年人多有牙齿松动或脱落，宜选择软、烂、细，易于咀嚼的食物，避免嚼劲重、黏性大的食物。同时，应选择容易吞咽的食物，其特性为密度均一、有适当黏性、不易松散、通过咽及食管时易变形、不在黏膜上残留。不宜选择年糕、汤圆、栗子等易哽噎的食物。进食有呛咳的老人，应选择半流质饮食，将食物做成冻块状或糊状，如粥、菜泥等。食物应温度适宜，过冷食物可引起消化道不适症状，如腹泻等；过热食物老人急于吞咽，增加误吸风险。

（四）喂食照护

对于进食不能自理的老人应进行喂食。对于存在吞咽功能障碍的老人，进食前可用喂食少量的冰水，诱发吞咽动作，为进食做准备。喂食时，将食物从健侧放入，尽量送到舌根部，食物量以一勺为宜，放入食团后可用勺背轻压舌部，刺激老人吞咽。不可同时喂食固体与流质食物，喂食速度不宜过快，不可催促、训斥患者。每进食一口，嘱老人反复吞咽几次，待食团完全咽下后，方可喂食下一口。

（五）进食后的照护

进食后指导老人保持进食体位 30min 以上，卧床老人进食后不可立即进行翻身、叩背等，以免引起恶心、呕吐、食物反流等。协助老人漱口，防止食物残渣遗留在口腔内，保持口腔清洁。

（六）误吸的预防与紧急救护

1. 定义 误吸是指进食（或非进食）时，有数量不等的食物、口腔内分泌物或胃食管反流物等进入声门以下的气道，而非全部随着吞咽动作顺利地进入食管。老年人由于受到器官功能退化、心理、疾病、药物等多种因素的影响，易发生吞咽障碍，导致误吸。

2. 分类 误吸根据是否有咳嗽、呛咳等症状，可分为显性误吸和隐性误吸。临床上隐性误吸发生率高于显性误吸，隐性误吸较显性误吸更具危险性。隐性误吸患者多存在咳嗽反射减弱，在吞咽过程中虽然有异物进入气道内，但缺乏明显的咳嗽、呛咳症状，不易被察觉，导致延误病情，带来严重后果。根据严重程度，可将误吸分为4度：Ⅰ度：偶有误吸，无并发症；Ⅱ度：对液体有误吸，但对自身分泌物和进食时能控制，临床上无肺部炎症和慢性缺氧症状；Ⅲ度：经口进食流质和固体时均有误吸，间歇性发生肺炎和慢性缺氧症状；Ⅳ度：对固体、液体或口腔分泌物有严重的危及生命的误吸，并发肺炎或慢性低氧血症。

3. 误吸的预防 老年人进食时予以正确的指导，在安静的环境下，以正确的体位进食性状适宜的食物可预防误吸的发生，同时进行吞咽功能评估，加强吞咽功能训练对预防误吸至关重要。

（1）吞咽功能评估：标准吞咽功能评价量表（SSA）是一种简便的吞咽功能评估方法，评定分为 3 个步骤。第一步为临床检查，进行初步评价、判断：①是否意识清楚并对言语刺激有反应；②能否直立坐位，维持头部位置；③有无呼吸困难；④有无流涎；⑤舌的活动范围是否对称；⑥有无构音障碍、声音嘶哑、湿性发音；⑦咽反射是否存在；⑧自主咳嗽能力。评分 8~23 分。如上述指标均无异常，进行第二步的 5ml 水吞咽试验，要求患者直立坐位吞咽，观察有无：①水漏出口外；②缺乏吞咽动作；③重复吞咽；④吞咽时气促、咳嗽；⑤吞咽后发音异常如湿性发音、声音嘶哑等。评分 5~11 分，重复 3 次，若完成 2 次以上者，可进行第三步的 60ml 水吞咽试验。第三步需要让患者吞咽 60ml 水，观察：①是否能全部饮完；②吞咽中或吞咽后有无咳嗽；③吞咽中或吞咽后有无喘息；④吞咽后有无发音异常如湿性发音、声音嘶哑等；⑤初步判断误咽是否存在。评分 5 分。正常吞咽是一系列复杂协调的神经肌肉运动过程，受大脑的支配，需要口、咽、食管的共同参与，其中任何一个部位病变导致功能障碍都可引起误吸。该量表的最低分为 18 分，最高分为 46 分，分数越高，说明吞咽功能越差。第一步评价有异常者为误吸风险Ⅰ级，第一步评价正常但第二步评价异常者为误吸风险Ⅱ级，第二步评价正常但第三步评价异常者为误吸风险Ⅲ级，第三步评价正常者为误吸风险Ⅳ级(表 8-3-1)。

表 8-3-1 标准吞咽功能评价量表(SSA)

第一步 初步评价	
意识水平	1= 清醒 2= 嗜睡，但能唤醒 3= 有反应，但无睁眼和语言 4= 对疼痛有反应
头和躯干的控制	1= 正常坐稳 2= 不能坐稳 3= 只能控制头部 4= 头部也不能控制
呼吸模式	1= 正常 2= 异常
唇的闭合	1= 正常 2= 异常
软腭运动	1= 对称 2= 不对称 3= 减弱或缺乏
喉功能	1= 正常 2= 减弱 3= 缺乏
咽反射	1= 存在 2= 缺乏
自主咳嗽	1= 正常 2= 减弱 3= 缺乏
合计	分
第二步 予一匙水(量约 5ml)，重复 3 次	
口角流水	1= 无或一次 2= 大于一次
有效喉运动	1= 有 2= 无
重复吞咽	1= 无或一次 2= 大于一次
吞咽时喘鸣	1= 有 2= 无
吞咽后喉的功能	1= 正常 2= 减弱或声音嘶哑 3= 发音不能
合计	分
注：如果该步骤 3 次中正常有 2 次以上正常，则进行第 3 步	
第三步 饮一杯水(约 60ml)	
能全部饮完	1= 能 2= 否
吞咽中或后咳嗽	1= 有 2= 无
吞咽中或后的喘鸣	1= 有 2= 无
吞咽后喉的功能	1= 正常 2= 减弱或声音嘶哑 3= 发音不能
误咽是否存在	1= 无 2= 可能 3= 有
合计	分

SSA 的结果可有效评估老年人的吞咽功能，判断老年人的误吸风险分级。根据误吸风险等级，给予分级进食照护，可有效预防误吸的发生（表 8-3-2）。

表 8-3-2 不同误吸风险患者的饮食分级护理措施

SSA 评分	误吸风险	监督方式	分级饮食护理措施
≤18 分	Ⅰ级	适时监督	1. 预防误吸知识宣教 2. 评估摄食行为，纠正不良习惯（如进食时聊天、看电视、思考问题、进食后立即平躺，进食时间过长等）； 3. 掌握有效咳嗽的方法（端坐位或直立位时，在深吸一口气后屏气 3~5s，身体前倾，从胸腔进行 2 次或 3 次短促有力咳嗽，咳嗽时收缩腹肌，或用自己的手按压上腹部，帮助咳嗽）
19 分 ~	Ⅱ级	加强监督	在Ⅰ级预防的基础上： 1. 做好进餐前准备，使患者注意力集中，情绪愉悦，环境安静、舒适、整洁 2. 进食体位首选端坐位，如体力缺乏，取舒适半卧位，但吞咽时需头部前屈，必须卧位进餐时，头与身体向健侧倾斜 45° 3. 进食食物形态以浓流质和半固体为宜，如稠菜粥、豆腐脑、面条、饺子、馄饨等 4. 摄食一口量控制在 20ml 以内，细嚼慢咽 5. 进食前后用温水漱口，清除口腔内残存食物，保持清洁 6. 行吞咽基础训练，加强舌、软腭、口腔肌肉训练（如微笑、皱眉、鼓腮、舌运动）
26 分 ~	Ⅲ级	严密监督	在Ⅱ级预防的基础上： 1. 选用特殊的进餐工具，如选用匙面小而浅、边缘钝的勺，使用吸管或深度较浅的杯子饮水 2. 进食食物形态以黏性的半流质（果汁、酸奶、鸡蛋羹）和半固体为宜 3. 摄食一口量控制在 10ml 内 4. 恰当应用辅助吞咽技巧，如头颈部旋转、侧方吞咽、低头吞咽等 5. 行吞咽功能训练，如咽部冷刺激（使用冰棉签，刺激软腭、腭弓及舌根部后，做空吞咽动作）
32 分 ~46 分	Ⅳ级	实时监督	对进食能力进行综合评估，慎重决定能否经口进食，在Ⅲ级预防的基础上： 1. 在旁人指导下尽量自行进食，必要时采取辅助喂食 2. 食物形态只能选择半流质食物 3. 摄食一口量控制在 5ml 内 4. 建立进食监测表，包括日期、时间、生命体征、进食量、种类、进食时间、有无呛咳、噎食等进食意外 5. 床边备好吸痰器，做好急救准备 6. 出现病情变化、进食意外等异常时，重新评估是否能经口进食

（2）吞咽功能训练：正常吞咽是一系列复杂协调的神经肌肉运动过程，受大脑的支配，需要口、咽、食管的共同参与，其中任何一个部位病变，均可导致吞咽功能障碍，引起误吸。对于存在吞咽功能障碍的老年人，除了积极治疗原发疾病外，还应加强吞咽功能训练。

常见的吞咽功能训练方法包括:①发音训练:通过发音时的张口、闭口动作促进口唇肌肉运动。张口发“a”音,并向两侧运动发“yi”音,再发“wu”音,或缩唇发“f”音。②舌部运动:张口,将舌头伸出,向两侧口角左右摆动,再上下运动,用舌尖舔上下唇。③颊肌、喉部肌肉运动:闭口,鼓腮,双颊充满气体后慢慢吐气,或做吮指、咀嚼动作。④吞咽动作训练:将食指和拇指置于喉部,反复做吞咽动作。或对咽部进行寒冷刺激,强化吞咽发射,加强吞咽力度,方法为棉签蘸冰水后,轻轻刺激软腭、舌根以及咽喉壁后,做空吞咽动作。

(3) 误吸的紧急救护:误吸是老年人常见的临床问题,轻则引发吸入性肺炎,重则发生窒息,给老年人带来生命危险。误吸重在预防,一旦发生误吸时,则应立即停止进食,实施现场救护。对于显性误吸的老年人,协助有效咳嗽、叩背,通过咳嗽反射将食物排出气道。对于隐形误吸致呼吸困难者,应实施海姆立克急救法。海姆立克急救法的原理是通过强烈冲击,刺激膈肌产生反射性收缩,以产生强大气流向喉头冲击,将食团排出气道,解除窒息。操作方法是:①老人处于卧位时,抢救者骑跨于老人腿部或立于身体一侧,双手手掌重叠置于剑突下方,掌心向前,肘部伸直,双臂垂直向下施加压力,猛烈冲击胸腹部(图 8-3-1);②老人处于坐位或者立位时,老人身体稍前倾,抢救者站在老人身后,双臂置于老人腋下,从背后环抱住其胸腹部,一手握拳,虎口向内,置于老人剑突下方,另一手掌握在拳上,双手急速用力向里向上挤压,反复实施,直至阻塞物吐出为止(图 8-3-2)。对于肥胖的老年人,双手置于胸骨下段即可,不可偏离胸骨,以免造成肋骨骨折。

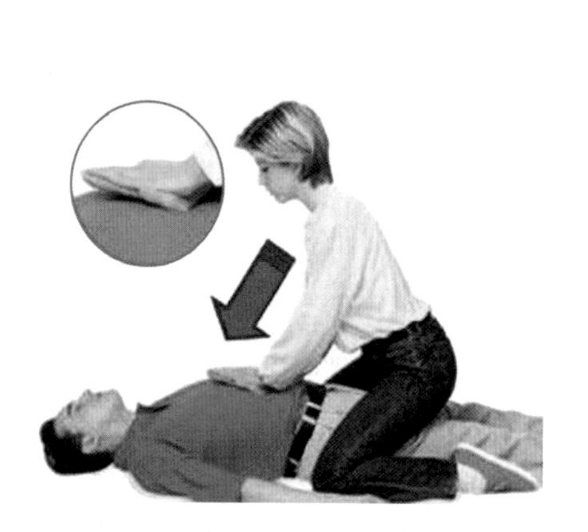

图 8-3-1 卧位时实施海姆立克急救法

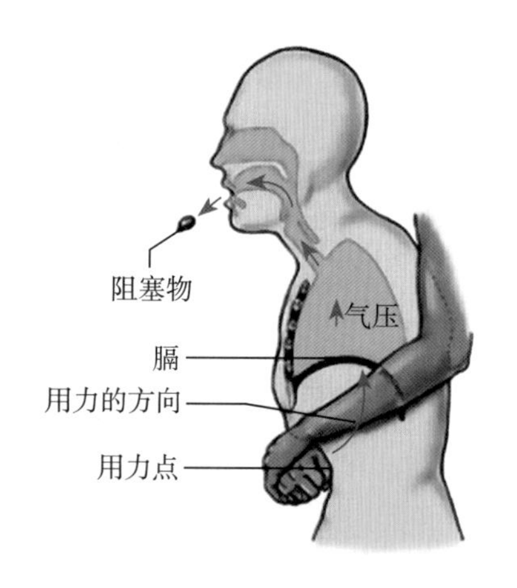

图 8-3-2 坐位或立位时实施海姆立克急救法

三、排泄的照护

(一) 失禁的照护

1. 尿失禁 是指由于膀胱括约肌损伤或神经功能障碍而丧失排尿自控能力,使尿液不自主流出的病理状态。

(1) 护理用具

1) 导尿管:目前多选用一次性双腔气囊导尿管和一次性密闭引流袋。使用时必须严格遵守无菌操作,保持尿路通畅,保证导尿系统的密闭性。更换床单或翻身时,引流袋不能举高过人体,以防尿液内流引起感染。定时夹管,每 2h 开放 1 次,锻炼膀胱和尿道括约肌的收缩功能。每周更换引流袋2次,每月更换导尿管1次。

2) 失禁护垫、纸尿裤:是较早用于尿失禁患者的用具,也是现今最为普遍也最安全的方法。使用纸尿裤可以有效处理尿失禁的问题,而且不会造成尿道及膀胱的损害,也不影响膀胱的生理活动。但应注意做好皮肤的护理,及时更换纸尿裤,防止浸渍皮肤。

3) 避孕套式尿袋:选择适合患者阴茎大小的避孕套式尿袋,勿过紧。在患者腰间扎一松紧绳,再用较细松紧绳在避孕套口两侧妥善固定,另一头固定在腰间松紧绳上,尿袋固定高度适宜,防尿液反流入膀胱。尿袋每3天更换1次。

4) 保鲜膜袋:适用于男性尿失禁患者,但烦躁不安的患者不宜使用。选择标有卫生许可证、生产日期、保质期的保鲜袋,使用方法:将保鲜膜袋口打开,将阴茎全部放入其中,取袋口对折系一活口。系时注意不要过紧,以留有1指的空隙为佳。每次排尿后及时更换。

5) 高级透气接尿器:适用于老弱病残、骨折、瘫痪及卧床不起、不能自理的男女患者,解决了普通接尿器存在的生殖器糜烂、皮肤瘙痒感染、湿疹等问题。使用前要根据性别选择BT-1型(男)或BT-2型(女)接尿器。使用方法:先用水和空气将尿袋冲开,防止尿袋粘连。再将腰带系在腰上,把阴茎放入尿斗中(或接尿斗紧贴会阴当中),并把下面的2条纱带从两腿根部中间左右分开向上,与三角布上的两个短纱带连接在一起即可使用。注意事项:①接尿器应在通风干燥、阴凉清洁的室内存放;②禁止日光暴晒;③使用时排尿管千万不能从腿上通过,防止尿液倒流。

使用尿失禁护理工具时,应注意及时更换,并每日做好会阴护理,用生理盐水棉球每日清洗会阴部2次,方向为由尿道口至肛门,以预防泌尿系统感染。

(2) 功能训练

1) 盆底肌肉锻炼:对以肛提肌为主的盆底肌肉进行自主性收缩训练,以加强控尿能力。具体训练方法:首先收缩肛口,再收缩阴道、尿道,产生盆底肌上提的感觉,肛门、阴道、尿道收缩时,大腿和腹部肌肉保持放松,每次收缩不少于3s,然后放松,连续10~20min,3~5次/天。

2) 趾骨肌锻炼:在排尿过程中主动中断排尿之后,并再继续排尿的重复锻炼,有助于尿道括约肌功能的恢复。

3) 膀胱功能锻炼:按规定时间排尿,并逐渐延长排尿的时间,以逐步增加膀胱容量,重建大脑皮质对膀胱功能的控制。

2. 大便失禁 大便失禁是指肛管括约肌失去对粪便及气体排出的控制能力,属于排便功能紊乱的一种。大便失禁可分为完全失禁和不完全失禁。大便完全失禁:不能随意控制粪便及气体的排出。大便不完全失禁:能控制干便排出,而不能控制稀便和气体排出。

(1) 护理用具

1) 一次性尿垫:是用于大便失禁患者较早的一种用具,可以缩小潮湿污染的范围,减轻皮肤的损害程度。

2) 脱脂棉:据患者情况取脱脂棉适量,撕成团絮,卷成条索状,置于肛门口上下夹住。由于脱脂棉有强烈的吸附能力,能将患者排出的软便及稀便较好地吸附于脱脂棉上。此方法取材方便,经济实惠,使用简单易行,但需经常更换,并及时擦拭肛周皮肤。

3) 改良气囊导尿管:采用两腔气囊导尿管,将管腔扩大到0.8~1.0cm,长度不变,原有侧孔放大并做正面开孔(即管头不封口),气囊长度缩短2cm,囊腔容积增大至20~30ml。患者取侧卧位或仰卧位,暴露肛门,将导管插入肛门8~10cm,从气囊管注入空气20~30ml,轻拉管道并固定于大腿，再将导管与引流袋相接，必要时（大便较稠者）可接负压引流器。其优点为：操作简单，取材容易。把稀水样或糊状大便收集到引流袋，达到保持局部皮肤干燥及床单位整洁干燥之目的。缺点：对于烦躁不安不合作的患者，导管容易滑脱。

（2）功能训练

1）间歇性刺激排便法：利用胃－结肠反射原理，鼓励患者在餐后30min排便。初期，可在进餐结束时直肠内置甘油栓剂，该药借其渗透压作用，可吸收肠腔内水分，引起直肠扩张，进而促发反射性排便。

2）用生物反馈治疗：利用生物反馈对大便失禁患者进行排便生理过程训练。训练的目的是达到在直肠扩张时肛门外括约肌收缩，同时可以提高直肠感觉与外括约肌功能。

（3）饮食护理：增加膳食中食物纤维的含量，食物纤维不会被机体吸收，但可以增加粪便的体积，刺激肠蠕动，有助于恢复肠道功能，加强排便的规律性，有效改善大便失禁情况。

3. 失禁相关性皮炎的照护 失禁相关性皮炎（incontinence-associated dermatitis，IAD）是潮湿相关性皮肤损伤（moisture-associated skin damage，MASD）中的一种，是由于皮肤暴露于大小便中而引起的一种刺激性皮炎。IAD主要发生于会阴部、骶尾部、臀部、腹股沟、男性的阴囊、女性的阴唇、大腿的内侧及后部。其主要表现为红斑、红疹、浸渍、糜烂，甚至皮肤剥脱，伴或不伴有感染。保持皮肤清洁、湿润，以及使用皮肤保护剂，可以有效减少IAD的发生。

（1）清洁：皮肤的清洁应选择pH值接近正常皮肤酸碱度的产品（pH值为5.4~5.9）。用冲洗的方式清洁失禁患者的会阴部，避免用力、频繁的擦拭皮肤，以免损伤。

（2）保湿：保湿是为了修复和增强皮肤的保湿屏障，以保持和增加皮肤的含水量，减少经表皮的失水率，并修复脂质包膜，以吸收和重新分配水分。保湿剂分为吸湿剂、润肤剂、封闭剂。吸湿剂可以通过促进水分由真皮层进入表皮和角质层及从外界潮湿环境中吸收水分，提高表皮的湿润程度，减少干燥，主要包括甘油、尿素、乳酸等。润肤剂可以代替角化细胞间的脂质，以保持皮肤表面的光滑；主要有胆固醇、脂肪酸、鲨稀等。封闭剂可在皮肤的表皮形成疏水屏障，减少水分的丢失，常见的封闭剂包括凡士林、羊毛脂、矿物油、二甲硅油。对于失禁的患者，相较于吸湿剂，润肤剂更适合于过度湿化的皮肤。

（3）保护：皮肤保护剂的主要作用是在皮肤表面形成一层不透或半透的屏障膜，防止尿液和粪便中含有水及刺激物的浸泡和损伤，同时维持皮肤正常的屏障功能。常用的皮肤保护剂可分为5类：①凡士林基质；②二甲硅油基质；③氧化锌基质；④油质；⑤液状的丙烯酸酯薄膜。以上物质为基础的保护剂，用于预防或治疗IAD时都存在自身的优点和缺点，应酌情选择。

（二）便秘的照护

排便次数少于三天一次，粪便干结，排便困难，即为便秘。多种原因可引起便秘：①没有养成定时排便的习惯，忽视正常的便意，排便反射受到抑制，日久引起便秘；②液体量摄入不足；③老年人的脏器功能已发生生理性衰退，肠蠕动能力下降，易导致粪便滞留在肠道内而排泄不出；④老年人的直肠肌和腹肌发生萎缩，肌张力低下，致使排便无力，导致粪便不易排出；⑤老年人的活动量减少，而饮食又过于精细，食物中膳食纤维较少，易导致排便困难。

1. 定时排便 建立按时排便的习惯，排便的最佳时间为晨起进餐后20~30min训练排便，借条件反射养成排便习惯。不要控制便意，一旦有便意时，应立即排便。选择适当的排便姿势，最好采用坐姿或抬高床头，利用重力作用增加腹压，促进排便。

2. 调整饮食 卧床老年人平时应多吃含有维生素多的食物，如粗制面粉、糙米、玉米、芹菜等，以增加膳食纤维，刺激和促进肠道蠕动。适量增加油脂的摄入，以润滑肠道，便于排便。

3. 适当饮水 老年人每天早晨空腹时饮用一杯温开水或蜂蜜水，以增加肠道蠕动，促进排便。如无限制，老年人平时应多饮水，不要等到口渴再喝水。

4. 腹部按摩 由右上腹向左下腹轻轻推按，促进肠道蠕动。

5. 使用缓泻剂 必要时使用开塞露或口服润肠片、番泻叶等轻泻剂。避免用力排便，以防止痔、肛裂，甚至心绞痛、心梗的发生。

四、身体的清洁

保持身体的清洁对人体健康十分重要，尤其对失去生活自理能力的老人，使其感觉舒适，预防感染及并发症，促进康复，维护其身体完整性和老人自我形象及尊严，都有着极其重要的保护作用。

（一）洗手的照护

老人在流水下或水盆中将双手浸湿，涂上少许肥皂，逐一搓洗手掌、手背、指缝间、手掌两侧、指关节背面、手指及指尖、腕关节等部位，每次搓洗不少于10~15s，流水下冲净或再放入温水盆中洗净，毛巾擦干，涂护肤油。

（二）洗脸的照护

能自理的老人，自己准备或他人协助，依季节备好温水（以前臂内侧皮肤测水温，感觉不烫为宜），放于合适位置自行洗脸。能站立的老人，也可在流水下洗脸，用双手清洗或用毛巾擦洗面部，毛巾以不滴水为宜。洗脸顺序：从内眼角向外眼角清洗眼睛，从额部 - 鼻翼 - 面颊 - 耳后 - 颌部 - 颈部的顺序清洗面部，洗净后擦干面部，涂擦护肤霜。

（三）洗脚的照护

水温不超过40℃为宜，泡脚时间以10~15min为宜。能自理的老人可放在地上，老人取坐位，自己搓洗或他人协助；卧床老人应取仰卧屈膝卧位，足盆下垫橡胶布或大毛巾，以免溅湿。清洗顺序为：踝部、足面、足底、足趾、趾缝。注意洗净甲沟内污垢，搓洗时应轻柔，防止皮肤损伤，洗净后擦干双脚及趾缝，涂护肤油，趾缝内彻底擦干，涂爽身粉以保持干燥，减少微生物繁殖。每次擦洗完毕后，检查足部骨隆突处受压情况，必要时用50%的酒精按摩。

（四）洗头的照护

调节室温在24℃左右，备用热水温度40~45℃。能自理老人可在流水下、盆水中取坐位洗发，或沐浴同时自行清洗头发。不能自理老人可采取躺椅式洗头盆洗头法或床上洗头方法，常采用橡胶马蹄形圈式洗头法、扣杯式洗头法、洗头盆式洗头法等。搬移老人身体靠近床边，取仰卧屈膝卧位，肩背下垫一枕头，枕上铺垫橡胶单、大毛巾。双膝下垫膝枕，使老人体位舒适、稳定、安全，便于操作。解开衣领向内反折，颈部围毛巾，嘱老人闭眼或用眼罩盖眼、棉花塞耳，防止水流入耳、眼内。将头发完全淋湿，少许洗发液倒于手掌中均匀涂抹在老人头发上，用指腹从前发际到头顶，两侧到枕部轻轻揉搓后，用温热清水反复边冲洗边搓揉，直至干净，擦干头发，并梳理。选择柔顺、刺激性小、保湿效果好的中性洗发剂，搓洗时不要用力，以免损伤毛发。老人每周洗头1~2次为宜，可依季节变化调整。

（五）洗澡的照护

室温以24~26℃为宜，水温以35~40℃为宜。洗澡前适量进食、进水，宜在饭后1h洗澡，避免在饱餐或饥饿时洗澡。注意颈、腋下、腹股沟、会阴、肛门周围等皮肤皱褶处，保持局部清洁干燥。根据老年人特点选择浴皂，应选择中性或含脂肪多的羊毛脂皂或老年皂，手足皮肤可擦甘油类或尿素霜以防干裂。干燥季节浴后趁皮肤湿时擦上浴油，使皮肤保留水分，防干燥。老人每次洗澡时间以10min左右为宜，洗澡频次以每周1~2次为宜，可依季节变化调整。

（六）梳头的照护

能自理的老人用梳子从前发际至后发际、鬓角至耳后、从发根至发梢均匀梳理。遇有打结时，从发梢开始，将毛发绕在手指上，分次慢慢梳通至发根，再从发根梳向发梢。卧床老人将头发中间分开，使老人头部侧转分别梳理。梳头时，注意清理脱落的头发；梳齿不能太尖利，以免损伤皮肤。

（七）指/趾甲的修剪

生活自理，一般状况良好的老人，可取坐位，自己定时修剪。修剪前可先用温水浸泡，软化指/趾甲，便于修剪，或在沐浴后修剪。指甲修剪成圆弧形，趾甲修剪成平行状，修剪后用锉刀轻磨使甲缘光滑。不宜剪得过短，如有倒刺应用剪刀剪掉，切忌用手撕扯，以免损伤组织、造成嵌甲或甲沟炎。

（八）剃须的照护

1. 电动剃须刀剃须方法 使用前检查剃须刀的护网有无破损，是否扣严，刀片是否锋利等，防止损伤皮肤。剃须时，绷紧皮肤，剃须刀与皮肤呈90°，由下往上逆向刮除。

2. 普通剃须刀剃须方法 协助老人舒适体位，毛巾围于颈前。用47~50℃的热水浸透毛巾后稍拧干，捂在胡须处1~2min，重复2~3次。用小毛刷蘸取肥皂液，涂于胡须上，绷紧胡须处皮肤。剃须顺序：从鬓角处自下而上，再沿上嘴唇至下巴逐步剃刮干净。老人皮肤松弛，剃刮时刀刃必须与皮肤呈30°角，紧贴皮肤，以均匀拉力、轻柔动作剃刮，禁忌向皮肤垂直用力，避免割破皮肤。

五、更衣的照护

协助老年人更衣时，做好全面的评估，包括老人的身体及四肢活动情况、认知及理解度、穿衣喜好等。

（一）卧床老人套头上衣的脱、穿

1. 脱 掀开近侧棉被上部，将上衣拉至胸部，协助老人双手上举；一手握住老人近侧手臂，协助老人屈肘，另一手向上提拉袖口将其脱下，同法脱去对侧衣袖；一手托住老人头部，另一手伸入衣领处，将套头衫脱下，并检查老人皮肤情况。

2. 穿 取出干净上衣，手臂从衣服远侧袖口处穿入，握住老人远侧手臂，另一手向老人肩部牵拉衣袖。同法穿近侧衣袖将衣服开口处套入老人头部，并将衣服整理平整。

（二）卧床老人开襟上衣的脱、穿

1. 脱 掀起近侧棉被，协助老人解开衣扣， 手伸入衣内握住老人近侧手臂，向外牵拉，另一手将衣袖脱下，脱下的衣袖掖于老人身下，协助老人翻身，同时脱下远侧衣袖，检查老人皮肤是否完好。

2. 穿 取出干净上衣，将已准备好的衣物近侧袖子反穿在自己的手上堆至手腕。将老人近侧手大拇指向内握拳，用自己已穿有衣服的手抓住老人握拳的手，将衣服穿过老人的手腕,再向上拉至老人的肩胛处,并将老人手放好。整理前襟衣服,将另侧衣物搭放到老人远侧肩上,将老人的衣服绕过老人肩部,对准中线,整理平整。同上方法,穿另外一侧衣袖,根据老人需求将衣物拉好、扣好或敞开等。

(三) 卧床老人裤子的脱、穿

1. 脱 双手伸进棉被内,一手托起老人腰髋处,一手将裤子褪下。

2. 穿 取出干净裤子,分清前后将要先穿的裤子反穿在自己的手臂上,以套裤腿的手托起老人远侧足部,将裤子套在老人腿上,同法穿近侧裤腿,协助老人左右翻身,双手将裤子穿于老人腰部,系好腰带。

(四) 偏瘫老人坐姿脱、穿裤子

1. 脱 将老人的坐姿调为端坐位,协助老人将鞋脱下,放置到不碍于操作的地方,找一支撑物(椅子、扶手等)放在老人正前方,距离要适当。诱导老人双腿微微向后收起,双手扶于支撑物上,身体前倾,双手用力撑起,同时介护员站在老人身体一侧,双脚马步站开,降低自己的重心,一只手扶住老人的髋部,另一只手扶在老人的肩处,协助老人慢慢站起。一手扶稳老人,另一手将老人裤子褪下。查看下肢、会阴皮肤黏膜有无损伤,骶尾骨隆突处有无压伤。

2. 穿 协助老人坐好,介护员单膝跪于老人身前,将要先穿的裤子反穿在自己的手臂上。介护员拿起老人脚,单手扶住老人脚跟,用穿有裤子的手抓住老人脚尖,再将裤子穿到老人脚腕处,将脚放下。同样将另一条腿的裤子反穿在自己的手臂上,手扶住老人脚后跟,用穿有裤子的手抓住老人脚尖,再将裤子穿到老人脚腕处,将脚放下。抓住老人所穿裤子的裤腰将其拉至老人膝盖以上,如裤子过于宽松要将裤腿向上挽起。找一支撑物(椅子、扶手等)放在老人正前方,距离要适当,诱导老人双腿微微向后收起,双手扶于支撑物上,身体前倾双手用力撑起;同时介护员站在身体的一侧,双脚马步站开,降低自己的重心,一只手扶住老人的髋部,另一只手扶在老人的肩处,协助老人慢慢站起,握住裤子的中线与老人臀部的中心线对齐,将裤子向上拉起,整理后协助老人坐下。

脑卒中、偏瘫的老人,脱衣时先脱健侧肢,再脱患侧肢;穿衣时先穿患侧肢,再穿健侧肢。

六、移动的照护

老年人受年龄和疾病的影响,身体功能减退,下床、行走时常需他人协助或使用辅助行走器,以保证安全。

(一) 双拐步法

适用于下肢骨关节损伤、截瘫、截肢等多种情况。准备姿势:双拐头均位于足前外方5~10cm。用腋拐者,腋垫距腋窝顶一拳为宜,肘宜屈15°~20°。切勿将拐放在足外侧而致四点成一线。

1. 四点交替步法 次序为左拐、右足、右拐、左足。适用于双腿软弱无力的患者。

2. 二点交替步法 次序为左拐与右足同时移动,右拐与左足同时移动。此步法行走速度快,接近正常行走姿势。但需有较好的平衡控制能力,只适用于双腿病情轻的患者。

3. 三点步法 次序为双拐与患腿同时前移,然后健腿上前一步,适用于一腿不能负重者。

4. 2-1-1 步法 其次序为先迈左腿,再迈右腿,两拐不动以负重,然后两拐摆向前。适用于双腿软弱无力的患者。

（二）单拐或单杖步法

适用于一腿软弱或偏瘫患者。拐或杖一般应持于健全腿一侧，拐杖底与双足应保持三角形支撑面。

1. 杖先行步法 又叫跨过步法：次序为先出拐杖，继移患腿至与拐杖平齐，然后健腿迈至拐杖前。如患者平衡能力或下肢力量较差，则可采用跨步法，即健腿只迈至拐杖之后，步法次序同前。或改为先出拐杖，继迈健腿，再将患腿拖向前。

2. 杖同行步法 次序为拐杖与患肢同时前移，然后健腿迈至拐杖前，适用于一腿病情较轻的患者。如一腿疼痛严重，拐或杖也可持于患腿侧。步法次序为拐杖与患腿同时前移，然后再迈健腿。

在练习各种步法行走时，应尽量做到步幅均匀，步速适中，身体正直，迈步时足跟先着地。起初训练时，应有必要保护。双拐长度要相等，杖头应经常检查，磨损严重者要及时更换，拐杖上的螺丝要旋紧，行走的距离要逐步增加。

在可能情况下，应至少学会两种步法。其中一种着眼于速度，另一种着眼于安全。不同步法中参与工作的肌肉不尽相同，多学几种步法有助于训练与增强有关肌肉，而且应用一种步法行走至疲劳时，更换步法也可使相应肌肉得到轮流休息。

步法的选择应因人而异。所异之处在于个人的能力不同，主要包括：①迈步能力，即能否用一脚或双腿迈步；②下肢负重与平衡能力，即能否用一腿或双腿负重及平衡；③上肢负重与平衡能力，即能否通过用双拐支撑，双臂下压，将身体从地面推向前方及维持平衡；④维持人体直立的能力，即能否使身体保持正确与稳定的直立位。考虑周到后，再去选择是用双拐（杖）还是单拐（杖）。

七、老人意外伤害的预防

（一）概述

1. 定义 意外伤害（accidental injury）是指因环境条件和人体本身生理功能方面的障碍所致的无意识的、意料之外的突发事件。意外伤害除了引起身体损伤外，也可能造成精神创伤或心理障碍，是导致老年人致死的重要原因之一。

2. 分类 老人意外伤害分外来伤害和自身伤害。外来伤害包括交通事故、溺水，煤气、食物中毒，刀伤、动物咬伤，冻伤、烫伤、烧伤、电击伤等。自身伤害包括跌倒、坠床，皮肤溃疡，误吸、误食，药物漏服、错服，迷路等。

3. 流行病学 世界卫生组织（WHO）对 58 个国家的资料分析，无论发展或发展中国家，意外伤害都是前 5 位的死亡原因之一。2001 年全球因意外伤害导致死亡者约 500 万人，占总死亡人数的 8.9%。因意外伤害而导致伤残者占 12.1%。农村居民意外伤害发生率高于城市居民。意外伤害发生率居前三位的伤害类型依次为：跌伤、交通伤害、动物或昆虫咬伤。

（二）老人意外伤害的常见原因

1. 生理

(1) 运动能力改变：老人由于骨密度降低，容易发生骨质疏松；老人肌肉的力量减弱，尤以腰部和下肢为明显；老人关节滑囊僵硬，导致关节灵活性差，活动幅度减小。

(2) 感觉改变：老人出现视力、听力下降、听力定位功能减退、嗅觉、味觉减退等。

(3) 认知功能改变：老人近事容易遗忘，远事记忆尚好；再认能力好，回忆能力差，有命名性遗忘表现。老人因对周围事物缺乏好奇心、对新信息不敏感、大脑缺乏一定的思维活动量，思维能力下降。

2. 心理 老人精神活动减弱、反应迟钝，加之心理调节能力下降，面对社会地位的变化、家庭人际关系矛盾的出现，使老人出现孤独感、自卑、抑郁、烦躁等。

3. 疾病 老年疾病不仅是导致老人意外伤害的原因，也是加重意外伤害后果的重要因素。如老人的神经系统疾病可致平衡失调、肢体协调功能减弱、步态不稳等，跌倒后更易导致骨折。

4. 药物 老人常因患各种慢性病而需长期服药，而有些药物会增加老年人意外的发生。如镇静、抗抑郁、扩血管药、降糖药和胰岛素、抗高血压药等，可引起疲劳、头晕、血压下降和视力模糊等。

5. 环境 老年人居住与活动场所的环境设施不合理，如通道过窄；地面不平、湿滑；楼梯台阶过高、边界不清；走廊、浴室没有扶手；床过高或过低、床垫松软；光线过暗或阳光刺眼等。

（三）老人意外伤害的预防

1. 交通事故、溺水

(1) 步行时走人行道或靠边走；横穿马路或者拐弯时注意瞭望、准确判断车辆速度、不要突然横穿或加速；不翻越马路隔离栏；夜间出行要穿颜色鲜艳的衣服、穿马路要走带有红绿灯的斑马线。

(2) 不到无安全设施、无救援人员的水域游泳；不熟悉水性的老人不要擅自下水施救。

2. 煤气中毒

(1) 避免使用煤炉在室内直接取暖。经常打开门窗通风换气。

(2) 使用强排式燃气热水器。

(3) 使用燃气灶具，点火前要检查是否漏气。烧汤煮粥时人不要离开。

3. 食物中毒

(1) 不吃不洁食物：包括无证商贩出售的食物及隔夜变质的食物等。

(2) 养成良好的卫生习惯：勤洗手，烹饪前彻底清洁刀具，砧板等烹调工具；厨房生熟厨具要严格分开。

(3) 确保食物的洁净和新鲜：生食的瓜果蔬菜要彻底清洗，防止农药残留；食材以及饭菜要及时低温保存；食物烹调要充分加热。

4. 其他外来的伤害

(1) 使用家电：接触电器时，注意双手保持干燥，防止触电；避免使用转接插座；电器电线暴露时禁止使用。

(2) 易燃物品、压缩式喷雾剂放置时要远离火源，避免发生意外。

(3) 老人耐寒能力差，冬天要及时做好全身及四肢的保暖，加强膝、肘、腕和踝等关节部位的保暖防护；不要穿过于紧身的衣裤，以免影响血液循环；选择中午时候外出锻炼。

(4) 沐浴时先开冷水，再调节热水，以免烫伤。

5. 跌倒、坠床

(1) 注重老人生活环境的安全：床、沙发、椅子的高度和软硬要合适；光线要充足；厕所浴室地面干燥，马桶高度合适，浴缸或淋浴房要有防滑垫及安全扶手。

(2) 建立良好的生活方式：营养均衡，少饮酒，不乱用药物，坚持锻炼，增强肌力，维持关节活动度。

(3) 平衡功能差的老人活动时要有人陪护，使用助行器等辅助器具。

(4) 卧床老人要使用护栏，避免不恰当的约束，加强床旁看护。

6. 皮肤溃疡

(1) 长期卧床的老人：床褥要透气、软硬适中、吸水性好，使用气垫床或高密度海绵床垫；床单及衣物应为全棉材质，并保持干燥、平整、清洁；每 2~3h 协助翻身一次，受压部位适当按摩，促进血液循环，翻身时避免拖、拉、拽等摩擦动作；每天用温水擦浴 1~2 次，两便失禁或出汗较多者要及时清洁并保持干燥；加强营养。

(2) 患糖尿病的老人：勤洗澡、换衣，选择质地柔软、宽松的内衣；选择合适的鞋袜，注意足部保暖，经常按摩，热水洗脚，适当散步运动，促进血液循环；发生皮肤破损要及时就医，伤口局部不要随意用药，避免加重损伤。

7. 误吸、误食

(1) 将食物切成细块并充分咀嚼，避免进食尖利、过硬、过黏的食物。口中含有食物时避免大声谈笑和运动。

(2) 吞咽功能低下的老人进餐时应采取坐位、半坐位或健侧卧位；进餐前，应先喝少量温水湿润口腔、润滑食管；食物以半流质为宜；注意缓慢喂食，要咽下一口再喂一口，照顾者要待老人食物全部咽下后才能离开。

(3) 在老人吞咽困难或意识不清醒时不能喂食，可采取鼻饲饮食。

(4) 经常检查食品的有效期，防止老人误食过期食品。

8. 药物漏服、错服

(1) 老人因患慢性病而需长期服用的药物应放在固定的地方，并使用分仓式药盒，以闹钟模式提醒老人服药。

(2) 家中备用的药箱要定期清理，确保药物在有效期内。

(3) 认知障碍的老人要将药物放在安全的地方，避免老人自行拿取服用。

9. 迷路、走失

(1) 加强对认知障碍老人的看护，防止他们独自出门。

(2) 经常陪老人在居所周围活动，反复讲解周围环境的特点，加深他们的记忆。在老人身上固定一张联系卡，上面注明主要联系人及其联系方式。

(3) 为老人配备通讯设备，并将主要联系人的电话设置好，教会其使用方式。必要时配有 GPS 定位器。

（白姣姣　卢　湘　徐海琴）

第九章 老年健康管理

第一节 老年健康综合评估

健康评估是指系统地、有计划地收集评估对象的健康资料，并对资料的价值进行判断的过程。其目的是通过评估更好地了解老年人健康状况，为建立正确康复诊断、制订康复计划提供依据。评估内容包括躯体健康、心理健康、社会健康。

一、原则和注意事项

（一）老年人健康评估的原则

1. 了解老年人身心变化的特点 评估人员必须了解老年人生理和病理性改变的特点。前者是指随着年龄的增长，机体必然发生的分子、细胞、器官和全身的各种退行性改变；后者是指由于生物的、物理的或化学的因素所导致的老年性疾病引起的变化。老年人身心变化不同步，心理发展具有潜能和可塑性，个体差异性大，应注意在智力、记忆力、个性、情感与意志等方面的变化。

2. 明确老年人与其他人群实验结果的差异 老年人实验室检查结果的异常可能存在3种情况：疾病引起的异常改变；正常的老年期变化；老年人服用的某些药物的影响。应通过长期观察和反复检查，正确解读老年人的实验室检查数据，结合病情变化，确认实验室检查值的异常是生理性老化、还是病理性改变所致，避免延误诊断和治疗。

3. 重视老年人疾病的非典型表现 与成年人相比，老年人患病时常没有典型的症状和体征，称为非典型临床表现。如患肺炎时常无症状，或仅表现为食欲差、全身无力、脱水，或突然意识障碍，而无呼吸系统的症状。由于非典型表现，给老年人疾病的诊治带来了一定的困难，容易出现漏、误诊。因此对老年人要重视客观检查，尤其体温、脉搏、血压及意识的评估极为重要。

（二）老年人健康评估的注意事项

1. 提供适宜的环境 应注意调节室内温度，以22~24℃为宜。老年人视力和听力下降，评估时应避免对老人的直接光线照射，环境尽可能要安静、无干扰，注意保护老人的隐私。

2. 安排合理的评估时间 老年人由于感觉器官的退化，反应较慢，行动迟缓，思维能力下降，加之老年人往往患有多种慢性疾病，很容易感到疲劳。因此，所需评估时间较长，并宜分次进行健康评估，让其有充足的时间回忆过去发生的事件，这样既可以避免老人疲惫，又能获得详尽的健康史。

3. 选择合适的体位、方法 对老年人进行躯体评估时，应根据评估的要求，选择合适的体位，重点检查易于发生皮损的部位；对有移动障碍的老年人，可取合适的体位；检查口腔和耳部时，要取下义牙和助听器；有些老人部分触觉功能消失，需要较强的刺激才能引出，在进行感知觉检查，特别是痛觉和温觉检查时，注意不要损伤老人。

4. 运用恰当的沟通技巧 老年人听觉、视觉功能逐渐衰退，交谈时会产生不同程度的沟通障碍。为了促进沟通，应尊重老人，采用关心、体贴的语气提出问题，语速减慢，语音清晰，选用通俗易懂的语言，适时注意停顿和重复。适当运用耐心倾听、触摸、拉近空间距离等技巧，注意观察并且巧妙运用非语言性信息，增进与老人的情感交流，以便收集到完整而准确的资料。为认知功能障碍的老人收集资料时，询问要简洁得体，必要时可由其家属或照顾者协助提供资料。

二、老年躯体健康的评估

（一）健康史的采集

通过交谈的方式，评估老年人的一般资料；既往急慢性疾病患病情况，包括起病时间、患病年限和治疗情况，目前疾病的严重程度；家族史；参与日常生活活动和社会活动的能力；目前的健康状况，对日常生活活动能力和社会活动的影响等。病史采集时常见的问题有老年人记忆不确切、反应迟钝，表述不清、主诉与症状不符、隐瞒症状等，在询问时应有耐心，注意沟通技巧，必要时向家属或照顾者核实或协助提供资料。

1. 一般资料 姓名、性别、年龄、民族、籍贯、文化程度、宗教信仰、婚姻状况、职业、通讯地址、电话、联系人及联系方式、医疗费用支付方式、入院及记录日期等。

2. 生理状况 目前最明显的症状和体征，同时询问近期的睡眠、排泄、活动及性生活等有关情况。

3. 营养状况 询问有无咀嚼、吞咽困难、食欲减退、腹泻等症状和体重情况。老年人消化吸收功能降低，肠蠕动减慢，伴随食欲下降、咀嚼、吞咽困难，最终可能导致患者营养不良。

4. 既往病史 了解老年人过去患过何种疾病，病情程度及诊疗和恢复情况。有无手术史、外伤史、药物过敏史。

5. 家族史 询问家族中有无遗传性疾病，家人死亡的年龄及死亡原因。还应了解家族人员对其关心照顾情况，重点了解老伴、子女是否在身边及对其关心照顾的情况。

（二）身体评估

1. 检查前准备 选择安静的环境、避免干扰，注意保护老人的隐私。有条件的可准备特殊检查床。

2. 检查及记录要点 确定与年龄相关的正常改变；区分正常变化和现存或潜在的健康问题；确定功能状态；检查时让其取坐位、半坐位或仰卧位，常用方法包括视诊、触诊、叩诊、听诊。

3. 检查内容

（1）生命体征：生命体包括体温、脉搏、呼吸、血压。老年人基础体温较成年人低，如果午后体温比清晨高1℃以上，应视为发热。脉率接近成年人，但测量时间不少于30s，注意脉搏不规则；呼吸频率为16~25次/min，较成年人稍快。高血压和体位性低血压在老年人中较为常见，如果平卧10min后测定血压，然后直立后1、3、5min各测定血压一次，如直立时任何一次收缩血压比平卧时降低≥20mmHg或舒张压降低≥10mmHg，称为直立性低血压。

（2）一般状况：身高、体重、意识、智力、体位、步态、营养等。

1）意识状态、智力：意识状态主要反映老年人对周围环境的认识和对自身所处状况的识别能力，有助于判断有无颅内病变及代谢性疾病。通过评估老年人的记忆力和定向力，有利于早期痴呆的诊断。

2）营养状态：评估老年人的每日活动量、饮食状况以及有无饮食限制。测量身高、体重，正常成年人从50岁起身高可缩短，由于肌肉和脂肪组织的减少，体重也逐渐减轻。

3）体位与步态：心、肺功能不全的老年患者，多采取强迫坐位或半卧位。慌张步态见于帕金森病，醉酒步态见于小脑病变。

（3）体表

1）皮肤：评估老年人皮肤的颜色、温度、湿度、完整性和特殊感觉，有无癌前病变、癌变。长期卧床老年人注意检查易发生皮肤破损部位：骶尾部、足跟、股骨大粗隆、枕骨隆突、坐骨结节等骨性隆起处，这些部位最易形成压疮。老年人皮肤干燥、皱纹多，缺乏弹性，没有光泽，常伴有皮损。常见的皮损有老年色素斑、老年疣、老年性白斑等，40岁后常可见浅表的毛细血管扩张。

2）毛发：老年人毛发会变白、减少，毛发变白的顺序为头发 - 眉毛 - 鼻毛 - 睫毛；秃发从额或额顶部开始，逐渐扩展，最后累及颞、枕部。

3）指甲：主要表现为指甲变黄、变硬、变厚。

（4）头面部

1）眼睛及视力：应检查结膜有无出血；有无远视和散光；瞳孔的对光反射；有无老视，检查眼底注意有无玻璃体混浊和视网膜病变；泪腺分泌泪液情况，有无干眼病。

2）耳与听力：检查耳部时，应注意取下助听器，可通过询问、控制音量、手表的滴答声以及耳语来检查听力。

3）鼻与嗅觉：检查鼻腔黏膜有无萎缩变薄、干燥；有无嗅觉迟钝。

4）口腔：老年人口腔黏膜及牙龈有无苍白；唾液分泌情况；味觉改变。有无牙列缺失、牙齿松动和断裂、义齿颜色及牙龈肿胀；口腔有无出血；口唇有无经久不愈的黏膜白斑和癌变情况。

（5）颈部：注意老年人有无颈部强直的体征，不仅见于脑膜受刺激，而且更常见于痴呆、脑血管病、颈椎病、颈部肌肉损伤和帕金森患者。另外要评估颈部和锁骨上有无淋巴结肿大，这对恶性肿瘤的诊断有特别的意义。另外还要注意颈部活动范围、静脉充盈、血管杂音、甲状腺等的检查。

（6）胸部

1）乳房：女性应注意乳房肿块，如有乳房肿块要高度疑为癌症。男性如有乳房发育，常常由于体内激素改变或是药物的副作用引起。

2）胸廓及肺：通过视诊、触诊、叩诊及听诊体检。应注意老年人常患有慢性支气管炎、慢性阻塞性肺气肿等疾病。

3）心脏：重点确定有无心脏扩大、杂音及心音变化。老年人因驼背或脊柱侧凸引起心脏下移，使心尖搏动出现在锁骨中线旁。胸廓弹性减弱，使得心尖搏动幅度减小。听诊静息时心率变慢；第一及第二心音减弱，心室顺应性减低，可闻及第四心音。主动脉瓣、二尖瓣的钙化、纤维化，脂质堆积，导致瓣膜僵硬及关闭不全，听诊时可闻及异常的收缩期杂音，并可向颈部传导。

（7）腹部：应对腹部进行视诊、触诊、叩诊、听诊，触诊最为重要。老年人肥胖常常会掩盖一些腹部体征；消瘦者因腹壁变薄松弛，腹膜炎时也不易产生腹壁紧张，而肠梗阻时则很快出现腹部膨胀。由于肺扩张，膈肌下降致肋缘下可触及肝脏。随着年龄增大，膀胱容量减少，很难触诊到膨胀的膀胱。听诊可闻及肠鸣音减少。

(8) 泌尿生殖系统：检查男女性老年人外生殖器改变；膀胱容积的改变，有无尿外溢、残余尿增多、尿失禁等症状。

(9) 脊柱与四肢：检查脊柱有无畸形、压痛、脊柱活动情况；评估四肢时，应检查各关节及其活动的范围、水肿及动脉搏动情况，注意有无疼痛、畸形、运动障碍。下肢皮肤溃疡、足冷痛、坏疽以及脚趾循环不良等，提示下肢动脉供血不足。

(10) 神经系统：检查时要注意手足的痛觉、触觉、位置觉，四肢肌力，各种深、浅反射，平衡及协调能力等。

(三) 功能状态的评估

功能的完好状态很大程度上影响着老年人的生活质量，由于老化和长期慢性疾病的影响可导致老年人一些功能的丧失。因此，功能状态的评估对老年人群很重要。评估的目的主要是了解老年人起居、生活状况、判断功能缺失，作为制订治疗、护理措施的依据，以提高老年人独立性和生活质量。

1. 功能状态评估的原则

(1) 客观评价：老年人往往高估自己的能力，而其家属则往往低估老年人的能力。因此，必须由评估人员对老年人进行客观的功能状态评估。

(2) 避免主观判断：评估时，必须注意周围环境对评估过程的影响，通过直接观察老人的进食、穿衣、如厕等进行评估，以避免主观判断中的偏差。

(3) 避免霍桑效应：霍桑效应即老人在做某项活动时，表现得很出色而掩盖了平时的状态。因此，在评估时要客观，尽可能避免影响因素。

2. 功能状态评估的内容 功能状态评估主要指对老年人日常生活能力的评估。日常生活活动(ADL)是指人们在每日生活中，为了照料自己的衣、食、住、行，保持个人卫生整洁和进行独立的社区活动所必需的一系列的基本活动，是人们为了维持生存及适应环境而每天必须反复进行的、最基本的、最具有共性的活动。包括：

(1) 基础性或躯体日常生活活动(basic or physical ADL，BADL or PADL)能力：是指每日生活中与穿衣、进食、保持个人卫生等自理活动和坐、站、行走等身体活动有关的基本活动。是老年人最基本的自理能力，也是评估老年人是否需要补偿服务的指标。

(2) 工具性或复杂性日常生活活动(IADL)能力：是指在社区中独立生活所需的关键性的较高级的技能，如家务杂事、炊事、采购、骑车或驾车、处理个人事务等，大多需借助工具进行。提示老年人独居生活能力，要求老年人具有比 BADL 更高的生理或认知能力。

(3) 高级日常生活活动(advanced ADL，AADL)能力：指与生活质量相关的一些活动，包括主动参加社交、娱乐活动、职业等。反映老年人的智能能动性和社会角色功能，AADL 的缺失比 BADL、IADL 缺失较早出现。AADL 的下降，可预示更严重的功能下降。一旦发现，需要进行 BADL、IADL 的评估。

3. 常用评估工具

(1) 常用的 BADL 评定方法：Barthel 指数、Katz 指数、PULSES 量表、修订的 Kenny 自理评定等。目前常用改良 Barthel 指数评价表。该量表评定简单，可信度、灵敏度高，为国际康复医疗机构常用的方法。主要用于评估治疗前后独立生活能力的变化，体现需护理的程度，适用于神经肌肉或肌肉骨骼异常的长期住院老人。Katz 指数的总分值与活动范围和认知功能相关，用于测量评价慢性病的严重程度及治疗效果，还可用于预测某些疾病的发展。PULSES量表主要用于评价慢性患者和老年人独立生活的能力、预测康复的可能性和评估病情的进展情况等。

(2) 常用的LADL评定方法：功能活动问卷（the functional activities questionary，FAQ）、快速残疾评定量表（rapid disability rating scale，RDRS）等，前者源于研究社区老年人独立性和轻症老年痴呆，常用在社区和门诊；而后者主要用于住院和社区中生活的患者。

(3) 高级日常生活活动检查用于AADL的检查。

4. 注意事项

(1) 评定前应与患者交谈，让患者明确评定的目的，以取得患者的理解与合作。

(2) 评定前还必须对患者的基本情况有所了解，如肌力、关节活动范围、平衡能力等，还应考虑到患者生活的社会环境、反应性、依赖性等。

(3) 重复进行评定时应尽量在同一条件或环境下进行。

(4) 在分析评定结果时应考虑有关的影响因素，如患者的生活习惯、文化素养、职业、社会环境、评定时的心理状态和合作程度等。

(四) 辅助检查

是判断老年疾病的检查手段，包括实验室检查、心电图检查及器械检查等，老年人的实验室检查常出现不正常的改变。

1. 实验室检查

(1) 常规检查：

1) 血常规：老年人红细胞、血红蛋白有所降低，但仍在成年人的正常范围内。白细胞、血小板计数无增龄性变化。

2) 尿常规：老年人尿糖升高，老年人泌尿系统的防御功能下降，尿中白细胞出现比例升高。尿沉渣中的白细胞 >20个/HP才有病理意义。

3) 血沉：在健康老年人中，血沉变化范围很大。一般血沉在30~40mm/h之间无病理意义。如血沉超过65mm/h应考虑感染、肿瘤及结缔组织病等。

(2) 生化检查

1) 肝功能：合成蛋白的功能下降，出现血清蛋白降低；合成酶功能下降，解毒功能降低。

2) 肾功能：老年人肾功能随年龄增长而下降。其中，肾小球滤过率下降导致血尿素氮、血肌酐升高。肾小管处理酸碱能力下降，故老年人易引起水、电解质和酸碱平衡紊乱；血清钙随年龄增加，男性降低，女性增高；血糖：空腹血糖随年龄增长而升高，耐糖量则相反。多数老年糖尿病患者以餐后血糖升高为主，而空腹血糖正常或正常高限。所以，为老年人检查血糖时，不仅要检查空腹血糖，还要检查餐后血糖。

3) 血脂：老年人应常规检查血脂。总胆固醇、甘油三酯、低密度脂蛋白随年龄增长先升高后降低。高密度脂蛋白随年龄增长而下降。

(3) 老年患者常用的实验室检查还包括：凝血功能、肿瘤标志物、甲状腺功能、性激素，以及判断有无心力衰竭的脑钠肽（BNP）、炎症指标降钙素原、血培养等。

2. 心电图检查 老年人的心电图有轻度非特异性改变，包括P波轻度平坦、P-R间期延长、T波变平、ST-T段非特异性改变，电轴左偏倾向和低电压等，需结合临床判断疾病。

3. 肺功能检查 老年人肺活量下降，动脉氧分压低值70mmHg，低于此值为异常。CO_2

分压($PaCO_2$)随年龄增长不发生变化。

三、老年心理和社会健康的评估

(一) 老年心理评估

步入老年之后,视、听觉敏锐度逐渐下降,学习速度明显变缓,注意力分配不足,记忆易出现干扰或抑制。这些都会影响老年人的日常生活,造成心理困扰,产生挫折感或失败感,并且有可能导致抑郁、焦虑、愤怒等负性情绪的出现。常见老年心理评估的方法如下:

1. 老年临床评定量表 老年临床评定量表(Sandoz clinical assessment geriatric, SCAG),由 Shader 编制于 1974 年(表 9-1-1),由量表协作研究组张明园等修订中国常模。主要用来评定老年精神患者治疗前后的变化,适合于所有老年精神患者,特别是住院者。

表 9-1-1 老年临床评定量表(SCAG)

	无	很轻	轻	中	偏重	重	极重
1 情绪抑郁	1	2	3	4	5	6	7
2 意识模糊	1	2	3	4	5	6	7
3 警觉性	1	2	3	4	5	6	7
4 始动性	1	2	3	4	5	6	7
5 易激惹	1	2	3	4	5	6	7
6 敌对性	1	2	3	4	5	6	7
7 干扰他人	1	2	3	4	5	6	7
8 不关心环境	1	2	3	4	5	6	7
9 社交能力减退	1	2	3	4	5	6	7
10 疲乏	1	2	3	4	5	6	7
11 不合作	1	2	3	4	5	6	7
12 情绪不稳	1	2	3	4	5	6	7
13 生活自理	1	2	3	4	5	6	7
14 食欲	1	2	3	4	5	6	7
15 头昏	1	2	3	4	5	6	7
16 焦虑	1	2	3	4	5	6	7
17 近记忆缺损	1	2	3	4	5	6	7
18 定向障碍	1	2	3	4	5	6	7
19 总体印象	1	2	3	4	5	6	7

(1) 项目及评定标准:SCAG 由 18 个项目组成,加上总体印象共 19 项。分 7 级评分,1~7 分,分别为:①无;②很轻;③轻;④中等;⑤偏重;⑥重;⑦极重。量表作者规定了各项条目的定义和评定线索:

1) 情绪抑郁:指沮丧、悲观、无能为力、绝望、疑病、被家庭和亲友遗弃感、早醒等。按患者主诉、态度和行为评定。

2）意识模糊：指对环境、人物和时间的关系不确切（似乎“并非身历此时此地”），思维缓慢，理解、铭记和操作困难，思维不连贯。按患者在检查时的反应和行为及上次检查后医疗档案中的意识模糊发作情况评定。

3）警觉性：指注意和集中困难，反应性差。按检查所得评定。

4）始动性：对开始或完成工作任务、日常活动甚至是个人必需的事，缺乏自发性兴趣。按观察评定。

5）易激惹：心神不宁、易怒、易受挫折，对应激或挑战情景耐受性差。按检查时的一般态度和反应评估。

6）敌对性：攻击性言语、憎恶、怨恨、易争吵、攻击行为。按检查印象及观察到的患者对他人的态度和行为评定。

7）干扰他人：频繁的不必要的要求指导和帮助，打扰他人。根据检查及平时的行为评定。

8）不关心环境：对日常事情、以往关注的娱乐或环境（如新闻、电视、冷热、噪声等）缺乏兴趣。按检查时的诉说和平时行为的观察评定。

9）社交能力减退：与他人关系差、不友好，对社交活动和交流性娱乐活动态度消极，孤单离群。按平时观察而不按患者诉说评定。

10）疲乏：懒散、无精打采、萎靡不振和倦怠乏力。按患者诉说及日常观察评定。

11）不合作：不服从指导、不能按要求参加活动。即使参加也是心怀不满、怨恨或不考虑他人。按检查和平时观察评定。

12）情绪不稳：指情感反应的不持久和不确切，如易哭、易笑、易对非激发性情景产生明显的正负反应。按观察评定。

13）生活自理：指照料个人卫生、修饰、梳洗、进食的能力减退。不按患者自述，而按观察结果评定。

14）食欲：不愿进食，进食减少，挑食或偏食，体重减轻，需补充额外饮食。按其进食行为是否需要鼓励及体重变化评定。

15）头昏：包括真正的眩晕、不明确的失去平衡或失去运动能力的发作、头部的非头痛性主观感觉（如头晕）。结合体检和主诉评定。

16）焦虑：担忧、忧虑、对目前和未来过分关注、害怕，以及某些功能性主诉，如头痛、口干等。按其主观体验及体检时发现的颤抖、叹息、多汗等体征评定。

17）近记忆缺损：记不起来新近发生的、对患者具有一定重要性的事件或经历，如亲人访视、进食内容、环境明显变化和个人活动。按一套规定问题询问并评定。

18）定向障碍：地点、时间定向差，错认，甚至搞不清自己是谁。仅按检查所得评定。

19）总体印象：综合检查、观察及全部临床资料，评定患者的生理和心理功能状况。

(2) 结果分析：统计指标包括总分和单项分，其中最重要的是总分，即第19项（总体印象）。量表作者未提供分界值。该量表曾多次用于药理学研究，如痴呆患者的药物治疗，认为该量表能较敏感地反映治疗前后的症状和行为的改变。

(3) 评定注意事项：评定应由熟悉患者情况、经过训练的精神科医师进行。评定依据包括精神检查、病史记录及其他有关资料。

2. 老年抑郁量表 老年抑郁量表（the geriatric depression scale，GDS）由Brink等（1982）创制，是专用于老年人的抑郁筛查表（表9-1-2）。Brink等（1982）、Yesavage等（1983）、Hyer和

Blount(1984)分别对GDS进行检验,结果表明GDS有较好的信效度,并与抑郁自评量表(SDS)、汉密尔顿抑郁量表(HAMD)、贝克抑郁量表(Beck depression rating scale, BDI)等常用抑郁量表有较高的相关性。

表 9-1-2 老年抑郁量表(GDS)

选择最切合您一周来的感受的答案,在每题后[ ]内答"是"或"否"

您的姓名( )性别( )出生日期( )职业( )文化程度( )

1. 你对生活基本上满意吗? [ ]
2. 你是否已放弃了许多活动和兴趣? [ ]
3. 你是否觉得生活空虚? [ ]
4. 你是否常感到厌倦? [ ]
5. 你觉得未来有希望吗? [ ]
6. 你是否因为脑子里有一些想法摆脱不掉而烦恼? [ ]
7. 你是否大部分时间精力充沛? [ ]
8. 你是否害怕会有不幸的事落在你的头上? [ ]
9. 你是否大部分时间感到幸福? [ ]
10. 你是否常感到孤立无援? [ ]
11. 你是否经常坐立不安,心烦意乱? [ ]
12. 你是否希望呆在家里而不愿去做些新鲜的事? [ ]
13. 你是否常常担心将来? [ ]
14. 你是否觉得记忆力比以前差? [ ]
15. 你觉得现在活得很惬意吗? [ ]
16. 你是否常感到心情沉重? [ ]
17. 你是否觉得像现在这样活着毫无意义? [ ]
18. 你是否总为过去的事烦恼? [ ]
19. 你觉得生活很令人兴奋吗? [ ]
20. 你开始一件新的工作很困难吗? [ ]
21. 你觉得生活充满活力吗? [ ]
22. 你是否觉得你的处境已毫无希望? [ ]
23. 你是否觉得大多数人比你强得多? [ ]
24. 你是否常为些小事伤心? [ ]
25. 你是否常觉得想哭? [ ]
26. 你集中精力有困难吗? [ ]
27. 你早晨起来很快活吗? [ ]
28. 你希望避开聚会吗? [ ]
29. 你做决定很容易吗? [ ]
30. 你的头脑像往常一样清晰吗? [ ]

(1) 项目及评定标准:GDS以30个条目代表了老年抑郁的核心,包含以下症状:情绪低落、活动减少、易激惹、退缩、痛苦的想法,对过去、现在与将来的消极评价。每个条目都是一句问话,要求受试者以"是"或"否"作答。30个条目中的10条(1、5、7、9、15、19、21、27、29、30)用反序计分(回答"否"表示抑郁存在),20条用正序计(回答"是"表示抑郁存在)。每项表示抑郁的回答得1分。

(2) 结果分析:Brink 建议按不同的研究目的(要求灵敏度还是特异性)用 9~14 分作为存在抑郁的界限分。一般地讲,在最高分 30 分中得 0~10 分可视为正常范围,即无抑郁症,11~20 分显示轻度抑郁,而 21~30 分为中重度抑郁。该表用于筛查老年抑郁症,但其临界值仍有疑问。

(3) 评定注意事项:GDS 是专为老年人创制并在老年人中标准化了的抑郁量表,在对老年人的临床评定上,比其他抑郁量表有更高的符合率,在年纪较大的老人中这种优势更加明显。本量表为 56 岁以上者的专用抑郁筛查量表,而非抑郁症的诊断工具,每次检查需 15min 左右。临床主要评价 56 岁以上者的以下症状:情绪低落、活动减少、易激惹、退缩,以及对过去、现在和将来的消极评价。但 56 岁以上主诉食欲下降、睡眠障碍等症状属于正常现象,使用该量表有时易误评为抑郁症。因此分数超过 11 分者应做进一步检查。

3. 焦虑自评量表 焦虑自评量表(SAS),由 Zung 在 1971 年编制(表 9-1-3)。用于评定焦虑患者的主观感受。SAS 测量的是最近一周内的症状水平,评分不受年龄、性别、经济状况等因素的影响,但如果应试者文化程度较低或智力水平较差则不能进行自评。

表 9-1-3 焦虑自评量表(SAS)

填表注意事项:下面有二十条文字,请仔细阅读每一条,把意思弄明白,然后根据您最近一星期的实际情况在适当的方格里划√,每一条文字后有四个格,表示:①没有或很少时间;②小部分时间;③相当多时间;④绝大部分或全部时间

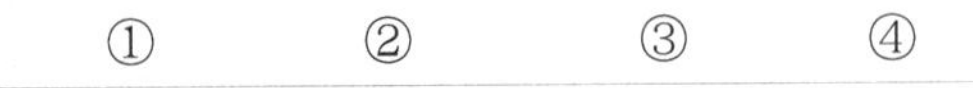

	①	②	③	④
1. 我觉得比平时容易紧张或着急				
2. 我无缘无故在感到害怕				
3. 我容易心里烦乱或感到惊恐				
4. 我觉得我可能将要发疯				
5. 我觉得一切都很好				
6. 我手脚发抖打颤				
7. 我因为头疼、颈痛和背痛而苦恼				
8. 我觉得容易衰弱和疲乏				
9. 我觉得心平气和,并且容易安静坐着				
10. 我觉得心跳得很快				
11. 我因为一阵阵头晕而苦恼				
12. 我有晕倒发作,或觉得要晕倒似的				
13. 我吸气呼气都感到很容易				
14. 我的手脚麻木和刺痛				
15. 我因为胃痛和消化不良而苦恼				
16. 我常常要小便				
17. 我的手脚常常是干燥温暖的				
18. 我脸红发热				
19. 我容易入睡并且一夜睡得很好				
20. 我做噩梦				

(1) 项目及评定标准:SAS 共 20 个项目,每个项目有 4 级评分,其标准为:1 分表示没有或很少有;2 分表示小部分时间有;3 分表示相当多时间有;4 分表示绝大部分时间或全部时间有。评定的时间范围,应强调是“现在或过去一周”。评分题,依次评为 1、2、3、4 分。

(2) 结果分析:SAS 的主要统计指标为总分。将 20 条题项的得分相加算出总分“Z”。根据 Y=1.25×Z,取整数和部分的标准分。Y<35,心理健康,无焦虑症状;35≤Y<55,偶有焦虑,症状轻微;55≤Y<65,经常焦虑,中度症状;65≤Y,有重度焦虑,必要时请教医生。

(3) 评定注意事项:SAS 可以反映焦虑的严重程度,但不能区分各类神经症,必须同时应用其他自评量表或他评量表如 HRSD 等,才有助于神经症临床分类。

(二) 社会健康的评估

1. 角色功能的评估 角色的内涵:是指社会对处于一定地位的人的行为模式的规定和行为期待。社会要求人们按自己的角色行事,如护士角色、教师角色、父母角色。角色功能的评估:包括交谈,如:您住院后角色的变化对您有影响吗?观察,如:有无角色适应不良的生理心理反应。

2. 环境评估

(1) 环境:指影响人生存与发展的所有条件,人体的环境分内环境和外环境,内环境指生理心理环境即身体和内心世界,外环境指物理、社会文化政治环境。

(2) 类型:

1) 物理环境:学习、社交、娱乐、休息、安全等。

2) 社会环境。

3) 经济:来源、收入水平、医疗保险。

4) 生活方式:饮食、睡眠、活动、娱乐。

5) 社会关系与社会支持:家庭关系、邻居、同事、护理人员等。

3. 文化与家庭的评估

(1) 文化:文化是一个社会及其成员所特有的物质和精神财富的总和。

(2) 文化要素及其评估:

1) 价值观:什么对您最重要?通常从何处寻求帮助?

2) 信念与信仰:您参加宗教活动吗?您在什么情况下才认为有病并就医?

3) 习俗:如回族人不吃猪肉,民间土方疗法等。

(3) 家庭评估:见表 9-1-4 家庭功能评估表(family function assessment of APGAR)。

表 9-1-4 家庭功能评估表

当我遇到困难时,可以向家人得到满意的帮助			
我很满意家人与我讨论各种事情以及分担问题的方式			
希望从事新的活动或家人都能接受且给予支持			
我很满意家人对我表达感情的方式以及对我的情绪的反应			
我很满意家人与我共度时光的方式			

注:每道问题都有三个答案,若答“经常这样”得 2 分,“有时这样”得 1 分,“几乎很少”得 0 分;总分是 7~10 分,表示家庭功能良好,4~6 分表示家庭功能中度障碍,0~3 表示家庭功能严重障碍

四、老年康复的医疗风险及防范

随着我国康复医学的迅速发展,老年人的生存质量有了明显的改善。由于进行康复治疗的老年患者普遍患有多种慢性疾病,残疾率高,生活自理能力差,导致在开展治疗过程中不确定因素增加,医疗风险增大。如何掌握老年病特点,研究在老年康复治疗脑卒中风险发生的规律,制订防范风险的措施,确保康复治疗的安全性和有效性,是康复医学科迫切需要解决的问题。

(一) 老年病的特点

老年人由于身体各系统器官的组织结构及生理功能随着年龄的增长而逐渐衰退,并呈进行性和不可逆的变化。归纳其特点如下:

1. 多种疾病共存 老年人往往有多种疾病同时存在。如同时患有高血压、糖尿病、骨质疏松症。退行性改变累及多个部位:如颈、肩、腰、膝、足等多个骨关节的疼痛和功能障碍。多部位和多种疾病的综合因素,在感染、创伤或出血诱发之下,很容易发生多脏器功能衰竭。

2. 临床表现不典型 由于老年病的临床症状表现往往不那么典型,使病情变得更加复杂而难以诊断。因此诊治老年患者时,必须进行全面的检查、仔细的观察,以免漏诊误诊,延误治疗的最佳时机。

3. 病情重、变化快 由于老年病临床表现不典型,当出现明显的症状或体征时,往往病情严重或迅速趋于恶化。如老年心肌梗死起病时仅感疲倦无力、出汗、胸闷,但很快出现心力衰竭、休克、严重心律失常甚至猝死。

4. 并发症多 由于各种功能衰退明显,老年患者尤其是高龄老人患病后常可发生多种并发症,这是老年病的最大特点。如长期卧床出现关节僵硬、血栓和栓塞、肺炎、骨质疏松症、压疮。

5. 病程长、恢复慢、疗效差、致残率高 老年病呈慢性进行性变化,很难彻底治愈。如卒中后肢体功能障碍的恢复是很缓慢的,而再次卒中或因其他器官的疾病发生甚至可能导致死亡。

(二) 老年康复的风险

老年康复的医疗风险是指存在于整个治疗过程中可能会导致老年患者遭受伤残和损失的一切不安全事件。主要包括:

1. 物理因子治疗的风险 在实施物理因子治疗的过程中,如果操作不当,不注意防护,未很好地掌握每种物理因子治疗的适应证、禁忌证或设备存在故障,对操作者和患者也存在着诸多风险。老年人由于器官功能衰退,感觉、温度觉下降,有的存在语言表达或认知功能障碍,在治疗过程中不能很好地配合,常会出现以下问题:

(1) 组织灼伤、电击伤或电流损伤:因热疗时局部温度过高、强度过大、持续时间过长或保护不当所致。如:红外线照射、磁热、药物熏蒸、高频电疗等。特别是高频电疗所产生的内生热,很容易造成深部组织灼伤。物理因子治疗中最大的风险和事故是电击伤和电流损伤。患者受到电流损伤时可表现为疼痛、肌肉痉挛、皮肤苍白、严重时可出现意识丧失,呼吸心跳停止,瞳孔散大等严重情况。

(2) 过度刺激现象:老年人常不能正确体验和表达治疗时的感觉,使治疗师难以把握治疗的剂量。患者除局部出现剂量过大的反应外,会出现局部皮肤红肿、水疱、疼痛,严重的可产生全身反应。

(3) 过敏反应：个别老年人，治疗时会发生过敏反应，如局部皮疹、全身不适等。

(4) 坠床：由于老年人体质差，在床上变换体位，穿、脱衣服，暴露治疗部位的过程中，容易突发体位性低血压、眩晕和身体控制失衡，从而导致坠床。

(5) 血栓脱落：老年人因各种原因长期卧床，伴心、脑血管疾病，易形成深静脉血栓，在做各种电刺激治疗时，易使血栓脱落，造成肺栓塞、脑栓塞等。

2. 运动疗法的风险 运动疗法是运用主动或被动运动的形式，改善患者局部或全身功能的治疗方法。具有副作用小且疗效好的特点。但如果应用不当，同样存在医疗风险。

(1) 脑卒中患者运动治疗时的风险：脑卒中患者的训练方法有肌力训练、平衡功能训练、步行能力训练、生活能力训练和协调性训练等。由于老年人常伴有其他器官病变和功能障碍，运动负荷突然加大，可以造成身体的过分应激，从而威胁患者的生理功能，在训练中随时都会发生意外。如：再次卒中；深静脉血栓，血栓脱落可能造成肺栓塞；体位性低血压；摔倒，骨折等。

(2) 骨关节、肌肉、韧带损伤运动治疗的风险：老年人多伴有骨质疏松，骨折愈合速度较年轻人慢。如因过早负重，易造成损伤处再次骨折；或使用较重的手法活动关节，导致关节运动障碍加重。在进行上述训练时，患者如有认知障碍，或相关肌力不足，肌张力异常；或相关部位骨折未愈合、关节不稳；或严重疼痛，平衡功能障碍；或心肺功能障碍；或设备故障等，在训练时均可发生意外，如摔倒、骨折、肌肉关节损伤，血压升高、心肺功能不全等。

(3) 肌力训练的风险：患者肌力的增强，有利于提高日常生活能力。在做主动等长训练或抗阻训练时，常可伴有明显的升压反应，等长肌力训练的同时容易引起 Valsalva 效应，会对心血管造成额外负担，有高血压、冠心病等心血管疾病的老年人容易发生意外。

3. 牵引技术的风险 牵引技术是康复治疗中常用而有效的方法。它能解除肌肉痉挛、减轻神经根受压、改善局部血液循环、恢复关节活动范围。有严重的骨质疏松、高血压、心脏病的老年人，如行牵引治疗可能会加重病情。腰椎牵引时，扎紧胸部牵引带，会感到胸口发闷、心慌。颈椎牵引时，重量及角度、时间掌握不当，易产生头痛、下颌关节痛、恶心等不良反应。

4. 针灸、推拿按摩及穴位注射的治疗风险 针灸治疗床边的布帘，虽能保护患者隐私，但不利于观察治疗反应。老年人在针灸留针时常会打鼾入睡，如随意变动体位，会有断针危险。体质虚弱、紧张者会晕针。穴位注射会有药物过敏反应和局部感染发生。推拿、按摩手法不当会造成关节、肌肉韧带损伤，甚至造成骨折。

（三）老年康复风险的防范措施

老年人康复治疗风险较大，常常困扰着康复医师和治疗师。康复医学科医务人员不可掉以轻心，对可能发生的医疗风险，要做到防患于未然。

1. 医师在接诊老年患者时，一定要详细了解病情，做必要的体格检查和相关的康复评估。明确障碍种类及程度，哪些是可逆的，哪些需要优先处理，患者存在哪些潜在的风险，应严格掌握适应证、禁忌证。

2. 为防止意外，对年龄大、病情重的患者，在治疗前向其家属交待有关事宜，特别是说明可能发生的意外情况，并签署康复治疗知情同意书后再开始康复治疗比较稳妥。

3. 治疗师在物理治疗时，要严格遵守操作规程，多巡视，多询问患者，及时了解患者的治疗反应，根据情况调整治疗剂量。特别是对有认知功能障碍的患者，要重点观察。应协助行动不便的老年人上、下治疗床或作体位改变，防止跌倒。认真掌握各种物理因子治疗的适应证和禁忌证，杜绝风险的发生。

4. 运动疗法要循序渐进，因人而异，要认真掌握适应证和禁忌证，并对患者机体的运动功能、感觉功能、认知功能、心肺功能进行仔细评价，切不可使用暴力或急于求成。对骨折手术后患者，需在骨科医师的指导下进行康复训练。老年人骨折愈合慢，动作要轻柔，关节活动以无痛或轻微疼痛为原则，防止肌肉关节损伤。在做各种训练时，多与患者交流，及时给予鼓励。从中也可观察到病情变化，并做好康复前、中、后期的评价。患者在使用器械运动时，要有专人看护、指导，以防意外发生。

5. 针灸、拔罐时要多巡视患者，提醒患者配合治疗，不能熟睡。穴位注射要做好消毒隔离，疗效观察及注意事项告知。熟悉解剖结构及穴位的部位，掌握不同疾病选穴的原则，特别是对有风险的穴位要熟记在心。针灸时严格操作常规，根据疾病的不同，选择好针刺的深度、方向和强度。

6. 推拿时手法要轻柔，老年人以按摩为主，防止造成关节脱位、骨折等。结合疾病的特点和患者的耐受力，选择合适的按摩部位、手法、强度、顺序和持续的时间，随时注意观察患者的反应，并予以调整。

7. 治疗室内配备常用的抢救设备和药品，制订各种意外发生的应急流程，并进行急救培训，同时要熟悉抢救物品摆放地点。老年人对各种治疗的耐受力差，过多的治疗项目反而不利于疾病的康复，需简化康复程序。

8. 老年人由于社会和家庭角色改变、疾病、经济等多方面因素，会影响身体的恢复，在治疗过程中要多加以心理疏导，避免意外。

9. 早期康复虽能使患者的功能得到最大程度的恢复，但也蕴含着较大的治疗风险。要正确掌握各种疾病早期康复的适应证、禁忌证，选择好康复介入的时机。注意观察患者在治疗中的反应，会识别风险的先兆，及时应对。如脑卒中早期康复风险的防范对策：在患者生命体征稳定，神经学症状不再发展，观察 2~3 天后，可作为早期康复开始的时间。应注意动作要轻柔，密切观察患者血压及神经学体征的变化。康复前要给患者做上下肢动静脉的多普勒超声检查，以了解血栓性问题的隐患。另外，患者直立位的站立训练要有一过渡阶段，逐渐增加倾斜角度，患者无头晕时，方可进行直立位的训练。

（四）小结

开展老年康复，康复医疗机构及康复医务人员应当充分认识到康复过程中潜在的医疗风险因素，同时应当在社会范围内建立早期康复观念，有效缩短康复时间，降低康复费用，提高康复效果，用规范的医疗服务化解医疗风险。另外，把握老年疾病的特点和发展规律，是做好老年康复的前提。熟练掌握老年康复的技术，是康复治疗成功的关键。以科学的态度防范医疗风险，是老年康复顺利进行的保证。

（余　茜）

第二节　老年营养指导和康复教育

一、概述

由于老年人细胞、组织及器官功能不同程度地随着增龄而发生退行性变，使老年群体疾病的发生、发展、转归明显有别于非老年群体，其中营养问题是一个重要影响因素，除了老年人器官功能的变化外，还有其宏量和微量营养素代谢的特点。

二、老年营养指导

（一）老年人营养需求特点

1. 代谢特点 老年人普遍代谢功能发生逐年下降趋势，但下降快慢因人而异。与中年人群比较，由于老年人体内的瘦体组织（去脂组织）或代谢组织活性减少，脂肪组织相对增加，基础代谢率约降低15%~25%。40岁以后，每增加10岁热量供给下降5%。由于老年人合成代谢降低，分解代谢增高，尤其是蛋白质的分解代谢大于合成代谢，肌肉细胞和多种蛋白类酶的合成降低，导致肌肉、器官及物质代谢功能下降，出现肌肉及各组织器官萎缩、体内水分减少等改变。

2. 细胞功能改变 随着年龄增长，内分泌功能及神经系统功能逐渐减退，代谢失去平衡，细胞功能下降（老化），主要表现在机体对葡萄糖、脂类代谢能力明显下降，如老年人糖耐量降低，脂类代谢中合成、降解与排泄能力下降，胆固醇在饱餐后明显上升，组织对胆固醇的利用减少，因而脂类在体内组织及血液中积累。

3. 器官功能改变 组织器官功能随着年龄增高、细胞功能减退而有不同程度的降低。

（二）老年人的营养需要量

1. 热量 随着年龄增加，老年人基础代谢率降低、体力活动和代谢活动逐步减低，热能的消耗也相应减少。一般来说，60岁以后热能的提供应较年轻时减少20%、70岁以后减少30%，为使摄入的热量与消耗的热量保持平衡，老年人应注意维持理想体重，同时必须注意其他营养素的补充和平衡。

理想体重（kg）= 身高（cm）−105，或 =［身高（cm）−100］× 0.9

三大营养素的供热比例应为蛋白质占总热量的15%，脂肪占总热量的20%~30%，碳水化合物占总热量的55%~65%。

2. 老年人的各类营养需求

（1）碳水化合物：老年人糖耐量降低，血糖调节作用减弱，易发生血糖增高。即便未诊断为糖尿病的老年人碳水化合物摄入也应适量。总之，碳水化合物供给能量应占总热能的55%~65%，但多数老年人摄入比例均高于此比例。故而应强调注意摄入比例，以免过剩的热能导致超重或肥胖，并诱发一些常见的老年病。

（2）蛋白质：原则上应该是优质少量，但因为蛋白质低易增加脑卒中的发病率和胃癌的危险性，且老年人消化吸收率差，所以应增加优质蛋白质摄入。一般认为老年人的蛋白质摄入量应高于成年人［1.16g/（kg·d）］，可达到1.27g/（kg·d）。中国营养学会最新制订的《中国居民膳食营养素参考摄入量》建议老年人蛋白质的摄入量为男性75g/d、女性65g/d。蛋白质供给能量应占总热量的15%。其中应尽量多摄入优质蛋白，应占摄取蛋白质总量的50%以上。如奶类、豆类、鱼、虾、瘦肉等。

（3）脂肪：总原则：由脂肪供给的能量应占总热能的20%~30%，并应尽量选用含不饱和脂肪酸较多的植物油，而减少膳食中饱和脂肪酸和胆固醇的摄入，如鱼虾类脂肪含量较猪肉低且蛋白质含量高，海鱼的脂类则大多数为多价不饱和脂肪酸，且海鱼中含有丰富的微量元素硒，适量摄入有利于老年人健康。尽量避免猪油、肥肉、酥油等动物性脂肪。

(4) 无机盐:在各类无机盐代谢中,老年人容易发生钙代谢的负平衡,特别是绝经后的女性,由于内分泌功能的衰减,钙磷代谢将出现障碍。

1) 钙:充足的钙与防治骨质疏松症、防治原发性高血压和结肠癌有关。老年人钙吸收、利用和储存能力降低。老年人钙的适宜摄入量为1000mg/d。应选择容易吸收的钙质,如奶类及奶制品、豆类及豆制品,以及坚果如核桃、花生等。此外,强调增加户外活动以帮助钙的吸收。

2) 镁:镁缺乏可导致血钙下降、神经肌肉兴奋性增高,出现肌肉震颤、手足抽搐、反射亢进、共济失调等症状。镁缺乏时心血管疾病发生的危险性增加。流行病学研究表明,低镁摄入的人群高血压发病率较高。此外,镁的缺乏还和骨质疏松症及糖尿病有关,镁缺乏时葡萄糖对胰岛素的敏感性显著降低。

老年人的膳食镁适宜摄入量为350mg/d。含镁丰富的食物有大麦、荞麦、燕麦片、黄豆、黑米、菠菜、油菜、苜蓿等。

3) 铁:铁参与氧的运输与交换,铁缺乏可引起贫血,应注意选择含铁丰富的食物,如瘦肉、动物肝脏、黑木耳、紫菜、菠菜、豆类等,而维生素C可促进人体对铁的吸收。

4) 钾:正常膳食的人一般不易发生钾摄入不足,疾病情况或利尿剂应用时可出现钾的不足。老年人钾的适宜摄入量为2000mg/d。

5) 磷:人体血磷正常值为0.97~1.61mmol/L(3~5mg/dl)。人体摄入的钙和磷必须符合一定的比例,当食物中钙磷之比为1∶2至2∶1时,最适宜于钙与磷的吸收。如果磷的摄入量过多,就会结成不溶于水的磷酸钙排出体外,导致钙的流失。由于日常食物都含磷,因此人类缺磷极为少见。但在疾病情况下可以出现低磷血症或高磷血症。

(5) 膳食纤维:主要包括淀粉以外的多糖,存在于谷、薯、豆、蔬果类等食物中。老年人的摄入量以每天30g为宜。

(6) 水分:因此老年人每日饮水量(除去饮食中的水)一般以1500ml左右为宜。饮食中可适当增加汤羹类食品,既能补充营养,又可补充相应的水分。

(7) 维生素及微量元素:维生素在维持身体健康、调节生理功能、延缓衰老过程中起着极其重要的作用。

1) 维生素E:维生素E是脂溶性抗氧化剂,在人体内作用广泛,是细胞内抗氧化剂及营养强化剂,能够抵制有毒的脂类过氧化物生成,使不饱和脂肪酸稳定。维生素E对动脉硬化、冠心病、习惯性流产、妇女不育症、内分泌功能衰退、肝病等均有良好的医用价值。老年人维生素E的适宜摄入量为14mg/d。植物油、豆类、蛋类,谷类的胚芽等食物均含丰富的维生素E。

2) 叶酸:也称维生素B_9,是一种水溶性维生素。是人体在利用糖分和氨基酸时的必要物质,是机体细胞生长和繁殖所必需的物质。老年人叶酸参考摄入量为400μg/d。萎缩性胃炎伴肠腺化生的患者每天补充叶酸3次,每次10mg,随访5年,未发现有癌变发生。富含叶酸的食物有:蔬菜有莴苣、菠菜、番茄、胡萝卜、青菜、龙须菜、花椰菜、油菜、小白菜、扁豆、豆荚、蘑菇等;新鲜水果有橘子、草莓、樱桃、香蕉、桃、李、杏、杨梅、海棠、酸枣、山楂、石榴、葡萄、猕猴桃、草莓、梨、胡桃等;动物性食品有动物的肝脏、肾脏、禽肉及蛋类,如猪肝、鸡肉、牛肉、羊肉等;豆类、坚果类食品有黄豆、豆制品、核桃、腰果、栗子、杏仁、松子等;谷物类有大麦、米糠、小麦胚芽、糙米等。

3) 硒:硒为人体必需的微量元素,起着抗氧化防御、调节甲状腺激素代谢、维持维生素C及其他分子还原态、防止动脉粥样硬化、防癌和提高细胞免疫功能的作用。临床医学证明,威胁人类健康和生命的四十多种疾病都与人体缺硒有关。硒的推荐摄入量为50μg/d,含硒丰富的食物有内脏和海产品,如海带、紫菜、海鱼等。

4）胆碱:胆碱具有促进脑的发育和提高记忆能力、保证神经信息传递、调控细胞凋亡,组成细胞生物膜、促进脂肪代谢、降低血清胆固醇和促进机体内转甲基的代谢等重要功能。缺乏胆碱时肝脏可发生脂肪浸润,出现肝功能异常;肾脏可出现水的重吸收、钠的分泌、肾小球滤过率和肾血流量的异常,并可导致大面积肾出血;胆碱缺乏还可造成基因损伤和突变。老年人胆碱的适宜摄入量为450mg/d。胆碱广泛存在于食物中,以肝脏、花生、麦胚、大豆中含量最为丰富。

（三）营养评估

20世纪70年代,Bistrian等首先发现住院患者营养不足发生率高达70%。近10年研究显示,住院患者营养不足发生率为9%~48.1%,营养风险发生率为13%~48.6%。针对营养问题的评估主要有营养风险筛查和营养评估,两者均是识别患者营养问题,判断其是否需要实施营养干预的重要手段,目前临床上进行营养风险筛查的方法有多种,主要为使用单一指标和复合指标两类。

1. 营养风险筛查

（1）营养风险筛查定义:美国营养师协会(American Dietetic Association, ADA)指出,“营养风险筛查是发现患者是否存在营养问题和是否需要进一步进行全面营养评估的过程”。美国肠外肠内营养学会(American Society for Parenteral and Enteral Nutrition,ASPEN)的定义为:“营养风险筛查是识别与营养问题相关特点的过程,目的是发现个体是否存在营养不足和有营养不足的危险”。欧洲肠外肠内营养学会(European Society for Parenteral and Enteral Nutrition,ESPEN)认为,“营养风险筛查是一个快速而简单的过程,通过营养筛查如果发现患者存在营养风险,即可制订营养计划。如果患者存在营养风险但不能实施营养计划和不能确定患者是否存在营养风险时,需进一步进行营养评估”。

（2）营养风险筛查的常用方法:针对患者的营养风险筛查方法有多种,近年来一些新的筛查工具在不断被发展出来并已经进行验证和逐渐应用于临床。其中,主要有主观全面评定法(subjective global assessment,SGA)、微型营养评定(mini nutrition assessment,MNA)、营养不良通用筛查工具(malnutrition universal screening tool,MUST)、营养风险筛查2002(nutritional risk screening 2002,NRS2002)、营养风险指数(nutritional risk index, NRI)。

1）营养不良通用筛查工具(malnutrition universal screening tool,MUST):是英国肠外肠内营养协会多学科营养不良咨询小组开发的,适用于不同医疗机构的营养风险筛查工具,主要用于蛋白质热量营养不良及其发生风险的筛查,包括3方面评估内容:① BMI;②体重减轻;③疾病所致进食量减少。通过3部分评分得出总得分,分为低风险、中等风险和高风险。MUST有很好的表面效度和内容效度,其预测效度也得到了证实。Stratton等研究显示,MUST可预测老年住院患者的死亡率和住院时间,即使是无法测量体重的卧床老年患者,MUST也可进行筛查,并预测临床结局。将MUST与其他7个目前使用的营养风险筛查工具进行比较的研究显示,MUST与SGA和营养风险评分(nutritional risk score,NRS)有较高的一致性(k 0.775~0.813),MUST在不同使用者间也具有较高的一致性信度(k 0.809~1.000),该工具是容易使用的快速营养风险筛查方法,一般可在3~5min内完成,MUST适用于所有住院患者。

2）营养风险筛查2002(nutritional risk screening 2002, NRS2002):由丹麦肠外肠内营养

协会开发，并为ESPEN推荐，适用于住院患者营养风险筛查。该方法建立在循证医学基础上，简便易行，目前在欧洲已开始应用。NRS2002可用于住院患者营养不足和营养风险的评估，包括4个方面内容：①人体测量；②近期体重变化；③膳食摄入情况；④疾病严重程度。

Kyle等通过与其他筛查工具的比较指出，NRS2002具有花费时间少，不需过多培训等优点。

NRS主要不足是其需要根据患者目前和既往体重进行评估，如果患者由于疾病原因出现水肿，则会影响测量结果。此外，应激对血清白蛋白浓度的影响，也是NRS筛查方法使用受到限制的原因（表9-2-1）。

表9-2-1 NRS 2002营养风险筛查步骤及评估表

<table>
<tr><td colspan="3">第一步：首次营养监测</td></tr>
<tr><td colspan="3" align="center">表9-2-1a 首次营养监测方法</td></tr>
<tr><td></td><td>是</td><td>否</td></tr>
<tr><td>1. BMI<20.5</td><td></td><td></td></tr>
<tr><td>2. 患者在过去3个月有体重下降吗？</td><td></td><td></td></tr>
<tr><td>3. 患者在过去1周内有摄食减少吗？</td><td></td><td></td></tr>
<tr><td>4. 患者有严重疾病吗？（如ICU治疗）</td><td></td><td></td></tr>
<tr><td colspan="3">如果以上任一问题回答“是”，则直接进入第二步营养监测；
如果所有的问题回答“否”，应每周重复调查1次；比如患者计划接受腹部大手术治疗，可以进行预防性的营养支持计划，能够减少发生营养风险的概率</td></tr>
<tr><td colspan="3">第二步：最终筛查
NRS 2002总评分计算方法为（表9-2-1b）三项评分相加，即疾病严重程度评分+营养状态受损评分+年龄评分。NRS对于疾病严重程度的定义为：
1分：慢性疾病患者因出现并发症而住院治疗；患者虚弱但不需卧床；蛋白质需要量略有增加，但可以通过口服和补充来弥补；
2分：患者需要卧床，如腹部大手术后，蛋白质需要量相应增加，但大多数人仍可以通过人工营养得到恢复；
3分：患者在监护病房中靠机械通气支持，蛋白质需要量增加而且不能被人工营养支持所弥补，但是通过人工营养可以使蛋白质分解和氮丢失明显减少</td></tr>
<tr><td colspan="3" align="center">表9-2-1b NRS 2002总评分计算方法</td></tr>
<tr><td colspan="3">营养状态受损评分</td></tr>
<tr><td>没有0分</td><td colspan="2">正常营养状态</td></tr>
<tr><td>轻度1分</td><td colspan="2">3个月内体重丢失>5%或食物摄入比正常需要量低25%~50%</td></tr>
<tr><td>中度2分</td><td colspan="2">一般情况差或2个月内体重丢失>5%，或食物摄入比正常需要量低50%~75%</td></tr>
<tr><td>重度3分</td><td colspan="2">BMI<18.5且一般情况差，或1个月内体重丢失>5%（或3个月体重下降15%），或者前1周食物摄入比正常需要量低75%~100%</td></tr>
<tr><td colspan="3">疾病的严重程度评分</td></tr>
<tr><td>没有0分</td><td colspan="2">正常营养需要量</td></tr>
</table>

续表

轻度 1 分	需要量轻度提高：髋关节骨折，慢性疾病有急性并发症者（肝硬化*、COPD*、血液透析、糖尿病、一般肿瘤患者）
中度 2 分	需要量中度增加：腹部大手术*、脑卒中*、重度肺炎、血液系统恶性肿瘤
重度 3 分	需要量明显增加：颅脑损伤*、骨髓移植、APACHE 评分 >10 的 ICU 患者
年龄	超过 70 岁者总分加 1，即年龄调整后总分值
总分≥3 分：患者处于营养风险，开始制订营养治疗计划 总分<3 分：每周复查营养风险筛查	
* 表示经过循证医学验证的疾病 应用：对于下列所有 NRS 评分≥3 分的患者应设定营养支持计划；包括：①严重营养状态受损（≥3 分）；②严重疾病（≥3 分）；③中度营养状态受损 + 轻度疾病（2 分 +1 分）；④轻度营养状态受损 + 中度疾病（1 分 +2 分）	

3）营养风险筛查工具的比较：Kyke 等分别采用 SGA、NRI、MUST 和 NRS2002 对 995 例新入院患者的营养状况进行评估，结果显示 NRS2002 与 NRI、MUST 相比具有更高的敏感性和特异性。上述 4 个工具评估的患者营养状况与住院时间相关，均可用于住院患者的营养风险筛查。对 MNA、SGA 和 NRS2002 在老年住院患者营养风险筛查中的应用进行了比较，结果发现，在对老年住院患者进行营养风险筛查时，MNA、SGA 和 NRS2002 的适用率分别为 66.1%、99.2% 和 98.3%。上述 3 个工具的评估结果显示老年住院患者的营养状况均与 BMI 显著相关。由于 MNA 的评估结果显示老年住院患者的营养状况与临床转归密切相关，因此，MNA 应作为老年住院患者营养评估的首选工具，对于不能应用 MNA 进行营养评估的患者，建议使用 NRS2002。

2. 营养评定方法 微型营养评定（mini nutrition assessment，MNA）用于老年患者营养风险评估。不仅适用于住院患者，也可用于家庭照顾患者。Guigoz 等将 MNA 用于社区健康老年人群的营养筛查，结果显示 MNA 既可发现营养风险以及和营养风险相关的生活方式，也可用于那些白蛋白和体重指数（BMI）均正常的人群。MNA 快速、简单、易操作，一般需要 10min 即可完成。该工具可用于预测健康结局、社会功能、死亡率、就诊次数和住院花费（表 9-2-2）。

表 9-2-2 微型营养评定表

基本信息 姓名： 性别： 年龄： 身高： 门诊号： 病区： 床号： 现在体重： 原来体重： 体重丢失百分比： 临床诊断：
人体测量评定 **1. 体重指数 BMI？现 BMI 值（pBMI）<18.5=0 18.5≤BMI<23.9=1 24≤BMI<28=2 BMI≥28=3** 2. 上臂中点围？ MAC<21=0 21≤MAC<22=0.5 MAC>22=1 3. 小腿围？ CC<31=0 CC≤31=1 **4. 近 3 个月体重丢失？ 大于 3kg=0 不详 =1 1~3kg=2 体重无丢失 =3**

续表

总体评价
1. 患者是否独居？　否 =0　是 =1
2. 每日服用超过 3 种药物？　否 =1　是 =0
3. 在过去的 3 个月内患者是否遭受心理应激和急性疾病？　否 =1　是 =0
4. 活动能力？　需卧床或长期坐着 =0　能不依赖床或椅子，但不能外出 =1　可外出活动 =2
5. 是否有精神问题 / 心理问题？　严重智力减退或抑郁 =0　轻度智力减退 =1　无问题 =2
6. 是否有压痛或皮肤溃疡？　否 =1　是 =0

膳食评定
1. 每天食用几顿正餐？　1 餐 =0　2 餐 =1　3 餐 =2
2. 1）他 / 她的消费状况？每天至少 1 次消费？　是　否
　2）每周食用 2 次或更多豆类或蛋类？　是　否
　3）每日食用肉类、鱼类或禽类？　是　否
　　1 个或 0 个是 =0　2 个是 =0.5　3 个是 =1
3. 他 / 她是否每日食用 2 次或更多水果或蔬菜？　是 =1　否 =0
4. 该患者在过去的 3 个月内是否因为食欲减退、消化问题、咀嚼或吞咽等导致摄食减少？
　食欲严重降低 =0　食欲中度下降 =1　没有变化 =2
5. 每日消费几杯饮料？　小于 3 杯 =0　3~5 杯 =0.5　多于 5 杯 =1
6. 摄食方式？　完全需他人帮助 =0　可自行进食但稍有困难 =1　可自行进食无任何困难 =2

主观评定
1. 该患者是否认为自己有任何营养问题？　营养不良 =0　不能确定 =1　营养良好 =2
2. 与同龄他人比较；该患者认为自己的健康状况如何？　不好 =0　不清楚 =0.5　一样好 =1　更好 =2

加粗部分筛选总分（14）：≥12　正常，无须评价　≤11　可能营养不良，继续完成其他评价
MNA 分级标准：
总分≥24 表示营养状况良好；总分 17~24 为存在营养不良的危险；总分 <17 明确为营养不良

得　分：　　**评价结果：**
评价者：　　**时　　间：**

三、老年康复教育

如前所述，老年患者常常罹患多种疾病，在这种状态之下，合理的营养指导以及正确地给予与疾病相关的营养指导是十分重要的，现将各种疾病的饮食管理与康复教育简述如下：

（一）高血压及心脑血管病

已知心脑血管疾病发病率与高血压呈正相关，因而合理控制血压可以有效防治心脑血管疾病。高血压的康复治疗中，除药物治疗外，还需要饮食管理以及合理运动。

1. 饮食管理

（1）合理的钠、钙、钾摄入：

食盐的摄入量与高血压的发生呈正相关，食盐的摄入每增加 1g/d，则收缩压增加约 2.03mmHg，舒张压升高 1.95mmHg。WHO 建议成人每天摄入食盐量应控制在 5g 以下。

钾与血压呈负相关。国外临床研究证明,限钠补钾可使高血压患者血压降低、体重下降,且能抑制肾素释放、增加前列腺素的合成。

膳食中钙不足可使血压升高。流行病学研究证明,日摄钙 300mg 以下者平均血压比日摄钙 800mg 以上者高 2.03~30mmHg。中国营养学会建议成人钙摄入量为 800~1000mg/d。

(2) 降低饮食总脂肪、减少饱和脂肪酸、增加不饱和脂肪酸可使人群血压降低。膳食中不饱和脂肪酸大部分来自植物油和鱼类。

2. 康复教育

(1) 保持正常体重,预防超重和肥胖:超重和肥胖是心脑血管疾病的危险因素之一。美国的一项研究发现,18 岁以后体重每增加 1kg,心脑血管疾病危险增加 3.1%。中国的一项大型流行病学研究显示,人群中高血压、脂代谢紊乱、高胰岛素血症或胰岛素抵抗的患病率随 BMI 上升而明显升高。

(2) 不吸烟,控制饮酒:尼古丁兴奋交感神经、增加血小板黏附力、促进一氧化碳和血红蛋白结合而降低血液携氧能力,从而损伤血管,增加高血压、动脉粥样硬化的发病率。少量的红葡萄酒有益于预防心血管疾病,因其中含有黄酮苷。摄入过量酒精可增加脂质过氧化物,易造成动脉粥样硬化。

(二) 糖尿病

合理营养治疗对任何类型的糖尿病都是行之有效的最基本的治疗措施。其治疗目的是使患者恢复和维持正常的血糖、尿糖、血脂水平,达到理想体重,保护全身血管及重要器官免受自由基的损伤,防止各种并发症。

1. 饮食管理

(1) 控制总热量的撮入、维持理想的体重,防止超重和肥胖:用理想体重进行评价肥胖与否的方法见表 9-2-3,用 BMI 评价肥胖与否的方法见表 9-2-4。

表 9-2-3 用理想体重进行评价营养状况

类型	实际体重 ~ 理想体重 / 理想体重	类型	实际体重 ~ 理想体重 / 理想体重
消瘦	<10%	轻度肥胖	>20%
轻度营养不良	<20%	中度肥胖	>30%
超重	>10%	重度肥胖	>40%

注:理想体重(kg)= 身高(cm)-105,或 =(身高 -100)× 90%

表 9-2-4 用 BMI 评价营养状况(亚太地区)

类型	BMI	类型	BMI
体重过低	<18.5	轻度肥胖	25~29.9
正常范围	18.5~22.9	中至重度肥胖	≥30
超重	23~24.9		

注:BMI= 体重(kg)/ 身高(m)^2

每天需要的总热量的计算方法如下:

总热量 = 按需热量数值 × 理想体重

该公式中,按需热量数值分 4 级,见表 9-2-5。

表 9-2-5 按需热量数值分级

级别	热量[kcal/(kg·d)]	级别	热量[kcal/(kg·d)]
休息状态	20~25	中体力劳动	30~35
轻体力劳动	25~30	重体力劳动	35~40

注:1kcal=4.184kJ

轻度肥胖者总热量取下限值,中度以上肥胖者在下限值基础上每天再减去1255~2301kJ(300~500kcal)。对消瘦者总热量取上限值。上述均需补充适量的维生素、矿物质及微量元素。

(2) 保持各营养素之间比例恰当:蛋白质、脂肪和碳水化合物占总热量的比例应分别为15%~20%、20%~25%、50%~60%。三大营养素占总热量的比例可根据脂代谢、糖代谢、肝肾功能及体重等情况予以调整,见表9-2-6。

表 9-2-6 不同病情糖尿病三大营养素的分配比例

分型	碳水化合物(%)	蛋白质(%)	脂肪(%)
轻度肥胖(血糖基本控制)	54	22	24
轻度消瘦	50	20	30
中重型(血糖控制不稳或较差)	55	18	27
合并高胆固醇血症	60	18	22
合并高三酰甘油血症	50	20	30
合并肾功能不全	66	8	26
合并高血压	56	26	18
合并多种并发症	58	24	18

(3) 选择血糖指数低的碳水化合物为主　食物血糖指数的定义见下列公式,常见食物血糖指数见表9-2-7。

$$血糖指数=\frac{某食物在食后2h血糖曲线下面积}{相等含量葡萄糖在食后2h血糖曲线下面积}$$

表 9-2-7 食物血糖指数表

血糖指数(%)	食物
100	葡萄糖
80~90	麦芽糖、蜂蜜、土豆、胡萝卜
70~79	全麦面包、白米、小米、新鲜蚕豆、新鲜土豆
60~69	麦片、香蕉、葡萄干
50~59	荞麦、山药、土豆片、蔗糖
40~49	燕麦、橙子、橙汁
30~39	扁豆、豇豆、苹果、牛奶、酸奶、番茄汁
20~29	腰果
10~19	黄豆、花生米

(4) 摄入充足的膳食纤维:膳食纤维是一类不能被人体消化酶消化的植物性物质,其中大多数为非淀粉的多糖。膳食纤维有较好的吸水性,能增加食物的容积、降低餐后血糖、降血脂,对防治糖尿病是非常有益的。每天应摄入膳食纤维 20~40g,相当于蔬菜 500~750g。

(5) 增加抗氧化营养素的摄入:抗氧化营养素的摄入有助于增强清除自由基的能力,可保护血管内膜和重要的器官免受自由基的损伤,防止并发症。

抗氧化营养素主要是指β胡萝卜素、维生素C和微量元素。新鲜的黄绿色蔬菜富含维生素C、β胡萝卜素、维生素E;海产品富含微量元素硒;海带富含硒、铬、锌及膳食纤维,均为糖尿病患者的适宜食物。

(6) 重视摄入富含铬的食物:铬是葡萄糖的耐量因子,能提高对胰岛素的敏感性,有利于降低血糖和血脂。每人每天需要铬 50~200μg。含铬丰富的食物有海带、绿豆、黑木耳、莲子、黑芝麻等。

2. 康复教育

(1) 鼓励少食多餐:有人研究将一天的进食量分成 17 次进食,血糖的上升曲线就没有明显的高峰,比较平稳而低,因此少食多餐有利于防止餐后血糖的明显上升。

(2) 合理运动:合理运动有助于降低血糖,改善外周细胞对胰岛素的利用率等,详见本书相关章节。

(三) 骨质疏松症

骨质疏松症是一种以骨质丢失、骨密度降低为特征,与营养关系非常密切的老年多发性疾病;流行病学研究发现,40 岁以后,骨折发生率随年龄增高而逐步增加;骨质疏松症的发生主要与老年人钙营养状况有关。影响钙营养状况的主要因素有:①成年时期的骨峰值:成年人体内含钙约 1200g,其中大多数存在于骨与牙齿中,其余与枸橼酸及蛋白质结合,或以离子形式存在于细胞和体液中。成人每天钙更新约 700mg,当钙摄入不足致血钙降低时,骨钙可予以补充,日常钙摄入量越高,骨峰值越高,老年时发生骨质疏松症的概率越低。②日常钙的摄入量与吸收率。③内分泌及运动:老年人内分泌功能降低是骨质疏松症发生的重要因素。卵巢功能减退和雌激素分泌不足是老年女性骨质疏松症高于男性的重要原因。运动可以促进骨质代谢,有利于骨骼对钙的利用,可减少或减轻骨质疏松。

1. 饮食管理

(1) 多食用含钙的食物:满足钙的摄入量是一生的重要保健措施。钙摄入量与骨折发生率关系密切。有报道称,每天钙摄入量在 470mg 以下的人群骨折发生率是摄入量 765mg 以上人群的 2.5 倍。中国营养学会制订的膳食钙的最高摄入量为 2000mg/d。富含钙的食物见上文。

(2) 保证优质蛋白摄入:坚持适于老年特点的平衡膳食是最基本的措施。全面均衡的营养供给对于保护机体功能,包括与骨质代谢密切相关的内分泌、消化系统功能具有十分重要的意义。骨骼的健全不仅需要钙,还要有足够的蛋白质、其他无机元素(如磷、镁、氟等)及各种维生素。

2. 康复教育

(1) 适当运动:有利于防治骨质疏松症。运动可以促进骨质代谢,有利于骨骼对钙的利用,可减少或减轻骨质疏松。

(2) 戒烟戒酒:吸烟、酗酒则可促进骨质疏松症的发生。

(3) 鼓励多从事户外活动,多接受阳光照射可促进皮肤合成维生素 D_3,有利于钙的吸收。

（四）高尿酸血症

1. 饮食管理 痛风是一种由于嘌呤生物合成代谢增加，尿酸产生过多或因尿酸排泄不良而致血中尿酸升高，尿酸盐结晶沉积在关节滑膜、滑囊、软骨及其他组织中引起的反复发作性炎性疾病。专家认为，增加碱性食品的摄取，可以降低血清尿酸的浓度，甚至使尿液呈碱性，从而增加尿酸在尿中的可溶性，既能促进尿酸的排出，又能供给丰富的维生素和无机盐，有利于痛风的恢复。

(1) 禁忌食物

1) 奶肉蛋鱼类：动物内脏（肝、肾、脑等）、肉汁、肉脯、鱼干、海鱼（尤为沙丁鱼）、干贝、淡菜、蚝。

2) 果蔬豆谷类：黄豆、发芽豆、黄豆芽、紫菜、辣椒。

3) 其他类：酵母、鸡精、浓茶、咖啡、酒（尤为啤酒）。

(2) 慎用食物：

1) 奶肉蛋鱼类：肉类、家禽、河鱼、虾、螃蟹、乌贼、鱼翅、贝类（除禁忌类）。

2) 果蔬豆谷类：豆制品（豆腐、豆浆等）、扁豆、刀豆、豇豆、绿豆、红豆、四季豆、豌豆等豆类，菠菜、花菜、茼蒿菜、青江菜、海带，以及蘑菇类，金针菜类，木耳类。

3) 其他类：枸杞子、杏仁、莲子、腰果、花生。

(3) 任选食物

1) 奶肉蛋鱼类：各种奶类及奶制品，各种蛋类，海参、海蜇皮、肉皮。

2) 果蔬豆谷类：各种水果，米、麦、米粉、面食、面包、麦片、玉米、土豆、红薯、各种蔬菜（除禁忌、慎用类）。

3) 其他类：油、糖、蜂蜜、瓜子、汽水、琼脂制的点心。

(4) 鼓励多吃蔬菜、水果等碱性食物，蔬菜每天1000g，水果4~5个，有助于尿酸的排出。

2. 康复教育

(1) 除上述饮食管理外，还应注意供给足量B族维生素和维生素C，以及含有较多钠、钾、钙、镁等元素的食物。

(2) 应教育患者保持良好饮食习惯，血尿酸正常期间仍应注意避免大量食用禁忌食品。

(3) 鼓励大量饮水，每日应该饮水2000~3000ml，促进尿酸排泄。喝碱性矿泉水比较好。

（五）慢性肾功能不全

慢性肾功能衰竭又称慢性肾功能不全，是指各种原因造成的慢性进行性肾实质损害，致使肾脏明显萎缩，不能维持其基本功能，临床出现以代谢产物潴留，水、电解质、酸碱平衡失调，全身各系统受累为主要表现的临床综合征，也称为尿毒症。可分为四期：①肾功能不全代偿期；②肾功能不全失代偿期；③肾功能不全衰竭期；④肾功能不全尿毒症期。

本病治疗原则：①原发病和诱因治疗；②饮食疗法；③替代疗法：包括血液透析、腹膜透析、肾移植。

1. 饮食管理

(1) 慢性肾衰竭的患者应采用低蛋白饮食，这样可以减轻肾脏负担，延缓肾功能恶化，可采用优质蛋白饮食，即富含必需氨基酸的蛋白质（如牛奶、鸡蛋、鱼、肉等）。

(2) 忌食含有大量植物蛋白的食物，如豆制品，因为豆制品富含植物蛋白，含必需氨基酸少，而非必需氨基酸多，过多摄入会加重氮质血症。同时要控制坚果类食物，如瓜子、花生等。

(3) 钠盐的控制：患者若有低血钠现象，不用忌盐；如患者有水肿、血压升高，则要用少盐饮食，每日控制在2~3g。患者尿少、血钾升高时，应限制钾盐摄入量，禁食含钾多的食物如海带、紫菜、蘑菇、土豆、莲子、瓜子、瘦肉。

(4) 采用麦淀粉：一般的米、面等主食中，非必需氨基酸含量高，不利于尿素氮的下降，麦淀粉无此弊端，热量又高，故可用麦淀粉代替主食。也可以多食藕粉、粉丝、凉皮等。

(5) 慢性肾衰竭患者在饮食烹调上应多蒸，少用油炸和煎炒，因为后两种烹饪方法可产生多量的甲基胍，甲基胍是一种很强的加重肾衰竭患者残余肾功能进一步损害的物质。

2. 康复教育

(1) 坚持病因治疗：如对高血压、糖尿病肾病、肾小球肾炎等坚持长期合理治疗。

(2) 避免或消除肾功能急剧恶化的危险因素：老年早期慢性肾功能衰竭急剧恶化的因素多种多样，有研究证实，这些因素中以感染(30.1%)，肾毒性药物(26.1%)，低血容量(19.0%)等为主要原因。

(六) 慢性阻塞性肺疾病

慢性阻塞性肺疾病(COPD)患者在长期的病程中，疾病的消耗、体质的受损、脏器的缺氧可使营养需要增加或消化功能减弱，摄入营养不足，使身体营养缺乏，体重下降、消瘦、免疫功能低下，容易引起感冒及气道的反复感染，不利于疾病的恢复。营养不良同样是COPD患者病情不易恢复和反复发作的重要因素之一，因此慢性阻塞性肺疾病患者的合理饮食及调理十分重要。

1. 饮食管理

(1) 高蛋白质：蛋白质每日摄入量为1.2~1.5g/kg(体重)，以优质蛋白为主。由于奶制品易使痰液变稠而不利于排痰，会加重感染，应避免喝浓奶，但奶制品是钙的重要来源，应每日补充钙100mg。

(2) 限制盐的摄入：每日食盐摄入量小于6g，限制酱油、味精等化学调味品、奶酪、火腿、咸猪肉、拉面、罐装汤、酱汤、腌制食品、薯片、苏打饼干等。可选用新鲜鱼、肉、蔬菜、柠檬、葱、生姜、胡椒、生蒜、低盐酱油、醋、香油等。

(3) 多种维生素、高纤维、足够的热量及矿物质：鱼肝油、胡萝卜、番茄和黄绿色蔬菜、水果，含钙多的植物油、鱼类、肉类、广橘、香蕉、山芋、油菜、水果脯。补充食物维生素，预防便秘：芥菜、白菜、菠菜、芹菜以及水果等。

(4) 低碳水化合物饮食：可避免血液中的CO_2过高，减轻呼吸负荷。

2. 康复教育

(1) 鼓励少食多餐：每天可吃5~6餐，每餐不要吃太饱，餐前可以先休息，餐后适量运动，少食可以避免腹胀和呼吸短促。进餐时要细嚼慢咽，如感呼吸困难，等呼吸困难平顺后再吃，或者按照医师要求使用氧气。

(2) 食物宜清淡，少吃辛辣食品，以软食物为主；少吃胀气及难以消化的食物(如油炸食品、豆类、碳酸饮料、啤酒、牛奶、洋葱、圆白菜、辣白菜、生苹果、红辣椒、玉米、哈密瓜等)；少吃过甜及腌制食物，酱菜或者罐头食品及海鲜；避免食用过冷、过热与生硬食物，因其可刺激气管引起阵发性咳嗽；多饮茶水，利于气道湿化，痰液容易咳出；戒烟酒。

(3) 如果医师没有约束的要求，平时应注意喝水，这样气道分泌物就不会过于黏稠，痰液易于排出。

(4) 对于COPD稳定期患者宜低碳水化合物、高蛋白、高脂肪饮食，但对于病重出现呼吸困难者，不宜进食蛋白过高或糖类（碳水化合物）比例过多的食品，否则会加重呼吸困难。其原因是蛋白质食物过高，会刺激呼吸中枢兴奋，呼吸急促症状增加；而碳水化合物过高的食品可使体内 CO_2 产生增多，加速体内 CO_2 潴留，所以此时最好进食含脂肪比例高的食品，而且脂肪每克热量达 9kcal 之多，对患者热量补充有利。

（5）从中医来讲，由于患者平时黄痰或白黏痰多，体内有热象，因此“清补”为宜。可选食梨、莲心、大枣、萝卜、百合、白果、荸荠、木耳、核桃、山药、枇杷和蜂蜜等具有健脾补肾、养肺止咳、去痰平喘的食物或中药，或制成药粥，或熬成膏滋方；如面色㿠白，气短气促，声音低，容易出汗感冒，或进食少，大便稀溏，舌质淡，边有齿印，属中医的肺脾气虚。可予山药、茯苓、苡仁、大枣、桂圆等食物健脾补肺；如平时面红口干，手心发热，夜间盗汗，动则气喘，属于阴虚。在饮食中多予百合、莲子、银耳、白萝卜、西瓜、梨、甘蔗等滋阴润肺的食物；如形寒肢冷，腰膝酸软，气喘无力，小便清长，舌质淡，属阳虚型。宜用温肾助阳之药膳，可用选食温热性食物，如狗肉、姜粥、桂圆红枣汤、猪肺羊肉汤、虫草、灵芝核桃膏等。

（七）脂肪肝

脂肪肝是一种常见的弥漫性肝病，如能及时诊治可使其逆转；反之，部分患者可发展为脂肪性肝炎，甚至肝硬化。因此，早期诊治对阻止脂肪肝进展和改善预后十分重要。其次，脂肪肝的饮食管理是十分重要的，在饮食方面要注意控制摄入量。

1. 饮食管理

（1）摄入高蛋白饮食：高蛋白饮食能提供胆碱、胆氨酸等抗脂肪肝因素，可使脂肪转变为脂蛋白并将其输送出肝脏，防止肝脏的脂肪浸润，适量的高蛋白饮食，可减轻体重、刺激新陈代谢。每日应摄入蛋白质 100g 左右，肉类、蛋、奶、豆制品均可。

（2）供给低糖饮食：碳水化合物会刺激肝脏大量合成脂肪酸，形成脂肪肝。所以控制碳水化合物的摄入，禁食蔗糖、果糖、葡萄糖和含糖较多的糕点、饮料，有利治疗脂肪肝。

（3）摄入热量应适当：热量过剩会转化为脂肪，所以应适当控制每天的总热量，一般工作量和正常体重的人，应按每千克体重 0.13MJ（30kcal）计算，超重者还应减量。

（4）摄入脂肪应适量：植物油不含胆固醇，有利于脂肪肝的治疗。每天摄入量应控制在 50g 左右，应限制吃高胆固醇食物，如荤油、动物内脏等。

（5）摄入足量维生素：新鲜的蔬菜和水果中含有丰富的维生素可保护肝细胞，预防脂肪肝对肝脏的损害，避免肝功能异常引起的储存维生素能力下降。

（6）供给足量的矿物质和膳食纤维：矿物质有利于代谢废物的排出，膳食纤维有利于调节血脂、肝脂、血糖，所以提倡摄入适量的粗粮、蔬菜、水果、菌藻类食物。

2. 康复教育

（1）鼓励多饮茶、戒酒、戒烟：多饮茶可促进脂肪代谢。戒烟、戒酒可以避免酒精对肝脏的毒性，减少脂肪在肝脏的堆积，有利于脂肪肝的恢复。

（2）鼓励合理运动，运动可以促进脂肪分解，减轻肝内脂肪储积。

（八）肌肉衰减症

随着增龄，人体会出现肌肉萎缩、力量下降的变化。实际上，这是一种综合性肌肉退行症状，国外称为“肌肉衰减症”，在我国通常叫“肌少症”。肌少症常伴随躯体功能减退、衰弱及不同程度的失能，可增加跌倒风险，并与病死率增高有关。但更为隐性的危害则是肥胖型的肌少症，这种肌少症的表现是肌肉减少而脂肪增多，这样的老年人看上去不太消瘦，且往往意识不到自身存在肌少症，对老年人的健康非常不利。研究证明，骨骼肌的减少不仅会影响老年人体力活动水平，还会促使骨质疏松、关节炎等疾病的发展，同时也是诱发高血压、糖尿病、高血脂等老年疾病的重要原因。营养不良、功能衰退、活动减少是肌少症产生的重要因素。我国60岁以上老人平均营养缺乏比率为12.4%，其中农村老人高于城市老人，这些老人是发生肌少症的高危人群。

1. 饮食管理

（1）摄入“快蛋白”，预防肌蛋白流失：老年人要增加饮食中的营养和日常的锻炼，以减缓肌肉衰减的速度。在摄入蛋白类食物方面，应选择必需氨基酸齐全、比例合理的优质蛋白和更易于快速吸收、促进肌肉合成的“快蛋白”更为理想。营养专家比较了乳清蛋白、鸡蛋蛋白、酪蛋白、牛奶蛋白、牛肉蛋白、大豆蛋白、花生蛋白、谷蛋白等不同蛋白种类的氨基酸评分、生物利用率、净蛋白合成率等数据，可以看出，在氨基酸评分上，乳清蛋白、鸡蛋蛋白、牛奶蛋白、大豆蛋白、牛肉蛋白都是优质蛋白的良好来源。从吸收率看，则乳清蛋白、鸡蛋蛋白最为优越（表9-2-8）。

表9-2-8 不同食品蛋白质营养效价比较

	PDCAAS	BV	NPU	PER
乳清蛋白	1.14	104	92	3.2
鸡蛋蛋白	1.0	100	94	3.9
牛奶	1.0	91	82	2.5
酪蛋白	1.0	77	76	2.5
牛肉	0.92	80	73	2.9
大豆蛋白	1.0	74		2.2
花生粉	0.52			1.8
谷蛋白	0.25	64	92	0.8

乳清蛋白分子小、可溶、吸收率高，被称作“快蛋白”，富含支链氨基酸，特别是亮氨酸（肌肉合成的起始因子之一），因而在促进肌肉合成方面的作用十分突出。一项食用乳清蛋白、酪蛋白、大豆蛋白对肌肉合成影响的比较研究证实，无论是静止时还是运动后，摄入乳清蛋白对肌肉合成的帮助都是最显著的，如果通过耐力运动，这一效果会增加更多。低乳膳食和高乳膳食比较试验也显示，乳清蛋白和钙可以帮助保持健康体重，提高肌肉的质量和力量。有证据表明，乳清蛋白比大豆蛋白对肌蛋白的合成更具支持作用。富含乳清蛋白的食品主要有酸奶和牛奶等乳制品、乳清蛋白质粉等（图9-2-1）。

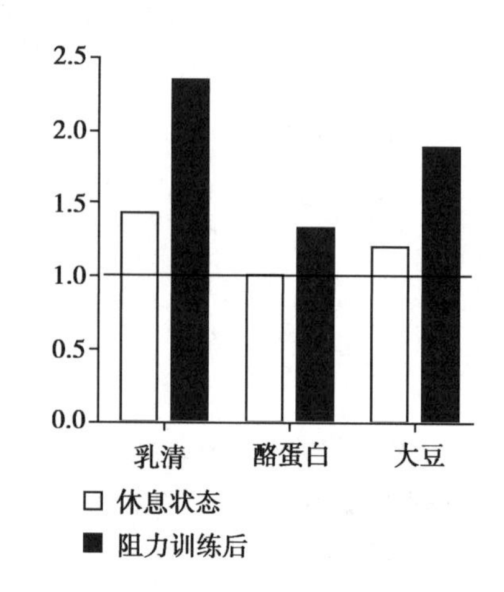

图9-2-1 不同蛋白的肌肉合成率比较

另外，老人在摔倒、生病、卧床情况下，活动受限，肌肉的衰减会骤然增加，这时应特别注意多摄入一些乳清蛋白，以帮助身体的恢复。

（2）充足的优质蛋白质食物（肉、蛋、奶、豆制品）摄入：每人每日每千克体重的蛋白摄入量为0.8~1.5g；二是脂肪供能比为 20%~35%，其脂肪来源应该是低胆固醇、低饱和脂肪的食物；三是碳水化合物供能比应达到 45%~60%。如果通过膳食就可以满足需要量，则无须额外补充蛋白粉。但应注意三餐的分配，如果一天摄入 90g 蛋白质，有的老人的分配情况可能是早上 10g、中午 60g、晚上 20g，从营养学角度来讲，这样的比例不如 30、30、30 的比例更容易被身体充分利用。当然，老年人每餐的进食量有限，可以考虑把蛋白质粉加入粥里，或以加餐时增加一杯酸奶的方式满足营养量的要求。

2. 康复教育 鼓励老年人坚持做一些能活动全身肌肉的运动，比如散步，是比较适合老年人的锻炼方法。详见本书相关章节。

附：自测肌少症

目前我国并没有标准的肌少症医学诊断指标，通常通过观察、测定身体蛋白质量、测试肌肉力量等来综合诊断。但有一些简单方法可自测肌肉是否衰减。①观察步态：年龄在 65 岁以上的老年人，如果常规步速小于 0.8m/s，可判断有肌少症的征兆；②观察体重：65 岁以上老人，年体重下降 5%，应注意肌少症发生的可能；③观察肌群：臀大肌变得扁平，小腿的腿围减小，握力下降，都能说明肌肉有所减少。老人眼眶下陷、肩胛骨突出、拇指向手背并拢处的骨间肌变平，也是肌肉流失的表征。女性双臂平展，大臂部有明显的皮肤松弛下垂，俗称“蝙蝠袖”，是肌肉衰减的典型征兆。

（王 颖）

第十章 老年康复的机构设置与管理

第一节 老年康复的机构设置

随着我国人口老龄化进程的加快，老年人的各种服务需求迅速释放，特别是老年康复得到快速发展。老年群体容易患有多种疾病，机体生理功能存在不同程度的减退，或者已经处于失能半失能状态，他们除需要日常的生活照护，更需要得到专业的医疗和康复服务。

一、老年康复医院的设置

（一）老年康复医院的服务对象

1. 伴有躯体功能障碍的老年人。
2. 生理功能减退，生活自理能力下降的老年人。
3. 身体健康以预防保健为主的老年人。

（二）老年康复医院布局原则

1. 患者群体中多数是行动不便甚至不能行走的老人，各康复治疗区应有尽可能大的活动空间，方便使用轮椅老年人的进出。

2. 康复业务科室安排要相对集中，使科室之间能够直接或近距离连通，减少康复老年人来往或上下走动。

3. 要考虑应对意外事故的防范能力，要重视和周密设计便捷、安全、可靠的紧急疏散路线和方式。

（三）床位设置

住院床位总数 100 张以上，其中康复专业床位占 75% 以上。

（四）科室设置

1. **临床科室** 至少设置骨关节康复科、神经康复科、慢性病康复科、听力视力康复科、疼痛康复科中的 3 个科室以及内科、外科、重症监护室。

2. **治疗科室** 至少具备物理治疗、作业治疗、言语治疗、传统康复治疗功能。

3. **评定科室** 至少具备运动平衡功能评定、认知功能评定、言语吞咽功能评定、作业日常生活活动能力评定、神经电生理检查、听力视力检查中的 5 项功能。

4. **医技科室** 至少设置超声科、检验科、放射科、药剂科和消毒供应室。

5. **职能科室（部门）** 至少设医疗质量管理部门、护理部、医院感染管理科、信息科、器械科、病案（统计）室、社区康复服务科室（部门）。

（五）人员配置

1. 每床至少配备 1.2 名卫生专业技术人员，其中医师 0.15 名 / 床，康复治疗师 0.3 名 / 床，护士 0.3 名 / 床。

2. 医师中具有副高级及以上专业技术任职资格的人数不少于医师总数的 10%。临床科室科主任应当具有中级及以上专业技术职务任职资格，临床各科室至少有2名具有中级以上专业技术职务任职资格的医师。

（六）场地

1. 每床建筑面积不少于85m^2。病房每床净使用面积不少于6m^2，床间距不少于1.2m。
2. 康复治疗区域总面积不少于800m^2。
3. 医院建筑设施执行国家无障碍设计相关标准。

（七）设备配备

1. 基本设备 参照综合医院设备并结合老年人实际需要配置。

2. 专科设备

(1) 康复评定：至少配备运动功能评定、肌力和关节活动评定、平衡功能评定、认知言语评定、作业评定等设备。

(2) 运动治疗：至少配备训练用垫、肋木、姿势矫正镜、平行杠、楔形板、轮椅、训练用棍、沙袋和哑铃、墙拉力器、肌力训练设备、前臂旋转训练器、滑轮吊环、电动起立床、功率车、治疗床（含网架）、连续性关节被动训练器（CPM）、训练用阶梯、训练用球、踏步器、助行器、平衡训练设备、运动控制能力训练设备、功能性电刺激设备、儿童运动训练器材等。

(3) 物理因子治疗：至少配备电疗（包括直流电、低频电、中频电、高频电疗设备）、光疗、超声波治疗、磁疗、功能性电刺激、传导热治疗、冷疗、功能性牵引治疗等设备。

(4) 作业治疗：至少配备日常生活活动作业、手功能作业训练、模拟职业作业等设备。

(5) 认知言语治疗：至少配备认知训练、言语治疗、非言语交流治疗等设备。

(6) 传统康复治疗：至少配备针灸、火罐、中药药浴、中药熏蒸等设备。

（八）信息化设备

在住院部、信息科等部门配置自动化办公设备，保证医院信息化建设符合国家相关要求。

（九）老年康复医院的管理

认真遵守国家的有关法律、法规和诊疗规程、规章。建立、健全院内康复及社区康复诊疗制度、切实可行的技术操作规程和质量控制标准，并认真、有效地实施。制订、实施科室的中长期综合性发展规划和年度工作计划。业务信息资料保存完整。包括相适应的工作制度、人员职责、康复医疗质量的管理、设施设备的管理以及信息系统管理等，以保障康复医院日常管理和康复工作的有效开展。

1. 工作制度

(1) 康复科工作制度

1) 制订科室工作规划和科室管理制度，组织实施，督促检查，举行例会，定期分析、总结、汇报。

2) 制订康复科诊疗操作常规和康复科医疗质量控制标准等，保证康复医疗质量，防止医疗差错及事故的发生。

3) 应用康复功能评定及各种物理诊断技术，提高功能障碍的诊断和评定技能，提高对康复疗效的判定。

4) 采用物理治疗、作业治疗、言语与吞咽治疗、传统康复治疗等方法，不断提高康复治疗效果。

5) 开展音乐治疗、心理治疗、功能活化运动、文化娱乐活动等方法，延缓衰老，促进整体功能的康复。

6）每月至少组织 1~2 次业务学习和交流，发现新问题，提出新方法，制订新方案，不断提高科室人员业务水平，开展教学、科研工作。

（2）运动及作业治疗室工作制度

1）严格遵守各项规章制度和各项操作规程，岗位人员必须按规定参加安全培训，考核合格后，才能上岗操作。

2）凡需运动治疗患者，由康复科医生填写治疗申请单。

3）运动治疗室的工作人员根据患者疾病的特点和患者的具体情况，制订合适的运动治疗方案。

4）对患者的功能状况进行定期评估，并做好详细记录，以确定患者的问题，拟定治疗目标修正及治疗方案。

5）在治疗过程中要密切观察、了解患者的情况和反应，并向患者交待注意事项和自我观察的方法，取得患者的合作。

6）管理好康复训练器械的正常使用，定期维修、保养、确保康复医疗安全。

7）运动治疗室工作人员要不断吸取国内外先进的治疗技术和方法，提高治疗水平。

8）保持治疗室清洁，不得在治疗室内吸烟、喧哗。

（3）言语吞咽治疗室工作制度

1）严格遵守各项规章制度和各项操作规程，岗位人员必须按规定参加安全培训，考核合格后，才能上岗操作。

2）严格按照康复处方开展或指导康复治疗。

3）熟练掌握治疗设备的性能、正确使用及维护方法。

4）治疗前检查设备完好情况，并交代治疗注意事项。

5）密切观察患者治疗过程中的反应，及时做好治疗记录。

6）参与康复评定，及时调整治疗方案。

7）不断学习新技术、新方法。

8）保持治疗室的安静、整洁和安全。

（4）理疗室工作制度

1）严格遵守各项规章制度和各项操作规程，岗位人员必须按规定参加安全培训，考核合格后，才能上岗操作。

2）凡需诊疗者，必须持有康复医生的治疗申请单，接诊后要进行登记，并严格掌握治疗适应证、禁忌证，选择合适的治疗方案。

3）治疗前向患者详细交代诊疗注意事项，治疗中密切观察患者的反应，发现异常及时处理。

4）正确使用和保管仪器设备，保持安全防护装置齐全、完好、可靠，使用前进行检查，使用后清洁整理并切断电源，定期检修并做好登记，消除作业环境中的危险因素。

5）使用理疗仪器前后，检查输出是否正常，是否归零。根据病情，选择强度和时间，治疗完毕后关闭开关。

6）保持诊室清洁、安静，不得在治疗室内吸烟、喧哗。

（5）推拿、针灸室工作制度

1）严格遵守各项规章制度和各项操作规程，岗位人员必须按规定参加安全培训，考核合格后，才能上岗操作。

2）凡需诊疗者，必须持有康复医生的治疗申请单，接诊后要进行登记，并严格掌握治疗适应证、禁忌证，选择合适的治疗方案。

3）在对异性病员推拿时，治疗部位暴露要适当，治疗态度要严肃认真。

4）推拿医生严格遵守手卫生的原则与要求。

5）针灸治疗必须无菌操作，针具应高压灭菌，防止交叉感染，治疗中严防晕针、滞针、漏针、断针，以及刺伤血管和内脏发生。

6）使用电针时，检查输出是否归零。根据病情，选择强度和时间，治疗完毕后关闭开关。

7）保持诊室清洁、安静，不得在治疗室内吸烟、喧哗。

(6) 心理治疗室工作制度

1）严格遵守各项规章制度和各项操作规程，岗位人员必须按规定参加安全培训，考核合格后，才能上岗操作。

2）心理治疗室可为老人及其家属提供心理咨询和开展心理治疗，促进老人全面康复。

3）心理治疗师应对来访老人的有关资料、档案予以保密，尊重老人的隐私。

4）在心理咨询及治疗过程中，如发现有危害其自身生命和危及社会安全的情况，需立即采取必要的措施，防止意外事件的发生。

5）心理治疗师应保持情绪稳定，在自身处在极度的情绪波动状态时，应暂停治疗。

6）对咨询或治疗老人认真负责，咨询或治疗结束后，需及时整理、完善咨询记录卡。

7）保持和维护治疗室的干净、整洁。

2. 人员职责

(1) 康复科主任职责

1）负责科室的行政管理、康复医疗、科研、教育、培训工作。

2）制订科室工作计划，并组织实施，定期进行检查、分析和总结。

3）督促科室人员执行规章制度、操作规程和完成各项工作。

4）加强康复医疗质量的管理，预防差错、事故发生。

5）组织科室人员业务学习和培训，指导开展康复科研工作。

(2) 康复医师职责

1）接诊患者，采集病历及进行体格检查，经功能评估后，列出患者存在的康复问题，制订进一步检查、观察及康复治疗计划。

2）指导、监督、协调开展康复治疗工作。

3）主持康复评定分析总结会，制订后续康复计划。

4）参与本专业的康复医疗、科研工作。

(3) 康复护士工作职责：康复护士负责患者的临床康复护理。

1）执行康复护理任务：①体位护理并协助康复老人作体位转移；②膀胱护理；③肠道护理（控制排便训练等）；④压疮护理；⑤康复心理护理；⑥配合康复治疗，鼓励患者积极进行理疗、体疗、作业治疗（尤其 ADL 训练）及言语功能康复训练；⑦指导康复老人使用轮椅、假肢、矫形器、自助器具等训练。

2）指导老人进行日常生活活动能力的训练。

3）对老人及其家属进行康复卫生知识教育。

4）作为老人与其家属之间、康复医师、治疗师的桥梁，反映老人的思维、情绪、困难和要求，保证老人有良好的生理、心理康复环境。

(4) 物理治疗师(physiotherapist, PT)工作职责：主要负责老人肢体运动功能的评估和训练，特别是对神经、肌肉、骨关节和心肺功能的评估与训练，经评估后制订和执行体疗计划。

1) 运动功能评估：包括肌力、关节运动范围(ROM)、平衡能力(坐位、立位)、体位转移能力、步行能力及步态的评估。

2) 指导康复老人进行增强肌力、耐力的练习。

3) 指导康复老人进行增加关节运动范围的体操训练即关节体操。

4) 指导康复老人进行步行训练，提高步行能力，纠正错误步态。

5) 指导康复老人进行各种矫正体操、医疗体操训练，提高神经、肌肉、骨关节等的运动功能，并调整内脏功能和精神心理状态。

6) 为康复老人进行牵引治疗、手法治疗和按摩推拿治疗。

(5) 作业治疗师(occupational therapists, OT)工作职责：指导老人通过进行有目的的作业活动，恢复或改善生活自理、学习和职业工作能力，对永久性残障患者，则教会其使用各种辅助器具，或进行家居和工作环境的改造，弥补功能的不足。

1) 功能检查及评估：包括 ADL、感觉及知觉、认知能力、家务活动能力等。

2) 指导康复老人进行 ADL 训练。

3) 指导康复老人进行感觉、知觉训练。

4) 指导康复老人进行家务活动能力训练，包括简化操作、减少体力消耗、避免疲劳等。

5) 指导康复老人正确使用生活辅助器具。

6) 指导康复老人进行认知功能训练。

(6) 言语治疗师(speech therapists, ST)工作职责：对有言语障碍的老人进行训练，以改善其言语沟通能力。

1) 对言语能力进行检查评估，如构音能力检查、失语症检查、听力检查、吞咽功能检查等。

2) 对由神经系统病损、缺陷引起的言语交流障碍(如失语症、讷吃等)进行言语训练。

3) 发音、构音训练。

4) 指导康复老人使用非语言性言语沟通器具。

5) 对有吞咽功能障碍的老人进行处理和治疗。

6) 对康复老人及其家人进行有关言语交流及吞咽问题的卫生和康复教育。

(7) 中医师工作职责

1) 根据康复老人功能障碍情况，从中医观点对制订患者总体康复治疗计划提出建议。

2) 负责开具中医处方及用药指导。

3) 根据要求进行针灸、手法和推拿按摩治疗，以促进运动和感觉功能的恢复，缓解疼痛，调整内脏功能，预防继发性功能障碍。

(8) 理疗师工作职责

1) 负责理疗仪器的定期保养和维护，确保仪器的正常使用。

2) 确定正确治疗方法，保证治疗效果，严防差错事故。

3) 执行规章制度和操作规程，完成各项操作，确保操作安全。

4) 观察病情变化及治疗反应，做好治疗记录。

5）及时与临床医生沟通，反映治疗情况。

（9）心理治疗师工作职责：心理治疗师为老人进行必要的临床心理测验，提供心理咨询及必要的心理治疗，帮助康复老人恰当地确定治疗目标，以心理康复促进老人的全面康复。

1）进行临床心理测验和评定：如精神状态测定（焦虑症、抑郁症等）、人格测验、智力测验等。

2）根据心理测验结果，从心理学角度对老人进行总的功能评估及提供诊断、治疗计划。

3）对老人进行心理咨询服务和进行心理治疗。

3. 质量管理

（1）质量管理基本要求

1）严格遵守疾病诊疗、功能评估、康复治疗各项操作常规进行，避免医疗差错、杜绝医疗事故发生。

2）诊疗室、评定室、治疗室等保持安静、整洁，保证诊疗过程有序、安全。

3）工作人员态度热情周到，工作认真负责，不推诿、不闲聊、不离岗。

4）各类康复设备仪器保持性能完好，摆放有序，专人负责。

5）所有诊疗记录内容完整，字迹清楚，符合规范。

6）康复功能评估率 >90%、康复记录书写合格率≥90%、设备完好率 >80%、康复治疗有效率≥80%、年技术差错率≤1%、服务满意率≥80%。

（2）运动治疗质量要求

1）由专业治疗师及接受专业培训后的人员完成，并遵守各项规章制度和操作规程。

2）应用规范的评定方法为服务对象进行运动、感觉、日常生活活动能力等功能的评定，并制订详细的训练计划。

3）按照一对一的训练原则，根据计划安排合理的时间完成训练内容。

4）与服务对象和家属进行良好的沟通，取得他们积极的配合。

5）训练中注意服务对象的反应，及时调整训练强度，动作要轻柔，切忌手法粗暴等，防止训练中发生意外伤害。

6）训练结束，及时做好相应训练记录。

（3）作业治疗质量要求

1）操作人员必须是专业人员或者经过相关培训合格者，严格遵守各项规章制度和操作规程。

2）应用规范的评定方法为服务对象完成功能评定和日常生活活动能力评定，结合治疗对象的生活活动，制订近期、远期训练目标。

3）按照训练计划，一对一或者小组形式开展训练，由简单到复杂，根据完成情况，调整训练内容。

4）训练过程中保持与治疗对象的良好沟通，给以鼓励，取得配合和主动参与训练。

5）预防训练中出现意外损伤。

6）训练结束，及时规范记录本次训练情况。

（4）言语、吞咽治疗质量要求

1）操作人员必须是专业人员或者经过相关培训合格者，严格遵守各项规章制度和操作规程。

2）经过专业的功能评定，制订合适的训练计划和目标。

3）进行一对一的训练，训练时要排除外界干扰，合理安排治疗的时间。

4）训练从简单开始，选用常用的与日常生活相关的内容进行。

5）保持与训练对象的交流，积极鼓励训练对象参与训练，加强自我训练。

6）做好训练记录。

（5）传统中医治疗质量要求

1）专业人员操作，并遵守各项规章制度和操作规程。

2）针灸用具、火罐、按摩膏等用品必须是合格产品，保证完好无损，并规范消毒，避免交叉感染。

3）根据治疗需要，选择合适的治疗方法和部位，确定治疗时间和周期。

4）交代治疗注意事项，防止治疗中出现意外伤害。

5）治疗结束及时做好本次治疗记录。

（6）理疗质量要求

1）专业人员操作，并遵守各项规章制度和操作规程。

2）严格掌握理疗适应证，为服务对象选择合适的理疗项目。

3）治疗前确保仪器正常，输出处于关闭状态。

4）与治疗对象做好沟通，告之其注意事项。

5）充分暴露治疗部位，治疗前后都要仔细检查治疗部位是否有异常。

6）治疗过程中要多巡视，观察仪器是否正常输出、治疗对象有无异常反应。

7）治疗结束，关闭电源，整理好仪器。

（7）心理治疗质量要求

1）专业人员完成，严格遵守各项规章制度和操作规程。

2）全面了解治疗对象的躯体、家庭、生活等情况。

3）理解、尊重、接受治疗对象，获得治疗对象的信任。

4）做好治疗对象相关信息的保密工作。

5）与服务对象一同制订详细的康复治疗计划。

6）规范做好治疗记录。

4. 设备管理

（1）各类康复设备必须“三证”齐全，有使用说明书，有生产厂家的地址和联系方式。

（2）所有康复设备要按照功能分类，放置于相对固定场所，有专人负责，妥善保管。

（3）所有康复设备要定期保养维护，保证性能正常，并做好相关维护记录。

（4）康复设备的使用者必须是相应的专业人员，并经过操作培训才可使用。

（5）康复设备的操作流程和注意事项要张贴或挂在设备上或者在相应的地方，方便使用。

（6）康复设备如有损坏或不能正常使用时，必须在设备上挂标示牌，说明该设备暂时不可以使用，并及时请专业人员检查维修。

（7）所有康复设备要安放在通风、干燥、防潮、防晒、防震等安全的地方，有特殊放置要求的要按照特殊要求放置。

（8）设备使用前必须检查，确保设备完好并安全使用，使用结束及时归位并关闭电源。

5. 信息化管理

（1）严格按照计算机使用管理操作规程进行操作，系统开机按先外部设备后主机的顺序，关机时先关主机，后关外部设备。

(2) 信息系统的使用都必须遵守计算机安全使用规则，以及有关的操作规程和规定制度，专人负责监督、检查、指导信息系统安全维护工作。

(3) 发现影响信息安全系统的隐患时，应当立即向信息工程技术人员报告，对信息系统软件、设备、设施的安装、调试、排除故障等由计算机工程技术人员负责，不得自行拆卸、安装任何软、硬件。避免网上病毒感染的事件发生。

(4) 认真、准确、及时地做好科室内各项数据和信息的汇集、录入、核对工作，所有系统、应用软件的文档资料都有指定人员专门负责管理，多种手段做好数据备份工作。

(5) 严格落实现任责任制和数据安全保护措施，定期更改用户登录密码并注意保密。

(6) 严禁安装和使用其他工程系统应用软件；确属工作需要安装使用其他软件，必须经负责人批准，由信息工程技术人员负责安装调试。

二、老年护理院康复医学科的设置

老年护理院是为长期卧床患者、晚期姑息治疗患者、慢性病患者、生活不能自理的老年人以及其他需要长期护理服务的患者提供医疗护理、康复促进、临终关怀等服务的专业医疗护理机构。为了满足老年人不断增长的康复医学诊疗需求，护理院中应设有康复科，必要时设康复治疗室。不同层级的护理院康复医学科，应提供与其层级相匹配的康复服务，推进分层级转诊、分阶康复和护理，提高区域护理院康复资源的利用率。

（一）整体用房设置

1. 根据需求与条件，二级老年护理院康复医学科至少应有 300m^2 建筑面积的业务用房；一级老年护理院的康复医学科一般应有 150~200 m^2 建筑面积的业务用房。

2. 如独立设置康复病房，参考《综合医院康复医学科标准》设置。

（二）科室设置

1. 康复医学科的通行区域和患者经常使用的主要公用设施应体现无障碍设计，以及地面防滑等预防跌倒的措施。

2. 康复医学科的地板、墙壁、天花板及有关管线应易于康复设备、器械的牢固安装和辐射的屏蔽保护、正常使用和经常检修。康复医学科应有良好的室温调节措施，为门诊和治疗室安装空调装置。

（三）康复科室配置

老年护理院康复医学科应配置物理治疗室、作业治疗和功能评定室、言语吞咽治疗室、心理治疗室、音乐治疗室，以及感统训练、文娱活动类的基本康复设备与器材，满足基本需求。根据不同层级老年护理院康复医学科的功能定位，以及医疗能力的不断提高，酌情增加或限定配置其他类康复设备与器材。

（四）人员配置

1. 人员配备

(1) 二级老年护理院的康复医学科，至少配置 1 名专职康复医师和 1 名中级以上的医师，4 名专职的康复治疗技师(士)，兼职若干。

(2) 一级老年护理院的康复医学科，至少配置 1 名专(兼)职的康复医师和 1 名医师，2 名专职的康复治疗技师(士)，兼职若干。

(3) 康复医学科独立设置病床,应参照《综合医院康复医学科基本标准》配置。

2. 人员资质

(1) 康复医师,应具有临床执业医师资格证书,且执业证书中执业范围为康复医学专业。对于执业范围非康复专业的医师,可进行执业范围变更,或经过市卫计委认证的规范化康复岗位培训,依法持证上岗。

(2) 康复治疗师,应具有下列条件:教育部认定的高等或中等专业学校康复治疗师专业毕业;通过全国卫生专业技术资格康复医学治疗技术师(士)考试并取得康复治疗师(士)资格证书。

(3) 康复科护士,每年至少参加一次国家以及市级的相关康复护理继续教育培训课程,专业基础较好的推荐参加全国卫生专业技术资格康复医学治疗技术师(士)考试。

(五) 设备配置

1. 一级护理院

(1) 物理治疗常用设备:中频治疗仪、低频脉冲电疗仪、功能性电刺激仪、激光治疗仪、红外线治疗仪。

(2) 运动治疗常用设备:训练用垫和床、肋木、姿势矫正镜、常用规格的训练用棍和球、常用规格的沙袋和哑铃、墙拉力器、划船器、手指肌训练器、股四头肌训练器、前臂旋转训练器、滑轮吊环、常用规格的拐杖、常用规格的助行器、助力平行木、弹力带。

(3) 作业治疗常用设备:沙磨板、插板、橡皮泥、插件、螺栓,训练用球类,日常生活训练用具。

(4) 功能评定常用设备:关节功能评定装置、肌力计,其他常用功能测评设备。

2. 二级老年护理院 在基本配备一级老年护理院康复医学科有关设备、器材的基础上,酌情增加如下设备、器材:

(1) 物理治疗常用设备:高频电治疗仪器、超声波治疗仪。

(2) 运动治疗常用设备:训练用功率自行车,功能牵引网架,肩、肘、腕、指、膝、踝、髋等关节被动训练器,轮椅,训练用扶梯。

(3) 作业治疗:认知功能训练用具,拼板、积木、橡皮泥、上肢悬吊带,木工、金工用基本工具,编织用具。

(4) 言语治疗:录音机或言语治疗仪,言语测评和治疗用具(实物、图片、卡片、记录本),非语言交流用字画板。

(六) 老年护理院康复科管理

1. 建立健全各项康复规章制度。加强科际间的临床康复协作关系,康复医学科的康复医师、康复治疗技师(士)等有关康复医学专业人员,能够及时深入全院病房,提供康复服务。

(1) 质量管理基本要求:

1) 严格遵守疾病诊疗、功能评估、康复治疗各项操作常规进行,避免医疗差错、杜绝医疗事故发生。

2) 诊疗室、评定室、治疗室等保持安静、整洁,保证诊疗过程有序、安全。

3) 工作人员态度热情周到,工作认真负责,不推诿、不闲聊、不离岗。

4) 各类康复设备仪器保持性能完好,摆放有序,专人负责。

5) 所有诊疗记录内容完整,字迹清楚,符合规范。

6) 康复功能评估率 >90%、康复疗效有效率≥90%、康复记录书写合格率≥90%、康复处方合格率≥98%、设备完好率>80%、康复治疗有效率≥80%、年技术差错率≤1%、服务满意率≥90%、年医疗事故发生率为0。

7）独立设置康复病床的康复医学科，病床使用率和周转率达到护理院相关要求。

（2）设备管理

1）各类康复设备必须"三证"齐全，有使用说明书，有生产厂家的地址和联系方式。

2）所有康复设备要按照功能分类，放在相对固定场所，有专人负责，妥善保管。

3）所有康复设备要定期保养维护，保证性能正常，完好率大于85%，并做好相关维护记录。

4）康复设备的使用者必须是相应的专业人员，并经过操作培训才可使用。

5）康复设备的操作流程和注意事项要张贴或挂在设备上或者在相应的地方，方便使用。

6）康复设备如有损坏或不能正常使用时，必须在设备上挂标示牌，说明该设备暂时不可以使用，并及时请专业人员检查维修。

7）所有康复设备要安放在通风、干燥、防潮、防晒、防震等安全的地方，有特殊放置要求的要按照特殊要求放置。

8）使用前必须进行设备检查，确保设备完好并安全使用，使用结束及时归位并关闭电源。

（3）注册资金到位。

三、社区卫生服务中心康复医学科的设置

社区卫生服务中心是在社区中，由卫生和有关部门提供预防、医疗、康复和健康促进等卫生保健内容，卫生服务以广泛性和综合性为特点，重在预防。随着人口老龄化的加剧及分级诊疗制度的推进，我国老年人对社区卫生服务中心康复医疗的需求不断增加。社区卫生服务中心应提供统一、规范的康复医疗服务，保证疾病恢复期、居家康复的康复医疗质量和患者的安全。

（一）科室、面积和床位

1. 科室 独立设置门诊。科室至少设置具备临床康复评定功能的物理治疗室、作业治疗室、言语治疗室、传统康复治疗室等。

2. 病房 可不设康复病房。需要住院康复的患者可收入内、外科病房共同管理，或收入老年护理床位、家庭病床等开展相关康复服务。

3. 面积 康复医学科门诊和治疗室总使用面积不少于300m^2。

4. 床位 每床使用面积不少于6m^2，床间距不少于1.2m。

（二）人员配备

1. 至少需要配备3~5名医师，其中至少有1名为康复执业医师；至少有1名完成康复住院医师规范化培训的执业医师。

2. 至少需要配合6~10名康复治疗师（从事物理治疗、作业治疗、言语吞咽治疗）。

3. 至少需要配备2名护士。

（三）设备配置

1. 康复功能评定与实验检测设备 至少独立配备简易的肌力和关节活动度评定设备

以及平衡功能评定设备。

2. 康复治疗专业设备

(1) 运动治疗设备:至少配备训练用垫、肋木、姿势矫正镜、平行杠、楔形板、轮椅、训练用棍、沙袋和哑铃、墙拉力器、肌力训练设备、前臂旋转训练器、滑轮吊环、连续性关节被动训练器(CPM)、训练用阶梯、训练用球、踏步器、助行器。

(2) 物理因子治疗设备:至少配备低频电治疗设备、中频电治疗设备、红外光疗设备、牵引治疗设备等。

(3) 作业治疗设备:至少配备日常生活活动作业设备、手功能作业训练设备,如砂磨板、插板、插件、橡皮泥、拼板、日常生活训练用具等。

(4) 言语、认知治疗设备:至少配备言语治疗设备、认知训练设备、非言语交流治疗设备等。

(5) 传统康复治疗设备:至少配备针灸、推拿、中药熏(洗)蒸等中医康复设备。

3. 急救设备 至少配备简易呼吸器、供氧设备。

4. 信息化设备 至少配备1台能够上网的电脑。

(四) 规章制度

制订各项规章制度,明确人员岗位责任制;有国家规定或认可的康复医学科诊疗规范和标准操作规程、感染管理规范、消毒技术规范等。

(五) 社区卫生服务中心康复医学科管理

1. 社区卫生服务中心应当独立设置科室开展康复医疗服务,科室名称统一为康复医学科。鼓励有条件的社区卫生服务中心开展心理康复咨询和康复辅具适配工作。

2. 社区卫生服务中心应当具备与其功能和任务相适应的诊疗场所、专业人员、设备设施以及相应的工作制度,以保障康复医疗工作的有效开展。

3. 社区卫生服务中心应当根据功能定位提供康复医疗服务,以疾病、损伤的恢复期临床康复为重点,与其他临床科室建立密切协作的团队工作模式,选派康复医师和治疗师深入家庭,提供连续的、综合的康复医疗服务,提高患者独立生活的能力和水平。

4. 社区卫生服务中心应当与专业康复机构或者综合医院康复医学科建立双向转诊关系,实现分层级医疗,分阶段康复,提高医疗资源利用效率。

5. 社区卫生服务中心应当采取适宜技术开展以下康复诊疗活动:

(1) 疾病诊断与康复评定:包括伤病诊断,肢体运动功能评定、活动和参与能力评定、生存质量评定、平衡功能评定、作业评定、言语评定、心理测验、认知感知觉评定等。

(2) 临床治疗:针对功能障碍以及其他临床问题,由康复医师实施医疗技术和药物治疗等。

(3) 康复治疗:在康复医师组织下,由康复治疗师、康复护士等专业人员实施的康复专业技术服务。包括:物理治疗(含运动治疗和物理因子治疗)、作业治疗、言语治疗、认知治疗、传统康复治疗、康复辅具适配。

6. 社区卫生服务中心应当鼓励规范运用中医药技术和方法开展康复服务。

7. 社区卫生服务中心康复医学科应加强管理,不断提高康复医疗服务能力,保证医疗质量和安全,满足患者康复医疗服务需求。

8. 社区卫生服务中心康复医学科应当认真遵守有关法律、法规、标准、诊疗护理指南、常规,建立、健全康复医疗服务工作制度,制订康复医疗质量控制标准,并认真有效地组织实施,持续改进康复医疗服务质量。

9. 社区卫生服务中心康复医学科应当保证康复专业技术人员层次、结构合理,岗位责任分工明确,团队协作特征鲜明,服务流程科学、规范,病历书写符合要求,信息资料保存完整。

10. 社区卫生服务中心康复医学科应当科学制订康复医学人才培养目标以及岗位培训计划,不断提高康复医学专业人员的业务素质和水平。

11. 社区卫生服务中心康复医学科就医环境应便利、舒适、整洁、温馨,体现“以患者为中心”的服务宗旨。门诊、病区及相关公用场所应当执行国家无障碍设计规定的相关标准,医务人员应当善于了解和体察患者心理,服务热情、礼貌、耐心、细致。

12. 社区卫生服务中心康复医学科诊疗活动应当达到以下指标:

(1) 康复治疗有效率≥90%;

(2) 年技术差错率≤1%;

(3) 病历和诊疗记录书写合格率≥90%;

(4) 住院患者康复功能评定率 >98%;

(5) 社区卫生服务中心康复医学科的平均住院日不超过 40 天。

13. 社区卫生服务中心康复医学科应当保证各类康复设备维护良好,每 3 个月检查 1 次,并有相关记录,设备完好率 >90%。

14. 省级卫生行政部门应当设置社区卫生服务中心康复医疗质量控制中心,对辖区内社区卫生服务中心康复医学科设置和康复医疗服务质量进行全面评估和质量控制。社区卫生服务中心应当积极配合卫生行政部门和社区康复医疗质控中心开展的检查和质控工作。

四、养老机构康复医学科的设置

随着老年化、高龄化和空巢化的加深,尽管整体医疗水平的提高使老年人的健康状况得到了改善,但是老年人对养老机构的需求在不断增加。据美国相关数据显示,美国的养老机构在过去的 20 年间,能够自己进餐的老年人从 67% 下降到 53%,能够自己穿衣的则从 30% 下降到 13%,因此养老机构中老年人对康复服务的需求量越来越大,迫切需要在养老机构中设置专业的康复医学科。

(一) 服务对象

养老机构中康复医学科的设置与入住的对象有很大的关系,入住对象对康复的需求量和质的要求决定了康复医学科的设置。

根据入住时间的长短和目的不同可以将其分为两类人群,长期入住者时间超过 6 个月,存在认知障碍、肢体运动功能障碍或二者皆有;短期入住者时间短于 3 个月,正在从急性病恢复中、患有晚期疾病或寿命有限而疾病情况不稳定者(图 10-1-1)。资料显示,经过康复服务,1985 年从医院到养老机构的老年人 18% 可以返回社区,2001 年则为 30%。

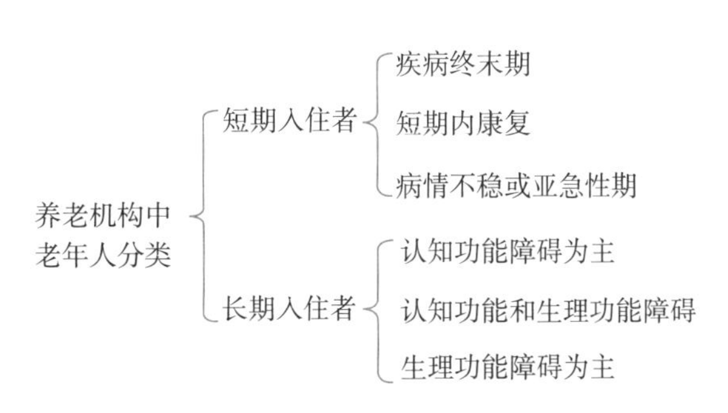

图 10-1-1 养老机构中老年人的分类

（二）康复专业人员的配备

随着“医养融合”模式的推进，养老机构中提供的医学服务会越来越多，对康复专业人员的需求也会越来越高，从原来的以护理人员和照料人员为主的队伍发展为具有内科医师、营养师、临床护理人员、照料者和成建制的康复专业人员队伍，将老年人的养老与医疗、康复、护理融合在一起，成为现代养老的“医、康、护、养”融合模式。

1. 康复医师 在养老机构中，康复医师需要处理老年人的多种慢性病以及不同的身体状态。目标是对入住者进行全面的医学管理，治疗原发疾病、防治并发症和制订适宜的康复计划，组织和协调康复治疗，根据康复治疗小组反馈的意见进一步修改康复治疗计划。康复医师必须对入住者存在的问题进行全面的了解，充分掌握入住者患有的疾病性质、预后、功能障碍的特征，指导康复的进程，认识疾病可能存在的合并症和并发症，提出有利于功能恢复的康复目标和治疗方案。

养老机构中的康复医师既可以专职，也可以兼职。兼职者可以每周在养老机构中工作中 2 天，甚至于更少，其依据是康复医师每周能够至少为 14~16 位老年人探视一次，若不能满足上述要求，则需要增加康复医师的人员数量和工作时间。

2. 康复治疗师

（1）心理治疗师：心理治疗在老年康复中极为重要。可以是治疗师担任，也可以由心理医师担任。主要是协助解决入住者在康复中存在的心理障碍，如抑郁、焦虑、紧张；需要通过心理测试，对入住者进行智力功能、感知觉、记忆、注意力和执行力方面的测试，判断情感和认知障碍的性质、程度和范围，选择心理干预、治疗的方法，实施心理治疗，消除心理障碍，促使入住者康复的顺利进行。

（2）言语治疗师：主要职责一方面是对入住者的吞咽功能进行筛查、吞咽障碍进行治疗，另一方面对入住者的交流能力进行说、读、听、写能力进行评定和训练。同时，协助指导家属和护理人员对入住者进行吞咽和交流功能训练的方法。

（3）物理治疗师：主要职责是应用综合的方法对入住者进行促进运动范围、肌力、平衡、耐力的训练。对于老年人呼吸训练、体能的训练则特别重要。对于主动运动能力弱的入住者，则应千方百计地应用被动运动形式促使老年人坐、站及移动训练，这对于防治肺部感染及其他并发症具有非常重要的意义。

（4）作业治疗师：主要职责是为了提高入住者的日常生活活动能力而进行运动范围、力量和能力的训练以及日常生活活动能力训练，后者包括进餐、穿衣、洗擦、修饰、个人卫生及室内活动的技巧。作业治疗师也可以根据入住者的实际问题，设计新的训练技巧，协助入住者克服运动、感觉或认知方面的不足；若存在吞咽障碍，可以协助言语治疗师用代偿技术训练入住者进食，指导改造入住者居住和生活环境以适应入住者的要求，最大程度地保障入住者的安全和独立。

（5）辅助师：从事辅助器具和技术的专业人员称之为辅助师。辅助师的职责是根据康复医师、物理治疗师、作业治疗师依据入住者功能障碍存在的问题，提出的需要，来设计制作与入住者障碍有关的支具和辅助器具，到达改进功能和提高独立能力的目的。

（6）传统康复治疗师：中医推拿师和针灸师可以根据入住者的功能障碍和需求采用推拿、针灸、拔罐等传统康复治疗手段为入住者服务。目前世界各地普遍开展应用中国传统训练方法如太极拳、八段锦、易筋经等方法为养老机构的老人提供服务，改善他们的力量、平衡及协调能力，对于提高老年人的生活质量起到了很好的作用。

(7) 娱乐治疗师：主要职责是选择一些入住者力所能及的文娱、体育活动，对入住者进行功能恢复训练，一方面恢复其功能，另一方面使入住者得到娱乐，锻炼身体，积极鼓励其参与集体活动。

(8) 社会工作者：主要职责是协助沟通入住者及其家属与社会的联系，解决入住者的工作、费用、保险金等各项问题，也是协助康复治疗组其他成员与入住者家属的交流，安排入住者出院后在家庭、社区康复治疗的维持，提出改变入住者的生活、工作的建议，协助入住者重新回到家庭、工作岗位。

(9) 园艺治疗师：所从事的园艺疗法在美国园艺疗法协会的定义为对有必要在其身体和精神方面进行改善的人们，利用植物栽培和园艺操作活动从其生活、教育、心理以及身体等方面进行调整更新的一种有效方法。接受园艺治疗的对象一般为残疾人、高龄老人、精神病患者、智力低下者、乱用药物者、犯罪者。

(10) 康复护士：主要职责是提供基本护理和帮助入住者达到短期的和长期的康复目标，其职责是对入住者合并症，如大小便功能障碍、皮肤清洁完整问题、静脉血栓监护等。康复护士必须参与部分康复治疗，如定时变换体位、置入住者于良好的肢位，进行关节被动活动，指导及帮助入住者进行日常生活活动，如进食、洗刷、穿衣等。

(三) 康复医学科的设施和设备

在养老机构中设置康复医学科，其设施和设备应能够满足入住者的需求，尽可能在一楼，交通便利，阳光明亮，空气对流畅通。我国现在养老机构康复医学科的设置多数参考原卫生部制定的《综合医院康复医学科基本标准》(试行)。

1. 科室、面积和床位

(1) 科室：独立设置门诊和病房。至少设置具备临床康复评定功能的物理治疗室、作业治疗室、言语治疗室、传统康复治疗室、辅助器具室等。

(2) 康复医学科门诊和治疗室总使用面积不少于 $500m^2$。

(3) 床位：至少为养老机构总床位数的 2.5%，但不得少于 10 张床，每床使用面积不少于 $6m^2$，床间距不少于 1.2m。

2. 设备

(1) 功能评定与实验检测设备：至少独立配备肌力和关节活动度评定设备、平衡功能评定设备、语言评定设备、作业评定设备等。配备肌电图与临床神经电生理学检查设备。

(2) 康复治疗专业设备

1) 运动治疗：至少配备训练用垫、肋木、姿势矫正镜、平行杠、楔形板、轮椅、训练用棍、沙袋和哑铃、墙拉力器、肌力训练设备、前臂旋转训练器、滑轮吊环、电动起立床、功率车、治疗床(含网架)、连续性关节被动训练器(CPM)、训练用阶梯、训练用球、踏步器、助行器、平衡训练设备、运动控制能力训练设备、功能性电刺激设备、儿童运动训练器材等。

2) 物理因子治疗：至少配备直流电治疗设备、低频电治疗设备、中频电治疗设备、高频电治疗设备、光疗设备、超声波治疗设备、传导热治疗设备、牵引治疗设备等。

3) 作业治疗：至少配备日常生活活动作业设备、手功能作业训练设备、模拟职业作业设备等。

4) 言语、吞咽、认知治疗：至少配备言语治疗设备、吞咽治疗设备、认知训练设备、非言语交流治疗设备等。

5) 传统康复治疗：至少配备针灸、推拿、中药熏(洗)蒸等中医康复设备。

6）辅助器具治疗：至少配备临床常用矫形器、辅助具制作设备。

(3) 急救设备：至少配备简易呼吸器、供氧设备、抢救车。

(4) 信息化设备：至少配备1台能够上网的电脑。

五、老人日间康复中心的设置

老人日间康复中心、老人日间照料中心、老人社区活动中心、老人社区康复中心在我国多数地区是一个机构；是为社区内生活不能完全自理、日常生活需要一定照料的半失能老年人提供膳食供应、个人照顾、保健康复、休闲娱乐等日间托养的设施；是一种适合半失能老年人的“白天入托接受照顾和参与活动，晚上回家享受家庭生活”的社区居家养老服务的新模式。

（一）服务对象

为60岁以上的老年人开放，主要服务高龄老人、空巢老人、残疾老人、优抚老人、低保或低收入老人等。

（二）服务内容

1. 康复服务 专业的康复团队入驻日间康复中心，配备康复室及其相应的康复设备，为入住的老人开展康复服务。

1）健康监测：每天为老人量血压、测血糖及检查身体，定期开展血脂、心功能、三大常规（血常规、尿常规和大便常规）及其他生命体征检测服务。

2）康复评估与训练：开展老人整体功能康复评定、手功能评定、徒手平衡功能检查、言语能力评定、职业能力评定、日常生活评定等评估和有氧训练、职业功能训练、作业治疗（含ADL训练）等指导。

3）康复辅助器具适配：开展辅助器具咨询、适配及转介服务。

4）慢性病管理：开展老人慢性病日常监测、健康和医疗指导以及治疗转介等服务。

5）家庭签约服务：开展老人家庭医生签约服务，实施定期服务、优先服务、分级诊疗。

6）健康宣导：利用机构本身的技术力量或邀请专家定期来机构开展社区健康和康复讲座、义诊以及宣传活动。

2. 娱乐服务 老人在这里可以进行打牌、下棋、钓鱼、跳舞、练习书法、足浴、品茶、看电影、看电视、听音乐等各种形式的娱乐活动项目。上述活动应尽可能考虑到老人的活动能力、兴趣和文化以及生活习惯。

3. 就餐服务 到社区老人康复中心的老人，可以交一定的费用享受早餐、中餐服务。该机构的供餐服务一般是由统一的配餐中心提供的，既可以保障质量，又可以享受较低的成本。

4. 其他服务 老年日间康复中心通常还提供一些基本的健身活动，同时设有图书馆、学习中心等，通过老年社区课堂的专题讲座、咨询服务等，为老人解决一些实际的问题。还可以通过技术更新和技能培训，开展涉及法律、科学养生、医疗保健、人际沟通等知识讲座。

（三）服务人员

在老年日间康复中心服务的人员除行政管理人员、照料者、清洁人员外，还需配备康复治疗师、社会工作者各1名。因为在老年日间康复中心开展的康复服务以作业治疗居多，所以康复治疗师多以作业治疗师为主，主要开展体能训练和日常生活活动能力训练。

（四）康复设施和设备

老年日间康复中心多配置在社区建筑中的一楼，需要安排在光线明亮、空气流通好的地方，周围环境和室内均需要有无障碍设施。

康复设备以体能训练设备和日常生活活动能力训练的设备为主，如功率车、治疗床（含网架）、训练用阶梯、训练用球、助行器等；滚筒、木钉板、肩抬举训练器、磨砂板、抛接球、滑轮吊环训练器以及一般生活设施，如食具、厨具、家用电器、梳子、毛巾、模拟厕所、浴室、厨房设备等和改造后的餐具、化妆具和穿衣具等。

（五）质量控制

老年日间康复中心的运行需要政策的保障、资金的支持和康复专业人员的付出，特别是社区的积极参与。老年日间康复中心的质量控制一般从服务对象的质量和数量、康复专业人员的配备、服务场所的提供和康复设备的适宜、运行资金的保障等方面进行。

（党英杰　郑洁皎　王玉龙）

第二节　老年康复分级诊疗

一、概述

康复医学从20世纪50年代开始出现，经过数十年的发展，在神经损伤后功能恢复、骨关节疾病功能恢复、残疾人回归社会等方面发挥了无法替代的作用。目前在上海市的综合性医疗机构中90%以上均设有康复医学科，康复已成为社区卫生服务的六大功能之一。但康复医学仍然是我国医学发展中的短板，存在发展不均衡、人员短缺、设备不足、社区技术水平低下等问题。相当部分的三级康复网络在我国往往是形式多于内容，各级康复机构各自为政，大量患者常常因为社区康复技术水平低下和设备不足等原因没有得到系统性康复治疗，给个人、家庭与社会带来了巨大的身心负担。

2012年2月原卫生部印发的《“十二五”时期康复医疗工作指导意见》指出，在“十二五”时期，要全面加强康复医学的能力建设，构建分层级、分阶段的康复医疗服务体系，逐步实现患者在综合医院与康复医院、基层医疗卫生机构间的分级医疗、双向转诊。

随着我国城市化进程的加大与人口老龄化的不断加剧，老年人的康复越来越成为社会应关注和支持的问题。老年人(>75岁)普遍存在着衰老、慢性病多、失能和收入不足等问题，导致其在患病、损伤及功能老化后对康复的依赖与过程更为迫切，故针对老年康复的分级诊疗制度的建立与实施更显得刻不容缓。

二、老年康复分级诊疗的建立

老年康复的分级诊疗离不开国家制定的分层级、分阶段的康复医疗服务体系，而三级康复医疗体系的构建也适合老年患者，三级（分层级、分阶段）康复医疗包括：在三级医院急诊科、神经科、骨科和康复医学科的急性期康复治疗（一级康复治疗），二级医院或康复医院（康复中心）的稳定期康复治疗（二级康复治疗）和社区康复医疗机构的恢复期或后遗症期康复治疗（三级康复治疗）。

老年康复的分级诊疗体系的建立应包括：建立较完备的三级康复互联网络，形成三级医院指导二级医院、二级医院指导一级医院或社区康复机构，三级医院先进的康复技术能够通过互联网络传递到社区的普通患者；康复器械设备一体化配置：建立三级医院、二级医院或康复医院（康复中心）、一级医院、社区康复机构、家庭康复设备一体化体系；建立统一的互联网络诊断、康复评定、治疗、疗效评价与反馈平台，制订双向转诊标准；康复设备的数字化、标准化，将所有适宜推广的康复设备纳入到互联网络平台中，形成统一的接口和通信标准，使康复评价、治疗、信息互通一体化，形成一个标准的康复信息化管理体系。

（一）老年康复分级诊疗的目标

通过建设和联通区域内各级医疗卫生机构康复医学数字化诊疗系统，合理配置各级医疗卫生机构康复诊疗设备，设立统一的康复双向转诊标准，形成区域内三级康复网络体系，实现区域内康复临床诊疗信息数字化和信息互通共享，使区域内社区患有老年常见疾病的患者能享受便捷、高质的远程康复诊疗、转诊与健康教育等服务。

（二）三级康复网络体系的建设

1. 建立和联通区域内各级医疗卫生单位康复数字化诊疗系统 根据三级康复体系中不同级别机构康复医疗的特点添加相应功能模块（神经康复模块、骨关节康复模块、心肺康复模块、疼痛康复模块等），形成区域内统一、通用的康复医学数字化诊疗系统。通过互联网或专网的方式将其联通，实现区域内各级医疗机构间患者康复医疗信息的互通和分享，患者在本体系内进行三级网络转诊时，接诊单位可通过此网络调阅患者的上次诊疗和评定信息，保持诊疗的连续性。同时建立互联网的数据库或数据中心，专人维护，保证安全。

2. 标准化配置各级医疗卫生机构康复诊疗设备 依据国家卫计委对三级康复网络体系建设的规划与要求[急性期康复在三级医院、稳定期在二级医院或康复医院（康复中心）、恢复期或后遗症期在一级医院、社区或家庭]以及对承担疾病康复的功能定位，研究各级医疗机构康复设备配置的标准，然后对照标准将不足的康复设备进行配齐。配置方案为：三级医院康复科重点是疾病急性期的康复评定与治疗设备，如肌电诱发电位仪、肌电图仪、CPM（腕、肩、肘、下肢）、肢体功能评定和训练仪、起立床、心肺运动测试仪、平衡、步态分析仪、等速肌力评定与训练仪等；二级医院康复科或康复医院（康复中心）重点是疾病稳定期的康复评定与治疗设备，如：低频电、中频电、高频电治疗仪、体外冲击波治疗仪、电脑牵引床、平衡评定与训练仪和上下肢协调运动、肌耐力训练仪、吞咽训练仪等；一级医院康复科、社区卫生服务中心康复科或康复站点重点是配备疾病恢复期的康复评定与治疗设备，一般配备使用难度不大、安全性较高、便于操作的康复治疗设备，如：多功能助行器、步行训练台、功率自行车、作业训练台、吞咽训练仪及电脑牵引床、低频电、中频电治疗仪与红外线、激光、超声治疗仪等。

3. 三级康复网络机制的建立

（1）专家坐诊制度：三级医院康复科向二级医院康复科或康复医院（康复中心）派遣，二级医院康复科或康复医院（康复中心）向一级医院康复科、社区的康复科或康复站点乃至家庭派遣，每周一次。二级医院康复科或康复医院（康复中心）和一级医院康复科派一名医师跟诊，让患者就近在社区就能接受较高水平医师的临床诊治，同时能提高下级医院医师的诊疗水平，条件成熟也可借助互联网医疗平台实施对下级单位的同步诊疗指导与把关。

（2）专家查房制度：三级医院向二级医院派遣，二级医院向一级医院派遣，每月至少一次，要求对重点患者进行重点讲解，解决下级医院医师临床中遇到的难题和疑问，指导开展住院患者后续康复治疗，条件成熟也可借助互联网医疗平台实施对下级单位的同步查房指导。

(3) 社区居民培训教育：社区定期开展康复知识科普讲座(有条件也可借助互联网医疗平台进行实时转播)，主讲人为本单位高年资主治医师以上或邀请上级医院的主治医师或主管技师担任，同步发放康复知识宣传册，使普通民众接受广泛的康复教育，提高对老年慢性疾病的防范意识。

(4) 专题业务培训：三级医院康复科或有条件的二级医院康复科或康复医院(康复中心)每年举办国家级和市级继续教育培训，要求体系内单位指派安排专人参加，培训完成后进行考核，回本单位后推广，促进基层单位的康复整体技术水平的提高。

(5) 双向转诊制度：初步按照原卫计委 2013 年 4 月 8 日发布的《关于印发脑卒中等 8 个常见病种(手术)康复医疗双向转诊标准(试行)的通知》中的转诊标准执行，要求基本实现疾病不同时期在不同等级医疗机构进行有效康复的目标。转诊时，通过网络填写转诊单，接诊单位积极接收转诊患者，进行相应康复评定和治疗。对于通知中未提及病种，按另拟定双向转诊方案(需康复医学专家委员会讨论)执行。

4. 建立基于移动便携式设备的社区康复指导监测平台 建立以社区卫生服务中心为点，社区卫生服务站和家庭为面的基层康复服务模式，配备由专业康复医师(治疗师)通过互联网医疗平台对老年患者进行远程康复指导、监测基于移动式、便携式训练、治疗设备或其他终端。达到即时检测患者病情变化，记录与传输训练数据及现场实时康复指导、应急拨号呼叫等功能。

5. 建立三级康复网络一体化平台中康复设备硬件规范和存储通信标准 建立有多种康复设备与临床康复数字诊疗一体化系统之间的通讯与数据存储标准。建立多设备间协同工作的合作机制，解决数据存储、传输、调取等造成的康复设备间的多机兼容问题。

6. 三级临床康复网络运行多种常见疾病康复诊疗技术在基层康复机构推广和应用 利用区域内三级医院康复科或二级医院康复科或康复医院(康复中心)的各自专业优势，开展诸如老年常见病(如脑卒中、颈椎病、腰椎间盘突出症、膝骨关节炎等)康复适宜技术推广，将上述疾病按病程分为急性期、稳定期(恢复期)与或按疾病发作的轻重程度分为轻度、中度、重度进行分类，制定了标准化的康复治疗方案与双向转诊标准，推进老年常见病的多病种标准化、单病种的科学康复治疗方案。

(三) 老年康复分级诊疗网络配置标准

1. 三级、二级医院康复科硬件配置标准

(1) 康复评定与治疗设备

1) 功能评定设备：至少配备运动心肺功能及代谢功能评定设备、肌电图与临床神经电生理学检查设备、肢体功能评定设备、肌力和关节活动评定设备、平衡功能评定设备、语言评定设备、作业评定设备等。

2) 康复治疗专业设备：①运动治疗设备：至少配备训练用垫、肋木、姿势矫正镜、平行杠、楔形板、轮椅、训练用棍、沙袋和哑铃、墙拉力器、划船器、手指训练器、股四头肌训练器、肩及前臂旋转训练器、滑轮吊环、助力平行木、电动起立床、治疗床及悬挂装置、PT 凳、移位机、功率车、踏步器、助行器、骨关节训练器、训练用阶梯、训练用球、平衡训练设备、运动控制能力训练设备、功能性电刺激设备、生物反馈训练设备、减重步行训练架及专用运动平板、儿童运动训练器材等。②物理因子治疗设备：至少配备低频电疗设备、中频电疗设备、高频电疗设备、直流电疗设备、光疗设备、超声波治疗设备、磁治疗设备、传导热治疗设备、冷疗设备、功能性牵引治疗设备等。③作业治疗设备：至少配备日常生活活动作业设备、作业游戏

设备、木工作业设备、黏土或橡皮泥作业设备、编制作业设备、手眼协调作业训练设备、模拟职业作业设备等。④言语治疗设备：至少配备录音机、言语治疗设备、吞咽治疗设备、言语治疗用具(实物、图片、卡片、记录本)，非言语交流用计算机(智能化电脑控制系统)或交流板、可单幅播放的数码录像机等。⑤传统康复治疗设备：至少配备针灸、推拿、火罐等。⑥康复工程设备：至少配备临床常用矫形器、辅助器具制作设备。

(2) 信息化设备

1) 电脑及服务器；

2) 身份证信息读取器、条形码扫描器；

3) 便携式或穿戴式心电、血压动态监测仪。

2. 一级医院、社区卫生服务中心康复科硬件配置标准

(1) 康复治疗专业设备：

1) 运动治疗设备：至少配备训练用垫、肋木、姿势矫正镜、平行杠、楔形板、轮椅、训练用棍、沙袋和哑铃、墙拉力器、划船器、手指训练器、股四头肌训练器、肩及前臂旋转训练器、滑轮吊环、助力平行木、电动起立床、治疗床及悬挂装置、PT凳、移位机、功率车、踏步器、助行器、骨关节训练器、训练用阶梯、训练用球、平衡训练设备、运动控制能力训练设备、功能性电刺激设备、生物反馈训练设备等。

2) 物理因子治疗设备：至少配备低频电疗设备、中频电疗设备、高频电疗设备、直流电疗设备、光疗设备、超声波治疗设备、磁治疗设备、传导热治疗设备、冷疗设备、功能性牵引治疗设备等。

3) 作业治疗设备：至少配备日常生活活动作业设备、作木工作业设备、黏土或橡皮泥作业设备、编制作业设备、作业游戏设备等。

4) 言语治疗设备：至少配备录音机、言语治疗设备、吞咽治疗设备、言语治疗用具(实物、图片、卡片、记录本)，非言语交流板等。

5) 传统康复治疗设备：至少配备针灸、推拿、火罐等。

(2) 信息化设备

1) 电脑与服务器；

2) 身份证信息读取器、条形码扫码器；

3) 便携式或穿戴式心电、血压动态监测仪。

3. 康复医学软硬件一体化 当今中国的医院已进入了数字化和信息化的时代，大型的数字化康复医疗设备在各级医院中已得到广泛使用。各种医院的管理信息系统和康复医疗信息系统也在积极跟进与普及，医院医疗信息化将使其下属康复医学科的工作流程发生某种改变和创新。数字化康复医学设备及终端是康复医疗信息化的特殊载体，根据三级康复医疗体系中不同级别医院康复的特点，添加相应功能模块(神经康复模块、骨关节康复模块、心肺康复模块、疼痛康复模块等)，形成区域内统一、通用的康复医学数字化诊疗系统，同时要充分利用信息技术、生物信息学、网络通信、物联网、云计算等领域的最新进展，加快数字化康复医疗、移动康复医疗、远程康复诊疗等新型服务技术，尤其是通过物联网对所需干预的老年病患者实施定点、定向远程心电、血压等指标监测，将进一步提高三级康复网络应用的便捷性与高效性。康复评定设备和仪器与信息化的有机结合将实现各级康复机构康复评估与治疗的客观化、统一化和规范化，通过实现康复医学软硬件一体化，相信康复医学能为患者提供更广泛、便捷、高效的全程康复医疗服务。

三、老年常见病康复的三级分级诊疗标准与操作流程

将老年常见病（如脑卒中、颈椎病、腰椎间盘突出症、膝骨关节炎等）进行评估与分级，按照其疾病发病的过程分为急性期、稳定期（恢复期），再将每一个时期的疾病根据相关评估分为轻度、中度和重度三个等级，进行三级综合医院、二级综合医院或康复医院（康复中心）与社区、家庭的三级转诊与康复诊疗，以下以脑卒中的分期、分级为例：

（一）评估分期与分级

1. 急性期（表 10-2-1）

表 10-2-1 脑卒中急性期分级

急性期	脑卒中急性发作 1~2 周内； 出现颅内活动性出血或进行性脑水肿； 合并严重肺部感染、泌尿道感染、败血症或重度压疮等； 出现意识障碍或功能障碍加重； 出现各种重要脏器严重合并症或多器官功能衰竭； 出现严重的心理、精神障碍，需转至精神科或专科医院治疗	轻度	生命体征稳定、意识清、神经系统症状不再进展 >48~72h、ADL 评定 >40 分，无各类并发症
		中度	生命体征稳定、意识基本清晰、神经系统症状不再进展 >48~72h、ADL 评定 >40 分，但又伴随较轻的并发症或并发症刚控制
		重度	发病 48~72h 内，或神经系统症状仍在进展，或生命体征不稳定、意识不清，或伴随有各类未控制的并发症

2. 稳定期（表 10-2-2）

表 10-2-2 脑卒中稳定期分级

稳定期	脑卒中发病急性期过后、生命体征平稳、神经科专科处理结束； 脑卒中相关临床实验室检查指标基本正常或平稳、接受系统康复诊疗后仍存在中、重度的功能障碍； 有并发症或合并症，如意识或认知障碍、气管切开状态（无明显感染）、急性心肌梗死（稳定期）、吞咽障碍等，需继续住院康复治疗	轻度	脑卒中发病急性期过后，生命体征平稳，意识清，ADL 评定 >60 分，无各类并发症
		中度	脑卒中发病急性期过后、生命体征平稳，意识基本清晰，ADL 评定 >40 分，无各类并发症
		重度	脑卒中发病急性期过后、生命体征平稳，意识欠清或不清，ADL 评定 <40 分，或伴有不同程度的并发症存在

3. 恢复期（表 10-2-3）

表 10-2-3 脑卒中恢复期分级

恢复期	脑卒中发病 1 月以上、生命体征平稳，相关临床实验室检查指标正常或基本正常； 没有需要住院治疗的并发症或合并症，存在轻度功能障碍、无须住院康复治疗，可进行社区康复或居家康复	轻度	脑卒中进入恢复期、生命体征平稳，意识清，ADL 评定 >60 分
		中度	脑卒中进入恢复期、生命体征平稳，意识基本清晰，ADL 评定 >40 分
		重度	脑卒中进入恢复期、生命体征平稳，伴有不同程度的认知障碍，或 ADL 评定 <40 分，或伴有需积极治疗的基础疾病 / 不同程度的并发症

（二）转诊标准

1. 转到二级医院标准 脑卒中发病后进入稳定期需继续住院治疗与康复，或恢复期功能障碍处于中、重度。

2. 转到一级医院标准 脑卒中发病后进入稳定期（功能障碍为轻度且无继续住院治疗与康复需要），或恢复期经治疗后功能障碍改善至轻度。

3. 转到三级医院标准 脑卒中再发，或康复期间出现严重的并发症，或基础疾病加重，或脏器功能衰竭。

（三）三级康复转诊操作流程

当有患者需要进行转诊时，一般由经治医师提出，副高以上医师同意后转出，患者经过各种途径运输到转入医院，患者的康复诊疗信息也同时由转出医院从康复诊疗数据管理系统转出，患者到达转入医院后，提交转诊单，转入医院由值班医师接待，安排床位，从康复诊疗数据管理系统转入，进行再评估，确定新治疗方案，具体转诊流程如下（图 10-2-1）：

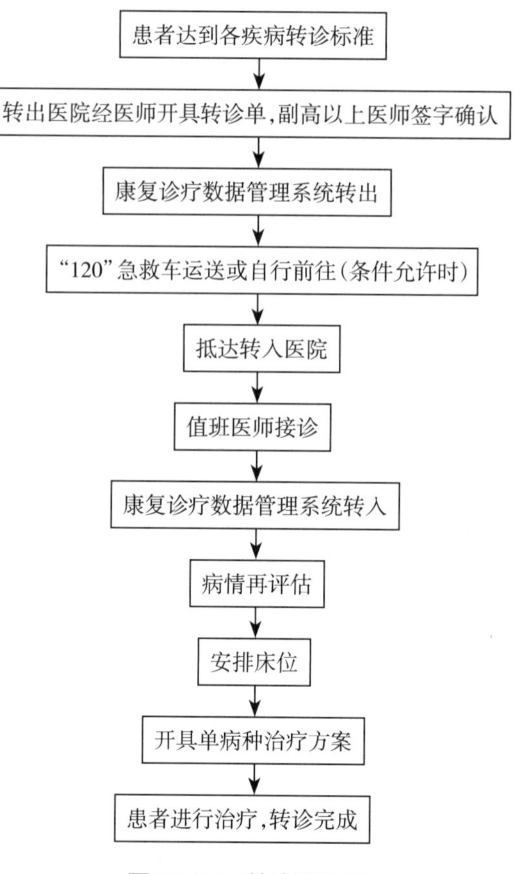

图 10-2-1 转诊流程图

（四）区域三级康复网络体制建设

区域三级康复网络体制建设是指在区域内卫生主管部门的支持下，通过一系列制度性的建设形成固定的工作模式。依托此模式实现区域三级康复网络的运行，通过体制建设实现项目的目标，让区域内外的居民与患者受益，让区域内的基层康复医务人员受益，现以上海市徐汇区开展的区域三级康复网络建设项目为例：

1. 各单位组织分工参与区域三级康复网络体制建设的单位较多。不但有上海市徐汇区卫计委，也有市级科研教育单位，还有区域内的各级医疗结构。因此，确定其各自的职责和任务就显得尤为重要，在课题进行初期，课题组制订了项目组织分工图（图 10-2-2）。

2. 医师、治疗师技能培训项目 对上海市徐汇区 3 家二级医院、13 家社区卫生服务中心及其下属的近 70 个卫生服站进行康复诊疗的医师、治疗师进行了技能培训，培训的组织依托单位为上海市徐汇区医学会，培训的人员包括：各单位康复科主任 1 人，康复科医生 1 人，康复科治疗师 1 人；各社区卫生服务中心所有团队长、各卫生服务站（西医）医师 1 人。培训的目的是推行统一的四个病种的诊断、治疗和评价标准。使他们了解到本项目的重要性和意义，以及了解区域三级康复网络的架构、自身的位置以及如何操作应用。

3. 专家坐诊和查房 为了提高下级医院医师和技师的实际水平，单纯的专业理论培训还不够。课题组安排三级医院的专家到二级医院出诊和查房、二级医院的专家到一级康复医院社区卫生服务中心出诊和查房，还借助互联网医疗平台，逐步推广在线的实时出诊、会诊。

4. 双向转诊制度 区域三级康复网络的核心是进行双向转诊，患者能够享受完善的三级康复服务。

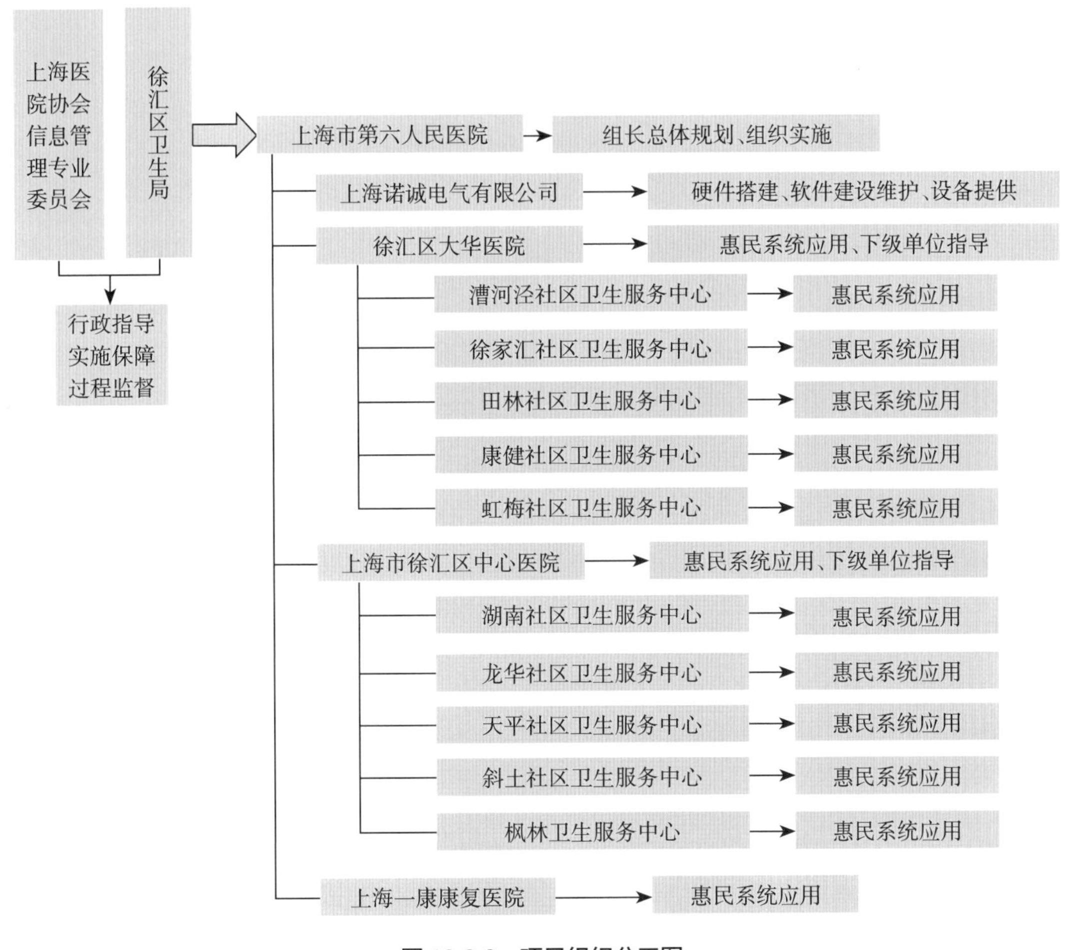

图 10-2-2 项目组织分工图

5. 社区居民康复教育 定期组织各级专业人员，轮流在各社区开展康复教育讲座，主要内容包括常见病的诊断和治疗方法，常见病的预防措施与家庭康复方法等。

通过以上几方面的建设，各级康复机构在医疗互联网的基础上应用老年常见病三级分级诊疗标准与操作流程，既可以帮助广大社区居民获得及时、便捷的老年常见病的康复诊疗服务、减少其残疾的发生率；又可为各级政府行政部门提供客观、可靠与动态的康复诊疗信息，为决策者制定相关后续政策提供依据与向导；更可借此不断提高基层康复机构的诊疗水平，最终成为可复制、可推广的老年康复分级诊疗服务体系。

（杨 坚 乔 蕾）

第三节 老年医养康结合模式

一、我国的养老情况介绍

主要可以分为居家养老和机构养老康复。受传统观念影响，居家养老一直是我国养老的主要模式。过去老年人口的养老需求只是简单的衣食住行等基本生存需要，而现在老年人口对医疗护理、康复促进、生活照料、心理关爱、精神慰藉及临终关怀等方面提出了更高更强烈的需求。老龄阶段是身体脆弱的阶段，随着身体功能下降以及疾病缠身，老年人口需要更多的悉心照料以及专业的康复护理服务。因此，越来越多的老年人选择了机构养老。但随着居民收入和储蓄的显著增加，此类养老机构的数量和质量都远远不能适应市场需求，特别是在医疗、护理等方面的服务质量远远不能满足老年人的实际需求。即使单纯为"生活不能自理"的老人提供服务，老年康复治疗与护理人员数量也有巨大缺口，可提供的床位数亦显紧张。从总体上看，养老服务业中的老年康复服务供给不足、市场发育不健全、城乡区域发展不平衡等问题还十分突出。

老年康复在养老服务业中的供需矛盾突出：社区养老服务设施、养老机构床位与社会需求相比严重不足，养老服务产品供给单一，参与养老服务的社会各方缺乏通畅的市场信息；布局不合理，区域之间、城乡之间存在巨大差距，康复设施功能、康复服务水平参差不齐；政府投入不足，一些地方和部门对老龄化快速发展的形势准备不足，对政府养老服务职能认识不到位，导致财政投入较少，对养老服务政策落实不到位；民间参与不充分，对社会力量缺乏有效调动；对企业资金扶持和对社会组织开展养老服务支持力度不够，引导社会投资规模有限，国家优惠政策难以落实；服务队伍专业化程度不高，大部分养老护理人员缺乏基本的康复护理知识、经验和技能。这些都影响了老年康复在养老服务业中的发展。

"医养结合"是养老服务业的充实和提高，需要重新审视养老服务业各项内容之间的关系，将老年人健康医疗服务放在更加重要的位置，以区别传统的单纯为老年人提供基本生活需求的养老服务。这对于老年康复来说，是一个难得的发展机遇。老年康复的服务对象区别于普通养老机构中的所有老年人，主要面向慢性病老人、易复发病老人、大病恢复期老人、残障老人以及绝症晚期老人，为他们提供医疗、护理、康复服务。以为老年人提供生活护理服务、精神慰藉服务为基础，提供医疗诊治服务、大病康复服务以及临终关怀服务等服务项目是相比于普通的养老机构增加的服务项目，也是其最重要的服务内容。

老人由于自身身体功能的不断退化和萎缩，对于健康的需求远高于普通人群。因此，"医养结合"已成为业内人士的共识。医养结合机构并不是一个新的第三方服务机构，"医养结合"其实是"医疗卫生＋养老服务"，从机构角度来讲，或是在原有医疗机构的基础上得到民政部的许可和颁发资质，开展养老服务，或是在养老机构的基础上得到卫生部门的认可和颁发资质，具备进行医疗服务的能力，即同时兼具二者，就可称之为医养结合机构。

第一种形式是鼓励医疗卫生机构开展养老服务。比如属于基层医疗的社区卫生服务中心，可以在条件允许的情况下开展养老服务，从社区层面，开展"社区养老"，而一些大型的公立医院则可在医改的大背景下积极转型，成为护理型康复医院等综合性医院。

第二种形式是养老机构增设医疗资质。比如规模较小的养老机构可根据自身的实际情况和需求建立医务室或者是护理站，医务室同时配备医生和护士，而护理站则只配备几名护士。原卫计委曾出台了养老机构内设医务室和护理站的相关标准，而对于规模比较大的养老机构，可在机构内开设护理康复型医院等。

第三种形式是医疗机构与养老机构协议合作。这种合作模式在社区卫生服务中心和就近的养老机构之间非常普遍，即社区卫生服务中心和养老机构签署合作协议，社区卫生服务中心会定期到养老机构上门巡诊，或当养老机构老人出现紧急情况时，由社区卫生服务中心出动力量进行抢救，并及时转诊，这也是目前国家非常鼓励的一种合作模式。

第四种模式是医养结合服务进社区和家庭。即依靠医疗卫生的社区网络和专业人员队伍,通过家庭医生开展上门服务,实现服务对象“由个体向家庭转变”,服务形式“由坐堂行医向主动服务转变”,服务内容“由医疗服务向健康管理转变”。

我国医养结合的未来,关键在于:第一是抓住战略机遇期,目前正处于我国人口老龄化的低谷期,紧紧抓住“十三五规划”这个好时机,在这期间进行更好的制度设计和顶层设计,为应对我国以后愈加严峻的老龄化趋势打下坚实的基础。第二是重点关注老年服务健康;第三是重点加强制度建设,包括长期护理保障等制度建设;第四是重点做好人才服务培养。在全国建立覆盖城乡、规模适宜、功能合理的服务网络,重点面向社区和居家老人,通过上门服务,或者立足于社区的服务,把医养结合的实惠推及所有老年人,共同促进我国老年健康事业的蓬勃发展。

二、国内外医养康结合模式借鉴

(一) 国际模式

长期以来,国外养老服务形成了多样化的模式,下面介绍国际上具有代表性的养老和老年康复服务模式:

1. 美国模式 美国老人生活上较为独立,老人多选择设施养老模式。因此,美国的养老设施分类细致,商业化发展迅速,而设施养老的模式决定了必须要有强大的社会保障制度。美国的社保制度由养老保险与医疗保险共同构成,主要由企业和个人承担,养老保险体系由联邦退休金制度、企业退休金计划、个人退休金计划三部分组成,医疗保险体系则由私人医疗保险与社会养老保险组成。美国养老设施的设置划分细致,根据不同健康状况的目标人群,分别设置自护型、助护型、特护型等多类型设施。老年养生社区就是美国较为典型和成功的养老模式代表。这些社区均为综合性养老社区,以老年人为居民主体,各种设施齐全,并根据老人需求设置不同功能类型,以强调老人自立、提高生活质量为社区理念,成为一种可持续发展的社区养老模式。

老年养生社区起步较早,也考虑到了老年人的医疗、护理等需求,其物业类型从老年人自身需求出发,根据老人自理能力的不同分别针对性设置了活动自理型社区、高级人士出租型公寓、持续照料型退休社区。在服务形式上则有专门为老年痴呆患者提供的特别护理服务、为住在单元中的生活不能自理的顾客提供辅助生活全方位照料服务。此外,在专业护理设施中,既可以以单独的形式进行专业护理,又可以在“辅助生活”的服务之中提供专业护理。

2. 德国模式 德国充分利用了医疗康复资源、护理资源和养老资源,发展出一套“康复养老护理一体化”的独特模式,有效地应对了老年人口的医疗和养老问题。

德国养老保险的三大支柱是法定养老保险、企业养老保险和私人养老保险,三者所支付养老金的比例大约为70%、20%和10%。法定养老保险缴费约占雇员工资的20%,职工和雇主各付一半。德国于1994年还颁布了《护理保险法》,其目的是专门为护理服务提供筹资。护理保险成为继医疗保险、养老保险、事故保险、失业保险四大险种之后的一大保险种,其缴费约占职工工资的1.7%,职工和雇主各付一半。

目前,德国的养老机构主要有两种:一种是康复医院,康复医院里一般设有老年病中心;另一种是护理院,护理院里设有老年康复中心。护理人员分护理助理、普通的移动护理人员和专业的移动护理人员。而且,德国的康复、养老和护理是一个相辅相成的关系,也是一个相互转诊的关系。

3. 日本模式 日本的社保制度和居住设施类型呈现多元化分布结构，老年人根据自身经济状况和健康情况选择合适的养老居住模式。日本政府根据本国实际，建立了相应的社会保障体系，包括医疗、照护等方面，考虑到了养老服务业中老年康复的需求。

日本的社会保障体系相对完整全面，养老金制度保障渠道较多，包括个人、企业以及公立养老金、公立年金等，具备多方保障。医疗保险则执行强制公立保险制度，针对一般国民和特殊人员均有相应的保险，并专门针对75岁及以上老年人制订了后期高龄者医疗保险，也就是长寿医疗保险，由地方后期高龄者医疗广域联合来管辖。除了养老金保险、医疗保险，日本还专设了照护保险。照护保险从2000年4月起以德国为范本开始设立，目的是通过鼓励原宅养老，以减轻医疗机构入院负担。老年人需要照护的程序被分为7级，在经过医疗机构认定后，申请人通过与照护援助顾问商谈，讨论援助、照护服务项目的设计，最后向政府申请并领取相应等级的"照护保险证"。

针对不同人群，日本养老模式分为如下三种：

(1) 看护型养老院：主要供身体不便和患病老人入住，由养老院下属团队为入住者提供看护服务，此类养老院通常与医疗机构有固定协作关系。

(2) 住宅型养老院：供身体状况正常的老人居住，当老人需要看护服务时，院方寻找上门看护，企业提供临时看护服务。

(3) 健康型养老院：类似面向老年人入住的宾馆，院方负责打理老年人的日常家务，但不负责照顾入住者的日常起居。

（二）国内模式

随着人口老龄化的加速，国内养老服务业发展迅速，随之而来的养老业的医疗和护理服务需求也越来越大，多种医养结合、养护结合等服务模式不断涌现，老年康复医学开始逐步发展。较为典型的有以下几种模式：

1. 台湾地区模式 我国台湾地区早在1993年就进入了联合国定义的老龄化社会，并产生了相应的养老服务，台湾地区的养老服务业发展比大陆提早了至少20年。因此，如何让老年人有尊严、有保障地生活，成为台湾当局、民间组织、家庭以及老人本身共同关注的问题。近年来，台湾当局以经济安全、健康维护、生活照料三大规划方向为主轴，对养老服务作出了一系列政策安排，构建起一个社区照顾和机构安养并重的养老服务体系。

台湾地区的老年社会保障制度体系的建立是一个循序渐进和不断完善的过程，养老保障制度类型多样，具有多层次性，包括自我保障、台湾当局保障、职业养老保险、市场提供等多个层次。较为完备的社会保障法律体系、明确界定各级公共管理机构的责任、有效保障社会保障政策的贯彻实施，这些都使得台湾地区养老服务业发展逐步成熟。例如，以法律形式明确养老保险各方的权责，保证台湾当局、企业、个人在其中的权利和义务；充分发挥台湾当局在老年社会保障建设中的责任和义务，包括管理监督的责任、费用的支付及部分"国民年金"项目保险费的缴纳责任等。

台湾地区的养老机构多由医疗机构因竞争激烈衍生，养老机构多参照美国模式，围绕持续照料退休社区(continuing care retirement community，CCRC)概念，开设持续照料退休社区，为老年人提供自理、半护理、全护理一体化的居住设施和服务。退休社区以围墙封闭自成一体，配备安全监控、保安巡查等多种方式提供安全保障，配有大面积绿地、景观、花园、种植园区，为入住者提供居住养生环境，并且从个人居所到服务场所、公共空间全部为无障碍设计。台湾地区模式可分为机构式、小区式两种服务，即通常所说的机构养老、居家养老。所谓机构式的服务指的是24h皆有护理人员照顾老人的生活起居，如护理之家，而社区养老指老人留在自己熟悉的生活环境中，接受不同专业的服务。

2. 香港地区模式 20世纪70年代之后，香港地区开始重视老年人问题，1973年的《香港社会福利未来发展计划》白皮书，1977年的《老年福利服务》绿皮书、《私营安老院自愿注册计划》《强制公积金计划条例》等一系列文件和法规有力推动了香港老年福利的发展，并形成了老年福利的"香港模式"。

在香港的社会福利体系中，老年物质保障和老年福利服务并重，居家安老为本，院舍照顾为后援的完善的养老服务则更具特色。社区支援服务和安老院舍服务是香港安老服务体系的两大支柱。社区支援服务是为了践行"老有所属"和"持续照顾"的施政方针，为长者和护老者提供社区为本的支援。长者中心服务侧重以中心的服务为基础，鼓励长者和护老者到中心使用所提供的服务和参与中心的活动；而长者社区照顾服务侧重以长者家居照顾服务为基础，为体弱者提供入户式的一站式服务。院舍照顾体系中根据老年人的身体状况及自理能力将安老院舍划分为长者宿舍、安老院、护理安老院和护养院四种类型，四类院舍照顾的长者所需的护理服务程度由低到高。安老院舍重点是为身体欠佳、自理能力差的长者提供持续、优质的照顾服务。

3. 北京模式 2008年底，北京提出了"9064"养老新模式，即到2020年，北京市将有90%的老年人在社会化服务的协助下居家养老，6%的老年人通过政府购买社区服务照顾养老，4%的老年人入住养老服务机构集中养老。健全基本养老服务制度，完善支持政策，积极推动养老、健康服务业发展，建设80个街道乡镇养老照料中心，建立一批小型社区养老机构，推行居家养老助残服务卡，发展"医养结合"服务。居家养老护理师向居家养老服务的提供和补充是政府的关注重点，而养老照料中心正是实现这些目标的重要着力点之一。

养老照料中心需具备的主要功能有：机构养老、居家助老、社区托老及专业支撑（即与辐射区域及周边的医疗机构、专业服务组织和企业建立合作或协作关系，为社区老年人开展各项服务提供专业技术支持）。

4. 上海模式 目前上海实行的是"9073"的养老模式，即90%的老年人在家庭养老，7%的老年人享受社区养老，3%的老年人在养老机构养老。上海家庭和社区养老的"医养融合"服务主要通过社区服务的形式实现。具体的形式有家庭病床、家庭医生、日间照料中心、举办健康培训及讲座、社区提供的助医活动等。这些服务对老年人病前预防、病中就医和病后照料等方面具有一定的效果，其中比较有特色的是长者照护之家，即为老年人就近提供集中照护服务的社区托养设施。长者照护之家是调动社区资源，因地制宜发展的社区托养机构，满足了老年人就近养老服务的需求，这种模式能缓解家庭照料的压力和就近养老的困境，让老年人在继续维系原有社区关系的同时，又获得机构式照护，为小区及周边小区内的失能、失智长者提供全日制托管服务；为居家长者提供"健康监测、社工活动、上门康护"等拓展性服务；为有需要的家庭提供"长者家居环境改造体验、家庭护老者技能培训、辅具用具短期低偿租赁"等援助性服务。

5. 杭州模式 2014年9月初，随着《杭州市医养护一体化签约服务实施方案（试行）》的下发，试点工作有序展开。医养护一体化签约服务事关杭城百姓，是一项民心工程和实事工程。杭州市养老保障体系中起到基本保障作用的公益性养老模式有以下几种：

(1) 福利性或公益性的机构养老

1) 公办养老机构:保证符合条件的贫困老人获得入住养老机构的机会,能够最大限度地维护公平,在市场机制不健全的老龄事业发展初期,公办养老机构在日常管理、服务提供等方面起到了较好地示范作用。

2) 民办非养老机构:民办非养老机构提供的养老床位中,福利性床位所占的比重较大,弥补了公办养老床位的不足,其中低收入老人是其重要的服务对象。

(2) 社区养老:是以家庭养老为主,社区机构养老为依托,弥补家庭养老的不足。以社区为依托的居家养老服务,是对传统的家庭养老的更新和完善。根据小型多样、就近方便、功能配套的要求,建设和改造了一批托老所、日间照料中心、老年服务之家、老年餐桌等社区养老服务机构,依托社区原有的信息服务平台,在社区普遍建立养老服务热线、紧急救援系统、数字网络系统。

6. 南京模式 除原有的传统养老服务模式外,南京近几年不断创新居家养老康复服务结合模式,探索调整社会保障政策,发展政府购买居家养老服务。

(1) 建立“养老服务时间银行”:鼓励社会人员根据老年人的服务需求开展志愿服务,预存养老服务时间,当需要帮助时,可以从“志愿时间银行”中提取一定时间,得到其他志愿者的服务。

(2) 医保有望报销失能老人护理费用:南京从 2015 年起探索建立长期护理保障制度,按先易后难的原则,先将失能老人入住医疗保险定点机构和居家长期医疗照料的相关医疗费用按规定纳入基本医疗保险支付范围。

(3) 政府“聘用”子女照顾困难老人:南京民政部门将启动老人的评估工作,“五类老人”(包括城镇“三无”人员、农村“五保”人员;低保及低保边缘的老人;经济困难的失能、半失能老人;70 周岁及以上的计生特扶老人;百岁老人)可以申请政府购买的居家养老服务。如果其子女等愿意在家照顾这五类老人,从被聘用上岗担当养护任务起,每月可领取政府发给的 300 元,或者 400 元的“补助工资”,照顾半失能、失能老人。

政府将继续推动机构养老和居家养老的结合,希望把机构养老富余的设备、场所等向居家养老延伸,并将一些服务理念带到社区中去,帮助社区养老服务水平和质量的提升。

(党英杰)

参考文献

[1] 中国康复医学会老年康复专业委员会专家共识组,上海市康复医学会专家共识组.预防老年人跌倒康复综合干预专家共识[J].老年医学与保健,2017,23(05):349-352.

[2] 上海市康复医学会.预防老年人跌倒干预基本要求[S].上海市团体标准 T/312017.

[3] 陈秀恩,郑洁皎,施海涛,等.认知注意力、平衡功能双重任务训练对预防老年人跌倒的临床研究[J].中国康复,2016,31(3):215-217.

[4] 朱婷,安丙辰,梁贞文,等.认知对姿势控制能力影响的研究进展[J].中华老年病研究电子杂志,2015,2(1):36-39.

[5] 段林茹,郑洁皎,徐国会,等.感觉的平衡维持优先策略研究[J].中国康复理论与实践,2017,23(11):1241-1244.

[6] 戚维璜,郑洁皎,安丙辰.认知双重任务干扰平衡功能的研究[J].中国康复,2014,29(2):83-5.

[7] 马永兴.现代衰老学[M].上海:科技文献出版社,2008.

[8] 李小鹰.老年医学与保健[M].北京:人民军医出版社,2013.

[9] 李源.老年病学[M].西安:第四军医大学出版社,2005.

[10] 刘扬.老年病的特点与预防研究[J].中国实用医药,2014,13:248-249.

[11] 汪耀.实用老年医学[M].北京:人民卫生出版社,2014.

[12] 于欣.老年精神病学[M].北京:北京大学医学出版社,2008:52-59.

[13] 张建,范利.老年医学[M].北京:人民卫生出版社,2014:242-251.

[14] 王玉龙.康复功能评定学[M].2版.北京:人民卫生出版社,2013.

[15] 崔慧先.系统解剖学[M].7版.北京:人民卫生出版社,2014.

[16] 玄勇,鲁艳莉,李晶.膝关节骨性关节炎的运动疗法[J].中国康复医学杂志,2003,18(9):523-525.

[17] 王立舜,党耕町,刘志军,等.关于颈脊髓损害功能评定标准的讨论[J].中国脊柱脊髓杂志,1991,2:52-54.

[18] 魏太星,邱保国,吕维善.现代老年学[M].郑州:郑州大学出版社,2001.

[19] 恽晓平.康复疗法评定学[M].北京:华夏出版社,2005.

[20] 中华医学会老年医学分会老年神经病学组,老年人认知障碍诊治专家共论撰写组.中国老年人认知障碍诊治流程专家建议.中华老年医学杂志,2014,33:817-825.

[21] 谢瑞满.实用老年痴呆学[M].上海:上海科学技术文献出版社,2010.

[22] 燕铁斌.康复医学前沿[M].北京:人民军医出版社,2014.

[23] 丁玎,洪震.老年性痴呆和轻度认知功能障碍的流行病学研究进展[J].中国临床神经科学,2013,21(1):101-108.

[24] 钟华,戚龙,吴正蓉,等.共病多重用药的对策[J].现代临床医学,2014,6:467-468.

[25] 朱鸣雷,刘晓红.解读美国老年学会《老年人共病的处理指南》// 李小鹰.老年医学进展(2013)[M].北京:人民卫生出版社,2013.

[26] 贾建平.中国痴呆与认知障碍诊治指南(2015版)[M].北京:人民卫生出版社,2016.

[27] 中国卒中学会,卒中后认知障碍管理专家委员会.卒中后认知障碍管理专家共识[J].中国卒中杂志,2017,12(6):519-531.
[28] 胡永善.新编康复医学[M].上海:复旦大学出版社,2005.
[29] 王茂斌,高谦,黄松波.脑卒中的康复医疗[M].北京:中国科学技术出版社,2006.
[30] 桑德春,贾子善.老年康复学[M].北京:北京科学技术出版社,2016.
[31] 燕铁斌.物理治疗学[M].2版.北京:人民卫生出版社,2013.
[32] 谢瑞满.实用老年脑卒中康复防治学[M].上海:上海科学技术文献出版社,2015.
[33] 张建,范利.老年医学[M].2版.北京:人民卫生出版社,2014.
[34] 陈立典.康复评定学[M].北京:科学出版社,2010.
[35] 励建安,项洁,倪隽.社区神经康复学[M].北京:人民军医出版社,2014.
[36] Frontera WR. Delisa 物理医学与康复医学理论与实践(上、下卷)[M].励建安,毕胜,黄晓琳,译.5版.北京:人民卫生出版社,2013.
[37] 张通,刘鸣,蒲传强.中国脑卒中早期康复治疗指南[J].中华神经科杂志,2017,6(50):405-411.
[38] 张琳瑛,巫嘉陵.中国脑梗死急性期康复专家共识[J].中华物理医学与康复杂志,2016,1(38):1-6.
[39] 励建安.物理医学与康复医学[M].5版.北京:人民卫生出版社,2015.
[40] 中华医学会神经病学分会帕金森病及运动障碍学组.中国帕金森病治疗指南(第三版)[J].中华神经科杂志,2014,47(6):428-433.
[41] 黄建平,朱文宗.帕金森病诊疗与康复[M].北京:人民军医出版社,2015.
[42] 倪朝民.神经康复学[M].2版.北京:人民卫生出版社,2013.
[43] 赵铁建.神经生理学[M].北京:人民卫生出版社,2012.
[44] 金征宇.医学影像学[M].北京:人民卫生出版社,2014.
[45] 朱镛连.神经康复学[M].北京:人民军医出版社,2001.
[46] 李万辉,位娜娜,王海龙.黄芪桂枝五物汤联合四物汤加减对外伤性周围神经损伤康复的影响[J].中国实验方剂学杂志,2016,21:162-166.
[47] 钱德才,王乾成,周晓艳,等.鼠神经生长因子针剂与甲钴胺片剂序贯治疗对周围神经损伤慢性期患者神经功能康复的临床研究[J].川北医学院学报,2015,3:306-309.
[48] 于若琳,王建华,王晓冰.肌电诱发电位仪联合康复训练治疗外伤性周围神经损伤[J].中国实用神经疾病杂志,2015,12:88-90.
[49] 钱珊,姜楠,付新朋.针刺联合康复训练治疗上肢周围神经损伤的临床研究[J].医学理论与实践,2015,16:2141-2142.
[50] 苏莉莎.夹脊电针结合康复训练治疗下肢周围神经损伤的临床观察[D].黑龙江中医药大学,2015.
[51] 林燕,成丽.手足口病并发周围神经损伤患儿早期康复护理干预[J].华夏医学,2014,2:139-140.
[52] 南宝,王恒苓.对外伤性周围神经损伤患者进行早期综合康复治疗的效果分析[J].当代医药论丛,2014,14:211-212.
[53] 朱蕾,刘又宁,钮善福.临床呼吸生理学[M].北京:人民卫生出版社,2008.
[54] 哈特.哈兹德老年医学[M].6版.北京:中国人民军医出版社,2015.
[55] 中华医学会心血管病学分会,中国康复医学会心血管病专业委员会,中国老年学学会心脑血管病专业委员会.冠心病康复与二级预防中国专家共识[J].中华心血管病杂志,2013,(4):267-275.
[56] 中国康复医学会心血管病专业委员会,中国老年学学会心脑血管病专业委员会.慢性稳定性心力衰竭运动康复中国专家共识[J].中华心血管杂志,2014,42(9):714-720.

[57] 朱福,卞士平,郑宏超 . 临床远程心电监测学[M]. 上海:上海辞书出版社,2017.

[58] 国家卫生和计划生育委员 . 2014 中国卫生和计划生育统计年鉴[M]. 北京:中国协和医科大学出版社, 2014.

[59] 郑劲平 . 肺功能学:基础与临床[M]. 广州:广东科技出版社,2007.

[60] 黄思贤,谭新洪 . 心肺运动试验的临床应用[M]. 北京:人民卫生出版社,2007.

[61] 南登昆 . 实用康复医学[M]. 北京:人民卫生出版社,2009.

[62] 王正珍 . ACSM 运动测试与运动处方指南[M]. 北京:人民卫生出版社,2010.

[63] 周天健,李建军 . 脊柱脊髓损伤现代康复与治疗[M]. 北京:人民卫生出版社,2006.

[64] 朱镛连 . 神经康复学[M]. 北京:人民军医出版社,2001.

[65] 中华医学会糖尿病学分会 . 中国 2 型糖尿病防治指南[M]. 北京:北京大学医学出版社,2014.

[66] 潘翠环,罗爱华,钟伟邦,等 . 早期综合物理因子治疗对糖尿病足溃疡愈合的影响[J]. 中华物理医学与康复杂志,2005,27(5):294-297.

[67] 许樟荣,冉兴无 . 糖尿病足病规范化诊疗手册[M]. 北京:人民军医出版社,2015.

[68] 冯玉芳,董继承,潘淑先,等 . 老年期精神障碍诊疗及护理[M]. 北京:中国农业科学技术出版社,2007.

[69] 范肖冬 .ICD-10 精神与行为障碍分类[M]. 北京:人民卫生出版社,1993.

[70] 高焕民,柳耀泉,吕辉,等 . 老年心理学[M]. 北京:科学出版社,2007.

[71] 江开达,马弘 . 中国精神疾病防治指南[M]. 北京:北京大学医学出版社,2010.

[72] 王善澄 . 实用康复精神医学[M]. 长沙:湖南科学技术出版社,1997.

[73] 于恩彦 . 实用老年精神医学[M]. 杭州:浙江大学出版社,2013.

[74]刘会玲,张瑞丽 . 老年人睡眠质量的研究进展[J]. 中国老年学,2009,29(5):637-639.

[75] 刘连启,唐济生,刘贤臣,等 . 老年人睡眠行为流行病学调查[J]. 中华行为医学与脑科学杂志,2002,11(3):310-312.

[76] 钱惠忠,陈树林,王义强,等 . 老年人睡眠质量及影响因素调查[J]. 中国健康心理学杂志,2000,8(1):76-77.

[77]杨晓东,冯永平,赵玉萍 . 老年人的睡眠及睡眠障碍[J]. 中国老年学,2000,20(1):61-65.

[78] 钱应菊,张燕,王加香,等 . 老年痴呆患者行为和心理症状的非药物性干预研究[J]. 中国康复理论与实践,2007,13(9):899-900.

[79] 张明园,何燕玲,. 精神科评定量表手册[M]. 长沙:湖南科学技术出版社,2015.

[80] 赵堪兴,杨培增 . 眼科学[M]. 8 版 . 北京:人民卫生出版社,2013.

[81] 孙葆忱 . 低视力患者生存质量与康复[M]. 北京:人民卫生出版社,2009.

[82] 中华医学眼科学会眼底病学组 . 我国糖尿病视网膜病变临床诊疗指南(2014)[J]. 中华眼科杂志,2014,50(11):851-865.

[83] 刘熙朴 . 低视力康复:我们面临的挑战[J]. 中华眼视光学与视觉科学杂志,2013,15(8):449-453.

[84] 赵家良 . 全面深入地开展我国防盲治盲工作:解读《全国防盲治盲规划(2012—2015 年)》[J]. 中华眼科杂志,2013,49(9):1-5.

[85] 李梦玮,朱文卿,孙兴怀 . 视野缺损患者视觉康复训练方法研究进展[J]. 中华眼科杂志,2015,51(7):552-556.

[86] 胡岢 . 老年性聋及其助听器选配[J]. 听力学及言语疾病杂志,2006,14(5):369-371.

[87] 韩国英,接惠群,殷善开 . 老年性聋防治的研究进展[J]. 听力学及言语疾病杂志,2014,22(5):

464-467.
[88] 周其友，翼飞 . 老年性聋的听力干预及相关研究[J]. 中华耳科学杂志，2012，10(3)：321-324.
[89] 赵非，郑亿庆 . 成人听力康复学[M]. 天津：天津人民出版社，2015.
[90] 韩东一，朱玉华 . 老年性聋的基础研究和听觉康复[J]. 听力学及言语疾病杂志，2011，19(1)：1-4.
[91] 吴皓，张治华 . 成人人工耳蜗植入[J]. 听力学及言语疾病杂志，2011，19(4)：295-297.
[92] 刘宸箐，侯晓丰，翟所强，等 . 老年性耳聋的防治进展[J]. 中华耳科学杂志，2015，13(1)：166-170.
[93] 雷磊，冀飞，周其友 . 门诊老年性听力损失调查研究[J]. 中华耳科学杂志，2011，9(2)：179-183.
[94] 突发性聋的诊断和治疗指南[J]. 中华耳鼻咽喉头颈外科杂志，2006，41(8)：569.
[95] 宋岳涛，刘运湖 . 临终关怀与舒缓治疗[M]. 2 版 . 北京：中国协和医科大学出版社，2016.
[96] 程云 . 老年人的临终关怀[M]. 上海：复旦大学出版社，2015.
[97] 陈灏珠，林果为，王吉耀 . 实用内科学[M]. 14 版 . 北京：人民卫生出版社，2013.
[98] 中华医学会呼吸病学分会慢性阻塞性肺疾病学组 . 慢性阻塞性肺疾病诊治指南(2007 年修订版) [J]. 中华结核和呼吸杂志，2007，30(1)：8.
[99] 曹洁，董丽霞，陈宝元 . 规避高氧危害规范目标氧疗[J]. 中华结核和呼吸杂志，2015，38(8)：629-631.
[100] 王建枝，殷莲华 . 病理生理学[M]. 8 版 . 北京：人民卫生出版社，2013.
[101] 洪厚云 . 浅谈慢性阻塞性肺疾病患者家庭氧疗及注意事项[J]. 中国医学创新，2015，12(10)：108-110.
[102] 吴嗣洪，刘玉龙 . 医用高压氧规范管理与临床实践[M]. 北京：科学出版社，2010.
[103] 陶恒沂，蒋功达，林峰 . 高压氧的临床应用[M]. 上海：第二军医大学出版社，2015.
[104] 王德瑜，邓沂 . 中医养生康复技术[M]. 北京：人民卫生出版社，2010.
[105] 胡幼平 . 中医康复学[M]. 上海：上海科学技术出版社，2008.
[106] 王旭东 . 中医养生康复学[M]. 北京：中国中医药出版社，2006.
[107] 吴莉 . 中医"治未病"理论及其对衰老进程干预的研究[D]. 广州：广州中医药大学硕士学位论文，2009.
[108] 尹宝玉 . 关于疗养康复学科建设的几点思考[J]. 中国疗养医学，2010，19(9)：785.
[109] 平昭，韩萍，李汝斌，等 . 健康管理模式在疗养院的应用[J]. 中国疗养医学，2010，19(11)：966-968.
[110] 张长尧，郭晓军 . 青岛地区自然疗养因子结合运动疗法对关节病的康复作用[J]. 中国疗养医学，2010，19(11)：962-963.
[111] 刘东杰，李阳，张波，等 . 综合护理对改善并提高老年慢性阻塞性肺部疾病患者生活质量的作用[J]. 国际护理学杂志，2012，31(6)：1092-1093.
[112] 罗坚，梁德贞，梁琴 . 脑梗死偏瘫患者康复护理进展[J]. 护士进修杂志，2015，30(2)：125-127.
[113] 胡洁莹 . 脑梗死的康复护理进展[J]. 齐齐哈尔医学院学报，2008，29(7)：845-846.
[114] 刘建华 . 帕金森病的运动疗法[J]. 中国康复理论与实践，2008，14(12)：1199-1200.
[115] 蔡晓杰，李淑华，王新德，等 . 帕金森病的认知障碍及康复治疗[J]. 现代康复，2000，2(4)：181-182.
[116] 黄一鲜，张冬琼，黎琮毅 . 反流性食管炎的诊治进展[J]. 内科，2012，7(1)：61-63.
[117] 杨琴，袁丽 . 老年糖尿病患者低血糖的预防及护理进展[J]. 中华现代护理杂志，2009，15(13)：1299-1300.
[118] 陈英月 . 类风湿性关节炎的分期护理[J]. 现代护理，2009，6(31)：83-84.
[119] 蔡丽娇，陈锦秀 . 老年尿失禁患者的护理进展[J]. 中华现代护理杂志，2011，17(28)：3467-3469.
[120] 张娜，吴娟 . 失禁相关性皮炎的护理研究进展[J]. 中华护理杂志，2012，47(11)：1046-1048.
[121] 吴仕英，肖洪松 . 老年综合健康评估[M]. 成都：四川大学出版社，2015.

[122] 杨燕妮，邓兰兰，程红缨，等．军队干休所保健人员实施老年综合健康评估的调查研究[J]. 中华保健医学杂志，2013，15(4)：351-352.

[123] 陈旭娇，严静，王建业，等．老年综合评估技术应用中国专家共识[J]. 中华老年医学杂志，2017，36(5)：471-477.

[124] 张艳，顾艳荭．老年人综合评估相关工具研究进展[J]. 中国全科医学，2017，20(17)：2150-2154.

[125] 杨双，杨淑娟．老年人医疗康复的风险因素[J]. 中国老年学杂志，2012，32(15)：3271-3273.

[126] 白跃宏，刘诗强．常见疾病三级康复网络体系建设实践[M]. 上海：上海交通大学出版社，2014.

[128]朱福，卞士平，郑宏超．临床远程心电监测学[M]. 上海：上海辞书出版社，2017.

[129] 党英杰．国内外养老模式与老年康复 // 无锡市老龄工作委员会．实用老年康复指南[M]. 北京：人民卫生出版社，2015，1：6-7，8-9.

[130] 张建国．对上海市徐汇区完善“9073”养老服务模式的几点思考[J]. 决策与信息旬刊，2014，10：99.

[131] 林伟．老年病康复医疗[J]. 护理与康复杂志，2004，3(2)：75.

[132]宁景超．老龄化趋势下养老模式探讨[J]. 合作经济与科技，2007(3)：58.

[133] 曲镭．老年病的康复医疗[J]. 实用老年医学，2006，20(2)：89.

[134] 血管性认知功能损害专家共识组．血管性认知功能损害的专家共识[J]. 中华内科杂志，2007，46(12)：1052-1054.

[135] Zheng J，Wang X，Xu Y，et al. Cognitive Dual-Task training improves balance function in patients with stroke [J]. Healthmed，2012，6(3)：840-845.

[136] Zheng J，Pan Y，Hua Y，et al. Strategic targeted exercise for preventing falls in elderly people [J]. Journal of International Medical Research，2013，41(2)：418-426.

[137] Li H Y，Zheng JJ，Zhang J，et al. The improvement of postural control in patients with mechanical ankle instability after lateral ankle ligaments reconstruction [J]. Knee Surgery Sports Traumatology Arthroscopy Official Journal of the Esska，2016，24(4)：1081.

[138] O' Sullivan SB，Schmitz TJ，Fulk GD. Physical Rehabilitation [M]. 6th ed. New York：Davis Company，200.

[139] Inouye SK.Delirium in older persons [J]. New England Journal of Medicine，2006，354(11)：1157-1165.

[140] American Psychiatric Association. Diagnostic and Statistical Manual of Mental Disorders. 4th Edition. Washington DC：American Psychiatric Association，2000.

[141] Ranginwala NA，Hynan LS，Weiner MF，et al. Clinical criteria forthe diagnosis of Alzheimer disease：still good after all these years. Am J Geriatr Psychiatry. 2008，16：384-388.

[142] Dubois B，Feldman HH，Jacova C，et al.Researchcriteria for thediagnosis of Alzheimer's disease：revising the N1NCDS-ADRDAcriteria. Lancet Neural，2007，6：734-746.

[143] Crapo RO，Casaburi R，Coates AL，et al. ATS Statement：Guidelines for the Six-Minute Walk Test. American Journal of Respiratory & Critical Care Medicine，2002，166：111-117.

[144] Maggi S，Langlois JA，Minicuci N，et al. Sleep complaints in community-dwelling older persons：prevalence，associated factors and reported causes [J]. Journal of the American Geriatrics Society，1998，46(2)：161.

[145] Ancoli israel S. Sleep problems in older adults：putting myths to bed. [J]. Geriatrics，1997，52(1)：20.

[146] O' Connell WF. Review and prospective of low vision care [J]. Chin J Optom Ophthalmol Vis Sci, 2010, 12(3): 164-167.

[147] World Health Organization. Towards Universal Eye Health: A Regional Action Plan for the Western Pacific (2014—2019) [Z]. Geneva, Switzerland: World Health Organization, Western Pacific Region, 2014.

附录

附录一　预防老年人跌倒干预基本要求

1. 范围　本标准规定了老年人跌倒预防干预的基本要求，包括风险评估、预防干预及跌倒后的管理要求。旨在帮助医务人员规范老年人的跌倒预防工作。

本标准适用于对60岁以上老年人跌倒预防干预策略的制订，供医疗机构及社区医务人员使用，老年人及家庭成员均可参考使用。

2. 规范性引用文件　下列文件对于本文件的应用是必不可少的，凡是标注日期的引用文件，其随后所有的修改（不包括勘误内容）或修订版均不适用于本标准。凡是不注日期的引用文件，其最新版本（包括所有的修改单）适用于本文件。

DB33/T 505.4—2004 社会建设管理规范第4部分：社区文化

GB/T 50340—2003 老年人居住建筑设计标准

AQ/T 9001—2006 安全社区建设基本要求

GB/T 51153—2015 绿色医院建筑评价标准（附条文说明）

3. 术语和定义　下列术语和定义适用于本文件。

3.1　跌倒内在风险因素（intrinsicfall risk factors）　机体本身具有的增加跌倒发生频率或严重程度的因素。包括年龄、性别、种族等生物学因素；对平衡功能、认知功能、情感功能造成不良影响的疾病因素；药物滥用、酗酒、辅助器具使用不当等行为因素。

3.2　跌倒外在风险因素（externalfall risk factors）　周边事物影响导致增加跌倒发生的频率或严重程度的因素。包括老年人的生活环境因素和社会资源分配、社区管理等社会因素。

3.3　多因素跌倒风险评估（multifactorial fall risk assessment）　对增加跌倒风险的多种风险因素的评估。

3.4　环境评估（environmental assessment）　对老年人住房、社区及医疗机构环境的评估。

3.5　医疗体操（medical gymnastics）　提高身体素质、医疗运动操，可根据自身情况改良编制。

4. 跌倒预防干预基本要求

4.1　跌倒风险评估　为提高老年人跌倒风险评估的效率，应先对老年人群进行跌倒风险初期筛查，确认存在高跌倒风险后，再结合跌倒内在风险因素和外在风险因素进行多因素风险评估。

4.1.1　应定期进行跌倒风险初期筛查，宜每6个月一次，以下问题如有一项回答为是，可确认为存在高跌倒风险。应通过询问老年人以下问题进行筛查：

a. 过去一年是否发生过跌倒；

b. 是否存在平衡障碍或步态异常，如上下台阶是否有踩空或磕绊、行走是否有踩在棉花上的感觉；

c. 是否因跌倒就医或急救。

4.1.2 对高跌倒风险老年人，应进行多因素风险评估，发现具体问题。评估内容应包括以下内容：

a. 跌倒史；

b. 药物史；

c. 疾病史；

d. 视觉；

e. 认知功能；

f. 肌肉力量、肌张力；

g. 平衡、步态功能；

h. 心理功能；

i. 日常生活活动能力；

j. 使用辅助器具的能力；

k. 周围环境；

l. 社会支持。

4.2 跌倒预防干预 经过多因素风险评估发现具体问题后，应制订针对性的跌倒预防干预策略并实施。

4.2.1 应鼓励并指导老年人多参与以增强平衡功能、肌肉力量、本体感觉为主的运动，锻炼应包括热身运动和整理运动。运动强度可保持一周3~5次，每次宜持续20~60min。可选择的运动方式如下：

a. 太极拳；

b. 医疗体操；

c. 下肢有氧肌肉力量/耐力训练；

d. 平衡功能训练。应训练老年人视本体觉、躯体本体感觉、前庭觉、肌群协调、前馈与反馈。宜选择如下方法：

a. 睁眼站立在稳定的支撑面上；

b. 闭眼站立在稳定的支撑面上；

c. 睁眼站立在不稳定的支撑面上；

d. 闭眼站立在不稳定的支撑面上；

e. 视觉干扰下站立；

f. 睁眼站立时，给予外部突发干扰；

g. 闭眼站立时，给予外部突发干扰。

4.2.2 对于存在认知功能障碍的老年人，应注重认知功能训练，以减少由认知功能障碍导致跌倒发生的概率。认知训练可一周5次，每次30min。老年人宜进行以下认知训练：

a. 开展文娱活动，遵循“DB33/T 505.4-2004”中3.1规定的基本方法进行。

b. 训练老年人认知注意力。宜选择如下方法：①注意力警觉训练；②注意力维持训练；③注意力转移训练；④注意力选择训练；⑤注意广度训练。

4.2.3 遵循“GB/T 50340-2003老年人居住建筑设计标准”对家庭环境进行适老化改造。社区环境具体实施方法遵循“AQ/T 9001-2006安全社区建设基本要求”。医疗机构内环境应符合“GB/T 51153—2015”规定的医院环境设施安全性要求。

4.2.4　应注重老年人的骨质疏松问题，预防骨质疏松骨折。对于确定缺乏维生素D的老年人，每天宜补充维生素D 800IU（20μg）。

4.2.5　应加强对老年人药物使用的管理。老年人应按医嘱正确服药，高跌倒风险老年人宜按医嘱减少精神类药物的使用。

4.2.6　应重视老年人的视力、体位性低血压问题。

4.2.7　应指导老年人穿平底、舒适的鞋子、恰当使用辅助器具，针对老年人足部畸形问题可使用足部矫形器具改善其功能障碍。

4.2.8　应定期开展老年人跌倒预防健康讲座，对高跌倒风险老年人重点关怀。

5. 老年人跌倒后的管理要求　应针对老年人跌倒后不同的意识状态进行针对性措施。对于已发生跌倒损伤的老年人，应持续改进跌倒预防方案，并定期评估跌倒风险因素，以防止老年人发生二次跌倒。

5.1　对于跌倒后意识清楚的老年人，应观察生命体征并进行简单的身体检查，确认无碍后，评估跌倒风险并制订方案措施。

5.2　对于跌倒后意识不清楚的老年人，应先做简单的急救处理，勿独自移动老年人。

5.3　宜佩戴物联网技术的跌倒警示装置，如发生跌倒，早发现、早处理。

本团体标准T/SRMA 0001—2018预防老年人跌倒干预基本要求由上海市康复医学会提出并归口，已在全国团体标准信息平台公开发布。

本标准主要起草单位：华东医院康复医学科、复旦大学附属中山医院神经科、复旦大学附属华山医院运动医学科、上海交通大学附属第九人民医院康复医学科、复旦大学附属金山医院康复医学科、同济大学附属普陀区人民医院（筹）、上海市第一康复医院、上海市静安老年医院、上海市嘉定区中心医院康复医学科、上海市康复医学会。

本标准主要起草人：俞卓伟、郑洁皎、汪昕、刘邦忠、陈世益、华英汇、赵杰、蔡斌、朱洁、李济宇、邵印麟、周明成、曾晓颖、王颖。

附录二　预防老年人跌倒康复综合干预专家共识

中国康复医学会老年康复专业委员会专家共识组
上海市康复医学会专家共识组

跌倒是老年人最常见的问题。老年人跌倒会产生严重的不良后果，如软组织损伤、骨折、心理创伤及损伤后长期卧床导致的一系列并发症等，跌倒入院也增加了社会和家庭的负担。老年人跌倒与增龄、疾病、认知障碍、不良环境等多种风险因素有关。根据跌倒的风险因素进行针对性的跌倒预防训练，有利于降低跌倒发生的概率及跌倒后损伤的严重程度。为了进一步规范对跌倒问题的科学认识，我们总结十年来关于跌倒预防的国内外成就和最新科学成果，达成以下共识：

1. 跌倒是多种风险因素共同作用的结果　跌倒的风险因素有多种，包括内在风险因素和外在风险因素。明确跌倒的风险因素并对其进行评估有助于制订跌倒预防方案。

1.1　跌倒的内在风险因素　跌倒的内在风险因素包括生物学因素、疾病因素、功能水平和行为因素。

生物学因素即个体特有的生物特征,如年龄、性别和种族。年龄越大,跌倒风险越大。随着增龄衰老,老年人的生理功能会出现一系列的衰退。整体表现为身高下降、脊柱弯曲、视力减弱、听力下降、肌力降低、认知障碍、行动缓慢和反应迟钝等。而这些功能改变降低了老年人的姿势控制能力,容易造成老年人失衡跌倒。在性别方面,与男性相比女性更容易发生跌倒。老年女性身体活动较少、肌肉力量薄弱,常伴有下肢功能障碍及认知功能障碍。此外,女性更年期后骨质疏松也同跌倒密切相关。而跌倒的死亡率男性更高,因为男性会更多地从事危险活动和行为,另外,男性抽烟和酗酒等不良行为也增加了跌倒后的死亡率。

疾病因素也是导致老年人跌倒不可忽视的因素之一。人体正常的平衡功能有赖于精确的身体信息输入、正常的中枢神经系统的信息加工与整合、准确而快速的运动系统反应。其中任何一个环节出现异常均可能导致跌倒。神经系统疾病者尤其是中枢神经系统受到损伤时,认知功能、平衡功能、协调功能障碍,易导致跌倒。骨骼肌肉系统疾病主要通过改变本体感觉、肌肉力量和姿势控制等增加跌倒风险。骨质疏松后导致跌倒较常见,且跌倒后多有骨折。心血管疾病患者由于心脏及血管功能障碍,脑部血流的灌注减少、氧气的供应不足,导致老年人头晕、体力不支,进而引起跌倒。其他如泌尿系统疾病和视力相关疾病均有可能导致跌倒。

功能水平如认知功能、身体功能、情感功能直接影响患者失衡跌倒。认知障碍常见有记忆障碍、注意力障碍、执行功能障碍和空间位置觉障碍等。存在认知障碍的老年人,其注意力资源的分配下降,无法对危险做出准确地应对,同时将抽象思维化为具体行动的能力下降,影响正常的运动输出。而执行功能缺失也是影响正常步行及姿势控制的一个重要因素。身体功能如肌力、平衡功能和步态功能等异常也是老年人跌倒的重要危险因素。下肢肌肉力量对未知站立姿势及保持运动过程中姿势的稳定性起着重要的作用。老年人行走时小步幅、慢步速、不连续及不平稳等特征与跌倒风险的增高存在较高的相关性。其心理功能障碍也是不可忽视的跌倒风险因素,如沮丧、抑郁、焦虑、情绪不佳。沮丧可能会削弱老年人的注意力,导致老年人对环境危险因素的感知和反应能力下降。老年人害怕跌倒或自尊心强,拒绝寻求帮助使得活动减少,降低了生活质量,长此以往老年人的肌力及平衡功能不断下降,更会增加跌倒的风险。

行为因素是指增加跌倒风险的不恰当行为,是可以改变和调整的。常见的有老年人的危险行为、服用药物、使用辅具、穿着不恰当的鞋子。老年人危险的行为习惯增加了跌倒的风险,如爬到高处搬重物、挂窗帘和着急接电话等。而服用药物一直与跌倒风险的增加有关。老年人服用药物种类,有跌倒风险的药物包括抗焦虑药、催眠药、抗精神病药、抗抑郁药、抗高血压药物。抗精神类药物阻断中脑-边缘系统和中脑-皮质系统多巴胺受体,其中肌张力、肌肉的协调运动与平衡的调节功能有赖于其调节中枢的神经递质多巴胺和乙酰胆碱的动态平衡。因而长期服用药物容易引起老年人警觉性改变、判断力及协调能力下降、头晕、识别能力下降、躯体过于僵硬或虚弱。能否恰当使用轮椅和拐杖等辅助器具是衡量老年人功能水平的方式之一,若不能恰当使用,则有较大跌倒风险。穿着不合适的鞋子、有磨损的鞋底、鞋跟过高亦会增加行走过程中跌倒的风险。

1.2 跌倒的外在风险因素 跌倒的外在风险因素指周边事物影响导致跌倒发生的频率或严重程度增加的因素,包括环境因素和社会因素。

环境因素根据老年人居住场所分为家庭环境因素、社区公共环境因素及医疗机构环境因素。环境因素与个体的体能状态相互影响。跌倒的发生并不是由单一的因素造成的，而是许多危险因素与环境因素的交互作用造成的。目前环境适老化尚未广泛应用于居家、社区及医疗环境中。常见的环境危险因素包括不均匀的台阶高度、台阶过窄、台阶表面过于光滑、昏暗的灯光、湿滑的地面与障碍物等。有时危险环境缺乏警示标识都可能导致跌倒的发生。

人所处的社会环境及拥有的社会资源也是跌倒的重要影响因素之一。社会地位和社会资源越弱、收入及教育水平越低，跌倒风险越大。

生物学风险因素与行为和环境风险因素之间的相互作用增加了跌倒的风险。例如，肌肉力量下降会导致身体功能降低和躯体虚弱，这会加剧因不良环境而导致跌倒发生的概率。

2. 多因素跌倒风险评估十分重要 老年人进行跌倒风险评估时推荐首先进行初步筛查，采用以下简易问题：①在过去的 1 年里是否发生 2 次及以上的跌倒；②是否有步行或平衡困难；③是否存在明显的急性跌倒。如有一项回答为是，则对老年人进行多因素跌倒风险评估。若回答全部为否，再询问其过去一年里是否发生过 1 次跌倒，若发生过跌倒，则应进行步态和平衡能力测试。

多因素跌倒风险评估包括病史评估、体格检查、功能评估和环境评估。病史是老年人跌倒风险的重要部分，详细评估包括老年人跌倒史、药物史和疾病史等相关危险因素，从而全面了解老年人身体状态。体格检查包括运用影像学方法进行的中枢神经与周围神经功能检查、肌肉骨骼系统检查、心血管系统检查及视觉系统检查。功能评估主要包括肌力、平衡功能、步态功能、认知功能、日常生活活动能力及心理功能。环境评估主要评估居家环境、社区环境与住院环境中是否存在不合理的楼梯、扶手、照明、台阶等设计。

3. 跌倒预防康复综合干预是预防老年人跌倒的重要对策 跌倒预防康复综合干预需多学科团队合作。团队需完成老年人疾病诊疗如神经系统疾病、骨科疾病和心血管系统疾病等，同时进行全面翔实的康复干预工作。

3.1　认知训练　老年人认知注意力功能衰退与失衡跌倒直接相关。生理学研究表明，60 岁以后认知能力明显衰退。但是，人可以通过不断的学习和锻炼来延缓和改变认知能力的衰退过程。医疗机构及社区老年人都推荐进行认知功能训练。包括注意力警觉、注意力维持、注意力分配训练、记忆力训练、执行功能及进一步的认知 - 平衡双重任务训练、手脑功能结合训练等。

认知 - 平衡双重任务训练是指人体同时执行认知任务和平衡任务。老年人通过平衡功能训练仪，选择认知注意力维持训练、认知注意力警觉训练、认知注意力转移训练、认知注意力选择训练、记忆力训练等。在训练过程中通过显示屏向患者提供身体重心变化，并利用实时的视觉和听觉反馈不断修正姿势，进行重心转移。提高患者站立对称性、静态和动态稳定性。此时，平衡功能训练需要在观察、注意的基础上，不断增加短时记忆内容，提高形象思维和抽象思维能力，从而在观察 - 注意 - 记忆 - 思维的动态学习过程中发展自己的认知能力，促进大脑中枢对信息传入接受与加工处理，以及信息的正确输出，不仅改善了平衡功能，也可以有效延缓认知能力衰退。训练项目中涵盖了注意、记忆、知觉、判断等方面的内容，平衡能力训练的过程是认知能力不断提高和发展的过程，也是人体平衡功能提高的过程。条件有限的社区居家老年人推荐采用简单可行的双重或多重任务训练如平衡训练的同时进行“100-7”的心算训练。

3.2 肌力训练 2010年美国老年医学会、英国老年医学会《老年人跌倒预防临床实践指南》指出，肌力、步态及平衡功能训练可以减少老年人跌倒概率。适宜的力量训练可以缓解老年人的肌流失，改善肌肉功能提高平衡能力，进而对预防和缓解骨质疏松，预防老年人跌倒有很大作用。常见的肌力训练包括有氧耐力训练、等速肌力训练、抗阻肌力训练。

3.3 平衡、步态功能训练 平衡训练主要训练重心维持、重心转移。同时需进行躯体本体感觉训练、视本体训练、视觉补偿训练、前庭功能训练，可借助医疗设备进行。步态训练时推荐进行纠正异常步态的训练，可借助三维运动解析系统进行分析评估及指导。

3.4 运动锻炼 运动锻炼以增强平衡功能的有氧运动为主，例如太极拳。可在社区康复专业人员的指导下进行一些简单的肌力及本体感觉功能训练。运动锻炼可降低因年老引起的肌肉僵硬，增强身体的柔韧性和平衡能力。掌握运动强度，劳逸结合。运动靶心率为：170-年龄。运动锻炼应循序渐进、持之以恒。训练时间于下午和傍晚为宜。

3.5 维生素D的补充 均衡饮食、加强膳食营养是不可或缺的因素。具有高跌倒风险的老年人每天至少需补充维生素D 800IU。

3.6 药物的合理应用 老年人大多患有多种疾病，可能复合服用多种药物。老年人应按医嘱正确服药，严禁随意用药，更要避免同时服用多种药物，尽可能减少用药的剂量。《老年人跌倒预防临床实践指南》指出：精神类药物、抗精神病药应适当地减量或停用，四种以上处方药应适当减量或停用，如果确实需要服用可适当减量。老年人服用的药物均需要重新评估，尽量减少个人用药的数量和剂量。

3.7 改善家庭、社区及医疗机构居住环境 居住环境保持行走过程中过道通畅无障碍、地面干燥无水渍，设置“小心地滑”提示。浴室地面铺防滑垫，浴室、洗手台设置扶手。室内光照充足，设置夜灯。安装座椅和座厕，检查设施的安全性能，保持其功能状态完好。病房内将床的高度设置为最低位，并固定病床脚轮的刹车，床头安装壁灯和呼叫信号灯。病房光线明亮，无障碍物。意识不清、躁动不安患者，应加床栏，并有家属陪伴。

3.8 其他 建议老年人步行时穿舒适的平底鞋，步行或者走楼梯时，不要戴多焦镜片。康复专业人员指导有需要的老年人正确使用辅助器具。并针对老年人、家属及康复从业人员开展跌倒预防健康教育，增加大众对跌倒的预防意识。

4. 呼吁政策重视和支持老年人跌倒预防 老年人跌倒预防需多方位共同努力，政府主导，相关部门参与。不仅需要建立跌倒预防工作制度，更需树立老年人及家属对跌倒预防康复综合干预重要性的认识。随着新技术的应用及相关政策的完善，促进老年人跌倒预防研究和实践工作健康发展尤为重要。

老年人跌倒常见、多发、并发症严重、致死率高。本次由中国康复医学会老年康复专业委员会和上海市康复医学会组织全国13个省市地区35位专家学者组成共识编写小组。编写小组于2015年进行文献检索，筛选出高循证医学证据的文献，并参考国内外已发布的指南及主要研究成果，结合国内的实际情况形成初稿。2016年，召开《老年人跌倒预防专家共识》第二次编写工作组会议，由主编写单位复旦大学附属华东医院作《老年人跌倒预防专家共识》编写工作汇报。通过认真、细致的讨论研究，对共识再次修改。2016年11月，本共识在上海召开的“第十届泛太平洋康复会议”上首次公开，经专家评审及意见征询会议，最终由中国康复医学会老年康复专业委员会专家组和上海市康复医学会专家组通过。旨在制定更适合于我国国情的跌倒评估与康复综合干预方案，为康复从业人员、老年人及其家属制订恰当的康复综合干预决策提供依据，以减少跌倒发生的概率及其造成的危害。

参与讨论专家名单：

郑洁皎（复旦大学附属华东医院）
俞卓伟（复旦大学附属华东医院）
王玉龙（深圳市第二人民医院）
张　通（中国康复研究中心北京博爱医院）
汪　昕（复旦大学附属中山医院）
陈世益（复旦大学附属华山医院）
白跃宏（上海交通大学附属第六人民医院）
保志军（复旦大学附属华东医院）
刘学源（同济大学附属第十人民医院）
宋为群（首都医科大学附属宣武医院）
吴　毅（复旦大学附属华山医院）
王　颖（上海交通大学医学院附属仁济医院）
桑德春（中国康复研究中心北京博爱医院）
赵　杰（上海交通大学医学院附属第九人民医院）
姜贵云（承德医学院附属医院）
孙强三（山东大学第二医院）
商晓英（黑龙江省医院）
杜　平（齐齐哈尔医学院附属第三医院）
周明成（上海市第一康复医院）
李济宇（同济大学附属第十人民医院）
邵印麟（同济大学附属普陀人民医院）
曾晓颖（上海市静安老年医院）
胡志俊（上海中医药大学附属龙华医院）
党英杰（无锡市康复医院）
华英汇（复旦大学附属华山医院）
刘邦忠（复旦大学附属中山医院）
蔡　斌（上海交通大学医学院附属第九人民医院）
徐晓云（同济大学医学院）
朱　洁（复旦大学附属金山医院）
王雪强（上海上体伤骨科医院）
叶　斌（云南圣约翰医院）
倪　隽（南通大学附属医院）
梁天佳（广西医科大学第二附属医院）
游国清（中山市人民医院）
邵秀芹（南昌大学第一附属医院）

附录三　ICF 活动和参与评价量表　应用技术指南

1. 范围

本标准提供了 ICF 活动和参与评价量表及其具体应用的指导和建议，给出了理解和交流、身体活动、自我照护、与人相处、生活活动，以及社会参与六个领域各条目评价中需考虑的要点。

本标准适用于对 18 岁以上所有健康人群、非健康人群和亚健康人群近 30 天内的健康状况和与健康有关的状况的评估。可供医务人员、公共健康管理系统及相关政府部门使用。

2. 规范性引用文件

无规范性引用文件。

3. 术语和定义

下列术语和定义适用于本文件。

3.1　ICF 活动和参与评价量表 ICF activities and participation assessment scale

参照 ICF“活动和参与”成分的内容和体系，建立与 WHO DAS 2.0 评定量表各条目的联系分析，依据 ICF 类目的定义，从理解和交流、身体活动、自我照护、与人相处、生活活动，以及社会参与六个方面评估个人的整体健康状况。

3.2　条目 subclasses

量表各领域中内容分列的细目。

3.3　缺失值 missing item

量表条目中由于缺少信息而造成的数据丢失或截断。

3.4　社会人际关系 social interpersonal relationship

社会关系里人与人相互交往过程中心理关系的亲密性、融洽性和协调性的程度。

3.5　社会参与 social participation

政府决策及执行、落实过程中公众的参与程度、方式和内容。

4. 总则

使 ICF 活动和参与评价量表的使用更加统一化、标准化、规范化，减少由于使用者对条目评定内容和范围不明确、理解偏差导致的主观结果差异。有助于医疗及社区卫生服务中心规范使用量表，推动我国健康和残疾事业及医保政策的发展。

5. 量表应用需考虑的因素

5.1　基本要求

在对个人活动和参与情况进行详细测定时，调查者应按照 ICF 活动和参与量表询问被调查者，见附表。具体条目评价指导参见第 6 节。

5.2　量表应用注意事项

5.2.1　量表使用的基本步骤

测试人员使用 ICF 活动和参与评价量表时，建议参照以下步骤进行：

a）向被调查者充分解释说明该量表测试的意义及内容；

b）了解测试者基本情况，采集病史；

c）使用量表评价个人在近30天内活动和参与状况；

d）功能障碍分级。

5.2.2 缺失值处理

评定量表各领域内所包含的多个条目中，被调查者回答一半以上的条目即可计算该领域的得分，所缺失条目得分可用其所属领域的平均分代替。

5.2.3 功能障碍分级

各条目得分相加即为总得分，最低分40分，最高分200分。功能障碍分级应参照以下：

a）40分：无障碍；

b）41~80分：轻度障碍；

c）81~120分：中度障碍；

d）121~160分：重度障碍；

e）161~200分：极度严重或无法执行。

6. 评价条目内容需考虑的因素

6.1 理解和交流

6.1.1 集中注意力做事

对能够有目的地、在适当时间内（超过10min），集中注意于特殊刺激上的能力进行评价。

6.1.2 记得去做重要的事

对以下方面进行评定，如被调查者通常使用其他方式协助记忆，则宜以协助形式对其评估。

a）短时和长时记忆；

b）记忆检索；

c）记忆信息处理。

6.1.3 分析并解决日常生活中遇到的问题

对过去30天内，被调查者解决日常生活问题的能力进行评价，主要包括：

a）是否能够通过确定和分析问题；

b）建立不同的选择和解决方案；

c）评估解决方案的潜在效果；

d）并能从中做出一种选择；

e）实施该选择并评估该选择的效果；

f）选择失败时，是否能够选择另一种解决方案。

6.1.4 学习一项新任务

对被调查者发展基本能力和复杂能力启动并从事一整套行为或任务的能力进行评价。评价时宜考虑以下几点：

a）获得新信息的容易程度；

b）学习和保持一项技术，需要多少帮助和重复练习的次数。

6.1.5 大致理解他人表达内容

对被调查者在过去30天里，理解他人表达内容时所遇到的困难程度进行评价。建议评价此条目时将说话语速、噪声、干扰、母语理解等环境因素和个人因素排除在外，评价内容宜包括：

a）理解口语；

b）理解身体姿势；

c）符号、图形、书面语言或正式的手语传达信息的表面和隐含意义的能力。

6.1.6　发起并维持一次谈话

对在偶然或正式的场合，通过会话、书写、符号或其他语言形式与熟人或陌生人启动、持续和终止一次交谈的能力进行评价。

6.2　身体活动

6.2.1　长时间站立

评价被调查者是否能保持 30min 及以上站姿。

6.2.2　坐下后站起

对被调查者转换身体姿势从一处坐位转移到站位的能力进行评价，不包括从地板上站起来。

6.2.3　在家里移动

对在住所内各房间之间移动的能力进行评价。如果被调查者使用辅助设备，则以辅助形式评估其存在的困难程度。

6.2.4　长距离行走

评价被调查者是否能够步行超过 1000m。如被调查者使用辅助步行器具，则宜评估其在辅助下步行的困难程度。

6.2.5　从家中外出

对被调查者从过去 30 天内所居住的场所外出、移动的能力，离开住所后的情绪、心理方面（如抑郁、焦虑、恐惧等）及安全隐患问题进行评价。如果被调查者使用辅助设备，则以辅助形式评估其存在的困难程度。

注：本条指离开过去 30 天固定住所后的移动，包括非居所的室内移动、户外移动。

6.2.6　搬运、移动和操纵物品

对被调查者协调肢体完成动作、移动、搬运及操纵物体的能力进行评价。

6.3　自我照护

6.3.1　洗澡

对被调查者用水、适当清洁、干燥洗护用品、盥洗及擦干全身各部位的能力进行评价。

当被调查者在过去 30 天内未洗澡时，建议考虑是因为健康状况（5= 无法完成），还是由于缺乏洗涤条件（N/A= 不适用）。

6.3.2　穿着

评估被调查者协调肢体穿衣、脱衣、穿鞋袜和脱鞋袜任务的能力。

6.3.3　进食

对被调查者使用适当的器具通过协调性动作去吃 / 喝食物 / 饮料的能力进行评定。如被调查者使用非口服方式进食（如通过管道进食），宜考虑在非口服进食过程中存在的困难程度。

6.3.4　独立生活数天以上

对被调查者根据个人的认识和需求照顾自己的能力进行评价。如受试者在过去 30 天内未经历这种情况，则以“N/A”进行评价。建议自我照顾考虑：

a）个人身体舒适；

b）环境清洁；

c）维持平衡的膳食；

d）避免损害健康；

e）避免潜在的危险状况。

6.3.5　护理身体各部位

对护理身体各部位的能力进行评价，包括清洁、擦干及护理。

6.3.6　如厕

对被调查者如厕能力进行评价，主要包括：

a）调节和控制大小便；

b）调节、预计和护理月经；

c）按需进入适当场所排泄；

d）如厕前后能整理衣服、清洁身体。

6.4　与人相处

6.4.1　与陌生人相处

评价由于特定的目的与陌生人发生暂时的接触和联系的能力，如同陌生人问路或其他信息，购物时的咨询、洽谈等。

6.4.2　结交新朋友

评价被调查者与他人建立人际关系的能力，如被调查者在过去30天内未参与到朋友的活动中，则考虑是因为健康状况（5=无法完成），还是其他原因造成的（N/A=不适用）。包括：

a）寻找结交新朋友的机会；

b）接受他人邀请一起行动；

c）按照交往原则，发展友谊等。

6.4.3　维持一段友谊

对被调查者按照社交原则交往，控制自己的行为并保持适当的社交距离、与社会背景适宜的方式表达情感、理解对方所发出的信号或暗示并做出恰当反应的能力。如被调查者在过去30天内未进行友情维护工作，则考虑是因为健康状况（5=无法完成），还是其他原因造成的（N/A=不适用）。包括：

a）保持联系；

b）以习惯的方式与朋友交流；

c）邀请朋友参加活动；

d）与朋友一起发起、组织活动；

e）接受他人邀请参加活动。

6.4.4　同与你关系密切的人相处

评价被调查者与亲属建立并维持亲密关系的能力，如与核心家庭、大家庭、收养或被收养家庭以及过继关系家庭成员间的关系；血缘更远的如堂姑表兄弟姊妹间的关系或法定监护人的关系。

6.4.5　建立并维持与配偶或其他伴侣间的亲密关系

评估被调查者建立并维持的一种密切或恋爱关系的能力。根据被调查者的个体情况，考虑包括：

a）恋爱关系；

b）婚姻关系；

c）性关系；

d）其他亲密行为。

6.4.6　建立正式的社会人际关系

对被调查者以正式方式建立并维持的特定人际关系的能力进行评价，如与雇主、专业人员或提供服务者建立联系。若被调查者在过去 30 天内未参与到正式的社交活动中，则建议考虑是因为健康状况（5= 无法完成），还是其他原因造成的（N/A= 不适用）。

6.5　生活活动

6.5.1　担负家务责任

评价被调查者是否能根据家庭需要，承担照顾家庭的责任，主要涉及：

a）应激、分散精力或发生危险的任务时的心理需求；

b）帮助家庭成员或其他人的学习、交流、自理、室内外运动；

c）关照家庭成员；

d）其他人保持良好的状态。

6.5.2　很好地完成最重要的家务

根据被调查者的家庭需求及家庭任务的重要程度，评估被调查者完成最重要家务的能力。

6.5.3　完成所有需要做的家务劳动

对被调查者完成所有家务的情况进行评估。主要考察由于健康问题带来的困难，排除其他原因造成的困难。

6.5.4　按照需要尽快完成家务劳动

根据家庭需求和期望，评价被调查者完成家务劳动和承担家庭责任的时效性。

注：此条目评价完成后，如被调查者仍拥有工作（有偿工作、无偿工作或自主经营）或者为在校学生，则继续完成该领域的后四项条目评价，否则直接评价下一领域 - 社会参与的各条目。

6.5.5　您的日常工作或学习

对日常生活和学习中遇到的困难情况进行评价，建议考虑以下几方面：

a）准时出席；

b）被他人监管、监管他人；

c）按要求计划和组织工作及学习

d）完成工作和学习的其他要求。

6.5.6　很好地完成大多数重要的工作或学习

根据被调查者自己的标准或工作和学校中指定的考核标准，评价被调查者按照上级主管和学校的要求完成任务的情况。

6.5.7　完成您份内的所有工作

根据工作的要求，评价被调查者工作任务的完成程度。

6.5.8　按照需要尽快完成工作

根据工作任务的要求和期望，评价被调查者完成工作的质量和时效性。

6.6　社会参与

6.6.1　参加社区、社会活动，存在多大困难

对被调查者参加社区、社会、生活相关方面活动存在困难的程度进行评价。

6.6.2　参加娱乐休闲活动，存在多大困难

根据被调查者的爱好和需求，评价其由于健康状况和社会因素限制而对喜爱或想要参

加的任何形式的游戏、娱乐或休闲活动产生困难的程度。

6.6.3　周围环境阻碍和限制，对您造成多大困难

对参与社区、社会活动时，所面临的障碍进行评价，建议考虑：

a）生活环境；

b）工作环境；

c）无障碍设施；

d）辅助设施；

e）社会政策；

f）他人态度。

6.6.4　其他人的态度和行为对你有尊严地生活造成多大困难

对被调查者在其住所、工作场所、学校或日常活动等方面，获得的行为或情感的支持量进行评价。

6.6.5　健康问题对您情绪的影响

评价由于健康问题对被调查者感情和心理活动中情感成分的影响程度。

6.6.6　您在健康问题或其影响方面，花费了多少时间

对过去30天内，被调查者处理健康状况方面所花费的时间进行评估，包括：

a）到医疗机构治疗；

b）管理与健康状况有关的财务事项；

c）接受与健康相关的教育。

6.6.7　您的健康问题给您或您的家庭带来多大的经济损失

评估被调查者由于健康问题，给亲属及家庭相关人员带来的家庭损失，不仅是被调查者个人损失。

6.6.8　因为您的健康问题，给家庭带来多大困难

包括财务、情感、照护等问题。

ICF活动和参与评价量表

姓名：　　　　性别：　　　　年龄：　　　　住院/门诊号：

主要临床诊断：　　　　康复诊断：

项目			评价标准（以下评分方法1=1分 2=2分，依次类推）	初	中	末
一理解和交流	D1.1	集中注意力做事超过10min	1=能够完成，无障碍；2=有不集中，不影响生活；3=时常不集中，影响生活；4=经常出现，严重影响生活；5=不能完成			
	D1.2	记得去做重要的事	1=无记忆障碍；2=有时遗忘不影响生活；3=时常出现稍影响生活；4=经常遗忘，严重影响生活；5=完全无法记住重要事情			
	D1.3	分析并解决日常生活中遇到的问题	1=独立解决；2=偶尔出现问题不影响生活；3=时常出现问题，影响生活；4=经常出现，严重影响生活；5=完全无法解决			
	D1.4	学习一项新任务	1=独立完成学习任务；2=可基本完成，偶尔出现问题；3=需他人协助，进度慢；4=必须由他人协助，学习效果差；5=很难或不能完成			

续表

		项目	评价标准（以下评分方法 1=1 分 2=2 分，依次类推）	初	中	末
一理解和交流	D1.5	大致理解他人表达内容	1= 完全理解；2= 基本理解，偶尔出现问题；3= 时常出现问题，影响生活；4= 经常出现问题，严重影响生活；5= 通过任何方式都不能理解他人表达的内容			
	D1.6	发起并维持一次谈话	1= 完全能够；2= 基本可，偶有障碍；3= 时常出现反应迟钝，影响生活；4= 经常出现反应迟钝，影响生活；5= 完全无法与人交谈			
二身体活动	D2.1	长时间站立（30min）	1= 独立完成站立；2= 间或有站立姿势；3= 需借助器具或在他人监护下站立；4= 必须借助器具或在他人协助下站立；5= 完全不能站立			
	D2.2	坐下后站起	1= 可以独立完成；2= 需在他人语言指导或监护下完成；3= 需他人小部分协助；4= 需他人大量协助；5= 不能完成			
	D2.3	在家里移动	1= 独立在室内移动；2= 需在他人监护下完成；3= 偶尔需借助器具或他人协助下完成；4= 经常需借助器具或他人协助下完成；5= 无法完成			
	D2.4	长距离行走（1000m）	1= 独立完成；2= 不能完成 1000m 或需人从旁监护，以保证安全；3= 完成一部分，某些过程需借助器具或他人协助；4= 某种程度上能参与，整个过程需借助器具或他人协助；5= 完全不能步行			
	D2.5	从家中外出	1= 能独立外出；2= 偶需在他人监护下外出；3= 经常在他人协助下外出；4= 必须在他人协助下外出；5= 因健康问题导致无法外出			
	D2.6	* 搬运、移动和操纵物品	1= 独立完成；2= 基本可，偶有问题；3= 偶尔需他人协助；4= 必须在他人协助下完成；5= 无法完成			
三自我照护	D3.1	洗澡	1= 独立完成；2= 可完成，偶有过程需他人协助或他人从旁监护；3= 能参与大部分，某些过程必须由他人协助才能完成；4= 某种程度上能参与，但整个过程必须由他人协助才能完成；5= 全部依赖他人完成			
	D3.2	穿着	1= 独立完成；2= 可完成，偶有过程需他人协助或他人从旁监护；3= 能参与大部分，某些过程必须由他人协助才能完成；4= 某种程度上能参与，但整个过程必须由他人协助才能完成；5= 全部依赖他人完成			
	D3.3	进食	1= 独立进食；2= 可完成，偶需他人从旁协助；3= 能使用餐具，某些过程必须由他人协助才能完成；4= 某种程度下能使用餐具，但整个过程必须由他人协助才能完成；5= 主要由他人喂食			
	D3.4	独立生活数天以上	1= 独立生活；2= 基本可，偶有问题；3= 偶尔需他人协助完成；4= 经常需他人协助完成；5= 必须由他人协助且不主动配合			

续表

项目			评价标准（以下评分方法 1=1 分 2=2 分，依次类推）	初	中	末
三 自我照护	D3.5	* 护理身体各部位	1= 独立完成；2= 可完成，偶有过程需他人协助或他人从旁监护；3= 能参与大部分，某些过程必须由他人协助才能完成；4= 某种程度上能参与，但整个过程必须由他人协助才能完成；5= 全部依赖他人完成			
	D3.6	* 如厕	1= 独立完成；2= 需协助及定时提醒；3= 间断失禁，部分过程由他人协助完成；4= 经常失禁，如厕过程由他人协助完成；5= 完全失禁，如厕全部依赖他人			
四 与人相处	D4.1	与陌生人相处	1= 无交往障碍；2= 有障碍但无影响；3= 时常有障碍，需人协助；4= 经常有障碍必须有人协助；5= 不会或不能与人相处			
	D4.2	结交新朋友	1= 完全能结交；2= 可有困难但仍可建立友谊；3= 较困难需人协助；4= 非常困难，必须由他人协助；5= 无法结交新朋友			
	D4.3	维持一段友谊	1= 独立交往，行为适当；2= 有困难，但无影响；3= 经常有困难，需人协助纠正行为；4= 社会行为不当，必须由他人协助；5= 完全不能保持、终止友谊，社交距离不当			
	D4.4	同与你关系密切的人相处	1= 能独立相处；2= 偶尔出现障碍；3= 时常出现障碍，需人协助；4= 经常出现障碍，必须由他人协助；5= 完全不能与人相处			
	D4.5	建立并维持与配偶或其他伴侣间的亲密关系	1= 无障碍；2= 轻度障碍；3= 中度障碍；4= 重度障碍；5= 不能完成			
	D4.6	* 建立正式社会人际关系	1= 独立建立并维持正式社会关系；2= 有障碍但无影响；3= 时常有障碍，需人协助；4= 经常有障碍，必须由他人协助；5= 完全不能建立正式社会关系			
五 生活活动	D5.1	担负家务责任	1= 独立承担家庭责任；2= 偶尔出现问题，但不影响；3= 时常出现问题，需人协助；4= 经常出现问题，难以胜任；5= 完全无法承担家庭责任			
	D5.2	很好地完成最重要的家务	1= 独立完成；2= 基本完成，高难度任务不能完成；3= 时常有困难，需人协助；4= 经常出现困难，必须由他人协助；5= 无法完成最重要的家务			
	D5.3	完成所有需要做的家务劳动	1= 独立完成；2= 完成 75% 以上，高难度任务不能完成；3= 完成 50% 以上，需人协助；4= 完成 25% 以上，必须由他人协助；5= 无法完成			
	D5.4	按照需要尽快完成家务劳动	1= 独立按时完成，达到预期要求；2= 基本按时完成，效果欠佳；3= 无法按时完成，需人协助；4= 耗费时间久，必须由他人协助；5= 无法完成			

续表

		项目	评价标准（以下评分方法 1=1 分 2=2 分，依次类推）	初	中	末
五　生活活动	D5.5	您的日常工作或学习	1= 独立完成;2= 存在困难,通过努力能克服;3= 时常存在困难,需人协助;4= 经常存在困难,必须由他人协助;5= 无法完成			
	D5.6	很好地完成大多数重要的工作或学习任务	1= 独立、按标准很好地完成任务;2= 完成效果达到考核标准的 75%;3= 完成效果达到考核标准的 50%;4= 完成效果达到考核标准的 20%;5= 无法完成重要的任务			
	D5.7	完成您份内的所有工作	1= 独立完成;2= 完成 75% 以上,高难度任务不能完成;3= 完成 50%,需人协助;4= 完成 25% 以上,必须由他人协助;5= 无法完成			
	D5.8	按照需要尽快地完成工作	1= 独立按时完成,达到预期要求;2= 基本按时完成,效果欠佳;3= 无法按时完成,需人协助;4= 耗费时间久,必须由他人协助;5= 无法完成			
六　社会参与	D6.1	参加社区、社会活动,存在多大困难?	1= 完全没有障碍;2= 可参加活动有不便但可克服;3= 可参加活动有很多不便,需人协助;4= 不能参加大多活动,必须由他人协助;5= 完全不能参加活动			
	D6.2	参加娱乐休闲活动,存在多大困难?	1= 完全没有障碍;2= 可参加活动有不便,但能克服;3= 可参加大部分娱乐和休闲活动,偶有困难;4= 可参加少部分娱乐和休闲活动,经常有困难;5= 完全不能参加娱乐和休闲活动			
	D6.3	周围环境阻碍和限制,对您造成多大困难?	1= 没有障碍;2= 基本没有障碍即使有也能克服;3= 少部分障碍,需人协助;4= 经历很多障碍,必须由他人协助才能克服;5= 严重障碍影响工作学习生活			
	D6.4	其他人的态度和行为对你有尊严地生活造成多大困难?	1= 无影响;2= 有消极影响但可通过努力克服;3= 有较大影响,偶需人协助克服;4= 有严重影响,必须由他人协助克服;5= 有极严重影响,无法参与社区、社会活动			
	D6.5	健康问题对您情绪的影响	1= 无影响;2= 有影响,但可通过自己努力克服;3= 有较大影响,需要寻求他人等帮助来克服;4= 有严重影响,必须通过药物或专业机构等帮助;5= 有极严重影响,无法克服			
	D6.6	您在健康问题或其影响方面,花费了多少时间?	1= 无影响;2= 在过去 30 天中,有 25% 的时间花费在健康问题上;3= 在过去的 30 天中,有 50% 的时间花费在健康问题上;4= 在过去的 30 天中,有 75% 的时间花费在健康问题上;5= 在过去的 30 天,时间完全花费在健康问题上			
	D6.7	您的健康问题给您或您的家庭带来多大的经济损失?	1= 无经济损失;2=25% 以上的经济损失,能克服影响;3=50% 以上的经济损失;4=75% 以上的经济损失;5= 完全断绝经济来源			

续表

项目			评价标准（以下评分方法 1=1 分 2=2 分，依次类推）	初	中	末
六 社会参与	D6.8	因为您的健康问题，给家庭带来多大困难？	1= 对家庭无影响；2= 对家庭稍有影响，能克服影响；3= 对家庭有影响，需外界帮助；4= 严重影响家庭，必须依靠外界帮助来维持生活；5= 极严重影响家庭，无法解决			
40 分：无障碍；41~80 分：轻度障碍；81~120 分：中度障碍；121~160 分：重度障碍；161~200 分：极度严重或无法执行			总分			
评定者签名：			耗时			

基于 ICF 理念和 WHO DAS 2.0　　　　注：不适用，标记“N/A”

本团体标准 T/SRMA 0002—2018 ICF 活动和参与评价量表　应用技术指南由上海市康复医学会提出并归口，已在全国团体标准信息平台公开发布。

本标准起草单位：中国康复研究中心康复信息研究所 / 世界卫生组织国际分类家族中国合作中心、复旦大学附属华东医院、上海市第一康复医院、上海市第三康复医院、上海市第四康复医院、上海市徐汇区中心医院、上海健康医学院附属周浦医院、上海市金山医院康复科、上海金惠康复医院、上海市北医院康复科、上海市虹口江湾医院。

本标准主要起草人：郑洁皎、邱卓英、徐悦莹、曲冰、徐国会、沈利岩、杨寅、段林茹、周明成、荣积峰、陈瑶、林万隆、叶斌、曾晓颖、王红兵、王凯、杨坚、张颖、徐晓云、毕霞、朱洁、牛峰、王传杰、徐伟健、陈惠芳、陈俊峰、金立、王亚光。